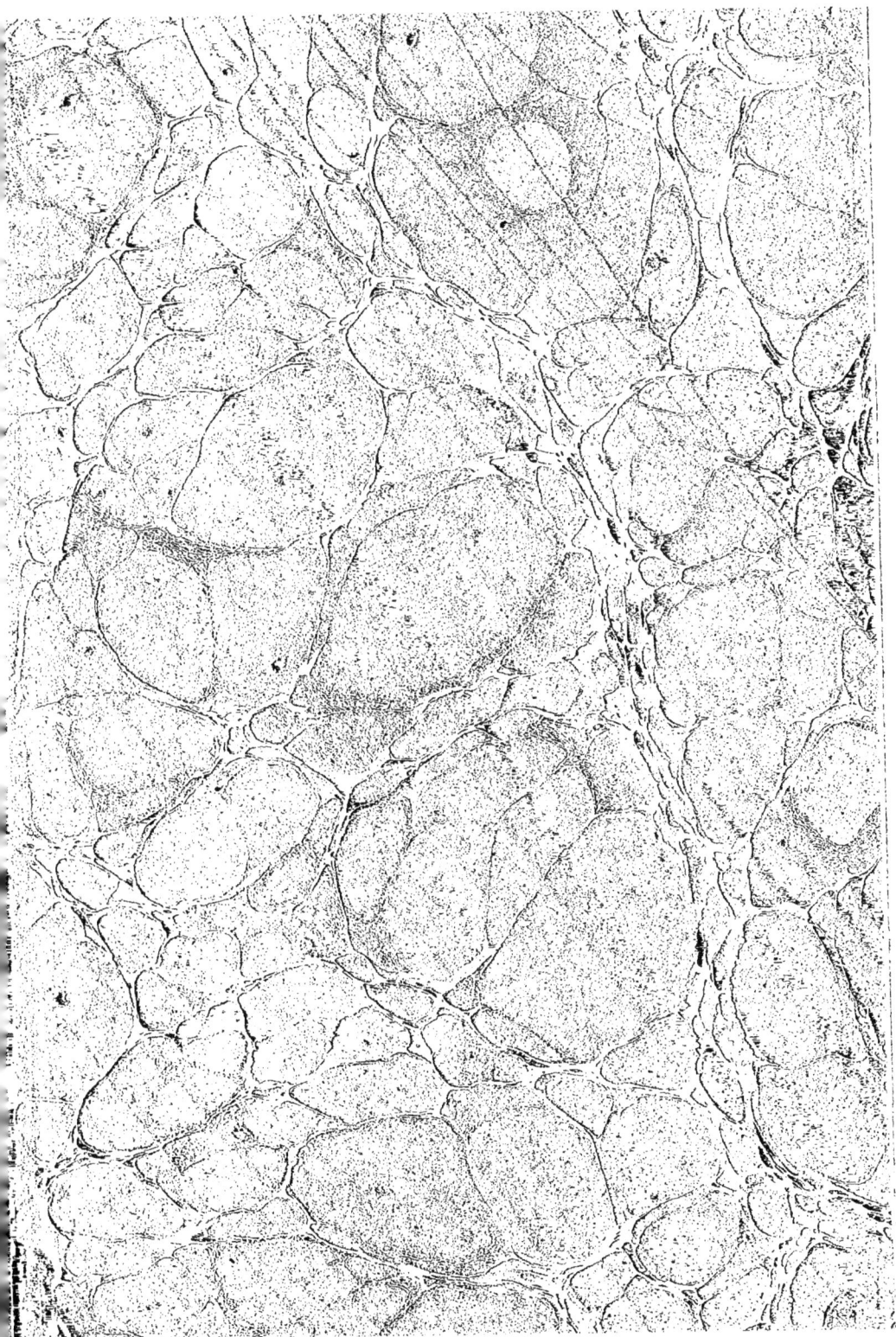

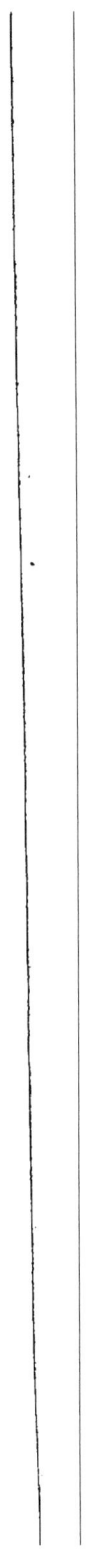

G

LEÇONS

SUR

LA PHYSIOLOGIE

ET

L'ANATOMIE COMPARÉE

DE L'HOMME ET DES ANIMAUX

PARIS. — IMPRIMERIE E. MARTINET, RUE MIGNON, 2.

LEÇONS

SUR

LA PHYSIOLOGIE

ET

L'ANATOMIE COMPARÉE

DE L'HOMME ET DES ANIMAUX

FAITES A LA FACULTÉ DES SCIENCES DE PARIS

PAR

H. MILNE EDWARDS

G.O. L.H.; C.m. R.; C.O.M.P.; C.L.N.; C.E.P.; C.C.

Doyen de la Faculté des sciences de Paris, Professeur honoraire au Muséum ;

Membre de l'Institut (Académie des sciences);
des Sociétés royales de Londres et d'Édimbourg ; des Académies de Stockholm,
de Saint-Pétersbourg, de Berlin, de Königsberg, de Copenhague, d'Amsterdam, de Bruxelles,
de Vienne, de Hongrie, de Bavière, de Turin, de Bologne et de Naples ;
de la Société des Curieux de la nature de l'Allemagne ;
de la Société hollandaise des sciences ; de l'Académie Américaine ;

De la Société des Naturalistes de Moscou ;
des Sociétés des sciences d'Upsal, de Gœttingue, de Munich, de Götenbourg,
de Liége, de Somerset, de Montréal, de l'île Maurice ; des Sociétés Linnéenne et Zoologique de Londres ;

des Académies des sciences naturelles de Philadelphie et de San-Francisco ;
du Lycéum de New-York ;
des Sociétés Entomologiques de France et de Londres ; des Sociétés Anthropologiques de Paris
et de Londres ; des Sociétés Ethnologiques d'Angleterre et d'Amérique ;
de l'Institut historique du Brésil ;

De l'Académie de Médecine de Paris ;
des Sociétés médico-chirurgicale de Londres, médicales d'Édimbourg, de Suède et de Bruges ;
de la Société des Pharmaciens de l'Allemagne septentrionale ;

Des Sociétés d'Agriculture de France, de New-York, d'Albany, etc.

TOME TREIZIÈME

FONCTIONS DE RELATION (suite)

Actions nerveuses excito-motrices; — Animaux électriques;
Fonctions mentales.

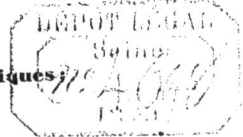

PARIS

G. MASSON, ÉDITEUR

LIBRAIRE DE L'ACADÉMIE DE MÉDECINE

BOULEVARD SAINT-GERMAIN, EN FACE DE L'ÉCOLE DE MÉDECINE

1878-1879

LEÇONS

SUR

LA PHYSIOLOGIE

ET

L'ANATOMIE COMPARÉE

DE L'HOMME ET DES ANIMAUX

CENT VINGT ET UNIÈME LEÇON

ACTIONS NERVEUSES EXCITO-MOTRICES. — Considérations générales sur les fonctions excito-motrices. — Mouvements autochthones et mouvements induits. — Classification de ces derniers en mouvements volontaires, mouvements automatiques, etc. — Circonstances qui influent sur le développement de la névrilité ou force nerveuse. — Rôle des nerfs rachidiens dans la production des mouvements induits. — Fonctions excito-motrices des racines antérieures des nerfs rachidiens. — Détermination des nerfs excito-moteurs céphaliques. — Propriétés des nerfs des Animaux invertébrés. — Fonctions spéciales du cylindre-axe, etc. — Foyers trophiques. — Atrophie et régénération des fibres nerveuses coupées. — Direction suivant laquelle la névrilité se propage dans ces nerfs. — Expériences sur leur soudure bout à bout. — Mode de transmission de la force nerveuse dans ces conducteurs. — Hypothèses relatives aux courants nerveux. — Vitesse de propagation de l'action excito-motrice.

§ 1. — Les principales fonctions du système nerveux ou des instruments physiologiques qui en tiennent lieu chez les Animaux les plus inférieurs sont de trois sortes : les fonctions sensitives, les fonctions excito-motrices et les fonctions mentales.

Considérations préliminaires.

XIII.   1

Nous avons déjà étudié la sensibilité, considérée sous le rapport de ses agents et de ses modes de manifestation ; aujourd'hui, en nous plaçant au même point de vue, nous étudierons la puissance excito-motrice, c'est-à-dire la force vitale qui met en jeu les organes du mouvement.

Nous avons vu dans une autre partie de ce cours que presque tous les mouvements propres des Êtres animés résultent d'un rapprochement temporaire de deux parties vivantes qui reprennent ensuite leur position primitive. Ces deux points se comportent comme si, momentanément, ils étaient attirés l'un vers l'autre par une force invisible, puis abandonnés à eux-mêmes, et l'aptitude à faire varier ainsi la distance qui les sépare constitue la faculté désignée sous le nom de *contractilité* (1).

Chez les Animaux les plus inférieurs elle paraît appartenir en commun à toutes les molécules organisées et douées de vie ; mais elle est alors faible et lente à s'exercer. La matière vivante connue sous le nom de *sarcode* nous offre le spectacle de ce phénomène obscur, et les mouvements plus vifs effectués par les cils vibratiles se présentent avec des caractères analogues (2) ; mais, lorsque la contractilité acquiert plus de puissance, elle devient la propriété d'un tissu spécial, le tissu musculaire, qui est constitué par des fibres susceptibles de se raccourcir rapidement ou de se relâcher de même et d'exercer ainsi des tractions ou des pressions sur les parties de l'économie avec lesquelles elles sont en connexion (3). Or certaines fibres musculaires, de même que le tissu contractile et en apparence homogène du corps de divers Animaux inférieurs, des Planaires par exemple, sont aptes à effectuer, dans la position relative de leurs molécules constitutives, des changements de cet ordre sans

(1) Voy. t. X, p. 462 et suiv.
(2) Voy. t. X, p. 442.
(3) Voy. tome X, page 446 et suivantes.

y être sollicitées par aucune puissance étrangère appréciable, tandis qu'ailleurs nous voyons un degré de plus dans la division du travail physiologique accompli par l'appareil moteur : la motilité, ou aptitude à effectuer une contraction devient distincte de la faculté de provoquer ou de déterminer l'exercice de la faculté de contraction, et celle-ci ne se manifeste que sous l'influence d'un stimulant de provenance étrangère, qui peut être un *irritant* ou agent physique tel que l'électricité, ou un *stimulant vital* développé en dehors du muscle et fourni par le système nerveux (1).

Il y a donc chez les Êtres animés deux sortes de mouvements musculaires, que je distinguerai sous les noms de *mouvements autochthones* (2) et de *mouvements induits*, parce que les premiers sont dus essentiellement au travail accompli par un agent qui est à la fois le générateur de la force mo-

Mouvements autochthones et mouvements induits.

(1) Afin d'éviter les périphrases, tout en mettant dans le langage physiologique la précision nécessaire pour l'analyse des phénomènes nerveux, j'emploie d'une manière générale le mot *excitant* pour désigner tous les agents qui sont aptes à activer le travail vital dont résulte la manifestation d'une force nerveuse, et j'applique l'expression *stimulant physiologique*, ou même, par abréviation, *stimulant*, aux excitants qui ont pour source un phénomène biologique du même ordre, c'est-à-dire une manifestation de la névrilité et qui activent ou développent le travail producteur de la motricité, tandis que je fais usage du mot *irritant* pour désigner les agents de nature différente, soit mécaniques, thermiques, électriques ou chimiques. En restreignant de la sorte l'acception de cette dernière expression, le mot *irritabilité* signi-

fie l'aptitude à provoquer le développement d'une force excito-motrice sous l'influence d'un excitant dont l'origine n'est pas le travail vital accompli par le système nerveux ou par d'autres agents vivants.

(2) Cette expression, employée dans le sens que je lui donne ici, est, je n'en disconviens pas, fort critiquable : car tout mouvement musculaire a sa source dans les fibres charnues qui le produisent, et aucun de ces mouvements n'est complétement indépendant de l'influence du système nerveux. Mais, faute d'un mot meilleur, j'ai cru pouvoir m'en servir pour désigner les mouvements qui, d'ordinaire, sont une conséquence du seul fait du développement de la motilité, quand cette force atteint un certain degré de puissance, et qui ne dépendent pas de l'action exercée sur elle par une force étrangère qui la met en jeu, ainsi que cela a lieu pour les

trice et le dispensateur, l'utilisateur de cette force, tandis que les seconds dépendent de deux agents distincts, dont l'un, le tissu musculaire, alimenté par le fluide nourricier, produit la puissance; l'autre, dont la nature est très-différente, met cette force en liberté, la rend active et en règle la dépense. Ce dernier pouvoir physiologique est développé par le système nerveux et constitue le stimulant vital qui est désigné sous les noms de *motricité* ou de *force excito-motrice*.

Les battements du cœur, dont l'étude nous a occupés dans une des premières leçons de ce cours, sont des mouvements autochthones; car, pour les exécuter, cet organe, placé dans les conditions nécessaires à l'entretien de la vie, se suffit à lui-même et peut continuer à battre après avoir été séparé du reste du corps (1). Chez les Insectes il y a même des muscles qui paraissent manquer complétement de nerfs et dont les moindres fragments continuent pendant fort longtemps à se contracter d'une manière rhythmique après avoir été détachés de l'organe dont ils faisaient partie (2). Les mouvements produits par le jeu des muscles de l'appareil de la locomotion sont au contraire des mouvements induits, car, dans l'état normal de l'économie animale, la motilité ou puissance motrice produite par le travail phy-

mouvements induits, c'est-à-dire provoqués normalement par un stimulant physiologique étranger au muscle, tel que la force nerveuse excito-motrice mise en action par la volonté, par des sensations ou par d'autres influences plus ou moins analogues.

(1) Voy. tome IV, pages 141 et suivantes.

(2) Ce fait a été constaté par M. Faivre chez les Dytiques. Des fragments extrêmement petits de la tunique musculaire du vaisseau dorsal de ces insectes peuvent continuer à se contracter de la sorte pendant plus de trois quarts d'heure; examinés sous un microscope dont le pouvoir amplifiant était de 500, ils ne montraient aucun indice de l'existence de nerfs dans leur substance (a).

(a) Faivre, *Recherches sur les propriétés et les fonctions des nerfs et des muscles de la vie organique chez le Dytique* (Ann. des sciences nat., 1862, série 4, t. XVII, p. 358).

siologique dont ces muscles sont le siége s'y accumule et y reste à l'état latent jusqu'à ce qu'une autre force étrangère à ces organes vienne la mettre en jeu. La puissance stimulante qui détermine cet effet peut être un agent mécanique ou chimique (1), un agent physique tel que l'électricité (2), un changement brusque de température (3), ou la névrilité, c'est-à-dire une force vitale développée par le système

(1) Le mode d'action des irritants chimiques a été étudié avec beaucoup de soin par M. Eckhard, par M. Kühne et par plusieurs autres expérimentateurs (a). Cette action est en général plus marquée de la part des substances acides que de la part des bases; elle résulte tantôt de la désorganisation d'un point du tissu nerveux, comme lors de l'application d'un caustique, tantôt de la soustraction d'une partie de l'eau contenue dans la substance de ce tissu et nécessaire à son fonctionnement normal. Ainsi le sel marin, qui est un irritant énergique, met en jeu la puissance excito-motrice en enlevant au nerf une partie de son eau; car, en rendant au tissu de cet organe une certaine quantité de ce liquide, on peut faire cesser les contractions musculaires provoquées de la sorte (b). L'influence de l'eau interstitiaire sur l'excitabilité des nerfs est mise

également en évidence par les effets de l'évaporation de ce liquide lorsque ces organes sont exposés à l'air. Ainsi, le fait seul de la dessiccation d'un nerf suffit pour le rendre inexcitable; il est susceptible de retrouver ses propriétés physiologiques lorsque par l'imbibition il a repris la quantité d'eau nécessaire à l'exercice de ses fonctions (c).

(2) Voy. t. X, p. 465 et suivantes. On trouve dans l'un des ouvrages de M. Cl. Bernard beaucoup de détails relativement au mode d'emploi de l'électricité comme stimulant dans les expériences sur les nerfs (d).

(3) L'influence de la réfrigération sur l'excitabilité des nerfs de l'Homme a été étudiée attentivement par Waller et par quelques autres physiologistes (e). Au sujet de l'influence de la chaleur sur cette propriété nerveuse, je citerai particulièrement les recherches expérimentales de

(a) Eckhard, *Die chemische Reizung der motorischen Froschnerven* (*Zeitschrift für ration. Medicin*, 1851, t. I, p. 303).
— Kühne, *Sur l'irritation chimique des nerfs et des muscles* (*Comptes rendus de l'Académie des sciences*, 1859, t. XLVIII, p. 406 et 476).
— Buchner, *Zur Nervenreizung* (*Zeitschrift für Biologie*, t. X, p. 37).
(b) Cl. Bernard, *Leçons sur les propriétés des tissus vivants*, 1860, p. 269.
(c) Harless, *Ueber Nerven* (Henle et Meissner's *Bericht*, 1859, p. 444).
— Cl. Bernard, *Leçons sur la physiologie du système nerveux*, 1858, t. I, p. 187.
(d) Cl. Bernard, *Leçons sur le système nerveux*, t. I, p. 142 et suiv.
(e) Waller, *On the sensatory, motory and vaso-motory symptomes resulting from the refrigeration of the ulnar Nerve* (*Proceed. Roy. Soc. of London*, 1861, t. XI, p. 436).
— Weir Mitchell, *Les lésions des nerfs*, p. 55.

nerveux. Ici nous n'avons pas à nous occuper de ce que l'on pourrait appeler les excitants accidentels de la contractilité musculaire : nous les avons passés en revue dans une autre partie de ce cours et il me suffira d'ajouter que toute lésion ou autre changement dans l'état moléculaire du tissu nerveux a ordinairement pour effet d'augmenter en premier lieu l'excitabilité de la partie affectée, puis d'affaiblir cette propriété, ou même d'en déterminer l'extinction, soit temporaire seulement, soit permanente (1). Mais il nous faut étudier attentivement le stimulant physiologique de l'action musculaire, ou, en d'autres mots, la force nerveuse excito-motrice.

Force excito-motrice

§ 2. — L'exercice de ce pouvoir provocateur de la contraction musculaire, de même que toutes les autres manifestations de la *névrilité* ou force déployée par le système nerveux est subordonnée à certaines conditions biologiques. Elle est dépendante de ce que l'on peut appeler la vie locale des organites qui en sont le siège (2) et elle y est subordonnée

M. Rosenthal, de M. Schelske et de M. Afanasieff (a).

(1) L'ammoniaque fait exception à la règle ordinaire relative au mode d'action des agents destructeurs ou simplement modificateurs du tissu nerveux : cet alcali détermine directement la mort de la partie sans en exalter préalablement l'excitabilité. Cela dépend probablement de la grande rapidité de son action désorganisatrice (b).

(2) L'excitabilité des nerfs persiste pendant un temps plus ou moins long après l'extinction de la vie générale de l'Animal. Chez les Batraciens, par exemple, la propriété excito-motrice, soit de ces organes, soit de la moelle épinière, peut être mise en jeu par l'électricité plusieurs heures après la mort apparente de l'individu ; mais elle s'éteint plus rapidement que la contractibilité musculaire (c).

(a) Rosenthal, voy. Afanasieff, *Op. cit.*
— Schelske, *Ueber die Veranderungen der Erregbarkeit der Nerven durch die Wärme*, 1860.
— Afanasieff, *Untersuchungen über den Einfluss der Wärme und der Kälte auf die Reizbarkeit der motorischen Froschnerven (Archiv für Anatomie und Physiol.*, 1865, p. 691).
(b) Hermann, *Eléments de physiologie*, p. 314.
(c) Faivre, *Recherches sur les modifications qu'éprouvent après la mort chez la Grenouille es propriétés des nerfs, etc. (Comptes rendus de l'Acad. des sciences*, 1860, T.L. p. 673).

à un certain mode d'arrangement moléculaire de la substance constitutive du tissu nerveux, car la désorganisation
de ce tissu l'arrête dans la partie altérée de la sorte soit
mécaniquement ou chimiquement, soit pathologiquement,
et elle est liée d'une manière non moins intime à l'accomplissement du travail nutritif dont ce tissu est le siége. Ainsi
elle s'éteint là où le fluide nourricier cesse d'arriver (2)

(2) Des expériences relatives aux
conséquences de l'interruption du
passage du sang dans l'aorte abdominale chez les Lapins, faites par Ste-
non, médecin danois du XVIIe siècle,
prouvent que la suspension de la circulation dans les membres postérieurs y détermine la paralysie musculaire, et Valli constata, vers la fin
du siècle dernier, que la ligature de
l'artère nourricière de la patte, rend
plus ou moins promptement le nerf
correspondant indifférent à l'excitation électrique (a).

Les effets locaux de l'interruption
de la circulation dans une partie circonscrite du système nerveux ont
été très-bien mis en évidence par
des expériences de Flourens, qui en
injectant dans telle ou telle artère
des poudres très-fines (la poudre de
lycopode par exemple) détermina
l'obstruction des capillaires dans
la partie où ces vaisseaux se ramifient (b). Ces expériences ont été
répétées par plusieurs physiologistes, et M. Vulpian a bien expliqué
la signification des faits constatés de
de la sorte (c).

Comme contre-épreuve de cette
expérience, je citerai les faits suivants, dont la constatation est due à
M. Brown-Sequard. Lorsque chez un
Mammifère la circulation est interrompue dans un membre dont le
nerf a été divisé, les propriétés vitales du tronçon inférieur de ce nerf
disparaissent avant que la contractilité musculaire ne se soit éteinte ;
mais on peut les rétablir même après
une demi-heure de mort apparente,
en rétablissant le cours du sang (d).
Il est également à noter que l'interruption du cours du sang dans une
partie de l'organisme n'exerce pas la
même influence paralysante sur les
fibres nerveuses sensitives et qu'elle
cause parfois dans les parties où celles
ci se distribuent des douleurs extrêmement vives.

(a) Valli, Lett. es sur l'électricité animale, 1792.
(b) Flourens, Note touchant l'action de diverses substances injectées dans les artères (Comptes rendus de l'Acad. des sciences, 1847, t. XXIV, p. 907). — Nouvelle
note (Op. cit., 1849, t. XXIX, p. 40).
(c) Vulpian, Sur la durée de la persistance des propriétés des muscles, des nerfs
. et de la moelle épinière, après l'interruption du cours du sang dans ces organes (Gaz.
hebdom. de méd., 1861, p. 411 et suiv.).
— Panum, Experimentalle Untersuchungen zur Physiologie und Pathologie der
Embolie, Transfusion und Blut Menge (Vierordt's Archiv, 1864).
— Feltz, Étude critique et expérimentale sur les embolies capillaires, 1868,
p. 106 et suiv.
(d) Brown-Sequard, Experimental Researches, p. 3.

et elle disparaît de même dans les parties où ce fluide ne possède plus ses propriétés vivifiantes, soit par suite du manque d'oxygène ou de la présence de certaines matières toxiques, soit par toute autre cause. Diverses expériences de M. Brown-Séquard dont j'ai eu l'occasion de parler dans une des premières leçons de ce cours (1) mettent très-bien en évidence la grande importance du rôle du sang dans le fonctionnement du système nerveux et, comme preuve de la nécessité de l'action du sang vermeil, c'est-à-dire du sang chargé d'oxygène, sur la substance nerveuse pour l'entretien de l'activité physiologique de celle-ci, je rappellerai également les expériences de Bichat sur les effets différents de la circulation du sang veineux ou du sang artériel dans l'encéphale des Mammifères (2). Il me serait facile de citer un grand nombre d'autres faits également propres à prouver que le développement de toute force nerveuse est intimement lié à l'accomplissement des phénomènes de la combustion physiologique dont le tissu nerveux est le siège (3) ;

(1) Voy. t. 1, p. 323.
(2) Voy. t. I, p. 361.
(3) Ainsi, l'activité fonctionnelle des nerfs est accompagnée d'un dégagement de chaleur. M. Helmholtz a cherché inutilement à s'en assurer (a). Mais d'autres expérimentateurs sont parvenus à le constater, notamment M. Oehl, M. Valentin et M. Schiff (b). Ce dernier physiologiste, avec une petite pile thermo-électrique et en prenant certaines précautions pour éviter les causes d'erreur dues au refroidissement cadavérique, a observé une augmentation de température dans les nerfs de divers Mammifères, chaque fois qu'il excitait ces organes, soit mécaniquement, soit à l'aide de courants interrompus ou de courants induits. Ce changement de température se manifeste dans toute la longueur du nerf irrité.

Le développement de la motricité paraît être également accompagné

(a) Helmholtz, *Ueber die Wärme-entwichelung bei der Muskelaction* (Müller's *Archiv*, 1848, p. 144).
(b) Valentin, *Ueber Wärmeentwicklung während der Nerventätigkeit* (*Arch. für Pathol. Anat.*, 1863, t. XXVIII, p. 1).
— Oehl, *De l'augmentation de la température des nerfs au moment où ils sont excités* (*Gaz. méd.*, 1866, p. 225).
— Schiff, *Recherches sur l'échauffement des nerfs et des centres nerveux à la suite des irritations sensorielles et sensitives* (*Arch. de physiol.*, 1869, t. II, p. 157).

mais en ce moment il me semble inutile d'insister davantage sur cette vérité, qui deviendra de plus en plus manifeste à mesure que nous avancerons dans l'étude du travail accompli par chacune des parties constitutives du système nerveux.

La quantité de névrilité ou, en d'autres termes, la grandeur de la puissance nerveuse développée dans l'organisme de l'Être vivant dépend de plusieurs circonstances, parmi lesquelles je signalerai en premier lieu la masse de l'appareil producteur de cette force spéciale. Chacune des molécules constitutives du tissu nerveux semble être apte à faire, dans les conditions ordinaires, une certaine quantité de travail et la multiplicité de ces molécules augmente dans une certaine proportion la somme des produits de ce genre particulier d'activité physiologique ; de sorte que, toutes choses supposées égales d'ailleurs, la somme de force développée dans cet appareil sera d'autant plus élevée que celui-ci sera plus volumineux. Pour s'en convaincre, il suffit de comparer entre eux, sous ce double rapport, les Animaux inférieurs et les Animaux de plus en plus parfaits. Chez les premiers le système nerveux est plus ou moins rudimentaire et les facultés dont cet appareil est l'agent sont faibles et obscures,

de changements chimiques, soit dans la substance nerveuse elle-même, soit dans les matières en dissolution ou en suspension, dans les liquides dont ce tissu est imprégné. Ainsi M. Liebreich a trouvé que les matières azotées ou phosphorées, auxquelles il donne le nom de *protagon*, sont consommées plus rapidement dans le tissu des nerfs en activité que dans le nerf qui est en repos (a). Je dois ajouter cependant que M. Hermann, dont les observations corroborent les résultats généraux dont je viens de parler, n'est arrivé qu'à des résultats négatifs en cherchant à constater une consommation d'oxygène ou une production d'acide carbonique dans ces circonstances (b).

(a) O. Liebreich, *Ueber die chemische Beschaffenheit der Gehirnsubstanz (Ann. d. Chem. und Pharm.*, 1865, t. CXXXIV. p. 29).
(b) Hermann, *Ueber die Stoffwechsel der Muskeln*, 1867. — *Éléments de physiologie*, p. 306.

tandis que chez les espèces de mieux en mieux douées, quant
à l'ensemble de ces mêmes facultés, l'anatomie nous apprend que l'importance matérielle du système nerveux
grandit de plus en plus (1).

Mais un même nombre de molécules nerveuses peut, en
un temps donné, effectuer peu ou beaucoup de travail ; les
inégalités que l'on constate dans leur puissance productive de
force physiologique dépendent en partie de leur nature propre (2), en partie des conditions dans lesquelles leur activité
s'exerce. Ainsi, tout ce qui ralentit la combustion vitale dans
la substance nerveuse tend à affaiblir les propriétés dynamiques de ce tissu : chez les diverses espèces animales

(1) Voy. t. XI, p. 149 et suiv.

(2) Ainsi le degré d'excitabilité peut varier dans les diverses parties d'un même nerf (a), et M. Budge a trouvé que même en certains
points, qu'il appelle des nœuds, cette propriété fait presque entièrement
défaut (b). C'est à leur extrémité cen-
trale que les fibres motrices des nerfs sciatiques sont le plus excitables.
Des différences analogues ont été con-
statées dans le degré de sensibilité d'un même nerf (c), et il me paraît
probable que ces inégalités locales dans le degré d'excitabilité de ces
divers conducteurs dépendent en ma-
jeure partie de deux choses, savoir : 1° de l'épaisseur plus ou moins grande
de leurs tuniques membraneuses ; 2° de leur degré de vascularité et de
la quantité de liquides conducteurs contenus dans leur substance. Nous
savons d'ailleurs que les vaisseaux sanguins capillaires situés entre les
fibres élémentaires des nerfs sont beaucoup plus nombreux qu'on ne le
supposait jadis (d).

D'autres différences relatives au mode d'action des stimulants sur les
nerfs me paraissent devoir être attri-
buées au névrilème ou enveloppe membraneuse de ces conducteurs
plutôt qu'aux propriétés de leur substance constitutive essentielle.

Comme exemple de particularités de cet ordre, je citerai un fait signalé
par M. Vulpian : certains agents chi-
miques, qui sont des stimulants pour les nerfs de la plupart des animaux,
ne produisent pas d'effets excitants sur les nerfs du Colimaçon, dont cependant l'excitabilité peut être mise en évidence par les irritants mécaniques et physiques (e).

(a) Brown-Sequard, *Experimental Researches applied to Physiol. and Pathol.*
p. 99.

(b) Budge, *Lehrbuch der Physiologie*, p. 668.

(c) Valleix, *Traité des névralgies.*

(d) G. Pouchet, *Note sur la vascularité des faisceaux primitifs des nerfs périphe-
riques (Journ. d'anat.* de Robin, 1867, t. IV, p. 438).

(e) Vulpian, *Leçons sur la physiologie du système nerveux*, p. 759.

aussi bien que chez un même individu, on constate toujours une relation intime entre la grandeur de la puissance nerveuse et la grandeur de la puissance respiratoire. Les variations de température compatibles avec le maintien de la vie produisent des effets analogues sur ces deux ordres de phénomènes ; le froid, comme nous l'avons dit précédemment (1), ralentit la combustion physiologique et détermine en même temps l'engourdissement des agents nerveux ; nous en avons vu des exemples remarquables chez les Mammifères hibernants (2), ainsi que chez les Batraciens et beaucoup d'autres Animaux inférieurs et, nous avons constaté que des effets analogues se produisent chez l'Homme. Enfin j'aurai bientôt l'occasion de montrer que le froid exerce sur les diverses parties du système nerveux la même influence que sur l'ensemble de l'économie animale (3).

Dans un grand nombre d'autres circonstances il est également évident que l'activité nerveuse est intimement liée à l'activité de l'irrigation nutritive dans le tissu vivant où cette activité se manifeste. Ainsi, non-seulement l'arrêt local de la circulation met arrêt à toute action nerveuse dans la partie ainsi privée de sang nouveau (4), mais lorsque, par suite de la dilatation des vaisseaux capillaires d'une portion de l'organisme ou de l'accélération du courant circulatoire, la quantité de sang qui traverse une partie du système nerveux augmente, ce changement est accompagné d'une exaltation des propriétés vitales dont cette partie est douée.

(1) Voy. t. II, p. 542.

(2) Voy. t. II, p. 519.

(3) L'action locale du froid peut déterminer des paralysies partielles.

(4) Ainsi lorsque par l'effet d'une basse température l'activité vitale est très-réduite chez les Batraciens, l'excitabilité des nerfs, comme je l'ai déjà dit, persiste pendant très longtemps ; mais lorsque la température est élevée, elle s'éteint chez ces Animaux presque aussi rapidement que chez les Mammifères (a).

(a) Cl. Bernard, *Leçons sur le système nerveux*, 1858, t. I, p. 137.

L'état morbide connu sous le nom d'inflammation et caractérisé par le gonflement, la rougeur, une certain augmentation de la chaleur locale et un degré de sensibilité insolite,
nous en offre un exemple ; parfois même des parties, qui
dans l'état normal sont insensibles, deviennent d'une sensibilité exquise lorsque la circulation capillaire y acquiert
un certain degré d'activité. Enfin dans les parties de l'organisme où la névrilité se manifeste sous la forme d'une force
excito-motrice, les stimulants qui provoquent le développement de cette puissance déterminent en même temps une
accélération du travail irrigatoire chez les Animaux supérieurs où les variations dans l'état de la circulation locale
sont faciles à distinguer. Ces changements et les changements dans le développement de la névrilité paraissent être
corrélatifs ; à ce sujet, je rappellerai ce que j'ai dit précédemment du peu de sensibilité chez les Insectes, où le mouvement du fluide nourricier dans la substance nerveuse est
aussi d'une lenteur extrême à raison de l'absence de vaisseaux sanguins et de l'imperfection des organes moteurs de
ce liquide (1). Enfin il est également à noter que l'effet utile
produit par un stimulant quelconque du travail nerveux ne
dépend pas seulement de son intensité absolue mais aussi de
la rapidité de son action (2) et de sa grandeur relative à
celle d'autres excitants qui agissent en même temps, soit sur

(1) Voy. t. XI, p. 401.

(2) Les effets produits par un
stimulant de puissance donnée varient beaucoup avec l'état d'excitation plus ou moins grande de la
substance nerveuse au moment de
son action ; ils sont d'autant plus
grands que le contraste entre l'état
antérieur du nerf et son état acquis
est plus marqué. Aussi une excitation qui augmente graduellement
et très-lentement produit beaucoup
moins d'effet qu'une excitation plus
faible, mais dont l'action est brusque.
Nous reviendrons sur ces faits lorsque nous étudierons les effets de
l'accoutumance et ici je me bornerai
à en citer quelques exemples.

M. du Bois-Reymond a trouvé que
si l'on fait passer un courant électrique très-faible dans un nerf, on
peut, en augmentant lentement la

la partie soumise à son influence, soit sur d'autres parties du système nerveux en relation avec celle-ci (1). Pour le moment je n'insisterai pas davantage sur les considérations de cet ordre; mais, en poursuivant l'étude des actions nerveuses qui se manifestent sous la forme d'excitations motrices, j'aurai souvent à y revenir.

En résumé, le développement de la force nerveuse, quel que soit le caractère particulier ou mode de manifestation de cette puissance vitale, semble être une conséquence du travail nutritif dont le tissu nerveux est le siége, et j'ajouterai que ce développement paraît s'effectuer d'une manière continue quoique avec divers degrés d'intensité dans chaque *névrite* ou élément organisé du système nerveux. Mais la force ainsi produite peut s'accumuler dans l'appareil qui l'engendre ou se répandre au dehors suivant les circonstances qui influent sur ce producteur. Cette genèse dynamique est proportionnée, d'un côté, à la puissance de la machine constituée par la névrite, de l'autre, à la quantité et à la puissance nutritive ou comburante des matières qui en alimentent le travail et qui consistent principalement, d'une part, en combustibles organiques et, d'autre part, en oxygène libre ou faiblement

---

force de ce courant, arriver à détruire ce nerf sans qu'il y ait de réaction musculaire. Des résultats analogues ont été obtenus par plusieurs autres physiologistes (*a*).

(1) Ainsi un stimulant mécanique, chimique, électrique ou nerveux, dont la puissance est égale à 10, peut produire sur l'innervation beaucoup d'effet s'il agit seul ou en même temps qu'un autre excitant dont la

puissance n'est égale qu'à 1 ou à 2; tandis qu'il pourra n'exercer sur la même partie du système aucune influence appréciable si celui-ci est soumis en même temps à un autre stimulant dont la puissance est égale à 50 ou à 100. Il y a là des effets de contraste dont les physiologistes, de même que les médecins, doivent tenir grand compte.

(*a*) Afanasieff, *Op. cit.* (*Arch. f. Anat. u. Physiol.*, 1865).
— Heinzmann, *Ueber die Wirkung sehr allmäliger Aenderungen thierischer Reize auf die Empfindungsnerven* (Pflüger's *Arch. für Physiologie*, 1872, t. VI, p. 222).
— Richer, *Op. cit.*, p. 42

combiné. D'ordinaire il existe entre la production et la dépense un état d'équilibre tel, qu'une certaine quantité de force nerveuse se trouve pour ainsi dire emmagasinée dans chaque névrite et disponible pour répondre aux besoins de l'Être animé ; mais, lorsque la dépense excède la production, il en résulte un appauvrissement qui se traduit d'abord par de la faiblesse et par la sensation de la fatigue, puis par un épuisement ou incapacité d'agir (1). Le repos ou arrêt de la dépense de force nerveuse amène un résultat contraire; la réserve dynamique se reconstitue peu à peu et la névrite redevient apte à remplir ses fonctions actives. L'épuisement arrive d'autant plus vite que l'emploi de la force nerveuse a été plus grand et plus rapide relativement à la puissance productrice de l'organe et le besoin de repos est d'autant plus impérieux que la dépense a été plus considérable. Le sommeil, comme nous le verrons bientôt, est un état des plus favorables à la reconstitution de la réserve de force nerveuse : cette réparation est accélérée par tout ce qui augmente l'activité du travail nutritif dont le tissu nerveux est le siège. Lorsque la charge ainsi produite dépasse certaines limites, il en résulte parfois une sensation particulière, très-différente de celle de la fatigue et qui correspond à un besoin d'activité. Enfin dans quelques cas la tension de la névrilité emmagasinée de la sorte devient telle, que celle-ci s'échappe spontanément du réservoir qui la contient et, dans tous les cas, plus la quantité de force ainsi accumulée devient grande, plus la dépense en devient facile sous l'influence d'un stimulant.

Il est également à noter que l'excitabilité augmente temporairement dans les parties du système nerveux qui sont

(1) L'action excitante d'un courant galvanique produit promptement cet effet, ainsi que nous le verrons bien- tôt en étudiant les propriétés des nerfs excito-moteurs.

séparées artificiellement du reste de l'appareil dont elles font naturellement partie (1).

Cet ensemble de faits a conduit quelques physiologistes à penser que le développement local de la force nerveuse est lié à la combustion également locale d'une matière organique particulière qui serait produite d'une manière continue dans la substance nerveuse vivante, par suite du travail nutritif dont ce tissu est le siége, et qui se trouverait épuisée plus ou moins rapidement lorsque son emploi dépasserait certaines limites. L'excitabilité de l'organe nerveux serait alors affaiblie et pourrait même disparaître jusqu'à ce que, par l'effet du repos, c'est-à-dire par l'arrêt de la dépense nerveuse et par suite de la continuité du travail producteur du combustible spécial, la quantité de cette matière emmagasinée dans le tissu nerveux soit redevenue suffisante pour rendre à cet appareil physiologique son excitabilité. Cette hypothèse nous permettrait de concevoir comment la fatigue et l'incapacité fonctionnelle se manifestent d'autant plus rapidement que le travail nerveux effectué est plus grand et comment le repos peut rendre à l'instrument dont la force est épuisée sa puissance première. Dans ces derniers temps un physiologiste allemand, M. Hermann, a cru pouvoir même aller plus loin dans ce genre d'explications et déterminer la manière dont la combustion serait ainsi la source de la force excito-motrice; mais, son opinion à cet égard ne reposant pas sur des bases suffisantes, je ne m'arrêterai pas

(1) Ce fait singulier a été d'abord mis en évidence par les recherches de M. Brown-Séquard sur les effets produits par la section de la moelle épinière, sujet dont nous aurons à nous occuper dans la prochaine leçon. Pour ce qui concerne les nerfs, je renverrai aux expériences de M. H. Munk et de M. Faivre (a).

(a) Faivre, Op. cit. (Comptes rendus de l'Acad. des sciences, 1860, t. L, p. 673. — Munk, Ueber Abhängigkeit des Absterben der Muskeln von den Lauf ihrer Nerven (Med. Centralzeitung, 1860).

à en discuter ici la valeur (1), et, ces notions générales étant acquises, je passerai à l'examen du sujet principal de cette leçon, savoir : l'étude de la manière dont la force nerveuse excito-motrice est développée et s'exerce.

Diversité des stimulants physio-logiques. § 3. — Les principaux stimulants physiologiques qui mettent en jeu la force excito-motrice sont, comme celle-ci, des actions nerveuses ou tout au moins des phénomènes analogues qui se manifestent chez les Êtres animés dépourvus d'un système nerveux distinct (2). Mais ces stimulants diffèrent beaucoup entre eux par leur mode de production ainsi que par leurs caractères. Effectivement la cause déterminante de l'acte excito-moteur à tantôt sa source dans le système nerveux lui-même et résulte d'un travail mental, d'une pensée, d'une idée ou d'une manifestation de cette puissance intérieure que chacun sait exister en lui et que

---

(1) Les recherches de M. Hermann sur la composition chimique des muscles et sur les modifications que ces organes éprouvent pendant la contraction (a) ont conduit cet auteur à conclure que les nerfs, de même que les fibres musculaires, contiennent une substance organique azotée nommée *inogène*, qui serait analogue à l'hémoglobuline et très-décomposable, qui ne se décomposerait cependant que très-lentement dans les parties en repos et qui se transformerait au contraire très-rapidement lors de l'activité fonctionnelle de ces mêmes parties en donnant naissance à un dégagement d'électricité. Nous reviendrons sur cette hypothèse dans une autre partie de cette leçon et ici je me bornerai à ajouter que l'inogène n'a pu être isolée.

(2) Je dis les principaux stimulants physiologiques, et non tous les stimulants physiologiques, car les produits de certaines sécrétions qui peuvent être résorbés et en circulant avec le sang arrivent en contact avec le tissu nerveux, sont aptes à en provoquer l'activité fonctionnelle : les sels biliaires par exemple (b), mais dilués comme ils doivent l'être ; dans ce cas, leur influence est trop faible pour être appréciable expérimentalement.

(a) Hermann, *Untersuchungen über das Stoffwechsel der Muskeln*, 1867. — *Muskeln und Nerven*. 1867.
— Weitire, *Untersuchungen zur Physiol.* (der Henle und Meissner's Bericht, 1867, p. 451 et suiv.).
(b) Budge, *Ueber die Versuchung der Galle* (*Verhandlungen des Naturhistorischen Vereines des preussischen Rheinlands und Westphalens*, 1852, p. 608).
— Kühne, *Sur l'irritation chimique des nerfs* (*Comptes rendus de l'Acad. des sciences*, 1859, t. XLVIII, p. 477).

nous appelons la volonté; d'autres fois elle a son origine ailleurs, en dehors de l'appareil innervateur, et c'est sous l'influence d'une impression étrangère qu'elle prend naissance. Dans le premier cas l'Être vivant agit spontanément ; dans le second cas il agit comme le ferait une machine inerte dans l'intérieur de laquelle des ressorts se détendraient et détermineraient ainsi certains mouvements, lorsque le doigt d'une personne en la maniant presserait sur telle ou telle touche en connexion avec chacun de ces organes moteurs.

Il y a donc des mouvements volontaires et des mouvements automatiques, et les impressions nerveuses centripètes qui déterminent ces derniers peuvent être à leur tour de deux sortes : des sensations, ou des excitations dont l'Être animé n'a pas conscience ; mais, quoi qu'il en soit à cet égard les actions exito-motrices induites de la sorte peuvent être désignées d'une manière générale sous le nom de phénomènes *nerveux réflexes*, car ils se présentent comme s'ils étaient déterminés par une force agissant d'abord de l'extérieur à l'intérieur, puis se dirigeant en sens inverse de façon à être renvoyée sur un muscle dont elle provoquerait la contraction.

Il y a aussi des mouvements qui paraissent être déterminés directement par l'innervation sans l'intervention d'aucun stimulant, ni mental ni centripète, et qui semblent être provoqués par des décharges spontanées des névrites producteurs de la force excito-motrice lorsque celle-ci arrive à un certain degré de tension : les mouvements respiratoires, par exemple.

En poursuivant l'étude de la puissance nerveuse excito-motrice nous aurons à revenir sur l'examen du mode de production de chacune de ces espèces de mouvements. Mais, avant d'aborder cette partie de notre sujet, il faut que nous cherchions à nous rendre compte de la manière dont cette force, quelle qu'en soit la source, arrive aux muscles.

Ces derniers organes, comme nous l'avons vu précédemment, sont en connexion directe avec des nerfs, et ceux-ci, à leur tour, sont en relation directe avec des centres nerveux tels que les ganglions et l'axe cérébro-spinal. La première question dont nous ayons à chercher la solution est donc celle-ci : Ces diverses parties du système nerveux remplissent-elles des fonctions similaires dans le travail physiologique dont résulte le développement et la distribution de la force excito-motrice, ou ont-elles chacune dans l'accomplissement de ce travail un rôle spécial ?

Conducteurs de la force excito-motrice.

§ 4. — Chez tous les Animaux qui sont pourvus d'un système nerveux bien développé, la contraction des muscles de l'appareil locomoteur et des autres muscles sur lesquels la volition exerce son empire est déterminée par les incitations que les nerfs leur transmettent (1). On sait depuis l'antiquité que la section d'un de ces cordons médullaires fournis par la

(1) Je dis : chez les Animaux dont le système nerveux est bien développé et non : chez tous les Animaux qui possèdent un système nerveux distinct, parce que chez certains Invertébrés inférieurs, tels que les Planaires, où ce système existe et se compose de ganglions ainsi que de nerfs (a), la production de mouvements réflexes et même de mouvements ayant tous les caractères de mouvements volontaires n'est pas subordonnée à l'intégrité du cordon nerveux correspondant à la partie agissante. Effectivement, Dugès a constaté que l'excitation mécanique d'un point quelconque de la surface du corps de la Planaire lactée détermine des mouvements généraux, et que les mouvements de ce genre (progression, etc.) s'effectuent dans chacun des fragments séparés du reste du corps. Ce naturaliste ignorait l'existence d'un système nerveux chez ces Animaux et, par conséquent, il attribuait cette persistance des facultés sensitives et motrices à la présence d'une substance nerveuse qui serait répandue partout (b), mais on sait aujourd'hui qu'il y a près de l'extrémité antérieure du corps des ganglions d'où partent des nerfs nombreux. Or, dans les fractionnements dont je viens de parler, la plupart des frag-

(a) Voy. t. XI, p. 205.
(b) Dugès, *Recherches sur l'organisation et les mœurs des Planaires* (Ann. des sc. nat., 1828, 1re série, t. XV, p. 145 et suiv.).

moelle épinière ne détruit pas seulement la sensibilité dans les parties où il va se répandre, mais entraîne la paralysie subite des muscles avec lesquels il est en connexion (1) ; ces muscles peuvent conserver leur irritabilité ; ils continuent à se contracter sous l'influence des stimulants mécaniques, électriques ou chimiques qui leur sont appliqués, mais ils n'entrent en action ni par les incitations de la volonté ni sous l'influence des effets nerveux réflexes.

Pour mettre ce fait en évidence, il suffit de faire sur un Chien, une Grenouille ou tout autre Vertébré l'expérience suivante : on met à découvert le nerf sciatique qui est le principal nerf allant de la moelle épinière aux membres postérieurs ; puis on divise transversalement ce nerf, et la patte correspondante se trouve paralysée ; aucun mouvement volontaire ne s'y effectue et lorsqu'en agissant sur une des parties demeurées sensibles dans le reste de l'organisme on détermine des mouvements convulsifs dans les autres parties du système musculaire, les muscles dont le nerf a été divisé de la sorte restent inertes.

La section de tout autre nerf rachidien produit dans la partie correspondante de l'organisme les mêmes effets et la paralysie des muscles est déterminée par la ligature du nerf aussi bien que par sa division (2). J'ajouterai que,

ments ne conservaient aucune relation avec la région céphalique occupée par ces centres nerveux.

(1) Galien parle des effets de cette section comme d'une chose généralement connue de son temps (a).

(2) Les effets paralysants d'une ligature ne sont pas permanents, à moins que la désorganisation de ce conducteur n'en ait été la consé-

quence ; dans le cas contraire, la paralysie musculaire, de même que l'insensibilité dans les parties situées au-dessous du point lésé, se dissipe lorsque la constriction cesse. Les physiologistes attachaient une grande importance à ce fait, lorsqu'ils attribuaient les actions nerveuses au flux d'un fluide allant tantôt du cerveau vers la périphérie de l'organisme,

(a) Galien, *Des mouvements des muscles* (*Œuvres*, trad. de Daremberg, t. II, p. 342).

dans beaucoup de cas de blessures accidentelles ou d'opérations chirurgicales, les mêmes effets ont été constatés chez l'Homme : la désorganisation d'un nerf rachidien entraîne toujours la paralysie musculaire dans les parties où ce nerf va se distribuer.

On peut faire en quelque sorte la contre-épreuve de ces expériences en amputant incomplétement l'un des membres, la cuisse d'une Grenouille par exemple, et en ayant soin de laisser intact le nerf qui relie au reste du corps la portion de la patte ainsi retranchée; toutes les parties molles, de même que les os ont été divisées, les muscles de la jambe ne communiquent plus avec le tronc que par le nerf, et cependant le membre détaché de la sorte continue à se mouvoir sous l'influence de la volonté et des autres stimulants dont l'action s'exerce sur l'axe cérébro-spinal.

Le nerf est donc l'agent qui excite dans le muscle les contractions déterminées par la volonté, mais il ne possède pas la faculté de provoquer spontanément ces contractions. Il agit à la façon d'un conducteur de la force excito-motrice.

Excitabilité de ces nerfs. La *motricité*, c'est-à-dire la faculté de déterminer l'action musculaire, existe cependant dans toute la longueur du nerf dont la section a produit la paralysie, et elle persiste dans le tronçon séparé ainsi du reste du système cérébro-spinal. Effectivement les excitations nerveuses centrifuges ne sont pas les seuls stimulants aptes à mettre en jeu cette propriété physiologique. Si l'on pique un de ces nerfs, il en

tantôt de la périphérie vers le centre dans l'intérieur d'un système de canaux capillaires constitué par les nerfs; mais aujourd'hui, cette hypothèse étant abandonnée, on n'accorde pas le même intérêt à ce phénomène accidentel.

Pour plus de renseignements sur les effets de la ligature des nerfs, je renverrai aux ouvrages suivants (a).

(a) Haller, *Mémoires sur la nature sensible et véritable des parties du corps animal*, t. I, sect. 9, 1756.
— Flourens, *Recherches expérimentales sur le système nerveux*, 1824, p. 7 et suiv

résulte non-seulement une douleur vive, mais aussi la production de mouvements convulsifs; et ces mouvements sont
provoqués par l'excitation mécanique du tronçon inférieur
du nerf coupé aussi bien que par l'excitation du nerf
encore intact (1). Les mêmes effets sont produits par
l'action de l'électricité sur un tronçon de l'un quelconque
des nerfs rachidiens séparé du reste du système nerveux
par une section transversale; l'excitation portée sur le bout
supérieur du nerf divisé ne provoque aucune contraction
dans les muscles reliés à la portion périphérique de ce cordon; mais l'excitation du bout inférieur, c'est-à-dire du
tronçon resté en communication avec le muscle, détermine
la mise en action de ce dernier organe et les mêmes effets
se produisent quelle que soit la longueur de ce tronçon (2).

(1) Les anciens physiologistes, à
l'exemple des fondateurs de la my-
thologie et des poètes de l'antiquité,
avaient l'habitude de personnifier en
quelque sorte les causes des phénomènes qu'ils observaient; c'est
ainsi que pendant fort longtemps on
appelait *esprits animaux* la force
excito-motrice déployée par le système nerveux. Prochaska substitua,
avec raison, à cette expression la
dénomination de *vis nervosa* et, ar-
guant des diverses expériences de
Haller (a) ainsi que de ses propres
observations, il s'appliqua à montrer
que cette puissance n'émane pas
seulement du cerveau, comme on le
supposait assez généralement, mais
appartient aussi aux nerfs qui, pour
la mettre en jeu, n'ont besoin que
d'être excités, soit par l'action de la
volonté, soit par d'autres stimulants,

tels que l'irritation mécanique (b).

(2) Flourens a répété cette expérience d'une manière très-métho-
dique. Ayant mis à découvert, sur un
jeune Chien, le nerf sciatique, il commença par constater qu'en pinçant
ce cordon il déterminait des douleurs intenses, des mouvements généraux et des contractions vives dans
les muscles postérieurs de la jambe
correspondante; puis il dépouilla,
dans une certaine longueur, le tronc
de ce nerf de toutes ses branches; il
intercepta entre deux ligatures la
portion ainsi préparée, et il excita
mécaniquement celle-ci sans qu'il en
résultât ni mouvement ni signe de
douleur : l'animal n'éprouvait rien.
La ligature supérieure fut alors enlevée, sans que l'on touchât à la ligature inférieure, et on excita de
nouveau la portion du nerf précé-

(a) Haller, *Elementa physiologiæ*, t. IV, p. 337. — *Mémoire sur la nature des
parties sensibles et irritables*, p. 245.

(b) Prochaska, *Commentatio de functionibus systematis nervosi (Operum minorum,
pars II, p. 82 et suiv.)*.

Chez les Batraciens, de même que chez les Reptiles, les Oiseaux et les Mammifères, tout nerf rachidien, depuis sa sortie de la colonne vertébrale jusqu'à son entrée dans le muscle, est donc un agent excito-moteur de ce dernier organe, mais il ne possède nulle part la faculté de développer spontanément la motricité dont il est doué. C'est un conducteur seulement, mais non un conducteur passif comme l'est un tuyau d'irrigation ; par la pensée on peut se le représenter comme une chaîne d'agents nerveux dans chacun desquels la motricité est développée par induction et excite à son tour la même manifestation de force stimulante dans le chaînon suivant. Dans les expériences de vivisection dont je viens de parler, le point de départ de l'incitation est le point où le stimulant est appliqué, et la paralysie locale est une conséquence de la section, quelle que soit la longueur du tronçon périphérique ainsi séparé de l'ensemble du système, que cette section soit pratiquée près du muscle ou à l'extrémité opposée du conducteur. Par conséquent la force excito-motrice qui dans l'état normal de l'organisme agit sur le muscle doit avoir sa source en amont de l'extrémité rachidienne du nerf et se trouver dans la portion centrale ou cérébro-spinale du système dont le nerf en question est une dépendance (1).

demment piquée : l'animal cria et voulut se sauver; mais les muscles de la jambe restèrent complétement immobiles. Enfin on appliqua de nouveau la ligature supérieure, puis on enleva la ligature inférieure et on excita encore une fois dans le même point le tronc du nerf : l'Animal ne s'en émut pas; il ne ressentit rien, mais les muscles de la jambe se contractèrent avec violence (a).

(a) Flourens, *Op. cit.*, 1824, p. 5.

(1) Beaucoup de physiologistes ont supposé que l'excitabilité du nerf moteur, de même que l'excitation nerveuse dont dépend, à l'état normal, la mise en jeu de cette propriété, avait sa source dans l'axe cérébro-spinal et que, si un tronçon d'un tel nerf, séparé de ce centre, continue pendant quelque temps à se montrer excitable, c'est à raison de la force nerveuse provenant de ce foyer qui

Chez les Invertébrés supérieurs, les Insectes par exemple, la section du nerf qui émane de l'un des ganglions thoraciques pour aller se distribuer dans la patte correspondante détermine aussi la paralysie de ce membre (1); mais chez d'autres Animaux, qui, tout en ayant un système nerveux bien distinct, ne possèdent pas des facultés aussi parfaites, le rôle des nerfs comme agents excito-moteurs est loin d'avoir la même importance et les vivisections qui interceptent toute communication nerveuse entre les parties contractiles et les ganglions n'empêchent pas ces parties d'exécuter des mouvements soit volontaires, soit réflexes. Cela a été constaté chez les Planaires (2).

Nerfs moteurs des Invertébrés

s'y trouverait emmagasinée au moment de l'opération. Pour soutenir cette opinion on arguait du fait de l'épuisement de l'excitabilité de ce tronçon, lorsque l'action des stimulants employés par l'expérimentateur a été renouvelée un certain nombre de fois; mais si l'excitabilité du nerf était de la sorte une faculté étrangère, la perte de cette propriété devrait être irrévocable du moment où la provision de force accumulée dans cette partie est épuisée. Or il suffit d'un certain temps de repos pour que le tronçon séparé de la prétendue source de son excitabilité redevienne excitable. Les partisans de l'hypothèse, qui paraissait devoir être abandonnée après la constatation du fait dont je viens de parler, ont répondu à l'objection qu'on leur faisait ainsi en disant que, dans les expériences précitées, l'é-

puisement n'avait été que partiel et que le rétablissement de l'excitabilité dépendait de ce que la force nerveuse communiquée à la totalité du tronçon par l'axe cérébro-spinal avant la section se répandait des parties non épuisées aux parties dont l'épuisement avait été déterminé et y rétablissait la propriété perdue temporairement. Mais M. Vulpian réfute cet argument, en montrant que l'épuisement de l'excitabilité dans toute la longueur du tronçon, produite par l'application des électrodes à ses deux extrémités, n'empêche pas la réapparition de cette faculté après un certain temps de repos (a).

(1) Voyez à ce sujet les expériences de M. Faivre sur les Dytiques et celles de M. Yersin (b).

(2) Chez les Planaires, ainsi que j'ai déjà eu l'occasion de le rappe-

(a) Vulpian, Leçons sur la physiologie du système nerveux, p. 230.
(b) Faivre, Recherches expérimentales sur la distinction de la sensibilité et de l'excitabilité dans les diverses parties du système nerveux d'un Insecte (Ann. des sciences nat., 1864, série 5, t. 1, p. 102).
— Yersin, Recherches sur le système nerveux dans les Animaux articulés (Bull. de la Soc. Vaudoise des sc. nat., t. V, n° 39).

Nerfs
excito-
moteurs.

§ 5. — Guidés par des considérations spéculatives et par l'observation de quelques cas pathologiques dans lesquels la sensibilité avait persisté après la perte de la faculté d'exécuter des mouvements sous l'influence de la volonté, plusieurs médecins de l'antiquité avaient supposé que dans le corps humain il existe deux sortes de nerfs : des nerfs sensitifs et des nerfs excito-moteurs (1). Mais les investigations anatomiques et les résultats fournis par les expériences dont je viens de rendre compte firent abandonner cette opinion par presque tous les physiologistes. En effet, ils voyaient que chacun des nerfs des membres est à la fois un conducteur des impressions sensitives et des incitations de la volonté, que sa division entraîne la perte de l'une et l'autre de ces facultés ; enfin, qu'en l'excitant on détermine à la fois de la douleur et des mouvements convulsifs. Cependant l'hypothèse ancienne était conforme à la vérité ; seulement au lieu d'être appliquée à l'ensemble de chaque nerf rachidien, elle aurait dû être limitée aux fibres élémentaires dont ces cordons se composent : ceux-ci sont bien, comme se l'imaginait, au XVIᵉ siècle, un naturaliste éminent de l'école de Montpellier, Guillaume Rondelet, des faisceaux de conducteurs indépendants entre eux, continus dans toute la longueur du nerf et servant les uns à la transmission centripète des impressions sensitives, les autres à la transmission cen-

ler, le système nerveux ne consiste qu'en une paire de ganglions situés près de l'extrémité antérieure du corps et en un certain nombre de nerfs qui naissent de ces organes. Il en résulte que lorsque le corps de l'un de ces Animaux est divisé en deux portions par une section transversale pratiquée en arrière des ganglions, les nerfs du fragment postérieur ne peuvent y conduire la force excito-motrice développée dans ces foyers d'innervation, et cependant ce segment caudal continue à se mouvoir de la manière ordinaire (*a*).

(1) Voy. t. X, p. 360.

(*a*) Voy. ci-dessus, p. 18.

trifuge des incitations excito-motrices (1). L'anatomie est
impuissante à distinguer dans le tronc d'un de ces nerfs les

(1) L'opinion de Rondelet fut fondée sur des faits de pathologie. Un
autre professeur de la même école,
Dulaurens (dit Laurentius), par des
dissections faites sous l'eau, s'imagina
avoir démontré anatomiquement dans
la moelle épinière l'indépendance
des fibres en continuité avec les
nerfs et se rendant au cerveau;
mais cette assertion n'était pas fondée et, du reste, le livre de cet auteur ne mérite aucune estime (a).

La distinction théorique entre les
nerfs rachidiens affectés à la sensibilité et aux mouvements était également admise par Boerhaave. Cet
auteur s'exprime, à ce sujet, dans les
termes suivants : « Ex hac (medulla
oblongata) exit duplex genus nervorum, unum motui, alterum sensui
inserviens, nec unquam inter se
communicant (b). En 1809, Lamarck
s'exprima très-nettement à ce sujet :
« A l'égard des animaux qui ont
une moelle épinière, disait ce naturaliste, il part de toutes les parties
de leur corps des filets nerveux d'une
extrême finesse qui, sans se diviser
ni s'anastomoser, vont se rendre au
foyer des sensations; quant aux nerfs
qui sont destinés au mouvement
musculaire, ils partent vraisemblablement d'un autre foyer, et constituent dans le système nerveux
un système particulier distinct de
celui des sensations, comme ce dernier l'est du système qui sert aux
actes de l'entendement (c). »

L'idée (the idea) que Charles Bell
se formait des fonctions spéciales des
différents nerfs de l'économie animale
ne différait que peu de celle formulée par Lamarck : elle repose tout
entière sur l'hypothèse de l'individualité des fibres constitutives de ces
cordons, de leur continuité depuis
leur origine dans l'encéphale jusqu'à
leur terminaison dans un muscle ou
dans un organe sensitif et de la diversité physiologique des centres
nerveux avec lesquels ces différents
conducteurs sont en connexion. Or
la même conception s'était présentée
à l'esprit d'Unzer vers le milieu du
XVIIIe siècle ; afin de rendre à ce
dernier auteur le mérite qui lui appartient, je crois devoir rapporter
ici quelques lignes de son livre :

« Chaque nerf, dit Unzer, est un
faisceau de fibres ténues qui partent
du cerveau ou qui s'y rendent. Chaque nerf naît d'un point déterminé
et chacune de ses fibres doit avoir
une origine particulière et une indépendance entière, une route spéciale
le long de la moelle allongée et de
la moelle épinière jusqu'à sa division
terminale la plus déliée. » Unzer dit
aussi que les nerfs sont les uns sensitifs, les autres moteurs, et que chacun de ces derniers traverse un ganglion. Il ajoute qu'ils diffèrent quant
à leurs fonctions, non à raison de
leur structure intime, mais à raison
des propriétés des parties avec lesquelles ils sont en connexion (d).

(a) Laurentius, Hist. Anat. humani corporis, 1600.
(b) Boerhaave, De Morbis nervorum, 1761, t. II, p. 695.
(c) Lamarck, Philosophie zoologique, 1809, t. II, p. 260 et suiv.
(d) Unzer, The Principles of Physiology, translated by Laycock, p. 18 et suiv.

fibres élémentaires qui proviennent des parties sensibles, et
les fibres élémentaires qui se rendent aux muscles; mais,
ainsi que nous l'avons vu en étudiant la sensibilité (1), cette
distinction a été établie par l'expérimentation et elle constitue une des découvertes les plus importantes de la physiologie moderne.

Fonctions spéciales des racines antérieures des nerfs rachidiens. Chacun des nerfs rachidiens, comme nous le savons, se
relie à la moelle épinière par deux faisceaux de fibres qui,
à raison de leur position chez l'Homme, sont appelés les
racines antérieures et les racines postérieures de ces cordons (2). Or, les fibres sensitives et les fibres excito-motrices
qui sont entremêlées d'une manière inextricable dans le
tronc et dans les branches de ces nerfs sont séparées entre
elles dans la portion radiculaire de ces organes conducteurs.
Ce fait capital a été pleinement établi par les beaux travaux
de Charles Bell et de Magendie, il y a un peu plus d'un demi-
siècle, et si Magendie a été le premier à constater expérimentalement les fonctions sensitives des racines postérieures des
nerfs rachidiens (3), la découverte du rôle exclusif des racines antérieures dans la transmission des incitations excito-
motrices appartient à Charles Bell.

Effectivement, dès 1811, ce physiologiste éminent avait
constaté que, chez un animal vivant, la section des racines
postérieures des nerfs rachidiens ne détermine pas de contractions dans les muscles correspondants, mais qu'en piquant les racines antérieures des mêmes nerfs on provoque
aussitôt des convulsions dans ces muscles (4). Diverses cir-

---

(1) Voy. t. XI, p. 360 et suiv.
(2) Voy. t. XI, p. 238 et suiv.
(3) Voy. t. XI, p. 360 et suiv.
(4) Voici en totalité le passage de
l'opuscule de Charles Bell, dans lequel ce grand physiologiste parle de
ses expériences ; afin de ne laisser

dans l'esprit du lecteur aucune incertitude sur la signification de ces
quelques lignes, je les transcris tex-
tuellement plutôt que d'en donner
la traduction :

« To this end I made experiments
» which, though they were not

constances dont j'ai rendu compte dans une leçon précédente firent passer inaperçue cette expérience capitale, jusqu'à ce qu'en 1822 Magendie eût démontré avec une grande netteté le rôle de l'une et l'autre racines des nerfs rachidiens (1).

» conclusive, encouraged me in the » view I had taken. I found that injury done to the anterior portion » of the spinal marrow convulsed » the animal more certainly than » injury done to the posterior portion : but I found it difficult to make » the experiment without injuring » both portions. Now considering that » the spinal nerves have a double » root and being of opinion that » the properties of the nerves are » derived from their connexion with » the parts of the brain, I thought » that I had an opportunity of pulling my opinion to the test of experiment and of proving at the » same time that the nerves of different endowments were in the same » cord and held together by the same » sheath.

» On laying bare the roots of the » spinal nerves I found, that I could » cut across the posterior fasciculus » of nerves which took their origin » from the posterior portion of the » spinal marrow without convulsing » the muscles of the back, but that » on touching the anterior fasciculus » with the point of the knife, the » muscles of the back were immediately convulsed. Such were my

» reasons for concluding that the » cerebrum and the cerebellum were » parts distinct in function and that » every nerve possessing a double » function obtained that by a double » root (a). »

En rendant compte de cette même expérience, en 1824, Ch. Bell ajouta quelques détails dont je ne trouve aucune trace dans sa première publication (b).

(1) Je ne veux affaiblir en rien les droits de Charles Bell à la reconnaissance des physiologistes et à la gloire dont son nom est resté entouré, mais je dois faire remarquer que les contemporains de Magendie ont été souvent injustes à l'égard de celui-ci, et semblent avoir embrouillé à plaisir la question de priorité débattue entre ces deux auteurs, en mêlant à ce qui est relatif aux fonctions des racines des nerfs rachidiens les vues de Bell sur les fonctions distinctes du nerf facial et du nerf trijumeau, sujet sur lequel porte exclusivement le mémoire présenté à la Société royale de Londres par ce dernier auteur en 1821.

Pour bien juger du mérite relatif des expériences de Bell et de Magendie, il convient de comparer au

(a) Ch. Bell, *Idea of a new Anatomy of the Brain*, 1811.
(b) Voyez le passage que j'ai rapporté précédemment, t. XI, p. 366. Je saisis cette occasion pour rectifier une faute d'impression dans la citation du titre de l'ouvrage dont ce passage est tiré ; il faut lire dans la note *a* : *Exposition of a natural system of the Nerves*, au lieu de *Exposition of a national system*. Du reste l'erreur est tellement grossière que tout lecteur a pu s'en apercevoir.

La preuve expérimentale de cette division du travail physiologique entre les deux faisceaux de filaments dont la
réunion constitue chacun des nerfs rachidiens est plus facile
à obtenir chez les Batraciens et chez les Poissons que chez

passage de l'opuscule du premier
de ces auteurs, cité précédemment
(voy. ci-dessus, p. 26, note *a*), l'extrait suivant du mémoire de Magendie :

« Depuis longtemps je désirais faire
une expérience dans laquelle je cou-
perais sur un animal les racines
postérieures des nerfs qui naissent
de la moelle épinière. Je l'avais tenté
bien des fois, sans parvenir à y réussir, à cause de la difficulté d'ouvrir
le canal vertébral sans léser la moelle
et, par suite, faire périr ou tout au
moins blesser grièvement l'animal.
Le mois dernier, on apporta dans
mon laboratoire une portée de huit
petits Chiens âgés de six semaines;
ces animaux me parurent très-propres à tenter de nouveau d'ouvrir le
canal vertébral. En effet, je pus à
l'aide d'un scalpel bien tranchant, et
pour ainsi dire d'un seul coup, mettre à nu la moitié postérieure de la
moelle épinière entourée de ses en-
veloppes. Il ne me restait, pour
avoir cet organe presque à nu, qu'à
couper la dure-mère qui l'entoure;
c'est ce que je fis avec facilité; j'eus
alors sous les yeux les racines postérieures des paires lombaires et
sacrées et, en les soulevant successivement avec les lames de petits
ciseaux, je pus les couper d'un côté,
la moelle restant en place. J'ignorais
quel serait le résultat de cette ten-
tative; je réunis la plaie par une
suture à la peau et j'observai l'animal. Je crus d'abord le membre correspondant des nerfs coupés entière-

ment paralysé; il était insensible
aux piqûres et aux pressions les plus
fortes; il me paraissait aussi immobile; mais bientôt, à ma grande surprise, je le vis se mouvoir d'une
manière très-apparente, bien que la
sensibilité y fût toujours tout à fait
éteinte. Une seconde, une troisième
expérience me donnant exactement
le même résultat, je commençais à
regarder comme probable que les
racines postérieures des nerfs rachidiens pourraient bien avoir des
fonctions différentes des racines antérieures, et qu'elles étaient plus particulièrement destinées à la sensibilité. Il se présentait naturellement à
mon esprit de couper les racines antérieures en laissant intactes les
postérieures. » Suivent quelques
détails sur la difficulté de l'opération, etc.; puis l'auteur continue de
la sorte : « Comme dans les expériences précédentes, je ne fis la section que d'un seul côté, afin d'avoir
le terme de comparaison. On conçoit
avec quelle curiosité je suivis les
effets de cette section : ils ne furent
point douteux, le membre étant complétement flasque et immobile, tandis qu'il conservait une sensibilité
non équivoque. Enfin, pour ne rien
négliger, j'ai coupé à la fois les racines antérieures et les postérieures :
il y a eu perte absolue de sentiment
et de mouvement. J'ai répété et varié
ces expériences sur plusieurs espèces
d'animaux; les résultats que je viens
d'énoncer se sont confirmés de la
manière la plus complète, soit pour

les Vertébrés supérieurs, à raison de la longueur plus considérable des racines et du trouble moins grand que l'opération détermine dans l'ensemble de l'organisme. Aussi les doutes qui existaient encore dans l'esprit de quelques physiologistes, au sujet de l'exactitude des conclusions générales tirées des expériences de Magendie et de Charles Bell, furent-

les membres antérieurs, soit pour les postérieurs (a). »

Ne trouvons-nous pas là une démonstration complète du fait capital que l'expérience unique de Ch. Bell avait rendu probable.

Pour plus de renseignements relatifs à l'histoire de ces découvertes importantes et aux droits respectifs de Ch. Bell et de Magendie, je renverrai à un travail très-étendu et très-impartial, publié sur cette question, en 1868, par M. Flint, professeur de physiologie à New-York, auteur dont les conclusions fort judicieuses sont résumées dans les termes suivants : « Comme beaucoup d'autres grandes découvertes, l'idée et les expériences qui amenèrent celles dont nous parlons ne sont pas l'œuvre d'un seul esprit.

» En 1809, Alexandre Walker proposa, pour la première fois, la théorie que les nerfs mixtes tirent leurs deux propriétés de la motricité et de la sensibilité des deux racines par lesquelles ils prennent naissance dans la moelle épinière. Cette idée était entièrement théorique, et l'on attribua la sensibilité à la racine antérieure et la motricité à la racine postérieure.

» En 1811, Ch. Bell, qui fut le premier à instituer des expériences sur les nerfs rachidiens chez des animaux *récemment tués*, reconnut par l'expérimentation que les racines postérieures des nerfs avaient peu ou point de propriétés motrices. Il attribua et la motricité et la sensibilité aux racines antérieures et supposa que les racines postérieures présidaient aux fonctions qu'on appelle aujourd'hui végétatives et organiques. Il ne savait rien de la sensibilité des racines postérieures.

En 1822, Magendie, qui fut le premier à faire des expériences sur les nerfs rachidiens chez des animaux *vivants*, reconnut par l'expérimentation que les racines antérieures des nerfs rachidiens président au mouvement et les racines postérieures à la sensibilité. Il pensa que c'étaient là les propriétés distinctives de ces deux racines, mais il admit également qu'il était possible que les racines antérieures fussent faiblement sensitives, et que les racines postérieures fussent douées de quelques propriétés motrices (b). »

(a) Magendie, *Expériences sur les fonctions des racines des nerfs rachidiens* (*Journ de physiol.*, 1822, t. II, p. 276).

(b) A. Flint, *Considérations historiques sur les propriétés des racines des nerfs rachidiens*, trad. de l'anglais par Clémenceau (*Journ. de l'anat. et de la physiol. de l'Homme et des Animaux*, de Robin, 1868, t. V, p. 520 et 575).

elles dissipées, lorsqu'en 1831 J. Müller eut publié les résultats de recherches analogues faites sur les Grenouilles (1). Bientôt après d'autres expériences du même ordre faites sur des Oiseaux (2), sur des Reptiles, enfin sur des Poissons (3),

(1) Magendie avait opéré sur de très-jeunes Animaux dont le squelette n'étant qu'imparfaitement ossifié, pouvait être facilement coupé ; mais lorsqu'on voulut répéter ces expériences sur des Mammifères adultes, on rencontra des difficultés considérables, et les résultats obtenus parurent incertains, parfois même contradictoires (a). J. Müller, en prenant pour sujet de ses recherches des Grenouilles, leva ces obstacles. Il constata que les racines postérieures des nerfs rachidiens, après avoir été séparées de la moelle épinière, peuvent être piquées ou excitées galvaniquement, sans qu'il en résulte dans le membre correspondant aucune contraction, tandis que l'excitation des racines antérieures détermine dans ces parties des mouvements convulsifs, soit que ces racines aient conservé leurs connexions avec la moelle épinière, soit

qu'elles aient été préalablement séparées de ce centre nerveux par une section (b).

Parmi les expériences qui ont contribué le plus à mettre en évidence les fonctions spéciales des deux racines constitutives de tout nerf rachidien, il convient de placer en première ligne celles de Béclard, de Panizza, de Valentin et de Longet (c).

(2). Des expériences faites par M. Schiff sur des Chouettes (d) et par M. Moreau sur des Oies (e) ne laissèrent aucun doute à ce sujet.

(3) Chez quelques Poissons, ainsi que nous l'avons vu précédemment, les racines des nerfs rachidiens sont souvent très-longues et ne se réunissent pour constituer un tronc commun qu'après être sorties de la colonne vertébrale (f). M. Armand Moreau a profité de cette disposition pour étudier sur la Torpille les pro-

(a) Fodera, Recherches expérimentales sur le système nerveux (Journal de Magendie, 1823, t. III, p. 191).
— Bellingieri, De Medulla spinali nervisque ex ea prodeuntibus, 1823.
(b) J. Müller, Nouvelles expériences sur l'effet que produit l'irritation mécanique et galvanique sur les racines des nerfs spinaux (Ann. des sciences nat., 1831, t. XXIII, p. 95).
(c) Béclard, Dissertation sur les affections locales des nerfs, thèse, 1822, p. 11.
— Panizza, Ricerche sperimentali sopra nervi, 1834.
— Valentin, De functionibus nervorum cerebralium et nervi sympathici. Berne, 1839.
— Longet, Recherches expérimentales et pathologiques sur les propriétés et les fonctions des faisceaux de la moelle épinière et des racines des nerfs rachidiens (Arch. génér. de méd., 1841, t. X et XI).
(d) Schiff, Lehrbuch der Physiologie des Menschen, t. II, p. 14.
(e) Moreau, Recherches des racines de sentiment et de mouvement chez les Oiseaux (Comptes rendus de la Soc. de biol., 1859, série 3, t. I, p. 132).
(f) Voy. t. XI, p. 238.

permirent d'étendre à tout l'embranchement des Vertébrés ces conclusions, et aujourd'hui les naturalistes sont d'accord pour reconnaître que chez tous ces Animaux l'action excito-motrice développée dans l'axe cérébro-spinal par la volonté, ou par tout autre stimulant, se propage aux muscles du tronc et des membres par l'intermédiaire des racines anté-rieures des nerfs rachidiens, de même que les excitations développées dans les parties correspondantes du corps par les agents extérieurs sont transmises à l'encéphale par l'in-termédiaire des racines postérieures de ces nerfs.

§ 6. — La même duplicité de fonctions existe pour quel-ques-uns des nerfs céphaliques ; mais là, de même que pour les nerfs rachidiens, elle est apparente plutôt que réelle, car les conducteurs élémentaires dont ces organes se composent ont tous leur spécialité physiologique : les uns servent uniquement à la transmission des excitations motrices, tandis que d'autres sont affectés exclusivement au service de la sensibilité, et là encore ils sont distincts par leur origine aussi bien que par leurs propriétés.

Nerfs moteurs céphaliques.

Dans une précédente leçon nous avons vu que le nerf trijumeau est un nerf à fonction double comme les nerfs

priétés physiologiques de ces racines, et il s'assura qu'après leur section la racine antérieure ne provoque aucun mouvement lorsqu'on excite mécaniquement son tronçon central, mais détermine la contraction dans les muscles correspondants, lorsque son tronçon périphérique est stimulé de la même manière. Le pincement des deux bouts de la racine posté-rieure ne donna lieu à aucun mouve-ment. Mais l'excitation de la racine sensitive, en agissant sur la moelle épinière peut provoquer, par l'inter-médiaire de la racine antérieure, une action réflexe très-énergique (a).

Le rôle des racines antérieures et postérieures chez les Poissons avait été constaté précédemment par Stannius (b).

(a) A. Moreau, *Recherches anatomiques et physiologiques sur les nerfs du senti-ment et du mouvement chez les Poissons* (Ann. des sciences nat., 1860, série 4, t. XIII, p. 381).

(b) Stannius, *Das peripherischen Nerven System der Fische*, p. 114.
— Wagner, *Sympatischer nerve*, etc. (Handwörterbuch der Physiologie, t. III, p. 363).

chidiens; qu'il possède comme ceux-ci deux racines, et que l'une de ces racines préside aux mouvements de la mâchoire inférieure, tandis que l'autre, sans influence sur les autres muscles de la face, est un nerf sensitif (1).

D'autres nerfs crâniens, au contraire, sont uniquement excito-moteurs : ainsi le nerf facial ou nerf de la septième paire préside aux mouvements des muscles sous-cutanés de la face, région dont la sensibilité, comme nous l'avons vu précédemment, dépend du nerf trijumeau ou nerf de la cinquième paire (2). En 1821, Charles Bell établit expérimentalement ce fait capital (3). Ayant pratiqué sur des animaux vivants la section du nerf facial des deux côtés de la tête, près de la base du crâne, il constata invariablement que tous ses muscles ne se contractaient plus, bien que la sensibilité restât intacte dans toute la région paralysée de la sorte (4).

Un fait qui, au premier abord, semblait en désaccord avec

(1) Voy. tome XI, p. 377 et suivantes.

(2) Voy. t. XI, p. 375.

(3) Ainsi que je l'ai dit précédemment (t. XI, p. 376), Bellingieri fut le premier à chercher expérimentalement si les deux grands nerfs de la face (le trijumeau et le nerf facial) n'auraient pas des fonctions différentes ; mais les résultats auxquels il arriva furent erronés, car il pensa que ce dernier nerf présidait à la sensibilité générale de la face,

ainsi qu'aux mouvements volontaires de cette partie de la tête.

(4) Les expériences de Ch. Bell furent faites principalement pour étayer les idées de cet auteur au sujet des fonctions spéciales d'un système de nerfs qui présideraient aux mouvements respiratoires. Elles sont consignées dans un mémoire lu à la Société royale de Londres le 12 juillet 1821 (a), et dans divers écrits dus à J. Shaw, beau-frère de Ch. Bell (b).

(a) Ch. Bell, On the Nerves, giving a view of their structure and arrangement, with an account of some experiments illustrative of their fonctions (Phil. Trans., 1821, p. 398), et réimprimé dans l'ouvrage intitulé : The nervous system of the human body. — Recherches anatomiques et physiologiques sur le système nerveux (Journ. de physiol. de Magendie, 1822, t. II, p. 66).

(b) J. Shaw, On the difference of the functions of the Nerves of the face (Quarterly Jour. of science, 1821). — On the effects produced on the human countenance by paralysis of the different systems of facial Nerves (Op. cit., 1822). — On partial paralysis (Med. Chir. Transact., 1822). — Expériences sur le système nerveux (Journ. de physiol. de Magendie, 1822, t. II, p. 77).

l'hypothèse de la division complète du travail physiologique entre les nerfs excito-moteurs et les nerfs sensitifs de la face, fournit au contraire de nouveaux arguments en faveur de la doctrine de Charles Bell, lorsqu'on en eut fait une étude approfondie. La section du nerf facial n'occasionne que peu de douleur ; mais, dans les expériences dont je viens de parler, ce nerf ne se montrait pas complétement insensible : on pouvait donc penser que ses fibres constitutives, tout en servant principalement à provoquer des contractions musculaires, étaient aptes à transmettre à l'encéphale les impressions sensitives. Mais des expériences ultérieures montrèrent que cette sensibilité est en quelque sorte une faculté d'emprunt, qu'elle n'appartient pas aux fibres propres du nerf facial, et qu'elle réside dans des branches anastomotiques fournies par des nerfs sensitifs adjacents et mêlés aux éléments propres de ce nerf (1).

Le nerf spinal ou accessoire de Willis est aussi un agent essentiellement excito-moteur, et nous avons vu précédemment que son rôle comme conducteur d'impressions sensitives dépend de l'adjonction de filaments provenant des nerfs cervicaux adjacents (2). La section de ce nerf dans l'intérieur du canal vertébral (par conséquent avant sa jonction avec le nerf pneumogastrique) détermine la paralysie des muscles du larynx et des parties adjacentes du canal digestif, et l'excitation galvanique du tronçon inférieur des nerfs ainsi divisés détermine la contraction de ces mêmes muscles (3).

(1) Voy. tome XI, p. 381. Longet a discuté cette question d'une manière très-approfondie (a).
(2) Voy. tome XI, p. 383.
(3) L'influence exercée par les racines du nerf spinal sur les muscles du larynx fut remarquée d'abord par M. Bischoff, puis démontrée d'une manière plus satisfaisante par Longet (b).

(a) Longet, Anatomie et physiologie du système nerveux, t. II, p. 434 et suiv.
(b) Bischoff, De nervi accessorii Willisii Anat. et Physiol., 1832.
— Longet, Recherches expérimentales sur les fonctions des nerfs et des muscles du larynx et sur l'influence du nerf accessoire de Willis dans la phonation, 1841.

La branche externe de l'accessoire de Willis préside à l'action des muscles trapèze et sterno-mastoïdien dans les mouvements respiratoires, mais l'influence excito-motrice de la volonté est transmise à ces mêmes muscles par les nerfs cervicaux (1).

Le nerf grand hypoglosse ou nerf de la douzième paire (2) est également un nerf excito-moteur qui, à son origine, est insensible et ne devient apte à transmettre des impressions sensitives que par suite de l'adjonction ultérieure de filaments provenant du plexus cervical formé par les nerfs rachidiens du cou et par la branche linguale du trijumeau (3). La section du grand hypoglosse entraîne la cessation des mouvements de la langue sans détruire dans cet organe ni la sensibilité gustative, ni la sensibilité tactile. Cette section détermine aussi la paralysie des muscles pha-

(1) Lobstein (de Strasbourg) avait appelé l'attention des physiologistes sur la question de l'utilité de ces deux sortes de nerfs se rendant aux mêmes muscles (a), et Ch. Bell fit voir que le jeu de ceux-ci dans les grandes inspirations est dépendant du nerf spinal, tandis que les mouvements volontaires de ces mêmes muscles sont subordonnés à l'action des nerfs cervicaux. C'est à raison de cette circonstance que Ch. Bell désigna la branche extérieure de l'accessoire de Willis sous le nom de *nerf respiratoire supérieur* (b).

(2) Ou nerfs de la neuvième paire des anatomistes anciens.

(3) Longet a constaté que chez le Chien l'excitation mécanique de ce nerf, avant sa sortie du canal vertébral, ne provoque aucun signe de douleur (c). Lorsqu'on pince ce nerf un peu plus loin de son origine, on trouve qu'il est au contraire sensible (d).

Les anastomoses peu importantes dont cette propriété dépend sont susceptibles de certaines variations chez les Animaux d'espèces différentes, ou même chez les divers individus d'une même espèce, et il en résulte des différences notables dans la sensibilité adventive des nerfs moteurs. Ainsi Magendie a constaté que la piqûre du nerf hypoglosse ne détermine aucune manifestation de douleur chez le Lapin, tandis que chez le Chien ce nerf n'est pas insensible (e).

(a) Lobstein, *Dissert. de nervo spinali ad pervagum accessorio*, 1760.
(b) Ch. Bell, *The Nervous system of the human Body*, p. 44.
(c) Longet, *Anat. et physiol. du syst. nerveux*, t. II, p. 266.
(d) H. Mayo, *On the cerebral nerves* (*Anatomical and Physiological commentaries*, n° 2, p. 11, 1823).
(e) Magendie, *Leçons sur les fonctions du système nerveux*, t. II, p. 290.

ryngiens dont l'action intervient dans les mouvements de déglutition (1).

Les nerfs de la troisième, de la quatrième et de la sixième paire qui se rendent aux muscles de l'œil sont également des nerfs excito-moteurs et, de même que les précédents, ils naissent de l'encéphale par une seule racine, mais pendant leur trajet ils reçoivent quelques filets du nerf trijumeau qui leur communiquent des propriétés sensitives.

Ainsi le nerf de la troisième paire, ou nerf oculo-moteur commun, qui préside à l'action des muscles droit supérieur, droit interne, droit inférieur et petit oblique de l'œil, ainsi qu'à l'action de l'élévateur de la paupière supérieure, se montre insensible aux excitations mécaniques dans le voisinage de son point d'origine, et la faible sensibilité dont il jouit dans sa portion terminale dépend des filets du trijumeau qui s'y associent dans l'orbite (2). Sa section chez les Animaux, de même que sa paralysie chez l'Homme, sont suivis du strabisme externe, du prolapsus de la paupière supérieure et de l'immobilité de la pupille. Le premier de ces phénomènes dépend de la paralysie du muscle droit interne qui ne contrebalance plus les effets de la contraction du muscle droit externe dont l'action est provoquée par le nerf de la sixième paire.

Quant à l'influence du nerf moteur oculaire commun sur les mouvements de l'iris, elle s'exerce par l'intermédiaire des ganglions ophthalmiques.

(1) Diverses expériences faites par Panizza mettent bien en évidence le rôle du nerf grand hypoglosse dans la production des mouvements de la langue et du pharynx (a).

(2) L'insensibilité du nerf moteur oculaire commun à son extrémité céphalique et sa sensibilité à une certaine distance de ce point ont été constatées par Longet (b).

(a) Panizza, *Ricerche sperimentali sopra i nervi*, 1834.
(b) Longet, *Anatomie et physiologie du système nerveux*, t. II, p. 383.

Le nerf de la quatrième paire ou nerf pathétique (1) préside aux mouvements du muscle grand oblique de l'œil (2).

Enfin le nerf de la sixième paire qui se rend au muscle droit externe de l'œil (3), ainsi qu'au muscle choanoïde chez les Animaux où ce dernier organe existe, est également insensible dans sa portion initiale, et lorsqu'après l'avoir divisé dans l'intérieur du crâne, on le galvanise, on voit le globe oculaire se dévier fortement en dehors (3); aussi a-t-on constaté que sa paralysie est suivie du strabisme interne (4).

J'ajouterai que la motilité de tous ces nerfs oculo-moteurs n'est pas mise en jeu par la galvanisation des parties de la moelle allongée dont ils émergent, mais s'étend dans leur portion radiculaire jusqu'au groupe de cellules nerveuses où chacun d'eux a son origine réelle (5), et nous

(1) Voy. t. XI, p. 240.

(2) Charles Bell, considérant que le nerf pathétique naît du même faisceau de la moelle épinière que le nerf facial, et ayant remarqué que les mouvements violents d'expiration sont accompagnés de mouvements du globe oculaire dus à la contraction du muscle grand oblique, rangea ce nerf dans le système des nerfs respiratoires et l'appela *nerf respiratoire de l'œil* (a).

(3) Voy. t. XI, p. 240.

(4) Voyez, à ce sujet, les cas de paralysie du nerf moteur oculaire externe observés par Yelloly et par Jobert (b).

(5) Nous avons vu précédemment que l'origine réelle de ces trois paires de nerfs est située fort loin de leur origine apparente, c'est-à-dire du point où ils deviennent libres (c). M. Chauveau a constaté sur des Chevaux et des Lapins récemment morts, que l'excitabilité de ces conducteurs ne se manifeste pas lorsqu'on galvanise la moelle allongée où se trouve leur point d'origine apparent, tandis qu'elle existe dans toute la portion profonde de leurs racines et peut être mise en jeu par l'excitation du noyau de substance grise où chacun d'eux a son origine réelle (d).

(a) Ch. Bell, *Op. cit.*, p. 178.

(b) Longet, *Op. cit.*, t. II, p. 404.

(c) Voy. tome XI, p. 284.

(d) Chauveau, *Recherches physiologiques sur l'origine apparente et sur l'origine réelle des nerfs moteurs crâniens. Détermination expérimentale de cette dernière* (*Journ. de la physiologie de l'Homme et des Animaux*, 1862, t. V, p. 272).

verrons dans une prochaine leçon qu'elle est soumise à l'influence du cervelet.

§ 7. — Les fibres élémentaires des nerfs excito-moteurs, de même que celles dont se composent les nerfs sensitifs, conservent leur individualité dans toute leur longueur et la force excitante développée dans l'une d'elles ne se propage pas aux fibres circonvoisines. Cette indépendance fonctionnelle existe, lors même que ces fibres sont mêlées entre elles de la manière la plus intime, ainsi que cela a lieu dans les plexus, et ce que les anatomistes appellent des anastomoses des nerfs, au lieu d'être de véritables abouchements comme pour les vaisseaux sanguins, ne sont que des juxtapositions, des accolements (1).

Divers faits d'une observation journalière prouvent qu'il doit en être ainsi, car il arrive souvent que le même tronc nerveux envoie des branches à des muscles antagonistes, et cependant ces organes agissent indépendamment les uns des autres. Chacun sait aussi que notre volonté peut faire mouvoir tel ou tel doigt, tandis que les autres restent en

Individualité physiologique des fibres nerveuses.

(1) Jadis les physiologistes pensaient que les mouvements convulsifs et les mouvements normaux qui sont souvent la conséquence de sensations particulières lorsque celles-ci sont très-douloureuses, et qui parfois mettent en évidence l'existence de relations nerveuses entre des parties de l'organisme très-éloignées les unes des autres, étaient dus au passage des actions excitantes d'un nerf centripète à un nerf centrifuge par l'intermédiaire des plexus situés sur le trajet des principaux troncs nerveux des membres, par les branches dites anastomotiques ou par d'autres moyens de communications analogues établis directement de nerf à nerf. Unzer, par exemple, parle des impressions indirectes ou réflexes passant ainsi d'un nerf sensitif à un nerf moteur adjacent par des plexus ou des branches anastomotiques qui relieraient ces cordons entre eux, aussi bien que par l'intermédiaire des ganglions et autres centres médullaires (a). Mais aujourd'hui on sait qu'il n'en est pas ainsi : que chaque fibre nerveuse élémentaire conserve son individualité dans toute sa longueur et que les effets paralysants dus à la section d'un nerf mixte sont les mêmes, que la division soit pratiquée en amont ou en aval d'un plexus.

(a) Unzer, *Op. cit.*, p. 227.

repos, et cependant l'anatomie nous apprend que les muscles dont les mouvements de tous ces organes dépendent reçoivent leurs nerfs d'un même tronc nerveux. Des expériences faites par plusieurs physiologistes montrent que l'activité fonctionnelle d'une fibre excito-motrice ne provoque pas le développement de cette activité dans les fibres adjacentes. Ainsi Van Deen coupa successivement sur une Grenouille vivante chacun des trois nerfs qui vont former le plexus dont sortent les divers nerfs du membre postérieur, et après la première section il constata que la patte exécutait comme d'ordinaire tous ses mouvements, à l'exception de la flexion de la cuisse sur l'abdomen; la section du second nerf constitutif du plexus entraîna la cessation de tout mouvement volontaire des muscles de la cuisse et de la jambe; enfin la section du troisième nerf du même plexus détermina la paralysie des muscles moteurs du pied et des doigts (1).

Fonctions spéciales des diverses parties constitutives des nerfs. § 8. — Lorsqu'on cherche à approfondir davantage l'étude du mode d'action des nerfs et qu'on réfléchit à la structure complexe de chacun des fils ou fibres dont ces conducteurs se composent, on est porté à se demander si leurs divers matériaux constitutifs n'auraient pas des fonctions

(1) Des résultats opposés avaient été annoncés par Panizza ; d'après lui, la section d'une seule des racines de ce plexus ne paralyserait aucun des muscles du membre ; ces mouvements ne seraient qu'affaiblis par la section de deux des nerfs constitutifs du plexus, et ce serait seulement après la division des trois nerfs que la paralysie musculaire de la patte deviendrait complète (a); mais les expériences de Krönenberg ont confirmé les résultats obtenus par Van Deen (b). Ce dernier physiologiste a constaté aussi que la section longitudinale du nerf sciatique produit les mêmes effets que la section transversale de ce tronc, et il conclut de ce fait qu'il y a dans son épaisseur entrelacement des fibres provenant des diverses branches spinales dont ce tronc se compose (c).

(a) Van Deen, *De differentia et nexu inter nervos vitæ animalis et vitæ organicæ*, 1834, p. 27 et suiv.
(b) Panizza, *Ricerche sperimentali sopra i nervi*.
(c) Krönenberg, *Plexuum nervorum structura et virtutes*, 1836.

spéciales, et si, à raison des différences qu'ils offrent, nous ne pourrions pas nous rendre mieux compte de leurs propriétés physiologiques. Nous savons, en effet, que chacun de ces fils conducteurs est formé d'un cylindre central, d'une gaîne membraneuse appelée névrilème, et d'une couche de substance corticale ou médullaire interposée entre cette tunique et le cylindre-axe, tandis que dans l'intérieur de la moelle épinière où ces fibres nerveuses plongent, on n'aperçoit plus ni névrilème, ni tunique corticale(1). Il est donc évident que la partie essentielle du conducteur doit être celle qui ne manque jamais, savoir le cylindre-axe, et il me paraît probable que la couche corticale est un isolateur qui s'oppose à la diffusion latérale de la force nerveuse développée dans la première de ces deux parties et qui contribue ainsi à maintenir l'individualité fonctionnelle de chaque fibre. Il est présumable que le névrilème agit d'une manière analogue, et que c'est à cause de cette disposition organique que les filaments réunis en faisceau dans un même tronc ne communiquent pas entre eux. Mais nous ne pouvons former à ce sujet que des conjectures, jusqu'à ce que des expériences, des cas pathologiques ou des faits fournis par l'histologie nous aient procuré de nouvelles lumières.

§ 9. — Quoi qu'il en soit à cet égard, nous voyons que l'excitabilité du nerf et la conductibilité qui est une conséquence de cette excitabilité sont des propriétés physiologiques de ce cordon, mais son activité vitale est subordonnée à des puissances dont la source est ailleurs, et pour être apte à accomplir le travail vital dont il est chargé dans l'économie animale, il lui faut recevoir d'ailleurs, non-seulement les matières combustibles et comburantes que le sang y apporte, mais aussi un stimulant nerveux de nature parti-

Nécessité d'une action trophique.

_____

(1) Voy. t. XI, p. 155 et suiv.

culière qui détermine l'emploi utile de ces matières, qui
semble régler son mode de nutrition et qui est désigné sous
le nom d'*influence trophique*. Or cette force est développée
dans certains foyers ou centres nerveux, et lorsque le nerf est
séparé de ces centres il se désorganise peu à peu, et par
suite de cette altération matérielle il devient inapte à fonctionner.

Dans une précédente leçon, j'ai eu l'occasion de parler
des observations importantes faites par Waller sur les modifications que la section des nerfs rachidiens détermine dans
la partie de ces organes séparée de leurs racines (1). Le
tronçon resté en connexion avec la moelle épinière ne subit
aucun changement important, mais au bout de quelques
jours le tronçon périphérique commence à s'altérer et ses
fibres constitutives s'atrophient peu à peu en éprouvant successivement des modifications qui les rendent inaptes à fonctionner (2); mais lorsqu'on coupe tantôt les racines anté-

(1) Voy. tome XI, p. 336.
Quelques indications relatives à
ce phénomène sont dues en premier
lieu à Nasse, puis à Gunther et
Schön (a); mais ce sont les expériences de Waller qui en donnèrent
la démonstration (b).

(2) L'atrophie ne porte pas sur
les tuniques membraneuses des fibres
constitutives du nerf coupé, mais sur
la substance nerveuse contenue dans

ces tubes, et elle affecte principalement la myéline ou substance médullaire corticale. Le premier indice de
cette altération consiste en une sorte
de segmentation de cette dernière
substance qui subit ensuite une transformation graisseuse apparente due
probablement à la séparation de la
matière grasse qui s'y trouve en
très-forte proportion associée à des
principes albuminoïdes. Lorsque cette

(a) Nasse, *Ueber die Verunderungen der Nervenfasern nach ihrer Durchschun-
dung* (Müller's Archiv, 1839, p. 409).
— Gunther et Schön, *Versuche und Bemerkungen über Regeneration der Nerven*
(Müller's Archiv für Anat. und Physiol., 1840, p. 276).
(b) Waller, *Experiments on the section of the Glossopharyngial and Hypoglossal
Nerves of the Frog and observations on the alterations produced thereby in the
structure of their Primitive Fibers* (Phil. Trans., 1850, p. 423, pl. XXXI). — *Nouvelle
méthode pour l'étude du système nerveux* (Comptes rendus de l'Acad. des sciences,
1851, t. XXXIII, p. 606). — *Nouvelles observations sur la régénération des nerfs*
(Op. cit., 1852, t. XXXIV, p. 393, 675, 842 et 979). — *Septième mémoire sur le système nerveux* (Op. cit., t. XXXV, p. 301). — *Huitième mémoire* (Op. cit., t. XXXV,
p. 56). — *Neuvième mémoire* (Op. cit., t. XXXVI, p. 378).

rieures, tantôt les racines postérieures de l'un de ces nerfs, les effets produits ne sont plus les mêmes. Quand ce sont les racines postérieures qui ont été divisée, l'atrophie n'est que partielle et n'affecte que les fibres élémentaires en connexion avec ces racines et servant à la transmission de la force excito-motrice. Un résultat analogue est produit par la section des racines postérieures lorsqu'elle est pratiquée au-dessous du ganglion rachidien que les fibres constitutives de ces racines

transformation est devenue complète, un travail de résorption commence et peu à peu le tube se vide plus ou moins complétement. Le cylindre axe paraît être la dernière partie atteinte et quelques auteurs pensent qu'il ne cesse jamais d'exciter (a), tandis que d'autres considèrent sa disparition comme étant complète (b); mais, dans tous les cas, il s'altère et se confond presque avec la matière grisâtre due à la désorganisation des parties circonvoisines de la fibre. Quelques histologistes pensent que cette désorganisation s'effectue progressivement, soit du centre à la périphérie du système, soit de l'extrémité du nerf vers ses racines; mais il est plus probable que l'atrophie s'opère à la fois dans toute la longueur de ce conducteur (c).

Le temps nécessaire pour l'accomplissement de ce travail de désorganisation varie beaucoup avec les espèces animales sur lesquelles le phénomène se manifeste, suivant l'âge et même suivant d'autres conditions biologiques susceptibles de ralentir ou d'accélérer le mouvement nutritif: par exemple la température lorsqu'il s'agit d'Animaux hibernants ou d'Animaux à sang froid. La marche de l'altération est plus rapide chez les Pigeons que chez les Mammifères et beaucoup plus lente chez les Carnassiers que chez les Rongeurs. Chez le Lapin, la segmentation de la myéline n'est bien manifeste que vers le dixième jour après l'opération, tandis que chez le Pigeon l'altération graisseuse se voit distinctement dès le sixième ou le septième jour. En général, la transformation graisseuse semble être complète au bout de trois semaines ou de vingt-quatre jours. Enfin l'altération est en général plus rapide chez les jeunes Animaux que chez les individus adultes.

(a) Schiff, *Sur la régénération des nerfs*, etc. (*Comptes rendus de l'Acad. des sciences*, 1854, t. XXXVIII, p. 448).

(b) Waller, *Op. cit.*
— Lent, *Regeneration durchschmittener Nerven* (*Zeitschrift für wissensch. Zool.*, 1856, t. VII, p. 145).

(c) Vulpian, *Op. cit.*, p. 236.
— Fich, *Ueber Umwandlung von Nerven in Fett* (Müller's *Arch.*, 1842, p. 19).
— Laveran, *Recherches expérimentales sur la régénération des nerfs*. Thèse de Strasbourg, 1868.
— Weir Mitchell, *Des lésions des nerfs et de leurs conséquences*, trad. par Dastre, 1874, p. 78.

traversent : l'atrophie du tronc est encore partielle et ce sont les fibres sensitives seulement qui se désorganisent. Mais lorsque la même section est pratiquée plus près de la moelle épinière de façon à laisser le tronc du nerf en relation avec son ganglion rachidien et à ne le séparer que de l'axe cérébro-spinal, la totalité du nerf reste inaltérée : il n'y a plus atrophie (1). On en peut conclure que ce ganglion est un foyer trophique dont l'action maintient dans les fibres nerveuses qui en sortent l'activité nutritive nécessaire à leur conservation, tandis que la force organisatrice dont les effets se manifestent sur les fibres motrices du nerf mixte procède de la moelle épinière. Chacun de ces groupes de fibres nerveuses se trouve donc sous l'empire d'un foyer trophique spécial situé l'un dans le ganglion rachidien correspondant, l'autre dans la portion adjacente du myélaxe. La destruction du ganglion de Gasser détermine les mêmes effets partiels sur les fibres sensitives du nerf trijumeau dont les fibres motrices ne s'atrophient que par suite de l'interruption de leurs relations avec l'encéphale (2).

On a quelques motifs pour croire que si les deux bouts d'un nerf coupé restent en contact ils peuvent se souder en quelque sorte l'un à l'autre et conserver intégralement leurs propriétés physiologiques (3), mais presque toujours ils se rétractent de façon à laisser entre eux un espace plus ou moins considérable. Néanmoins dans ce cas, de même que

(1) Ces faits furent nettement établis par Waller (a).

(2) Pour plus de détails sur l'influence que divers foyers d'innervation exercent sur la nutrition et la reproduction des fibres nerveuses, je renverrai à l'ouvrage de M. Vulpian (b).

(3) Ce résultat semble avoir été obtenu dans un cas chirurgical où l'on avait réuni par suture les deux bouts du nerf médian divisé accidentellement (c).

(a) Waller, *Op. cit.* (*Comptes rendus de l'Acad. des sciences,* 1852, t. XXXIV).
(b) Vulpian, *Leçons sur la physiologie du système nerveux,* p. 236 et suiv.
(c) Laugier, *Note sur la structure du nerf médian* (*Gaz. hebdom. de méd.,* 1864 série 2, t. I, p. 454 et 520).

lors de leur résection, ou division avec perte de substance, leur réunion n'est pas impossible, et le plus souvent il s'établit entre les surfaces coupées un travail réparateur qui a pour résultat non-seulement le rétablissement de la continuité de substance entre les deux tronçons, mais la reproduction de fibres nerveuses dans le tronçon périphérique et le rétablissement des propriétés physiologiques normales dans la totalité de cet organe (1).

Cette réorganisation des fibres nerveuses atrophiées ou leur remplacement par des fibres de nouvelle formation dans le tronçon périphérique n'a pas lieu si les relations entre ce tronçon et un foyer trophique ne sont pas rétablies par l'effet de ce travail de cicatrisation ; mais elle peut être déterminée par l'influence exercée de la sorte par un foyer trophique

(1) La cicatrisation des nerfs et la régénération d'une portion de leur tissu après la résection de ces organes dans une étendue plus ou moins considérable a été démontrée, vers la fin du siècle dernier, par divers expérimentateurs, parmi lesquels il convient de citer en première ligne Fontana, Cruikshank et Haughton (a). Plus récemment beaucoup d'expériences intéressantes ont été faites sur le même sujet (b), mais c'est depuis peu d'années seulement que le mode soit de désorganisation, soit de reproduction des nerfs, a été étudié avec toute l'attention désirable. Les questions qui s'y rapportent ont donné lieu à un grand nombre de publications parmi lesquelles je citerai les suivantes (c):

(a) Fontana, *Expériences sur la reproduction des nerfs* (*Traité du venin de la Vipère*, etc., 1781, t. II, p. 177).
— Cruikshank, *Exp. on the Nerves, particularly on their Reproduction* (*Phil. Trans.*, 1795).
— Haughton, *On experimental Enquiry concerning the Reproduction of Nerves* (*Phil. Trans.*, 1795).
(b) Prévost, *Note sur la régénération du tissu nerveux* (*Ann. des sciences natur.*, 1re série, 1827, t. X, p. 168).
— Flourens, *Expériences sur la réunion ou cicatrisation des plaies de la moelle épinière et des nerfs* (*Ann. des sciences nat.*, 1828, série 1, t. XIII, p. 113).
— Steinbruch, *De nervorum regeneratione.* Berlin, 1838.
— Brown-Séquard, *Régénération complète du nerf sciatique* (*Comptes rendus de la Soc. de biol.*, 1849, t. I, p. 137).
(c) Waller, *Sur la régénération des nerfs* (*Comptes rendus de l'Académie des sciences*, 1851, t. III, p. 609 et t. XXXIV, p. 393).
— Lent, *Zur Lehre von der Regeneration durschnittener Nerven* (*Zeitschr. für wissensch. Zool.*, 1856, t. VII, p. 145).
— Philippeaux et Vulpian, *Recherches expérimentales sur la régénération des*

autre que celui sous la dépendance duquel le nerf était placé avant d'avoir été divisé.

Des expériences faites sur la cicatrisation ou sur la soudure des tronçons d'un nerf divisé par l'instrument tranchant ont permis de constater un autre fait important à noter : savoir la transmissibilité de la force excito-motrice d'un nerf à un autre nerf qui dans l'état normal de l'organisme n'était pas en connexion avec lui. Flourens s'est assuré de ce fait en coupant sur l'aile d'un Coq les deux nerfs principaux qui vont du plexus brachial, l'un à la face supérieure du membre, l'autre à la face inférieure de la même partie, puis en réunissant le tronçon supérieur de l'un au tronçon inférieur de l'autre et le tronçon supérieur de ce dernier au tronçon inférieur du premier. La cicatrisation s'est opérée comme dans les circonstances ordinaires et les parties de l'aile auxquelles ces nerfs se rendent, après avoir été complètement paralysées à la suite de l'opération, rentrent peu à peu en possession de leurs facultés primitives, car au bout de quelques mois non-seulement la sensibilité était rétablie

---

nerfs séparés du centre nerveux (Mém. de la Soc. de biologie, 1859, série 3, t. I, p. 343).

— Bruch, Ueber die Regeneration durchschnittener Nerven (Zeitschr. für wissensch. Zool., 1855, t. VI, p. 135).

— Remak, Ueber die Wiederzeugung von Nerven (Virchow, Archiv für Pathol. Anat., 1862, t. XXIII, p. 441).

— Oehl, Sull processo di regenerazioni dei nervi sensi, 1864.

— E. Neumann, Degeneration und Regeneration nach Nervendurchschneidungen (Archiv der Heilk., 1868, p. 193).

— A. Laveran, Recherches expérimentales sur la régénération des nerfs, thèse de Strasbourg (Journ. d'anat. de Robin, 1868, t. V, p. 305).

— C. Robin, Observations histologiques sur la génération et la régénération des nerfs (Journ. d'anat., t. V, p. 321).

— Lent, Beiträge zur Lehre von der Regeneration durchschnittener Nerven (Zeitschr. f. wissensch. Zoologie, 1856, t. VII, p. 145).

— Schiff, Sur la regénération des nerfs et sur les altérations qui surviennent dans les nerfs coupés (Comptes rendus de l'Acad. des sc,, 1854, t. XXXVIII, p. 448).

— Vulpian, Recherches relatives à l'influence des lésions traumatiques des nerfs sur les propriétés physiologiques et la structure des muscles (Arch. de physiol., 1872, t. IV, p. 750).

— Ranvier, De la régénération des nerfs sectionnés (Comptes rendus de l'Acad. des sciences, 1873, t. LXXVI, p. 491).

dans l'extrémité de l'aile, mais les muscles de cette région obéissaient aux incitations de la volonté (1).

§ 10.—En réfléchissant aux différences fonctionnelles qui existent entre les nerfs excito-moteurs et les nerfs sensitifs, on a dû se demander si cette division du travail dépend d'une différence dans les propriétés physiologiques de ces deux sortes de conducteurs, ou de la nature des organes qui sont en connexion avec leurs extrémités. Unzer professait cette dernière opinion (2) et la question paraissait résolue dans ce sens, il y a quelques années ; mais des investigations récentes sont venues montrer que les arguments en faveur de l'hypothèse de l'identité de la névrilité dans les nerfs sensitifs et excito-moteurs n'ont pas toute la valeur qu'on leur attribuait, et aujourd'hui les opinions sont partagées à cet égard. Quelques faits semblent établir que les excitations nerveuses peuvent se propager dans le sens opposé à leur direction

Suppléance des conducteurs nerveux.

(1) Dans une autre expérience analogue, le tronçon supérieur du nerf cervical de la troisième paire divisé horizontalement fut uni au tronçon inférieur du nerf pneumogastrique, préalablement coupé aussi en travers, et au bout de trois mois ces deux tronçons, de provenance différente, s'étaient soudés bout à bout ; mais le rétablissement fonctionnel ne parut pas avoir eu lieu dans le tronçon inférieur du nerf pneumogastrique ainsi uni organiquement à l'un des nerfs cervicaux, car lorsque Flourens pratiqua la section du nerf pneumogastrique du côté opposé, l'Animal mourut en présentant les symptômes qui accompagnent la section simultanée des deux nerfs pneumogastriques (*a*). Ce résultat est en accord avec la spécialité physiologique du foyer excito-moteur de l'appareil respiratoire dont naissent ces deux nerfs, car la soudure du tronçon inférieur de l'un de ces nerfs avec le tronçon supérieur d'un nerf cervical ne rétablissait pas les relations avec ce foyer.

(2) Unzer soutenait que les nerfs moteurs et sensitifs, parfaitement distincts quant à leurs fonctions, sont identiques quant à leur nature, et ne diffèrent qu'à raison des propriétés physiologiques des parties de l'organisme avec lesquelles ces conducteurs sont en connexion (*b*).

(*a*) Flourens, *Op. cit.* (*Ann. des sc. nat.*, 1827, t. XIII, et *Recherches expérimentales sur le système nerveux*, 2e édit., 1842, p. 274).
(*b*) Unzer, *Op. cit.*, p. 19.

normale, et l'on sait que ces excitations développées dans un nerf déterminé peuvent se transmettre à un autre nerf si celui-ci a été mis en continuité organique avec le premier ; mais on n'a pu obtenir aucune preuve expérimentale de l'aptitude d'une fibre sensitive à transmettre des influences excito-motrices, ou de l'aptitude des fibres excito-motrices à être des conducteurs d'impressions sensitives.

Le principal fait en faveur de l'opinion que la même fibre nerveuse peut transmettre des excitations suivant les deux directions opposées nous a été fourni par les expériences de M. Paul Bert sur les greffes animales. Ce physiologiste habile a constaté que si l'on soude par les deux bouts sur le corps d'un Rat la queue d'un autre individu reployée en manière d'anse, on peut après un certain temps détacher l'extrémité basilaire de cet appendice sans y détruire la sensibilité. En effet, vient-on alors à pincer l'extrémité libre de la queue étrangère ainsi greffée par son petit bout, l'Animal qui le porte donne des signes de sensibilité. Or l'excitation produite de la sorte ne peut arriver à l'extrémité basilaire de la queue et passer de là aux nerfs sensitifs du porte-greffe qu'en allant d'avant en arrière dans les nerfs de l'appendice inséré, au rebours de sa position naturelle, tandis que dans l'état normal ces nerfs ne conduisent ces mêmes excitations que d'arrière en avant, c'est-à-dire de l'extrémité vers la base de l'organe (1).

D'autres expériences sur la soudure bout à bout de tron-

(1) M. P. Bert a parlé brièvement de ces expériences dans une de ses premières publications (a), et il vient d'en faire l'objet d'un mémoire spécial lu à l'Académie des sciences depuis la rédaction de cette leçon (b).

(a) P. Bert, *Greffe animale. Rétablissement de la circulation et propagation de la sensibilité en sens inverse de son cours normal* (Comptes rendus de la Soc. de biol., 1863, série 3, t. V, p. 179).
(b) P. Bert, *Sur la transmission des excitations dans les nerfs de sensibilité* (Comptes rendus de l'Acad. des sciences, 1877, t. LXXXIV, p. 173).

çons de nerfs d'origines différentes paraissaient au premier abord prouver non-seulement qu'il peut en être de même pour l'influence excito-motrice, mais aussi que la névrilité développée dans un nerf sensitif peut se propager à un nerf excito-moteur et réciproquement. Ces expériences, ainsi que je viens de le dire, n'ont pas la signification qu'on leur attribuait d'abord, mais je crois devoir ne pas les passer sous silence, ne fût-ce que pour montrer combien il est nécessaire d'examiner attentivement les faits dont on argue en physiologie.

Nous avons vu, précédemment, qu'un nerf, après avoir été divisé et même réséqué dans une étendue considérable, peut se reconstituer de façon à redevenir apte à l'accomplissement de ses fonctions naturelles. Or, on a constaté que cette soudure pouvait s'effectuer non-seulement entre les deux portions d'un même nerf divisé transversalement, mais entre des tronçons appartenant à des nerfs différents (1). Cependant rien ne prouve jusqu'ici

(1) Flourens a pratiqué avec succès cette soudure chez un Coq, dont il avait divisé les deux nerfs de la région radiale de l'aile. La portion supérieure du nerf cubital fut soudée bout à bout avec la portion inférieure du nerf radial, et la portion supérieure de ce dernier unie à la portion inférieure du nerf cubital. Au premier moment, l'aile sur laquelle l'opération avait été faite resta tombante et ne donna aucun signe de sensibilité; mais au bout de quelques mois le mouvement y reparut ainsi que la faculté de sentir et par conséquent les excitations excito-motrices développées dans l'encéphale et transmises au membre par la portion rachidienne du nerf radial ont dû passer aux muscles correspondants par les branches terminales du nerf cubital, et les impressions sensitives reçues par ce dernier nerf ont dû arriver à l'encéphale par les fibres du nerf radial (a).

Des résultats analogues ont été obtenus en opérant sur d'autres nerfs; ainsi MM. Vulpian et Philippeaux ont effectué la réunion de l'extrémité inférieure du nerf hypoglosse avec la portion supérieure du nerf pneumogastrique, et ils ont vu la langue recouvrer ses mouvements à la suite de cette soudure (b).

(a) Flourens, *Recherches expérimentales sur le système nerveux*, 2ᵉ édit., 1842, p. 272.
(b) Vulpian, *Leçons sur la physiologie du système nerveux.*

qu'une *fibre* nerveuse excito-motrice puisse être mise en
action par l'intermédiaire d'une fibre sensitive ou *vice
versa*, et les dernières expériences de M. Vulpian sur la
soudure de la portion initiale du nerf lingual avec la portion
périphérique du nerf moteur de la langue ou grand hypoglosse tendent à prouver que la solidarité fonctionnelle
ne s'établit pas entre des fibres sensitives et excito-motrices (1).

Action
spéciale
du curare
sur
les nerfs
moteurs.

§ 11. — Les phénomènes dont l'empoisonnement par le
curare est accompagné parurent, au premier abord, démontrer la dissimilitude des fibres nerveuses qui transmettent
de la périphérie de l'organisme à l'axe cérébro-spinal les

---

(1) MM. Vulpian et Philippeaux,
en répétant des expériences tentées
précédemment par Bidder et par
plusieurs autres physiologistes (*a*),
ont constaté que ces deux nerfs peuvent être soudés bout à bout, et qu'à
la suite du travail de reconstruc-
tion histogénique qui s'effectue lentement après l'opération, les branches terminales du nerf hypoglosse
ainsi greffé sur le nerf lingual, lequel
est essentiellement un nerf sensitif,
redeviennent aptes à remplir leurs
fonctions excito-motrices. Ces auteurs en avaient conclu que la névrilité excito-motrice et la névrilité

sensitive devaient être identiques et
susceptibles de se suppléer mutuellement (*b*). Mais, par des recherches
ultérieures, M. Vulpian a constaté
que la portion basilaire du nerf lingual ainsi mise en connexion avec
le nerf hypoglosse renferme des fibres excito-motrices provenant de la
corde du tympan et perd la faculté
de mettre en action la portion linguale du nerf hypoglosse, lorsque ces
fibres ont été mises hors de service
par la section de la corde du tympan,
qui est une dépendance du nerf facial, lequel est un nerf excito-moteur (*c*).

(*a*) Bidder, *Versuche über die Möglichkeit der Zusammenheiten fonctionnell ver-
schiedener Nervenfäsern* (Müller's *Archiv*, 1842, p. 107).
— Schiff, *Lehrbuch der Physiologie*, p. 134.
— Ambrosoli, *Ueber die Verbindung der sensibeln und motorischer Nervenfasern.*
— Schmidt, *Jahrb. ucher der gesamm. Med.*, 1860, t. CVIII, p. 289.
— Glüge et Thiernesse, *Sur la réunion des fibres nerveuses sensibles avec les fibres
motrices* (*Bullet. de l'Acad. de Belgique*, 1857, 2ᵉ série, t. VII, p. 415. — *Ann. des
sciences nat.*, 1859, 4ᵉ série, t. XI, p. 181).
(*b*) Philippeaux et Vulpian, *Recherches sur la réunion bout à bout des fibres nerveuses sensitives avec les fibres nerveuses motrices* (*Comptes rendus de l'Acad. des
sciences*, 1863, t. LVI, p. 54).
— Vulpian, *Leçons sur la physiologie du système nerveux*, 1866, p. 283.
(*c*) Vulpian, *Nouvelles expériences relatives à la réunion bout à bout du nerf lingual et du nerf hypoglosse* (*Archives de physiol.*, 1873, t. III, p. 597).

impressions sensitives ou qui conduisent, en sens inverse de ce centre physiologique aux muscles, la force excito-motrice (1). Effectivement, les expériences de M. Claude Bernard nous ont appris qu'à une certaine période de ce genre d'intoxication, les nerfs excito-moteurs deviennent inaptes à faire contracter les muscles (2), tandis que les nerfs sensitifs conservent la faculté de porter vers le cerveau les excitations dont résultent les sensations (3). Mais les recherches faites plus récemment sur le même sujet, soit par M. Vulpian, soit par d'autres physiologistes, montrent que cette suspension des fonctions des nerfs moteurs ne dépend pas

(1) Voy. tome IV, pages 142 et suivantes.

(2) Cette inaptitude est constatable lorsqu'on excite le nerf soit par le galvanisme, soit mécaniquement, soit par des actions nerveuses réflexes ou autres.

(3) M. Claude Bernard a démontré cette différence dans les effets du curare sur la sensibilité et sur la motricité, à l'aide de l'expérience suivante : Sur une Grenouille dont l'aorte abdominale a été liée de façon à interrompre la circulation du sang dans les membres postérieurs, il introduit une certaine quantité de curare sous la peau. Le poison est absorbé et détermine dans toutes les parties du corps où le sang arrive la paralysie des muscles, non en détruisant l'irritabilité de ces organes, mais en faisant perdre aux nerfs moteurs leur puissance excito-motrice, et au premier abord on pourrait penser que la sensibilité est également détruite, car on peut pincer ou piquer la peau des membres antérieurs sans qu'il en résulte dans les diverses parties de l'organisme soumises à l'action du curare la moindre manifestation de douleur; mais les excitations sensitives déterminées de la sorte n'en sont pas moins parvenues à l'axe cérébro-spinal, car elles y déterminent des effets réflexes dans les pattes postérieures où le poison, n'ayant pas pénétré, n'a pas paralysé les nerfs moteurs. Les mouvements provoqués ainsi dans les membres postérieurs par l'excitation des pattes antérieures frappées de paralysie musculaire sont même très-violents et l'Animal cherche à fuir à l'aide de son train de derrière, bien que toute la portion antérieure de son corps soit privée de mouvement.

Il est également à noter que le curare n'éteint pas la contractilité musculaire, car les muscles continuent à être excitables par les stimulants mécaniques ou autres, lorsque ceux-ci agissent directement sur leur tissu (a).

(a) Cl. Bernard, Leçons sur les substances toxiques, 1857, p. 320, 341 et suiv. — Leçons sur les propriétés des tissus vivants 1866, p. 254.

de l'abolition de l'excitabilité dans ces conducteurs de la force nerveuse et résulte d'une perturbation dans les relations de leur extrémité périphérique avec le tissu contractile des muscles. En effet, le tronc du nerf soumis à l'action du curare et devenu, en conséquence de cette action, incapable de provoquer la contraction musculaire peut conserver la faculté de transmettre la force nerveuse centripète dont la motilité dépend, et pour préserver de l'espèce de paralysie déterminée de la sorte un groupe de muscles, il suffit d'empêcher ce poison d'arriver dans la région occupée par ces organes, tout en le faisant agir sur la portion centrale des nerfs qui s'y rendent, et sur l'axe cérébro-spinal dont ces nerfs partent, en un mot, sur toutes les autres parties de l'organisme, car son action toxique ne s'exerce que sur la portion terminale du nerf, là où ce conducteur s'unit au muscle (1). Le caractère spécial de son rôle phy-

(1) Une expérience faite par M. Vulpian est particulièrement propre à mettre en évidence cette localisation de l'action toxique du curare. Ce physiologiste plaça autour de la patte postérieure d'une Grenouille une ligature qui ne comprenait pas le nerf sciatique, mais qui empêcha tout passage du liquide nourricier du corps dans la portion du membre ainsi séparée du reste de l'organisme; puis il empoisonna l'Animal en introduisant un peu de curare sous la peau du dos. La perte de la motricité se manifesta, comme d'ordinaire, dans toutes les parties autres que la portion du membre située au-dessous de la ligature; mais là les muscles se contractèrent toutes les fois qu'on irrita fortement une autre partie du corps. Dans un cas, pendant plus de vingt-quatre heures après l'empoisonnement, et la perte de la motricité dans toutes les parties du corps où le curare avait eu accès aux branches terminales des nerfs musculaires, l'action excito-motrice a pu être provoquée de la sorte (a).

L'action élective du curare sur la portion terminale des nerfs moteurs peut se déduire aussi de l'expérience suivante, due à M. Cl. Bernard : Si l'on enlève sur une Grenouille vivante les deux muscles gastrocnémiens avec les nerfs qui s'y distribuent et que l'on place l'un de ces muscles dans un vase contenant une dissolution de curare, mais en ayant soin de maintenir le nerf à l'abri du contact de ce liquide; tandis que l'on fait plonger le nerf de l'autre muscle dans la dissolution du curare, tout en main-

(a) Vulpian, Leçons sur la physiologie du système nerveux, p. 209.

siologique semble donc dépendre de la structure de l'organe auquel le nerf se rend plutôt que de quelque particularité dans les propriétés intrinsèques des nerfs centrifuges. C'est aussi à une cause de cet ordre plutôt qu'à une différence dans la nature des fibres sensitives et des fibres excito-motrices qu'il faut attribuer la persistance de la motricité après l'abolition de la sensibilité dans les cas d'empoisonnement par d'autres agents toxiques, tels que la strychnine (1). Je dois ajouter cependant que l'hypothèse de la similitude des propriétés conductrices des nerfs moteurs et sensitifs est formellement

tenant le muscle lui-même hors de l'atteinte du poison, on peut constater que le premier muscle sera paralysé, tandis que le second se contractera comme d'ordinaire lorsqu'on stimulera son nerf moteur (a). D'autres expériences faites par M. Kölliker ont donné des résultats analogues (b), et il est également à noter que les fibres nerveuses, motrices, privées de leur pouvoir excito-moteur par l'action du curare, conservent leurs propriétés électro-motrices (c).

M. Vulpian attribue cette différence dans le mode d'action du curare sur les nerfs en général, et sur l'extrémité terminale des nerfs moteurs, à l'absence de la gaîne corticale de ces organes dans le point où leur filament axile s'étale sur le muscle (d), et cette explication me paraît très-plausible (e).

(1) Le fait de la persistance de la

force nerveuse excito-motrice après l'abolition de la sensibilité, dans les cas d'empoisonnement par la strychnine, a été constaté de la manière suivante : M. Cl. Bernard ayant mis à découvert les nerfs lombaires, et ayant passé sous ces nerfs une ligature disposée de façon à intercepter toute communication entre le train de derrière et le reste du corps, injecta sous la peau du dos une certaine quantité de noix vomique. L'Animal eut des convulsions, puis perdit le sentiment, non-seulement dans les membres antérieurs, mais aussi dans le train postérieur, et cependant l'excitation galvanique y provoqua des contractions non-seulement lorsqu'on la porta directement sur les muscles, mais aussi lorsqu'on la dirigea sur les nerfs moteurs ; la sensibilité seule avait donc été détruite (f).

(a) Cl. Bernard, Leçons sur les effets des substances toxiques, 1857, p. 329.
(b) Kölliker, Note sur l'action du Curare sur le système nerveux (Comptes rendus de l'Acad. des sciences, octobre 1856, t. XLIII, p. 791).
(c) O. Funcke, Zur Kenntniss der Wirkung des Urari und einiger andere Gifte Bericht über die Verhandlungen der Sächsl Gesellsch. der wissenschaften. Math. Phys. Kl., 1859, t. XI, p. 1.
(d) Voy. tome X, p. 438.
(e) Vulpian, Op. cit., p. 213.
(f) Cl. Bernard, Op. cit., p. 357.

repoussée par quelques-uns de nos physiologistes les plus éminents, notamment par M. Claude Bernard (1).

Mode de propagation de la force excito-motrice dans les nerfs.

§ 12. — Après avoir constaté que les nerfs remplissent le rôle de conducteurs de la force excito-motrice développée soit dans les ganglions des Animaux invertébrés, soit dans l'axe cérébro-spinal des Vertébrés; que chez ces derniers Animaux cette transmission s'y fait par l'intermédiaire de fibres spéciales, et que dans les nerfs rachidiens ces fibres dites motrices sont en continuité directe avec les fibres constitutives des racines antérieures des mêmes nerfs, nous devons chercher à nous rendre compte du mécanisme à l'aide duquel cette propagation s'accomplit.

Les idées régnantes en physique ont toujours exercé beaucoup d'influence sur les hypothèses à l'aide desquelles les physiologistes ont cru pouvoir expliquer les phénomènes vitaux. Ainsi jadis, de même que les physiciens matérialisaient par la pensée la cause des effets dus à la lumière ou à la chaleur et en attribuaient la propagation à la progression d'un fluide impondérable qui émanerait d'un corps éclairant ou d'un corps chaud et s'avancerait au loin dans l'espace,

(1) L'idée de l'aptitude des fibres nerveuses motrices et des fibres nerveuses sensitives à se suppléer mutuellement est considérée par M. C. Bernard, comme étant non-seulement erronée, mais aussi contraire aux progrès de la physiologie générale (a). Néanmoins ce jugement ne me paraît pas fondé et je dirai même que d'après les tendances connues de la nature il me paraît très-probable que si la division du travail physiologique dans la portion périphérique du système nerveux est complète dans l'organisme humain, il en est autrement dans les rangs inférieurs du règne Animal et que chez la plupart des Êtres animés le même conducteur nerveux doit être susceptible de transporter les incitations sensitives aussi bien que les incitations motrices.

J'ajouterai que, contrairement à l'opinion de Longet et Matteucci, il paraît n'y avoir aucune différence entre les fibres nerveuses motrices et sensitives, quant à leurs propriétés électriques; cela résulte nettement des expériences de M. Rousseau (b).

(a) Cl. Bernard, *Rapport sur les progrès de la physiologie*, 1867, p. 30.
(b) Voy. Cl. Bernard, *Leçons sur le système nerveux*, t. 1, p. 170 et suiv.

beaucoup de physiologistes se représentaient la puissance nerveuse comme étant un fluide subtil comparable à une de ces vapeurs, désignées par les chimistes sous le nom d'esprit, qui se dégagerait du cerveau ou de quelque autre foyer analogue et coulerait dans des tubes constitués par les nerfs. Ils personnifiaient en quelque sorte cet agent sous le nom de fluide nerveux ou d'*esprits animaux*. Mais depuis que la théorie de l'émission, reconnue insuffisante pour l'interprétation des phénomènes lumineux et calorifiques, a fait place à la théorie de l'oscillation, on s'est aperçu également de l'incompatibilité de l'hypothèse d'un fluide nerveux avec divers faits biologiques constatés expérimentalement, et on a dû chercher une autre représentation idéale de la cause des phénomènes vitaux de cet ordre.

En effet, nous avons vu que l'activité fonctionnelle d'un nerf excito-moteur peut être mise en jeu artificiellement par un stimulant mécanique ou physique après que toute communication entre cet organe et les foyers d'innervation a été interrompue ; la névrosité est donc une propriété du tissu constitutif du nerf et ne saurait résulter de l'afflux d'un fluide qui y arriverait de l'axe cérébro-spinal ou de toute autre source analogue ; la force qui s'y manifeste est un des résultats du travail vital dont le tissu de la fibre nerveuse est le siége ; sa source est sur place et non au dehors de cette fibre.

Nous savons également que le nerf excito-moteur est apte à développer de la motricité dans tous les points de son étendue et que la force stimulante mise en liberté dans un point quelconque de sa longueur se manifeste ensuite dans toute la portion plus périphérique de ce cordon (1).

_____

(1) L'individualité physiologique des différentes portions d'un même nerf est rendue manifeste aussi par le fait suivant : l'excitabilité de ce conducteur de puissance nerveuse peut être épuisée dans un point par le

Nous pouvons donc nous représenter la partie essentielle de chaque fibre excito-motrice élémentaire, comme étant constituée par une série linéaire d'organites ou agents nerveux élémentaires, semblables entre eux, aptes à développer de la force nerveuse, lorsqu'ils y sont provoqués soit par un stimulant nerveux, soit par un stimulant mécanique, physique ou chimique, et susceptibles, à raison de cette production de force, d'agir, chacun comme excitant sur l'organite voisin. Il s'établirait ainsi une série d'actions induites successivement dans les divers éléments organiques, ou *névrites*, de cette espèce de chaîne, à peu près comme dans une pile galvanique, mais avec cette différence que la force développée dans chacune de ces individualités n'irait pas en entier s'ajouter à la force développée sous son influence dans la névrite suivante, ainsi que cela a lieu dans la pile, et serait employée en partie à mettre en action ce dernier organite (1). Le

passage d'un courant électrique sans que cette propriété disparaisse dans les autres parties des mêmes fibres plus ou moins éloignées du point irrité.

(1) Un psychologiste éminent, dont les écrits sont riches en vues originales et ingénieuses, M. Herbert Spencer, suppose que la force développée dans chacun des éléments et la chaîne nerveuse s'ajoute à la force qui, sous la forme de stimulant, a mis cet élément en action et, par conséquent, que l'effet utile d'une excitation grandit proportionnellement à la longueur du nerf (a). Au premier abord cette opinion semble être justifiée par diverses expériences. Ainsi, M. Pflüger a trouvé que les effets

mécaniques produits par la contraction d'un muscle mis en jeu par l'irritation de son nerf augmente avec la distance comprise entre la portion terminale de ce conducteur et le point d'application du stimulant (b), et M. Marey, dont les premières recherches avaient paru défavorables aux vues de ce physiologiste (c), a constaté récemment au moyen du myographe que les contractions des muscles de l'éminence thénar provoquées par l'excitation du nerf médian sont moins fortes lorsque cette excitation est appliquée au poignet que lorsqu'on la fait agir sur la face interne du bras (d). Mais faut-il attribuer cet

(a) Herbert Spencer, *Principes de psychologie*, 1874, t. 1, p. 51.
(b) Pflüger, *Untersuchungen über die Physiol. des Electrotonus*, 1859.
(c) Marey, *Du mouvement dans les fonctions de la vie*, p. 339.
(d) F. Franck, article NERF, du *Dictionnaire encyclopédique des sciences médicales*, 2ᵉ série, t. XII, p. 189.

filament nerveux, au lieu d'être un conducteur passif comme un tuyau irrigateur, serait comparable à ces séries de billes élastiques dont les physiciens se servent pour démontrer le mode de propagation de la force mécanique développée par un choc imprimé à l'une des extrémités de l'appareil et se transmettant de bille à bille, sans opérer dans celles-ci aucun déplacement visible, jusqu'à ce qu'elle soit arrivée au dernier terme de la série où, ne rencontrant plus de résistance, elle se transforme de nouveau en mouvement mécanique et fait avancer la bille terminale (1).

§ 13. — Dans l'état actuel de nos connaissances les conjectures que l'on se hasarde à former au sujet de la nature de l'action nerveuse développée de la sorte ne peuvent être que très-vagues. Cependant il me paraît présumable que la force déployée par le nerf consiste, comme la lumière, la chaleur et l'électricité, en un mouvement moléculaire dont seraient animées les particules constitutives de la substance nerveuse (2). Ce seraient ces mouve-

Hypothèses relatives à la nature des actions nerveuses.

accroissement à l'addition de quantités de force développées successivement dans les divers éléments de cette espèce de chaîne conductrice, phénomène qui a été désigné sous le nom d'*avalanche nerveuse*, ou à des différences dans l'excitabilité des névrites constitutives de la portion périphérique des nerfs et de la portion centrale de ces organes conducteurs ? Cette dernière interprétation me paraît plus plausible que la précédente, car plusieurs physiologistes ont pu constater que la portion terminale des nerfs sensitifs est beau-coup plus excitable que le tronc des mêmes nerfs (*a*). Je dois ajouter aussi que le fait de l'augmentation des effets excito-moteurs avec la longueur du conducteur parcouru par le courant nerveux n'est pas admis par tous les expérimentateurs (*b*).

(1) Pour l'explication de ces phénomènes de déplacement observables lors du choc des corps, je renverrai aux ouvrages élémentaires de Mécanique (*c*).

(2) L'opinion dont je parle ici est loin d'être nouvelle, mais elle a subi successivement diverses modifica-

(*a*) Volkmann, *Op. cit.* (Müller's *Archiv*, 1848, p. 407).
— Ch. Richet, *Recherches expérimentales et cliniques sur la sensibilité*, 1877, p. 40.
(*b*) Rosenthal, *Les nerfs et les muscles*, p. 165.
(*c*) Voy. Delaunay, *Cours élémentaire de mécanique*, p. 143 et suiv.

ments, d'une nature particulière, qui, se communiquant de proche en proche à ces molécules, constitueraient ce que l'on appelle communément un courant nerveux (1), et ils seraient jusqu'à un certain point comparables aux vibrations sonores qui se propagent dans les corps élastiques, ou mieux encore aux oscillations de la substance hypothétique appelée éther par les physiciens et considérée par ceux-ci comme étant la cause des phénomènes lumineux, ou bien encore aux mouvements d'une vitesse encore plus grande et d'un autre caractère dont paraissent dépendre les phénomènes électriques. On concevrait facile-

tions et on a supposé d'abord que les mouvements moléculaires déterminés dans la substance nerveuse lorsqu'elle entre en jeu étaient des trépidations comparables aux vibrations sonores ou aux vibrations photogènes de l'éther. L'hypothèse des vibrations nerveuses remonte à Newton et fut longuement développée vers le milieu du siècle dernier par Hartley (a). Elle compte plusieurs autres partisans, Condillac par exemple, et dernièrement M. Sterling a cité à l'appui de cette interprétation les faits suivants. Lorsque dans ses expériences sur l'action des irritations il faisait succéder des excitations séparées entre elles par un certain intervalle de temps, ces stimulants ne produisaient que peu d'effet, tandis qu'en les précipitant sans en faire varier la puissance elles produisaient des effets beaucoup plus considérables, comme si ces excitations s'ajoutaient les unes aux autres ainsi que

le font les oscillations rhythmiques qui se succèdent à des intervalles suffisamment courts (b). Mais l'existence des mouvements de ce genre ne suffirait pas à expliquer les phénomènes observés lors de la transmission des influences nerveuses et, ainsi que nous allons le voir, les déplacements moléculaires déterminés dans la substance nerveuse par les stimulants offrent probablement un autre caractère.

(1) L'usage autorise l'emploi de cette expression, mais elle ne me paraît pas bonne, car de même qu'on ne dirait pas un courant sonore ou un courant lumineux, on ne devrait pas appeler courant nerveux ou courant électrique, une propagation d'effets dynamiques produits par des molécules que l'on suppose ne pas progresser et ne faire qu'osciller ou tourner sur place; mais cette locution est commode et par conséquent on continue à s'en servir.

(a) Newton, *Philosophiæ naturalis Principia mathematica*, lib. III, Scholium generale (édit. de 1714, p. 483).
— Hartley, *Observations on Man*, 1748, t. I, p. 7 et suiv.
(c) Sterling, *On the reflex functions of the spinal chord (Edinburg Medical Journal*, 1876, t. XXI, partie 2, p. 1102).

ment que cette transmission de mouvement ne pourrait s'effectuer si les atômes de substance nerveuse disposés en série linéaire n'étaient fort rapprochés entre eux et qu'elle serait interrompue non-seulement par toute solution de continuité analogue à celles produites par un instrument tranchant, mais aussi par toute résistance d'une certaine grandeur qui serait développée dans l'un des anneaux de l'espèce de chaîne formée par les névrites.

Cette hypothèse relative à la cause prochaine de l'action nerveuse excito-motrice s'accorde très-bien avec ce que nous savons au sujet de la nature des stimulants qui mettent en jeu la motricité, car les effets produits par ces agents paraissent dépendre de ce qu'ils déterminent un changement brusque dans l'état d'équilibre moléculaire de la substance nerveuse (1). Ainsi l'activité fonctionnelle du nerf moteur peut être provoquée par la cessation d'une action stimulante aussi bien que par le début de cette action. Les phénomènes qui sont dus aux excitations électriques sont particulièrement propres à mettre en évidence les faits de cet ordre et ils jettent beaucoup de lumière sur les caractères de la force nerveuse excito-motrice ; aussi ont-ils été l'objet d'une multitude de recherches expérimentales (2) ; mais ils

(1) M. du Bois-Reymond, à qui la science est redevable d'une longue et très-fructueuse série de recherches sur l'électro-physiologie, a donné une analyse critique très-détaillée des travaux du même ordre faits dans le XVIIIe siècle et dans la pre-mière moitié du siècle actuel (a).

(2) Matteucci fut le premier à étudier d'une manière approfondie le rôle physiologique de ces courants secondaires et il s'en occupait encore dans les dernières années de sa vie (b).

(a) Du Bois-Reymond, *Untersuchungen über thierische Elektricität*, 1847, t. I, p. 7 et suiv.

(b) Matteucci, *Essai sur les phénomènes électriques des Animaux*, 1849, p. 74 et suiv.— *Traité des phénomènes électro-physiologiques des Animaux*, 1844. — *Electro-Physiological Researches* (Phil. Trans., 1845, p. 303). — *Sur le pouvoir électro-moteur secondaire des nerfs et son application à l'électro-physiologie* (Comptes rendus de l'Acad. des sciences, 1863, t. LVI, p. 760).

sont fort complexes, et pour s'en rendre compte il est nécessaire de prendre en considération non-seulement le stimulant primordial, mais aussi les courants secondaires ou
courants induits qui peuvent être développés dans le nerf
sous l'influence du premier excitant.

Actions électriques. § 14. — En étudiant les muscles nous avons vu que ces
organes à l'état vivant sont le siége de courants électriques
qui leur appartiennent en propre et qui circulent de leur
surface à leur intérieur (1). Il en est de même pour les
nerfs (2) et il est présumable que dans la substance nerveuse, de même que dans le tissu musculaire, ce dégagement de force électrique résulte de phénomènes chimiques en relation avec le travail nutritif et de réactions
s'opérant dans les cavités de ces corps perméables entre
des liquides dissimilaires, à peu près comme dans les
appareils capillaires employés par M. Becquerel pour
l'étude des phénomènes électro-chimiques (3). Ces cou-

(1) Voy. t. X, p. 489 et suiv.

(2) Pendant longtemps l'existence de courants propres dans les nerfs avait échappé aux recherches des physiciens (a); elle a été mise en évidence par M. du Bois-Reymond et constatée ensuite par plusieurs autres auteurs (b). Dans ses dernières publications Matteucci évalue la force électrique développée dans les nerfs à un huitième ou un dixième de celle produite dans un muscle (c).

Les nerfs et les muscles ne sont pas les seules parties de l'organisme où des courants de ce genre se manifestent. On sait depuis fort long-temps que des phénomènes analogues se produisent dans les organes sécré-teurs (d) et M. du Bois-Reymond a remarqué que la surface extérieure de la peau est négative par rapport à sa surface interne. Cette particula-rité a été étudiée plus attentivement par M. Cl. Bernard (e).

(3) Les nombreuses et importantes recherches de M. Becquerel sur les

(a) Matteucci, *Traité des phénomènes électro-physiologiques*, p. 253.

(b) Du Bois-Reymond, *Untersuchungen über thierische Electricität*, t. II, p. 288 et suiv.

(c) Matteucci, *Electro-Physiology*, 1861, *translated by Alexander* (Smithsonian institution, p. 331).

(d) Donné, *Recherches expérimentales sur quelques-unes des propriétés chimiques des sécrétions et sur les courants électriques qui existent dans les corps organisés* (*Ann. de chim. et de phys.*, 1834, t. LVII, p. 398).

(e) Du Bois-Reymond, *Op. cit.*, t. II, seconde partie.

— Cl. Bernard, *Leçons sur le système nerveux*, t. I, p. 210 et suiv.

rants très-faibles sont mis en évidence par les effets élec-
tro-moteurs obtenus lorsqu'on met en relation au moyen
d'un corps bon conducteur (un arc métallique par exemple) deux parties différentes d'un même nerf, ou un nerf et
un muscle ; car ce conducteur détourne de sa route ordinaire (constituée par les parois des cavités capillaires sus-
mentionnées, solides dont la conductibilité est moindre)
la majeure partie de l'électricité développée, et le courant
accidentel établi de la sorte détermine dans les muscles où
il arrive des contractions, ainsi que cela se voit dans la célèbre expérience de Galvani (1).

Chaque névrite ou élément vivant dont se compose le conducteur nerveux, par l'effet des réactions chimiques, dont
le travail nutritif s'accompagne, semble donc être le siége
d'un développement de force électrique qui tendrait à se
répandre au loin dans tous les corps susceptibles d'en être
le conducteur, mais rencontrerait pour passer d'une névrite
dans la névrite suivante et de celle-ci dans les autres membres de la chaîne conductrice une certaine résistance dont
l'effet serait d'autant plus grand que la différence entre les
puissances électriques respectives des névrites adjacentes
serait moindre. La transmission de force serait, par conséquent, subordonnée à deux circonstances : 1° d'une part, à la
grandeur de la puissance développée dans la névrite excitée
directement, 2° à la grandeur de la résistance opposée à la

phénomènes électro-chimiques produits dans les cavités capillaires par
la rencontre de liquides susceptibles
de se combiner ou de se décomposer
ont déjà donné des résultats d'un
grand intérêt pour la physiologie et
sont probablement destinées à jeter

beaucoup de lumière non-seulement
sur les questions dont l'étude nous
occupe en ce moment, mais aussi
sur le travail nutritif et toutes les
autres manifestations de l'activité
vitale (a).

(1) Voy. t. II, p. 467.

(a) Becquerel, *Des forces physico-chimiques et de leur intervention dans la production des phénomènes naturels*, 1875.

· *conduction* (ou transmission) de cette force par la névrite suivante; ou, en d'autres mots, au contraste existant entre l'état électrique de ces deux organites associés. Un courant de force s'établirait donc de la névrite puissante à la névrite faible et ce courant, toutes choses égales d'ailleurs, serait d'autant plus puissant que le susdit contraste serait plus marqué.

D'après cette hypothèse, la direction du courant de force nerveuse développée par le stimulant serait déterminée par la grandeur relative de la résistance aux deux extrémités de la névrite, et le phénomène se présenterait comme si ce courant entrait dans le conducteur par le point irrité ou par l'extrémité radiculaire du nerf moteur et s'écoulerait par le bout périphérique de ce conducteur. La décharge opérée de la sorte diminuerait d'autant la tension de la force nerveuse dans la névrite en action et l'abaisserait de façon à la rendre inférieure à la tension de la même force dans la névrite adjacente en relation avec le pôle inactif de cet organe élémentaire, modification qui déterminerait à son tour l'afflux d'une certaine quantité de force nerveuse de la première de ces névrites dans la seconde et ainsi de suite dans toutes les parties de la chaîne conductrice, tant en amont qu'en aval du point stimulé. Le mouvement intérieur et invisible engendré de la sorte se propagerait donc du pôle positif au pôle négatif de chaque élément nerveux de l'appareil conducteur constitué par l'association sérialaire de ces éléments et, en arrivant au muscle dans lequel cet appareil se termine, y provoquerait le mouvement moléculaire visible dont résulte le raccourcissement ou contraction de la fibre musculaire (1).

(1) Cette opinion n'est pas nouvelle, comme semblent le prouver quelques auteurs. En effet Galvani considérait l'action du courant électrique sur la contractilité musculaire comme étant la conséquence d'un changement que cet agent détermine dans les parties du nerf (*a*), et Mat-

(*a*) Galvani, *Mem. sulla Elettricità animale* (*Opere edite ed inedite*, Bologne, 1841).

Mais pour produire cet effet, ce mouvement, ou changement dans les propriétés des névrites, doit se produire brusquement, à la façon d'un choc et non sous la forme d'une pression graduellement croissante.

Parmi les faits dont ces vues théoriques sont des conséquences, je citerai en premier lieu les résultats suivants qui sont faciles à vérifier expérimentalement.

Un courant électrique faible, qui est apte à déterminer dans le nerf moteur un déploiement de force excito-motrice au moment de la clôture du circuit, cesse bientôt d'agir comme stimulant (1), mais lorsqu'on l'interrompt l'excitation se manifeste de nouveau (2).

teucci suppose que la force nerveuse (ou fluide nerveux, comme il l'appelle) est comme la chaleur, la lumière et l'électricité, un mouvement particulier de l'éther (a).

(1) A moins qu'il ne change d'intensité, car alors le contraste entre l'état électro-tonique des diverses névrites s'établit de nouveau et les effets stimulants peuvent se manifester comme lors de l'excitation initiale.

(2) Vers la fin du siècle dernier Valli constata que les contractions musculaires provoquées au moment où le circuit galvanique est fermé et où, par conséquent, le courant électrique commence à passer dans le nerf, cessent dès que ce courant est devenu continu (b). Peu de temps après, Lehot vit que chez les Animaux dont la vitalité est très-affaiblie la contraction a lieu quand le courant cesse de passer (c). Depuis lors, beaucoup de recherches plus précises sur le même sujet ainsi que sur d'autres questions relatives à l'électrophysiologie ont été faites par divers physiciens parmi lesquels il convient de citer principalement Marianini, Nobili, Ritter, Matteucci et M. du Bois-Reymond (d).

C'est à raison du renouvellement de la secousse musculaire lors de la clôture et de la rupture du circuit

(a) Matteucci, Traité des phénomènes électro-physiologiques des Animaux, p. 261.
— Voy. Matteucci, Op. cit., 1844, p. 9.
(b) Valli, Lettres sur l'Electricité animale adressées à De la Mettrie et Desgenettes, 1792.
(c) Lehot, Sur le galvanisme (Ann. de chim., 1801, t. XXXVIII, p. 42).
(d) Ritter, Beweis das ein bestandiger Galvanismus den Lebensprocess in dem Thierriecht begleitet, 1798.
— Marianini, Memoria sopra la scossa che provano gli Animali nel momento che cessano di fare arco di communicazione fra cpoli d'un elettromotare e sopra qualche altre fenomeno fisiologico dell elettricità. Venezia, 1828.
— Nobili, Phénomènes électro-chimiques (Biblioth. univ. de Genève, 1827).
— Matteucci, Traité des phénomènes électro-physiologiques des Animaux, 1844 — Electro-physiological Researches (Phil. Trans., 1845, p. 283; 1847, p. 231; 1850,

La direction suivie par le courant électrique influe aussi sur la puissance stimulante de celui-ci. Pour mettre ce fait en évidence dans nos cours publics, on a souvent recours à l'expérience suivante. Les deux pattes du train postérieur d'une Grenouille préparée à la façon de Galvani sont plongées dans de l'eau contenue dans deux vases où aboutissent les rhéophores d'une pile. Dès que le circuit est fermé, les muscles de l'un et l'autre membre se contractent avec violence, et si l'on maintient la préparation en place on voit le même phénomène se répéter chaque fois que le courant est interrompu ou rétabli, mais peu à peu l'excitabilité de la Grenouille diminue graduellement et il arrive un moment où l'une des pattes seulement répond au stimulant, l'autre s'y montrant indifférente ; or le membre qui se contracte

que les courants intermittents produisent des contractions beaucoup plus intenses que ne le font les courants continus.

Les *courants d'induction*, c'est-à-dire les courants électriques qui prennent naissance sous l'influence d'autres courants et qui furent découverts par Faraday en 1831, ne durent que très-peu et conservent une intensité très-considérable dans des conducteurs très-résistants. A l'aide d'appareils disposés de façon à les renouveler très-fréquemment et appelés *machines d'induction*, on en obtient par conséquent sur l'économie animale des effets beaucoup plus considérables qu'avec les courants continus. On désigne souvent sous le nom de *Faradisation* l'action produite de la sorte, et l'étude des phénomènes physiologiques déterminés de la sorte a donné lieu à beaucoup de travaux parmi lesquels je citerai les publications suivantes (a) :

p. 288; 1857, p. 129; 1861, p 363. — *Lez. de Elettro-fisiol.*, 1856.— *Letturi*, 1867. — J. Regnault, *Recherches électro-physiologiques* (*Biblioth. univ. de Genève, Arch. des sciences phys et nat.*, 1858, t. II, p. 122).

(a) Hiffelsheim, *Des applications de l'électricité dynamique à la physiologie*, etc. (*Mém. de la Soc. de biol.*, 1857, série 2, t. IV, p. 183).

— Remak, *Galvanothérapie*, 1860.

— Masson, *Exp. électro-physiologiques* (*Ann de chim*, 1837, t. LXVI, p. 26.

— Chauveau, *Théorie des effets physiologiques produits par l'électricité dans l'économie animale à l'état de courant instantané et de courant continu* (*Journ. de phys.*, 1859, t. II, p. 490).

— Legros et Onimus, *Influences des courants électriques sur le système nerveux* (*Journ. d'Anatomie* de Robin, 1869 (p. 489, 619, etc.).

— Onimus, *De la différence d'action des courants induits et des courants continus sur l'économie* (*Journ. d'anct. et de physiol.* de Robin, 1874, t. X, p. 450).

est celui dans lequel le courant électrique se dirige des branches terminales du nerf vers la moelle épinière, car au moment de la clôture du circuit le mouvement se manifeste dans le membre en relation avec le pôle négatif, tandis qu'au moment de la rupture du circuit, l'autre membre entre en action, savoir le membre dans lequel le courant est ascendant ou inverse (1). Par conséquent, dans l'un et l'autre cas, c'est le courant centripète qui, à ce degré d'affaiblissement de l'excitabilité nerveuse, est seul en état de développer la motricité dans ces nerfs (2).

(1) On appelle *courant direct* le courant électrique qui est dirigé de la portion radiculaire du nerf, laquelle représente le pôle positif, vers l'extrémité périphérique de ce conducteur, et *courant inverse* ou *courant ascendant* celui qui est dirigé de la portion terminale du nerf (+) vers le centre nerveux (—) dont celui-ci dépend.

(2) Ce fait aperçu par Volta, par Lehot et par Berlingièri a été bien analysé par Marianini et exposé très-clairement dans l'excellent ouvrage d'A. de la Rive (t. II, p. 138).

Avant les découvertes de Ch. Bell et de Magendie, relatives aux propriétés spéciales des fibres nerveuses sensitives et motrices, les expériences sur l'excitation électrique des nerfs ne portèrent que sur des nerfs mixtes et on ne distinguait pas suffisamment les effets dus à l'action de ce stimulant sur ces deux sortes de conducteurs. Longet et Matteucci appelèrent l'attention des physiologistes sur cette circonstance et ils conclurent de leurs recherches que les fibres nerveuses exclusivement motrices excitent des contractions seulement au commencement du courant inverse et à l'interruption du courant direct, tandis qu'au contraire les effets produits sur les fibres centripètes ainsi que sur les nerfs mixtes se manifestent au commencement du courant direct et à l'interruption du courant inverse (a).

Il est également à noter que les effets produits par l'excitation électrique d'un nerf moteur varient beaucoup suivant le degré d'intensité du courant employé. Lorsque celui-ci est extrêmement faible, la motricité n'est développée que par le rhéophore négatif ou en d'autres mots n'est développée que dans le point de sortie de l'électricité. M. Chauveau s'en est assuré au moyen des expériences suivantes. Ayant mis à découvert sur un Cheval le tronc du nerf facial un peu au-dessus de sa division en deux branches ainsi que celle de ces branches qui se rend aux muscles des narines et de la lèvre supérieure, ce physiologiste

(a) Longet et Matteucci, *Sur la relation qui existe entre le sens du courant électrique et les contractions musculaires dues à ce courant* (Ann. de méd. physiolog., 1844, t. IV, p. 317).

Un autre fait non moins important à noter est que les contractions continues déterminées par un courant intermittent rapide, soit direct soit inverse, peuvent être arrêtées par l'action d'un courant dirigé en sens contraire (1).

appliqua sur ces deux parties les rhéophores du fil induit de façon à faire passer le courant par le tronc et par la susdite branche, et il constata que les contractions se produisaient dans tous les muscles en relation avec le nerf lorsque le courant sortait par le tronc, mais que ces contractions étaient limitées aux muscles de la narine et de la lèvre, lorsque le courant entrait par le tronc et sortait par la branche. Des expériences analogues, mais variées de diverses manières, donnèrent les mêmes résultats à la condition de n'avoir été faites qu'au moyen de courants extrêmement faibles. Ainsi en appliquant les deux rhéophores sur le nerf facial des deux côtés de la face, M. Chauveau parvint à localiser les contractions dans les muscles en relation avec celui de ces nerfs par lequel la sortie de l'électricité s'effectuait ; mais lorsque ce courant acquérait un certain degré d'intensité les contractions eurent lieu des deux côtés à la fois. Néanmoins les effets produits de la sorte étaient toujours plus grands du côté de la sortie de l'électricité que du côté de l'arrivée de ce stimulant.

Il est également à noter que l'influence excitante d'un courant continu se manifeste quelle que soit la direction du courant dans le nerf électrisé, mais que la motricité de ce conducteur s'épuise plus promptement lorsque l'action est directe (c'est-à-dire lorsque le pôle positif est appliquée vers le bout central du nerf et le pôle négatif vers le bout périphérique) que dans le cas où l'électricité s'y dirige dans le sens inverse et sort du nerf par la partie centrale de ce conducteur (a). Les premières observations sur les faits de cet ordre sont dues à Valli et datent de la fin du siècle dernier (b).

Ainsi que nous l'avons vu précédemment, l'influence du contraste ou, en d'autres mots, de la rapidité avec laquelle le changement dans l'état moléculaire du nerf est opéré, influe d'une manière très-remarquable sur la grandeur des effets produits par cette modification (c).

(1) Voyez à ce sujet les travaux d'Eckhard sur la propriété paralysante des courants constants (d).

Un effet analogue peut être déterminé par l'influence d'un courant électrique sur un nerf moteur dont l'activité fonctionnelle a été mise en jeu par un irritant chimique. Ainsi, M. Eckhard a constaté que si l'on fait agir sur la portion périphérique des

(a) Chauveau, *Théorie des effets physiologiques de l'électricité* (*Journ. de physiol.* de Brown-Sequard*, 1859, t. II, p. 480).
(b) Valli, *Lettres sur l'électricité*.
(c) Voy. ci-dessus, p. 12.
(d) Eckhard, *Beiträge zur Anat. und Physiol.*, 1855.
— Haidenhein, *Physiologische Studien*, 1856, p. 55 et suiv.
— Vulpian, *Op. cit.*, p. 76.

Le renversement du courant peut rendre aussi au nerf son excitabilité lorsque cette propriété physiologique a été épuisée temporairement par l'action de cet agent (1).

L'activité fonctionnelle du nerf moteur se manifeste dès que l'état électrique de cet organe s'est modifié avec un degré d'intensité suffisant et avec une certaine rapidité dans un point quelconque de la longueur de ce conducteur. Ce phénomène se manifeste presque en même temps dans toute son étendue ; mais l'état électrique développé ainsi change de signe en amont et en aval du point irrité et à raison de la résistance que chaque névrite oppose au passage de la force stimulante, les effets produits par celle-ci diminuent avec les distances parcourues et éprouvent un retard proportionnel à la longueur du trajet accompli. On peut s'en assurer de la manière suivante.

Nous avons vu précédemment que le nerf en repos est le siége de courants électriques propres et que les points situés à sa surface ou sur une coupe longitudinale de cet organe

nerfs lombaires d'une Grenouille préparée à la manière de Galvani une dissolution concentrée de chlorure de sodium, on détermine dans la patte correspondante des contractions tétaniques, mais qu'on peut faire cesser immédiatement ces mouvements convulsifs en galvanisant ces mêmes nerfs. Des phénomènes analogues ont été observés par plusieurs autres physiologistes, et dans une prochaine leçon, en étudiant les actions nerveuses qui arrêtent la contraction musculaire, nous aurons à revenir sur les faits de cet ordre (voy. la 126e leçon).

(1) Volta a fait connaître ces phénomènes curieux que l'on désigne aujourd'hui sous le nom d'*alternatives voltaïques* (a).

(a) Marianini, *Memoria sopra il fenomeno elettrofisiologico delle alternative Voltiane, vale a dire sopra quando siano tormentati il quale consiste :* 1° Il fenomeno che presentano i muscoli degli Animali recente incisi a lungo della corrente elettrica, nell' perdere i muscoli, dopo alquante tempo l'attitudine di senoterse per l'azione istantanea de la corrente che circolò per medesimi conservandò però l'attitudine di sucotersi per la corrente contraria; 2° nel recuperare l'attitudine perduta allorchè si tormentino a lungo con questa corrente contraria, perdendo al tempo stesso l'attitudine di sucoterse per la corrente primitiva; nel presentare siffate alternative piu volte di segusto all' estinzione della vitalità (Ann. scien. lombardo-veneto, 1834, t. IV, p. 203).
— Vulpian, *Leçons sur la physiologie du système nerveux*, p. 73.

sont positifs par rapport aux points situés sur les deux surfaces de sa section transversale. Or, la charge ou degré de tension électrique manifesté ainsi et appelé électro-tonique (1) change dès que l'activité fonctionnelle du nerf est mise en jeu par un stimulant quelconque ; une variation négative se déclare (2) et ce changement dans l'état d'équilibre

(1) L'étude de l'*électrotonicité*, dont M. du Bois-Reymond s'est occupé avec non moins de persévérance que d'habileté, a donné lieu à une multitude de travaux (*a*) ; mais les phénomènes de ce genre paraissent ne pas avoir l'importance physiologique que la plupart des auteurs y attachent et Matteucci les considère comme étant indépendants de la motricité nerveuse (*b*). Lorsqu'on veut approfondir l'étude des phénomènes électriques dont les nerfs peuvent être le siége, il est nécessaire de tenir grand compte des courants secondaires qui s'y établissent ; mais ici cela ne me paraît pas indispensable.

(2) Pour constater ce changement de tension on peut avoir recours à l'expérience suivante : un tronçon de nerf est mis en communication avec deux augets de zinc contenant un liquide conducteur et communiquant à leur tour avec les deux fils d'un galvanomètre très-sensible. L'un des augets est en relation avec la surface latérale du nerf, l'autre est en relation avec la surface de la section transversale. Le cercle ainsi préparé, on voit l'aiguille astatique du galvanomètre marcher chaque fois que le circuit est fermé. M. du Bois-Reymond a constaté ce courant électro-moteur dans les racines motrices et dans les nerfs mixtes, ainsi que dans les racines sensitives des nerfs rachidiens et dans le nerf optique de la Grenouille. Enfin Matteucci a constaté que la direction du courant de la surface de la section transversale à la surface de la section

(*a*) Du Bois-Reymond, *Untersuchungen über thierische Electricität*, t. II, p. 383 et suiv.
— Ludwig, *Lehrbuch der Physiologie des Menschen*, 1852, t. 1, p. 86 et suiv.
— Pflüger, *Physiologie des Electrotonus*, 1859.
— Legros et Onimus, *De l'influence des courants électriques sur le système nerveux* (*Journ. d'anat.* de Robin, 1869, t. VI, p. 630).
— Grunhagen, *Zur Kenntniss des Electrotonus* (Pflüger's *Archiv für Physiologie*, 1870, t. III, p. 240).
— Wundl, *Ueber die Erregbarkeitsveränderungen in Electrotonus* (Pflüger's *Archiv*, 1870, t. III, p. 437).
— Hermann, *Ueber eine Wirkung galvanischer Ströme aus Muskeln und Nerven* (Pflüger's *Archiv*, 1872, t. V, p. 223 ; t. VII, p. 312). — *Fortgesetze* (*Op. cit.*, t. X, p. 215). — *Zur Aufklärung und Abwehr* (Pflüger's *Archiv*, 1874, t. IX, p. 30).
— Bernstein, *Ueber den Electrotonus und die innere Mechanik der Nerven* (Pflüger's *Archiv*, 1874, t. VIII, p. 40 et 498).
— Engesser, *Existirt eine Verschiedenheit in der Reaction der Nerven gegen den galvanischen Strom je nachdem die Kette mit der Kathode oder Anode geschlossen oder geöffnet wird ?* (Pflüger's *Archiv*, 1875, t. X, p. 117).
(*b*) Matteucci, *Letture sull' elettro-fisiologia*, 1867, p. 91 et suiv.

des névrites implique des mouvements moléculaires dans la substance nerveuse ainsi modifiée, se propage en amont ainsi qu'en aval du point excité, mais en produisant des effets différents du côté de l'entrée et du côté de la sortie du courant excitateur ; ainsi, dans le nerf représenté par la ligne $a\ c$, on en stimule la portion moyenne au moyen d'un courant constant qui va de e à s ; la portion de ce conducteur qui

se trouve du côté de l'*anode*, ou pôle positif, et qui dans la figure ci-jointe est comprise entre les lettres a et e, devient plus positive qu'elle ne l'était et la portion $s\ c$, située du côté du *cathode*, devient plus négative qu'elle ne l'était avant la clôture du circuit (1). L'excitabilité du nerf est diminuée du côté positif et accrue du côté négatif (2). Enfin, les modifications déterminées de la sorte sont beaucoup plus fortes près des électrodes que vers les deux extrémités du nerf.

Il est également à noter que les forces mises en jeu dans les nerfs excito-moteurs par des stimulants physiologiques tels que la volonté peuvent agir sur l'aiguille aimantée et opérer la décomposition de certains réactifs chimiques (3),

longitudinale passait par le galvanomètre dans des tronçons de nerfs pris sur l'Homme, le Lapin, des Oiseaux et des Poissons. M. Chauveau a fait aussi beaucoup de recherches intéressantes sur ce sujet (*op. cit.*).

(1) Quelques auteurs appellent *anelectrotonus* le changement de l'état d'excitabilité ou de tension nerveuse qui se manifeste du côté du pôle positif, et *katelectrotonus* la va-

riation négative qui est produite du côté du pôle négatif.

(2) La coïncidence de la diminution de l'excitabilité du nerf et de la variation négative de la tension électrique dans sa substance a été constatée par M. Pflüger ainsi que par M. Eckhard et plusieurs autres physiologistes (*a*).

(3) Par exemple l'iodure de potassium.

(*a*) Eckhard, *Op. cit.*, p. 41.
— Pflüger, *Op. cit.*

M. du Bois-Reymond en a acquis la preuve. Mais ces phénomènes dépendent évidemment des courants électriques
dont le développement de la motricité est accompagné et
ne nous éclairent pas sur les propriétés de cette puissance
physiologique.

Ces faits, et d'autres faits du même ordre, ont porté plusieurs auteurs à considérer la force nerveuse excito-motrice
comme étant identique à la force électrique ; mais cette opinion ne me paraît pas admissible. Des courants électriques
sont développés par les réactions chimiques auxquelles les
manifestations de toute force nerveuse sont liées, mais la
plupart des phénomènes déterminés par celle-ci ne sauraient
être expliqués par l'intervention de ces courants (1). Le
mode de fonctionnement des nerfs nous en fournit des
preuves, et à mesure que nous avancerons dans l'étude physiologique du système nerveux ces preuves se multiplieront.

§ 15. — L'hypothèse des vibrations nerveuses dont j'ai
parlé précédemment ne suffit pas pour l'interprétation
du mode de propagation de la force excito-motrice. Cette
propagation semble bien s'effectuer à l'aide de certains mou-

(1) Au premier abord on pouvait supposer que lors de l'excitation électrique d'un nerf moteur cet organe ne fonctionne qu'à la façon d'un conducteur ordinaire et transmet le courant galvanique au muscle dont il déterminerait la contraction, à peu près comme le fil d'un télégraphe électrique transmet cette force motrice de l'appareil inducteur à l'appareil récepteur ; mais cette opinion ne s'accorde pas avec ce que l'on sait relativement aux propriétés conductrices des fibres nerveuses qui ne sont isolées ni entre elles ni par rapport aux tissus circonvoisins, et d'ailleurs elle ne saurait être soutenue en présence des faits suivants. Lorsqu'on place une ligature sur un nerf entre la région explorée au moyen du galvanomètre et le point d'application des deux électrodes d'une pile, on n'empêche pas le passage du courant, mais on rompt la continuité physiologique entre les deux portions du conducteur séparées entre elles par la ligature, car l'état électro-tonique ne se manifeste plus dans la portion périphérique du nerf (a).

(a) Matteucci, Op. cit., p. 257 et suiv.

vements moléculaires provoqués par la force excitante (1)
et transmis de proche en proche dans la substance constitutive de la fibre nerveuse, mais cet ébranlement progressif ne
semble pas pouvoir être une simple oscillation, et pour rendre compte des phénomènes de cet ordre à l'aide des théories admises aujourd'hui en physique, M. du Bois-Reymond
considère chacun de ces conducteurs comme étant formé
d'une série linéaire d'éléments organiques bipolaires comparables à autant d'aimants conjugués, groupes dont les
pôles seraient négatifs et la zone centrale ou l'équateur serait
occupé par les deux pôles positifs tournés l'un vers l'autre.
Dans cette hypothèse le passage d'un courant électrique déterminerait dans la position de ces pôles un certain changement de direction comparable à un mouvement de rotation
qui amènerait l'un de ces pôles vers le courant et en éloignerait l'autre, et la position prise de la sorte persisterait tant
que le courant continu passerait, mais cesserait dès que
le circuit serait rompu; d'où résulterait un nouvel ébranlement moléculaire qui, en arrivant au muscle, y déterminerait une contraction (2). On concevrait de la sorte com-

(1) M. Chauveau conclut de ses
recherches et de l'ensemble des faits
connus précédemment, que l'action
stimulante exercée sur un nerf par
l'électricité ou par un agent chimique consiste, de même que l'excitation mécanique, en un ébranlement
mécanique capable de changer les
rapports des molécules de ces conducteurs et de les écarter violemment les unes des autres (a).
(2) Un éminent physicien gene-
vois, Auguste de la Rive, a fait remarquer que pour se rendre compte
de l'état électro-tonique des nerfs,

il suffit de supposer que les molécules constitutives de ces conducteurs
douées naturellement de deux pôles
électriques tournent toutes leurs
pôles positifs du côté vers lequel se
dirige le courant et leurs pôles négatifs du côté d'où ce courant vient. Il
faut seulement admettre que l'action
polarisante, analogue à celle exercée
sur tous les corps conducteurs par le
passage d'un courant électrique, peut
s'étendre, avec une intensité décrois-
sante, de la portion du nerf traversée
par le courant artificiel aux parties
adjacentes. M. de la Rive ajoute que

(a) Chauveau, *Op. cit.* (*Journ. de physiol.*, 1859, t. II, p. 572 et suiv.).

ment la rupture du circuit de même que sa clôture peut déterminer un ébranlement nerveux, et comment cet ébranlement en se propageant jusqu'au muscle peut provoquer dans celui-ci un mouvement d'un autre caractère dont résulte la contraction. Mais ces vues théoriques reposent sur des faits encore trop incomplétement établis et dont la signification est encore trop incertaine pour que j'en discute ici la valeur ou que je cherche à apprécier les applications que les physiciens en font à la physiologie. J'ajouterai que les expérimentateurs sont loin de s'accorder entre eux sur beaucoup de points d'une haute importance pour la théorie des actions nerveuses et que l'hypothèse de la polarité des molécules nerveuses est repoussée par plusieurs auteurs qui sont à la fois physiologistes et électriciens (1).

§ 16. — Quoi qu'il en soit à cet égard, il est évident que l'état d'activité du nerf excito-moteur se propage de l'extrémité radiculaire de ce conducteur de force à son extrémité périphérique, et l'observation la plus superficielle suffit pour nous apprendre que cette translation s'effectue avec une grande rapidité, car dans les circonstances ordinaires

l'hypothèse des molécules nerveuses péripolaires constituées chacune par la juxtaposition de deux molécules bipolaires, comme le suppose M. du Bois-Reymond, ne lui semble pas nécessaire et qu'il suffit d'admettre : 1° que ces molécules sont bipolaires, 2° que sous l'influence du principe vital elles sont, de même que dans les muscles, disposées de manière à présenter leurs pôles positifs extérieurement et leurs pôles négatifs du côté interne. Cela expliquerait la manifestation du courant nerveux propre qui a lieu quand on fait communiquer une section transversale du nerf avec une section longitudinale, et les molécules en question, si elles sont mobiles, pourront sous l'influence du courant extérieur se disposer les unes à la suite des autres, suivant le mode désigné sous le nom de polarisation, même dans les portions du nerf non traversées directement par le courant. Il en résulterait dans le nerf la circulation d'un courant nouveau qui, suivant sa direction, augmenterait ou diminuerait le courant nerveux lui-même (a).

(1) Voyez à ce sujet les remarques de M. Onimus et de M. Chauveau.

(a) A. de la Rive, *Traité d'électricité*, 1858, t. III, p. 45.

le temps qui s'écoule entre la production de l'incitation
dépendante d'un acte de la volonté et la réalisation de la
contraction musculaire ainsi provoquée n'est pas appréciable. Mais le physiologiste ne peut se contenter de cette
donnée, et nous devons chercher s'il ne serait pas possible de mieux apprécier la vitesse de ce mouvement centrifuge.

On sait que les vibrations sonores se propagent dans l'air
avec une vitesse d'environ 331 mètres par seconde; que
dans l'eau à la température ordinaire cette vitesse est presque quatre fois et demie plus grande, et que dans certains
solides tels que la fonte elle est dix fois et demie plus grande
que dans l'air; d'après les expériences de MM. Fizeau et
Gounelle, la propagation de l'électricité voltaïque dans un fil
de cuivre a été évaluée à 180 000 kilomètres par seconde;
enfin la vitesse de la lumière est de plus de 300 000 kilomètres par seconde, et d'après Wheatston l'électricité produite par l'étincelle d'une bouteille de Leyde se propagerait
dans un fil de cuivre avec une vitesse beaucoup plus
grande que celle de la lumière dans les espaces célestes.
Au premier abord on pourrait donc supposer que si la force
nerveuse se propage d'une manière analogue, les distances
parcourues dans l'intérieur de l'organisme étant très-petites,
il serait impossible d'évaluer le temps employé par l'Être
animé soit pour envoyer à un de ses muscles l'ordre d'agir,
soit pour lui faire acquérir la conscience d'une impression
produite sur une partie sensible de son corps. Cette mesure
cependant a été tentée, d'abord par M. Helmholtz, puis par
plusieurs autres expérimentateurs, et les essais faits dans ce
but ont fourni des résultats d'un grand intérêt (1). Effec-

(1) Anciennement des conjectures
fort approchées de la vérité avaient
été formées à ce sujet (a); mais M. Helmholtz fut le premier à attaquer

(a) Haller, Elementa physiologiæ, t. IV, p. 372.

tivement on a pu constater que la propagation de l'innervation est beaucoup moins rapide que celle d'aucun des
mouvements vibratoires dont je viens de parler. L'action
excito-motrice paraît s'avancer dans les nerfs de la Grenouille à raison d'environ 27 mètres par seconde. Chez
l'Homme sa vitesse de propagation a été estimée à un peu
plus de 30 mètres par seconde (1). Enfin il résulte des expé-

expérimentalement la question. Il
chercha d'abord à la résoudre en
employant la méthode électro-ma-
gnétique imaginée par Pouillet pour
la mesure de petites fractions de
temps (a), et en évaluant ainsi comparativement les intervalles de temps
qui s'écoulent entre l'excitation électrique du nerf sciatique de la Grenouille et la contraction du muscle
gastrocnémien correspondant suivant
que la susdite excitation était appliquée dans le voisinage immédiat du
muscle ou bien au plexus sciatique. La
longueur du nerf compris entre ces
deux points était de 50 à 60 milli-

mètres et le temps écoulé entre l'excitation et la contraction fut trouvé dans
le second cas de 0,0014 à 0,0020 de
seconde moins grand dans le premier cas que dans le second, ce qui
suppose une vitesse d'environ 25 à
43 mètres par seconde (b). M. Helmholtz perfectionna ensuite ses moyens
d'investigation en se servant d'un
appareil enregistreur et il confirma
ainsi ses premières évaluations (c).

Des recherches analogues ont été
faites par d'autres physiologistes en
variant plus ou moins le procédé
expérimental (d).

(1) Des expériences faites dans le

(a) Pouillet, *Note sur un moyen de mesurer des intervalles de temps extrêmement courts* (Comptes rendus de l'Acad. des sciences, 1844, t. XIX, p. 1389).
(b) Helmholtz, *Note sur la vitesse de propagation de l'agent nerveux dans les nerfs rachidiens* (Comptes rendus de l'Acad. des sciences, 1850, t. XXX, p. 204).
(c) Helmholtz, *Messungen über den zeitlichen Verlauf der Zuckung animalischer Muskeln und die Fortpflanzungsgeschwundigkeit der Reizung in den Nerven* (Müller's Archiv für Anat., 1850, p. 328). — *Zweite Reihe* (Op. cit., 1852, p. 199). — *Deuxième note sur la vitesse de propagation de l'agent nerveux* (Comptes rendus de l'Acad. des sciences, 1851, t. XXXIII, p. 262).
(d) Munk, *Untersuchungen über die Leitung der Erregung im Nerven* (Archiv f. Anat. und Physiol., 1860, p. 798, et 1861, p. 425).
— Bezold, *Untersuchungen über die Erregung der Nerven und Muskeln*, 1861.
— Fick, *Ein neues Myographion* (Vierhljahrsch. der Naturforschenden der Gesellchaft in Zurick, 1862, p. 307).
— Thiry, *Ueber eine neue Myographion* (Zeitschrift für rationnelle Medicin, 1864, t. XXI, p. 300).
— Harliss, *Zur innern Mekanik der Muskelzuckung und Beschreibung des Atwoodschen Myographion* (Abhandl. der Bayer Akad. d. Wissensch., 1862, p. 355)
— Pflüger, *Ueber die elektrischen Empfindungen* (Untersuchungen aus den Phys. Laboratorium zu Bonn, 1865).
— Du Bois-Reymond, *Vitesse de la translation de la volonté et de la sensation à travers les nerfs* (Revue des cours scientifiques, 1866, t. IV, p. 33).
— Marey, *Du mouvement dans les fonctions de la vie*, p. 421 et suiv.

riences de M. Helmholtz, de M. du Bois-Reymond et de M. Marey, qu'elle varie un peu suivant les conditions dans lesquelles l'organisme se trouve.

Des déterminations faites par des procédés analogues ont prouvé que la vitesse de translation des impressions sensitives est à peu près la même que celle des actions excito-motrices (1); mais je dois ajouter que de nouvelles expériences faites

laboratoire de M. Helmholtz par M. Baxt, en excitant successivement sur deux points différents le nerf radial de l'homme et en constatant le temps écoulé entre chacune de ces excitations et la contraction correspondante des muscles de l'avant-bras qui se manifeste par le gonflement de ces organes, ont conduit à évaluer en moyenne à 31^m,35 la distance parcourue en une seconde (a).

(1) La première détermination de la vitesse de propagation des impressions sensitives est due à M. Hirsch, directeur de l'observatoire de Neuchatel, et elle fut effectuée de la manière suivante : Une excitation de la peau fut produite au moyen de l'électrisation tantôt sur un point du corps très-éloigné de l'axe cérébro-spinal (par exemple l'un des orteils), tantôt sur un point très-rapproché de l'encéphale (par exemple la joue), et dans les deux cas on nota le temps écoulé entre la production de l'excitation et la perception de la sensation. La différence comparée aux

distances fournissait les bases de l'évaluation de la vitesse du parcours et cette vitesse fut estimée de la sorte à environ 34 mètres par seconde (b).

M. Schelske opéra d'une manière analogue, mais en employant, pour la mesure du temps qui s'écoulait entre l'excitation de la peau dans tel ou tel point du corps et la perception de la sensation correspondante, un chronographe électrique. Il évalua ainsi à 29^m,60 par seconde les distances franchies (c).

J'ajouterai que M. Marey en expérimentant sur des Grenouilles obtint pour mesure de cette vitesse un peu plus de 30 mètres par seconde (d).

M. Bloch a fait remarquer que le procédé d'investigation employé par M. Schelske n'est pas à l'abri de critiques sérieuses; mais les expériences qui lui sont propres, et qui portent essentiellement sur la vitesse de translation des impressions sensitives, sont probablement affectées de quelque cause d'erreur en sens inverse (e), et dans l'état actuel de nos

(a) Baxt, *Versuche über der Fortpflanzungsgeschwindigkeit der Reizung in den motorischen Nerven* (voy. Helmholtz, *Monatsber. der Berliner Acad.*, 1867, p. 228).
(b) Hirsch, *Chronologische Versuche über die Geschwindigkeit*, 1861.
(c) Schelske, *Neue Messungen der Fortpflanzungsgeschwindigkeit des Reizes in den menschlihen Nerven* (*Archiv für Anat.* de Reichert et du Bois-Reymond, 1864, p. 151).
(d) Marey, *Du mouvement dans les fonctions de la vie*, p. 441.
(e) Bloch, *Expériences sur la vitesse du courant nerveux sensitif de l'homme* (*Comptes rendus des séances de la Soc. de biol.*, 1875, n° 2, p. 181).

plus récemment dans le laboratoire de M. Claude Bernard, par M. Bloch, à l'aide d'une méthode différente, tendent à prouver que la propagation des excitations sensitives est loin d'être aussi lente; que dans les nerfs sa vitesse peut être évaluée à 132 mètres par seconde et que dans la moelle épinière elle atteindrait 194 mètres par seconde. Cela paraît peu probable et, quoi qu'il en soit à cet égard, la similitude des résultats obtenus généralement dans les mesures de la vitesse de transmission des ébranlements nerveux centrifuges et des ébranlements centripètes vient à l'appui de l'opinion que j'ai émise précédemment au sujet de l'identité présumable des incitations sensitives et des incitations excito-motrices : opinion qui d'ailleurs est partagée par la plupart des physiologistes actuels et qui est corroborée par beaucoup de faits dont nous aurons à nous occuper lorsque nous étudierons les actions nerveuses réflexes.

Il est également à noter que les changements dans l'état électrique qui accompagnent toujours l'activité fonctionnelle des nerfs paraissent se propager dans ces conducteurs avec la même rapidité que la motricité développée par les actions nerveuses (1).

§ 17. — En résumé nous voyons que les actions électriques jouent un grand rôle dans le travail nerveux dont résulte la transmission de la motricité des foyers excito-moteurs jusqu'aux muscles ; que les phénomènes appelés com-

connaissances ce sont les évaluations données par MM. Helmholtz, Baxt, Hirsch et Marey qui paraissent devoir être acceptées à titre d'approximations.

(1) Cette concordance remarquable est admise d'après les résultats obtenus expérimentalement par M. Bernstein. Il évalue la vitesse de propagation de la variation négative qui se manifeste lors de l'excitation des nerfs moteurs à 28 mètres par seconde (a).

(a) Bernstein, Op. cit. (Pflüger's Archiv für Physiologie, 1873, t. VIII, p. 60).

munément les courants nerveux centrifuges ressemblent beaucoup à des courants électriques et que leur manifestation paraît être liée à certains mouvements moléculaires déterminés dans la substance constitutive du nerf, ainsi qu'à des réactions chimiques dont le siége est dans cette substance vivante. Mais nous ne savons en réalité que fort peu de choses relativement à ce que l'on pourrait appeler le mécanisme de la conduction de la motricité, et pour avancer davantage dans l'étude de cette force vitale il est nécessaire de prendre en considération les propriétés des stimulants physiologiques qui en provoquent le développement et qui émanent des cellules nerveuses situées soit dans les ganglions, soit dans l'axe cérébro-spinal. Dans la prochaine leçon nous aborderons l'examen de ces questions.

CENT VINGT-DEUXIÈME LEÇON

Sources de la force excito-motrice. — Opinions anciennes à ce sujet. — Diversité de ces sources. — Siége de la production de la force nerveuse qui met en jeu l'appareil respiratoire. — Opinions de Stahl, de Willis, de Bichat. — Travaux de Legallois, de Ch. Bell et de Flourens. — Centre ou foyer excito-moteur des nerfs inspirateurs, appelé nœud vital par Flourens. — Énumération de ces nerfs. — Mode de développement de la force excito-motrice dans le foyer sus-mentionné. — Stimulants qui en activent la production. — Possibilité de sa production sans le concours de ses stimulants et par le seul fait de l'activité fonctionnelle du foyer excito-moteur. — Autres exemples d'une émission spontanée de force excito-motrice. — Source de la tonicité musculaire dans certains sphincters; centre excito-moteur anal. — Conditions biologiques nécessaires à l'accomplissement du travail dont résulte le développement de toute force excito-motrice. — Rôle des cellules nerveuses. — Forces excito-nerveuses qui sont aptes à activer le travail vital accompli dans ces cellules. — Stimulants nerveux centripètes et centrifuges; excitations réflexes et excitations directes; volonté, sensation, etc. — Division progressive du travail physiologique dont dépend la production de ces forces stimulantes chez les divers animaux. — Résumé.

Agents excito-moteurs.

§ 1. — La motricité, ou action vitale qui met en jeu la contractilité musculaire est, comme nous l'avons vu dans la leçon précédente, une propriété qui existe dans les nerfs mais qui s'y trouve pour ainsi dire à l'état latent et qui, pour s'y manifester, doit être à son tour stimulée soit par un agent physique tel qu'un irritant mécanique, chimique, soit par un agent physiologique de nature nerveuse appelé *force excito-motrice*, dont la source est ailleurs. Les faits dont j'ai déjà rendu compte prouvent aussi que, chez tous les Animaux pourvus d'un système nerveux distinct, cette source est la portion de ce système qui peut être considérée comme étant le point de départ des nerfs ainsi que leur point d'arrivée, et qui constitue soit l'axe cérébro-spinal, soit les organes désignés sous le nom de ganglions.

Ce premier résultat étant obtenu, il nous faut chercher si le travail physiologique dont dépend cette production de force excito-motrice s'effectue dans toutes les parties de cet appareil nerveux central ou si cette manifestation de la force vitale est dépendante de l'activité fonctionnelle d'une partie déterminée de ce système et s'y trouve ainsi localisée dans un foyer spécial.

Les anciens physiologistes, qui négligeaient complétement l'étude des phénomènes de la vie chez les Animaux très-inférieurs et ne portaient leur attention que sur l'Homme et les Êtres animés qui lui ressemblaient le plus, crurent pouvoir trancher cette question d'une manière absolue et affirmer que dans ces organismes tout mouvement dépend d'une force dont le siége est dans le cerveau, c'est-à-dire dans ce que nous appelons actuellement l'encéphale, car jadis le mot cerveau était employé dans une acception plus large que de nos jours, et il était appliqué au cervelet (ou petit cerveau) aussi bien qu'aux lobes cérébraux et aux parties adjacentes de l'axe cérébro-spinal qui surmontent la moelle allongée. Ainsi, pour Stahl et pour les disciples de ce médecin philosophe, tout mouvement effectué par l'Être animé était déterminé par l'action d'une force unique ou *âme* qui résiderait dans le cerveau et s'y manifesterait soit sous la forme de puissance mentale, soit comme cause de phénomènes d'un ordre moins élevé et assimilables aux effets mécaniques produits par le travail d'une machine inanimée.

Robert Willis, dont les idées ont exercé pendant longtemps une grande influence sur les opinions des physiologistes, concevait d'une manière un peu différente le mode de production de ces phénomènes. Pour s'en rendre compte, il supposa que l'organisme des êtres animés est mis en jeu par deux forces vitales ou âmes distinctes entre elles par leur siége aussi bien que par leurs propriétés, mais logées l'une

Opinions anciennes relatives à la source de cette puissance.

et l'autre dans l'encéphale : une âme rationnelle ou *sensitive* dont naîtrait la pensée, et une *âme corporelle* ou âme brutale dont l'empire s'étendrait sur le travail mécanique effectué par le système musculaire. Il supposait, de plus, que la première de ces forces avait sa source dans le grand cerveau ou cerveau proprement dit, tandis que la seconde proviendrait du petit cerveau ou cervelet; par conséquent, d'après lui, l'une et l'autre de ces puissances émaneraient uniquement de l'encéphale (1).

A une époque moins éloignée de la nôtre, Bichat présenta sur ce sujet des vues un peu différentes. Il montra que l'encéphale ne pouvait être la source de toute force vitale excito-motrice, et que certains mouvements, ceux sur lesquels la volonté est sans influence, ne dépendent pas de l'activité fonctionnelle de cette partie du système nerveux ; il attribua la production de la force excito-motrice dont le jeu détermine ces mouvements essentiellement involontaires aux centres nerveux constitués par les ganglions et formant ce qu'il appela le système nerveux de la vie organique par opposition au système cérébro-spinal qui intervient dans la production des mouvements de locomotion, dans la perception des sensations, dans l'accomplissement du travail mental, en un mot dans tout ce qu'il appelait la *vie animale* (2).

Rôle de la moelle épinière. § 2. — Les mouvements respiratoires, comme chacun le sait, sont soumis jusqu'à un certain point au contrôle de la volonté, et Bichat les considérait comme étant dus à la puissance excito-motrice qui provoque l'action des muscles dont dépendent les mouvements locomoteurs, puissance qui

(1) Willis considéra la moelle épinière comme ayant des fonctions analogues à celles des nerfs périphériques (a).

(2) Cela résulte formellement de ce que Bichat dit de l'influence de la mort du cerveau sur la mort du poumon (b).

(a) Willis, *Cerebri anatome*, 1664. — *De anima brutorum*, 1672.
(b) Bichat, *Recherches sur la vie et la mort*, 1800, art. x

aurait sa source, comme la volonté et la sensibilité, dans l'encéphale.

En 1808, un autre physiologiste français dont le mérite est trop oublié de notre temps, Legallois, démontra expérimentalement que le principe, la source d'activité, le travail vital producteur de la force excito-motrice dont résultent les mouvements des parois thoraciques qui opèrent le renouvellement de l'air respirable dans l'intérieur des poumons, ne saurait avoir son siége ni dans le cerveau ou dans quelques-unes des dépendances de cet organe, ni dans le cervelet, et ne peut résider que dans la portion antérieure de la moelle épinière désignée spécialement sous le nom de moelle allongée (1).

Galien savait que la section transversale de l'axe cérébro-spinal pratiquée entre la première vertèbre cervicale et la vertèbre suivante arrête subitement les mouvements respiratoires et produit la mort (2). En 1760 Lorry avait constaté

Foyer excitateur des mouvements respiratoires.

(1) Legallois ignorait tout ce qui avait été fait avant lui sur les mouvements automatiques par Whytt, par Unger et par Prochaska, dont les importants travaux seront bientôt ici l'objet d'un examen spécial ; il confondait d'une manière regrettable le principe de la vie avec la puissance excito-motrice, ainsi qu'avec la contractilité musculaire, et il arriva de la sorte à des conclusions erronées relativement aux mouvements du cœur ; mais ses expériences et ses remarques sur les mouvements respiratoires furent à la fois très-originales et très-instructives. Son premier mémoire sur ce sujet date de 1808, mais il ne publia l'ensemble de ses recherches qu'en 1811 (a).

(2) Le passage dans lequel Galien parle des effets de la section de la moelle épinière à différentes hauteurs est si remarquable que je crois devoir le rapporter ici.

« Si in media tertiæ et quartæ
» vertebræ regione totam ipsam per-
» sequeris, spiratione confestim ani-
» mal destituitur, non solum thorace,
» verum etiam infra sectionem toto
» corpore facto immobili. Atqui pers-
» picuum est, quod, si post secun-
» dam aut primam vertebram aut in
» ipso spinalis medullæ principio
» sectionem ducas, repente animal
» corrumpitur ; verum si post sex-
» tam vertebram medullam spinæ to-
» tam secueris transversam (semper
» enim id subaudiendum est), toti

(a) Legallois, *Expériences sur le principe de la vie*, réimprimées dans l'édit. de ses Œuvres, 1824, t. I.

à nouveau ce fait (1). Legallois montra que l'effet produit de la sorte n'est pas, ainsi qu'on le supposait, une conséquence de la séparation que l'opération établit entre le cerveau et la moelle rachidienne dont naissent les divers nerfs qui se rendent au diaphragme et aux muscles intercostaux; il constata que les mouvements respiratoires peuvent persister après l'ablation complète du cerveau et du cervelet, et que la mort déterminée par la section dont je viens de parler dépend de la destruction de la portion de la moelle allongée dont naissent les nerfs pneumogastriques (2).

Dix ans après, Charles Bell s'appliqua à établir que tous

» quidem thoracis musculi statim » motum amittunt, solius autem dia- » phragmatis beneficio animans res- » pirat; inferiores vero hac vertebra » sectiones spinalis medullæ per- » multis ipsius partibus thorace » moveri concedunt, nam maxima » sublimium ipsius musculorum con- » jugatio, duplicem utrorumque ner- » vorum originem sortita, processum » alterius conjugii majoris plurimum » post sextam vertebram exigit » (a).

(1) Les expériences de Lorry n'a-joutèrent pas beaucoup aux faits constatés par Galien et dont cet auteur ne paraît pas avoir eu connaissance, mais elles précisèrent mieux le siége de la source excito-motrice dont dépend le jeu de l'appareil respiratoire et par suite la vie chez les Animaux à sang chaud. Il en résuma les conséquences dans la phrase suivante : La division et la compression de la moelle dans un endroit déterminé produisent la mort subite ; inférieure-

ment à cet endroit, la moelle coupée produit la paralysie ; elle la produit encore supérieurement ; et il ajoute : « Cet endroit se trouve dans les petits Animaux entre la seconde et la troisième vertèbre (supérieurement) et entre la troisième et la quatrième vertèbre du cou (inférieurement) ; pour les grands Animaux, entre la première et la seconde vertèbre d'une part, et entre la seconde vertèbre et la troisième d'autre part » (b).

(2) Legallois constata que si l'on ouvre le crâne d'un jeune lapin et si l'on fait ensuite l'extraction de l'encéphale par portions successives d'avant en arrière en le coupant par tranches, on peut enlever tout le cerveau proprement dit, puis tout le cervelet et même une partie de la moelle allongée sans arrêter la respiration, mais qu'elle cesse subitement lorsqu'on arrive à comprendre dans une tranche l'origine des nerfs pneumogastriques (c).

(a) Galien, De Anatomicis administrationibus, lib. VIII, cap. IX (Œuvres, édit. de Kuhn, t. II, p. 696).
(b) Lorry, Sur les mouvements du cerveau, second mémoire (Mém. de l'Acad. des sciences, 1760, t. III, p. 366 et 367).
(c) Legallois, Op. cit. (Œuvres, t. I, p. 64).

les mouvements respiratoires, non-seulement ceux du tronc et des voies aériennes, mais aussi ceux, d'une importance secondaire, qui se manifestent dans d'autres parties, notamment dans la face, sont régis par une certaine partie de la moelle allongée dont l'influence s'étendrait au loin par l'intermédiaire d'un système spécial de nerfs ou de fibres nerveuses. Les expériences et les observations de cet investigateur eurent un grand et juste retentissement ; elles contribuèrent beaucoup à prouver la diversité des fonctions des nerfs et elles fixèrent de nouveau l'attention sur un certain nombre de faits dont la science était depuis longtemps en possession, bien que les physiologistes n'en eussent tiré que peu de parti ; cependant elles ne prouvent pas qu'il existe un système spécial de nerfs respirateurs, et c'est principalement à Flourens que l'on doit la connaissance de la position de ce foyer excito-moteur de l'appareil respiratoire que ce physiologiste appela le *nœud vital* (1), mais que je préfère désigner sous le nom de *centre nerveux inspirateur*. Flourens constata que cette source de force excito-motrice spéciale est circonscrite dans des limites très-étroites. Chez

(1) Cette dénomination est mauvaise, car elle fait supposer que la vie de l'animal est liée à l'activité fonctionnelle de la portion de la moelle allongée dont la destruction détermine l'arrêt des mouvements respiratoires. Il est vrai que chez les mammifères et les oiseaux la destruction de cette portion de l'axe cérébro-spinal cause une mort subite, mais cela dépend de ce que ces animaux ne résistent que très-peu à l'asphyxie. Effectivement, si l'on pratique la respiration artificielle, chez des mammifères dont la moelle allongée a été lésée de la sorte, on peut prolonger beaucoup la vie de ces animaux et provoquer dans les diverses parties de leur corps des mouvements réflexes, bien qu'ils n'offrent aucune trace de mouvements spontanés (*a*).

Il est également à noter que chez les Batraciens où la respiration cutanée peut suffire à l'entretien de la vie pendant fort longtemps, Flourens a vu que la destruction du point dit vital ne détermine pas la mort (*b*).

(*a*) Vulpian, *Leçons sur la physiologie du système nerveux*, p. 509.
(*b*) Flourens, *Détermination du nœud vital* (Ann. des sciences nat., 1862, série 4, t. XVII, p. 166).

le Lapin par exemple, elle est comprise entre le trou borgne ou extrémité postérieure du quatrième ventricule et le point de jonction des pyramides postérieures, de façon à n'occuper qu'environ 3 millimètres en longueur ; c'est la portion de la substance grise du myélaxe située à la pointe du V formé par les pyramides postérieures (1). Si l'instrument tranchant passe en avant de ce point, les mouvements respiratoires persistent dans le tronc, mais cessent d'avoir lieu dans la face, et si le couteau passe en arrière de ce point, les mouvements respiratoires cessent dans le tronc, mais se manifestent encore dans la face.

D'autres expériences montrent que ce n'est pas dans toute sa largeur que cette portion restreinte de la moelle allongée possède cette faculté excito-motrice spéciale. En effet Longet a trouvé qu'on peut diviser à ce niveau les corps restiformes et les pyramides antérieures (2) sans arrêter le jeu de l'appareil respiratoire, mais que la destruction totale des faisceaux intermédiaires du bulbe (3) détermine immédiatement cet arrêt (4).

(1) Dans une première publication de Flourens on avait imprimé par erreur 1 millimètre au lieu de 1 ligne (a). Dans une seconde note il corrigea cette faute typographique et représenta à l'aide de figures très-exactes la position exacte des points en question (b).

(2) Voyez tome XI, p. 279.

(3) Voyez tome XI, p. 280.

(4) Longet pense que la substance grise située dans l'épaisseur de cette portion des faisceaux intermédiaires du bulbe est la source de la motricité spéciale dont il est ici question (c).

Mais M. Brown-Sequard affirme que l'extirpation d'une partie considérable de ces deux colonnes dans le point indiqué n'anéantit pas toujours la respiration (d).

(a) Flourens, *Note sur le point vital de la moelle allongée* (*Comptes rendus de l'Acad. des sciences*, 1851, t. XXXIII, p. 43).

(b) Flourens, *Nouveaux détails sur le nœud vital* (*Ann. des sciences natur.*, 1849, 3e série, t. XI, p. 147, pl. I, fig. 1-4).

(c) Longet, *Expériences relatives aux effets de l'inhalation de l'éther sulfurique sur le système nerveux des Animaux* (*Arch. génér. de méd.*, 1847, 4e série, t. XIII, p. 377. — *Traité de physiologie*, t. III, p. 385).

(d) Brown-Sequard, *Recherches sur les causes de la mort après l'ablation de la partie de la moelle allongée qui a reçu le nom de point vital* (*Journ. de physiol.*, 1858, t. I, p. 217).

Enfin pour paralyser instantanément tout le système mo-teur de l'appareil respiratoire d'un Mammifère ou d'un Oiseau, il n'est pas nécessaire de diviser la moelle allongée, il suffit de détruire avec un petit emporte-pièce la portion de substance grise située, ainsi que je l'ai déjà dit, dans le plancher du quatrième ventricule, à la pointe du V constitué par la rencontre des pyramides postérieures.

Chez les Batraciens, où le mécanisme de la respiration n'est pas le même que chez les Vertébrés supérieurs et a pour agents d'autres muscles, la puissance excito-motrice dont l'action de ces organes dépend a cependant sa source dans la même partie de la moelle allongée (1), et Flou-rens a constaté que la destruction de cette partie arrête également les mouvements de l'appareil branchial des Pois-sons (2).

On peut donc étendre à tout l'embranchement des Verté-brés les conclusions fondées d'abord sur l'étude des Mammi-fères seulement, concernant l'influence exercée par la sub-stance grise du plancher du quatrième ventricule sur les mouvements de l'appareil respiratoire. Toutefois je dois ajouter que les physiologistes ne s'accordent pas sur l'in-

---

(1) Flourens a constaté ces effets chez les Grenouilles, animaux qui, à raison de la puissance de leur respi-ration cutanée, sont susceptibles de vivre fort longtemps après la destruc-tion du foyer nerveux dit point vi-tal (a).

(2) Flourens a trouvé que chez la Carpe la section transversale de la moelle allongée pratiquée juste der-rière le cervelet détruit sur-le-champ les mouvements des mâchoires, des opercules, des rayons branchiostèges et des arcs branchiaux, organes à l'aide desquels le renouvellement de l'eau s'effectue dans les chambres res-piratoires de ces animaux (b).

(a) Flourens, *Détermination du nœud vital, ou point premier moteur du méca-nisme respiratoire dans les Vertébrés à sang froid* (Ann. des sciences naturelles, 1862 série 4, t. XVII, p. 158).
(b) Flourens, *Op. cit.* (Ann. des sciences nat., série 4, t. XVII, p. 160).

terprétation des phénomènes observés (1) et que quelques auteurs attribuent la cessation de ces mouvements, non à la destruction du point dit vital, mais à l'irritation des parties circonvoisines de la moelle allongée et ils arguent de l'arrêt de ces mouvements que détermine la galvanisation des nerfs pneumogastriques (2). Cette opinion ne me paraît pas fondée, car ce n'est pas seulement par ces nerfs que la force excito-motrice développée dans la région du point vital s'exerce et d'ailleurs la section des nerfs pneumogastriques n'entraîne pas nécessairement la cessation des mouvements respiratoires (3).

(1) Voyez à ce sujet les remarques de M. Brown-Sequard (a).

(2) Il est à remarquer que les observations de ces auteurs portent sur les effets produits sur les mouvements du cœur par les lésions de la moelle allongée plutôt que sur l'arrêt des mouvements respiratoires (b). Nous reviendrons sur ce sujet dans la CXXVIᵉ leçon.

(3) Les nerfs pneumogastriques (c) remplissent dans l'économie animale des rôles très-variés, et déjà à plusieurs reprises j'ai eu l'occasion d'en parler (d). La plupart de leurs fibres constitutives sont des conducteurs des impressions sensitives, et l'action de ces nerfs comme conducteurs de la motricité est très-bornée. Leurs fonctions ont été l'objet de travaux nombreux, commencés par Valsalva et poursuivis jusqu'à l'époque actuelle, mais elles ne sont pas encore connues d'une manière suffisante (e). Marshall-Hall avança que leur section rend les mouvements respiratoires exclusivement volontaires et soustrait par conséquent les muscles thoraciques à l'influence automatique des foyers de force excito-motrice réflexe ou directe qui sont situés dans la moelle allongée (f); mais, ainsi que Longet le fit remarquer, l'opinion de cet auteur ne peut être fondée, car chez les Mammifères adultes ces mouvements persistent toujours après

(a) Brown-Sequard, *Recherches sur les causes de mort après l'ablation de la partie de la moelle allongée qui a été nommée point vital (Journ. de physiol.*, 1858, t. I, p. 317).

(b) Budge, *Mémoire sur la cessation des mouvements inspiratoires provoqués par l'irritation des nerfs pneumogastriques (Comptes rendus de l'Acad. des sciences*, 1854, t. XXXIX, p. 749).

— Brown-Sequard, *Arrêt passif du cœur par la galvanisation du nerf vague (Comptes rendus de la Soc. de biologie*, 1853, p. 153).

(c) Voy. tome XI, p. 244.

(d) Voy. tome IV, p. 135 et 149; t. VII, p. 21; t. XI, p. 383.

(e) Valsalva, lettre III, *Anatomie de Morgagni*, art. 30, Œuvres de Valsalva.

(f) Marshall Hall, *On the functions of the medulla oblongata and medulla spinalis and on the excito-motory system of nerves (Proceed. Royal Soc.*, 1837, part. 3. — Trad. franç., *Ann. des sciences nat.*, 1837, série 2, t. VII, p. 363).

Les nerfs intercostaux aussi bien que les branches dia-phragmatiques fournies par les nerfs pneumogastriques en sont les principaux conducteurs, mais ce ne sont pas les seuls agents de transmission à l'aide desquels cette force exerce son influence sur les muscles susceptibles d'être mis également en action par les incitations de la volonté. Charles Bell a fait voir que le nerf facial, ou nerf crânien de la septième paire, remplit des fonctions analogues ainsi que le nerf glosso-pharyngien et le nerf accessoire de Willis (1). En effet, toutes les fois que la respiration devient laborieuse, chaque mouvement d'inspiration, tout en étant dû princi-palement à la contraction du diaphragme et à l'élévation des côtes, est accompagné d'une dilatation des narines.

§ 3. — Les faits que nous venons de passer en revue prouvent que le travail vital accompli dans la portion de la moelle allongée désignée par Flourens sous le nom de nœud vital suffit au développement d'une force excito-motrice susceptible de faire fonctionner les muscles inspirateurs ; mais ce foyer d'innervation est-il apte à fonctionner de la sorte sans y être provoqué par quelque autre force nerveuse telle que la volonté ou l'excitation déterminée par une sen-sation ?

Caractère de l'action excito-motrice res-piratoire.

Chacun sait que par un acte de la volonté les mouvements

la destruction des lobes cérébraux et la section des pneumogastri-ques (a).

(1) La plupart des travaux de Ch. Bell ont eu pour objet la démons-tration de l'existence d'un système de nerfs ou de fibres nerveuses affectés spécialement au service de la respi-ration et soumis à l'empire de la portion latérale de la moelle allongée comprise entre le corps olivaire et le corps restiforme et se prolongeant probablement dans la moelle épinière proprement dite (b).

(a) Longet, *Traité de physiologie*, t. III, p. 536.
(b) Ch. Bell, *On the Nerves, giving an account of some experiments on their struc-ture and functions which leads to a new arrangement of the System* (Phil. Trans., 1821, p. 398). — *On the Nerves which associate the muscles of the chest in the actions of breathing, speaking and expression* (Phil. Trans., 1823, p. 1822, p. 284). — *The Nervous system of the human body*.

respiratoires peuvent être accélérés, ralentis, ou même complétement suspendus pendant un certain temps ; mais d'autre part nous savons également que dans l'état de syncope lorsque nous n'avons plus ni volonté, ni conscience, la respiration continue. Cette persistance des mouvements respiratoires après la cessation de tout phénomène indicatif de l'exercice de la volonté se fait remarquer aussi dans les cas d'asphyxie par submersion, particulièrement chez les Mammifères nouveau-nés où cet état peut être de longue durée. Enfin toute manifestation de cette puissance mentale peut être empêchée par l'action de certains poisons appelés narcotiques, sans que les mouvements de l'appareil respiratoire en soient interrompus. Par conséquent, tout en reconnaissant que l'agent producteur de la force excito-motrice qui met en jeu les muscles de cet appareil puisse être affecté dans son mode de fonctionnement par la volition, nous ne pouvons attribuer son action à cette dernière puissance.

Il en est de même pour l'influence exercée sur le foyer excito-moteur de l'appareil de la respiration par les sensations. L'action de ce centre nerveux peut être excitée par certaines sensations, notamment par celles que produit le contact de diverses substances irritantes sur la tunique pituitaire des fosses nasales. Les accès de toux que provoque souvent la présence d'un corps étranger solide ou liquide, même d'un gaz irritant tel que l'acide sulfureux, dans les voies aériennes et le besoin de respirer qui se fait sentir d'une manière impérieuse lorsque les mouvements des parois thoraciques ont été suspendus pendant quelque temps, besoin qui devient bientôt plus fort que la volonté, témoignent aussi de l'influence excitante que les sensations peuvent exercer sur le développement de la puissance excito-motrice dont dépend la contraction des muscles inspirateurs, mais dans une multitude de cas, ainsi que je viens de le rappeler, nous voyons le corps tout entier devenir insensible sans que la perte de la sensibilité soit accompagnée d'un arrêt des mouvements respiratoires et par conséquent la force nerveuse qui détermine ces mouvements ne peut être dépendante du travail mental qui a pour effet la perception consciente des impressions centripètes.

En étudiant la sensibilité nous avons reconnu que, chez les Animaux supérieurs, les excitations produites sur les nerfs affectés au service de cette faculté ne donnent naissance à une sensation qu'après avoir été transmises à l'encéphale par l'intermédiaire de ces conducteurs et de la moelle épinière. Mais pendant ce trajet la névrosité mise en jeu ne serait-elle pas susceptible d'exercer certaines influences sur les foyers d'innervation qu'elle rencontre sur sa route et ne pourrait-elle devenir pour ces foyers un stimulant propre à en provoquer l'action sans être parvenue au siége de la faculté de sentir? Nous verrons bientôt qu'il en est souvent ainsi et que l'espèce de courant centripète de force nerveuse déterminé par les excitations sensitives, bien que ne donnant lieu à aucun phénomène mental, à aucune sensation, et n'agissant que d'une manière inconsciente, peut être un stimulant pour les producteurs de force excito-motrice. Or ce stimulant nerveux, de même que la volition et la sensation proprement dite, peut être une cause déterminante de l'émission de force excito-motrice par le producteur de cette force dont nous avons constaté l'existence dans la moelle allongée.

Des faits nombreux nous en fournissent la preuve. Ainsi lorsque, par l'effet de l'asphyxie, non-seulement tout indice de sensibilité a disparu et tout mouvement volontaire a cessé, mais que les forces vitales sont réduites à un tel degré de faiblesse que les mouvements automatiques du thorax dont dépend le renouvellement de l'air dans les poumons

ne s'effectuent plus, on parvient souvent à rétablir ces mou
vements en stimulant certaines parties de l'organisme : par
exemple en projetant de l'eau froide sur la face, en introduisant des vapeurs irritantes dans les fosses nasales, en
frictionnant la peau ou bien encore en injectant des matières stimulantes dans l'intestin rectum. Or dans ces circonstances rien ne nous autorise à penser que le corps en
apparence inanimé sur lequel on opère ait conscience de
ce qu'il éprouve, et l'action dont nous voyons les effets sur
l'appareil nerveux où se développe la force excito-motrice
dont dépend le jeu des muscles inspirateurs ne peut être
qu'une action analogue à celle dont résultent les sensations, quand l'organisme est en pleine jouissance de ses
facultés, mais inapte à en produire par suite de l'incapacité de l'organe percepteur.

Guidés par la connaissance de ces faits quelques physiologistes ont pensé que la cause déterminante de l'action du
foyer excito-moteur de l'appareil respiratoire était toujours
une action nerveuse de ce genre dont le point de départ
serait à la périphérie de l'organisme, et ils ont attribué cette
excitation à l'action produite sur les nerfs sensitifs de cet
organe par de l'acide carbonique accumulé dans le sang
veineux (1). Mais cette hypothèse tombe devant une expérience citée par M. Vulpian. En effet, si les mouvements
respiratoires étaient dus à une excitation de ce genre, ils

---

(1) Cette explication a été proposée
par Marshall-Hall. Ce physiologiste
suppose que le sang veineux stimule
les fibres terminales des nerfs pneumogastriques, et que cette excitation
réfléchie sur les nerfs inspirateurs
dans la moelle allongée est la cause
déterminante de l'action excito-motrice
exercée par ces derniers nerfs (a).

Mais il est à remarquer que la section des pneumogastriques n'entraîne
pas nécessairement la cessation des
mouvements respiratoires et par conséquent la conduction d'impressions
sensitives ou autres, des poumons à
la moelle allongée, ne saurait être
nécessaire au fonctionnement de ce
foyer excito-moteur.

(a) Marshall Hall, *Lectures on the nervous system*, 1836, p. 21.

devraient cesser pour toujours lorsque les poumons n'existent plus. Or, chez les Grenouilles, qui peuvent vivre pendant fort longtemps après avoir été privées de ces organes, cette mutilation n'entraîne pas la cessation des mouvements d'inspiration (1).

D'autres physiologistes attribuent le déploiement intermittent de la force excito-motrice engendrée dans ce foyer d'innervation à une action stimulante qui serait exercée sur cet organe par l'acide carbonique en dissolution dans le sang, action dont les effets augmenteraient avec la proportion de ce produit de la combustion vitale accumulé dans le fluide nourricier (2). Cette hypothèse paraît au premier abord très-séduisante, car elle nous expliquerait la

(1) Ces mouvements qui sont effectués par l'appareil hyoïdien (a) peuvent même se faire avec leur régularité ordinaire pendant un certain temps après l'extirpation des poumons (b).

(2) Lors de l'asphyxie, des mouvements convulsifs éclatent à des intervalles plus ou moins rapprochés dans tout le corps, et M. Brown-Sequard les attribue à l'action excitante du sang veineux sur la moelle épinière. Évidemment ils sont dus à l'action de cet organe, car d'une part ils persistent après que celui-ci a été séparé de l'encéphale par une section transversale, et d'autre part ils cessent dans les parties dont les nerfs naissent d'une portion du cordon rachidien où la substance nerveuse a été détruite. Mais cela ne suffit pas pour prouver que l'action excito-motrice provoquée par l'asphyxie est une conséquence de l'action exercée par l'acide carbonique du sang sur le foyer dont cette force émane. La même remarque est applicable aux faits dont M. Brown-Sequard argue pour établir que les mouvements péristaltiques des intestins, qui s'effectuent souvent d'une manière violente aux approches de la mort et qui peuvent être déterminés par une gêne de la respiration, sont dus à l'action stimulante de l'acide carbonique contenu dans le sang veineux; on pourrait également bien les attribuer à l'insuffisance de la quantité d'oxygène libre dans ce liquide. Du reste les faits de cet ordre, constatés par M. Brown-Sequard, n'en sont pas moins intéressants, car ils prouvent que des variations dans les qualités physiologiques du sang sont capables d'agir comme stimulants des foyers excito-moteurs (c).

(a) Voy. tome II, p. 387.
(b) Vulpian, *Leçons sur la physiologie du système nerveux*, p. 424.
(c) Brown-Sequard, *Du sang veineux comme excitateur de certains mouvements* (*Comptes rendus de la Soc. de biol.*, 1849, t. I, p. 105).

non-existence des mouvements respiratoires, chez le fœtus qui, renfermé dans le sein de sa mère, reçoit sans cesse d'elle de nouvelles provisions de sang artériel, c'est-à-dire de sang riche en oxygène, peu chargé d'acide carbonique, mais qui commence à mettre en jeu ses muscles inspirateurs lorsqu'après la naissance, le cordon ombilical ne fonctionne plus et que c'est du sang veineux qui arrive à la moelle allongée. La même explication nous rendrait compte de la difficulté croissante que chacun de nous éprouve à empêcher volontairement la réalisation de ces mouvements, arrêt dont une des conséquences est une accumulation progressive de l'acide carbonique dans le sang en circulation. Enfin cette même hypothèse nous permettrait de concevoir pourquoi les mouvements respiratoires s'accélèrent quand la combustion physiologique s'active (1).

Mais il est d'autres faits qui ne s'accordent pas avec ces vues de l'esprit (2) et qui me portent à attribuer les charges de la force excito-motrice dont l'étude nous occupe ici, à une circonstance qui d'ordinaire coïncide avec l'accumulation de l'acide carbonique dans le fluide nourricier, mais qui n'y est pas nécessairement liée, savoir l'insuffisance de la quantité d'oxygène libre ou faiblement combiné contenu dans le sang reçu par la moelle allongée.

Lorsque la respiration s'effectue sous la pression atmosphérique ordinaire, les quantités d'oxygène et d'acide carbonique contenues dans le sang sont corrélatives, et les causes qui déterminent des augmentations dans la pro-

(1) Voy. t. II, p. 484.
(2) Ainsi l'augmentation progressive de la proportion d'acide carbonique dans l'air n'exerce que peu d'influence sur les résultats méca- niques des mouvements respiratoires, car les inspirations, tout en devenant moins fréquentes, deviennent plus grandes (a).

(a) Prattilli, *Sulla natura funzionale del centro respiratorio* (*Revista clinica de Bologna*, 1874).

portion de l'un de ces corps agissent en sens contraire sur l'autre. Mais lorsque la pression exercée sur l'organisme par le milieu ambiant augmente beaucoup ou diminue notablement, la quantité de l'un et l'autre de ces fluides élastiques en dissolution dans les liquides nourriciers varie dans le même sens; sous une forte pression la quantité d'oxygène unie au sang augmente; mais il en est de même pour l'acide carbonique et lorsque la pression est faible l'un et l'autre de ces gaz s'échappent de l'économie en plus grande abondance que d'ordinaire. Si le déploiement de la force excito-motrice qui met en action les muscles thoraciques était dû à l'influence stimulante de l'acide carbonique, on devrait donc s'attendre à voir les mouvements inspiratoires se précipiter dans l'air comprimé et devenir moins fréquents à mesure que l'air se raréfie. Or, il en est tout autrement : le travail mécanique de l'appareil respiratoire se ralentit dans une atmosphère dense et s'accélère quand la pression diminue, bien que dans ce dernier cas la richesse du sang en acide carbonique soit inférieure au taux normal et que dans le premier cas le fluide nourricier en circulation dans la substance de la moelle allongée soit surchargé de cet agent réputé stimulant (1). Il semblerait donc que les décharges de force excito-motrice en question se lient, non à une action stimulante de l'acide carbonique du sang, mais à une certaine insuffisance de l'oxygène libre dans ce liquide (2).

(1) Depuis la publication des leçons dans lesquelles j'ai parlé de l'influence de la pression atmosphérique sur la proportion des gaz en dissolution dans le sang (a), M. Paul Bert a publié sur ce sujet un travail très-remarquable. J'y renverrai donc pour plus de détails (b).

(2) M. Rosenthal adopte, à peu de chose près, cette manière de voir et il argue principalement du fait suivant : Pour retarder le retour du

(a) Voy. t. II, p. 556.
(b) Bert, *La pression barométrique, recherches de physiologie expérimentale*, 1877.

Quoi qu'il en soit à cet égard, les divers faits dont je viens de parler me conduisent à penser que la cause déterminante de l'activité excito-motrice du centre nerveux inspirateur n'est pas nécessairement une impression réflexe; qu'elle réside dans cette portion de la moelle allongée et non ailleurs; qu'elle est une conséquence du travail vital accompli dans la substance de ce centre. Ce travail peut être activé par divers stimulants mais il ne dépend pas de ces agents; et les effets dus à l'influence exercée par cette puissance sur les muscles respirateurs se produiraient spontanément dès que la quantité de force développée de la sorte atteint une certaine grandeur ou ce que l'on pourrait appeler un certain degré de tension et que la résistance à son passage dans les nerfs centrifuges tomberait au-dessous d'un certain degré, par suite de l'insuffisance de la proportion d'oxygène libre apporté à la moelle allongée par le torrent circulatoire ou par suite de toute autre cause apte à modifier l'état moléculaire des cellules nerveuses de cette portion de l'axe cérébro-spinal. Il s'opérerait alors une décharge de la force excito-motrice développée par le travail nutritif dont ce foyer nerveux est le siége et accumulée dans son intérieur, décharge qui serait jusqu'à un certain point comparable à celle de l'électricité d'une bouteille de Leyde, ou mieux encore aux décharges de l'appareil électrique d'une Torpille ou d'une Gymnote.

Dans l'état actuel de la science, nous ne pouvons former à cet égard que des conjectures plus ou moins plausibles; mais il ne me paraît pas inutile d'appeler l'attention sur ces hypothèses.

besoin de respirer il suffit de faire, coup sur coup, plusieurs. grandes inspirations (a); or, ces mouvements ont pour effet d'accélérer l'extraction de l'acide carbonique en dissolution dans le sang, d'augmenter la richesse de ce liquide en oxygène.

(a) Rosenthal, *Les nerfs et les muscles*, p. 232.

Pour examiner plus à fond les questions soulevées de la sorte, il serait nécessaire de prendre en considération le mode de développement des forces nerveuses excito-motrices en général. Nous nous occuperons bientôt de ce sujet, mais avant de l'aborder, je crois devoir faire connaître d'autres phénomènes qui semblent être dus également à un déploiement spontané de ces forces physiologiques.

§ 4. — Dans une autre partie de ce cours, lorsque je traitais des propriétés du tissu musculaire et que je parlais de l'espèce d'élasticité vitale manifestée par ce tissu et désignée sous le nom de *tonicité* (1), j'ai dit que les fibres constitutives des muscles sont, pendant la vie, moins longues qu'après la mort et que la force dont dépend cet état de raccourcissement peut, dans certains cas, être modifiée par des actions nerveuses. En effet on confond communément sous un même nom deux sortes de phénomènes qu'ici il est utile de distinguer, savoir la tonicité musculaire générale qui paraît être indépendante des actions nerveuses conscientes et que j'appellerai la *tonicité nervo-musculaire* parce qu'elle est une conséquence de l'influence stimulante continue exercée par le système nerveux sur certains muscles, notamment sur le sphincter de l'anus. Or, la puissance nerveuse qui intervient ainsi peut être assimilée à une action excito-motrice faible et continue. Ses effets cessent lorsque les nerfs qui vont se distribuer aux fibres contractiles du sphincter ont été divisés et ils cessent également lorsque ces nerfs étant restés intacts, la portion de la moelle épinière où ceux-ci prennent leur origine a été désorganisée ou enlevée (2); mais ils per-

Tonicité nervo-musculaire.

(1) Voy. tome X, p. 462.
(2) La contraction tonique cesse également dans les muscles volon-taires lors de la section des nerfs qui se rendent à ces organes (a).

(a) Brondgeest, *Untersuchungen über den Tonus der willkürlichen Muskeln* (Arch. für Anat. und Physiol., 1860, p. 703).

sistent après que cette portion de l'axe cérébro-spinal a été séparée du reste de ce grand foyer d'innervation par une section pratiquée dans la région dorsale ou dans la région cervicale de la moelle épinière (1). Il y a donc dans la région lombaire un centre excito-moteur dont l'activité fonctionnelle suffit pour la production de la force nerveuse

(1) Dans une expérience de ce genre faite par Marshall-Hall sur une grande Tortue (*Cheilonia megas*) la portion postérieure de l'Animal comprenant les membres abdominaux, la queue, le région anale et la partie adjacente de la colonne vertébrale, fut séparée du reste du corps. L'ouverture anale resta fermée et de forme circulaire. On poussa alors dans le rectum de l'eau en quantité suffisante pour distendre fortement cet intestin et on constata que le liquide y restait emprisonné ; on détruisit ensuite le tronçon caudal de la moelle épinière et aussitôt le muscle sphincter devint flasque, l'eau s'écoula par l'anus et cet orifice cessa de conserver sa forme circulaire (*a*).

Des faits analogues ont été constatés récemment d'une manière plus précise par MM. Giannuzzi et Newrocki, sur un Chien rendu insensible par l'action de la morphine : le gros intestin fut rempli d'eau et mis en communication avec une colonne manométrique par sa portion supérieure. On augmenta progressivement la pression exercée ainsi de haut en bas sur l'anus, qui était fermé par la contraction de son muscle sphincter, et on constata que le liquide ne commençait à s'échapper par cet orifice que lorsque la pression correspondait à une colonne d'eau ayant 40 centimètres de haut. Jusqu'à ce moment les nerfs du sphincter anal avaient été laissés intacts ; mais lorsqu'on les eut coupés, la résistance due à la contraction tonique de ce muscle fut vaincue par une colonne d'eau dont la hauteur n'était plus que de 18 centimètres (*b*).

Il est également à noter qu'à la suite de la division de la moelle épinière dans la région dorsale chez le Chien, le sphincter de l'anus ne reste pas contracté d'une manière permanente, mais se relâche et se contracte alternativement à des intervalles très-courts. Ces mouvements rhythmiques peuvent se renouveler 25 fois par minute (*c*) ; j'incline à penser que ce phénomène dépend de la nécessité d'un repos amené par l'affaiblissement du travail producteur de la force excito-motrice dans le foyer dont je viens de parler ; mais je dois ajouter qu'un auteur récent l'attribue au développement

(*a*) Marshall Hall, *Op. cit.* (*Phil. Trans.*, 1833, p. 645).
(*b*) Giannuzi et Newrocki, *Influence des nerfs sur les sphincters de la vessie et de l'anus* (*Comptes rendus de l'Acad. des sciences*, 1863, t. LVI, p. 1101).
(*c*) Goltz, *Ueber die functionen des Lendenmarks des Hundes* (Pflüger's *Archiv*, 1873, t. VIII, p. 474).

déployée dans ces circonstances (1) ; mais le travail vital qui s'effectue dans ce foyer peut être activé soit sous l'influence d'un stimulant artificiel appliqué sur la partie de la moelle épinière dont je viens de parler, soit par les incitations de la volonté, forces qui agissent aussi sur cette partie à la façon d'un excitant. Or, dans ces cas le sphincter se contracte brusquement, ainsi que le font les muscles du bras ou de la jambe lorsque ces organes obéissent à la volonté.

Ces divers degrés dans l'action stimulante exercée par le système nerveux sont faciles à constater. Le sphincter, étant à l'état de repos et subissant seulement l'influence de la petite force nerveuse développée spontanément par le centre nerveux spinal dont il vient d'être question, détermine l'occlusion de l'anus et empêche la sortie des matières fécales tant que ses effets ne sont pas contre-balancés par la pression exercée sur le contenu de l'intestin. Mais lorsque cette pression augmente la contraction du sphincter ne peut être maintenue que par l'intervention d'un acte de la volonté ou de quelqu'autre force stimulante qui augmente temporairement la puissance excito-motrice déployée par le foyer d'innervation dont je viens de parler (2).

d'un pouvoir nerveux modérateur (a), sujet dont nous aurons à nous occuper ultérieurement.

La contraction tonique du sphincter de la vessie est également subordonnée au fonctionnement de la portion lombaire de la moelle épinière (b).

(1) Une série d'expériences intéressantes sur ce foyer spécial d'innervation appelé *centre ano-spinal* a été faite récemment par M. Masius, de Liége. Chez le Lapin, la portion de la moelle épinière qui agit de la sorte sur le sphincter de l'anus se trouve au niveau de l'articulation de la sixième vertèbre lombaire avec la vertèbre suivante (c).

(2) Cette manière de voir n'est pas partagée par tous les physiologistes,

(a) Lauder Burton, *On Inhibition* (*The West Riding Lunatic Asylum Medical Reports*, 1874, t. IV, p. 186).

(b) Marshall Hall, *Op. cit.*

(c) Masius, *Du centre cérébro-spinal* (*B. de l'Acad. de Belgique*, 1867, t. XXIV, p. 312).

— Voyez aussi à ce sujet : Gowers, *The automatic action of the sphincter ani* (*Pr. R. Soc.*, 1877, t. XXVI, p. 77).

La force nerveuse que l'on pourrait appeler *excito-tonique* ne paraît donc différer de la force nerveuse excito-motrice que par son développement continu et par sa petitesse. Il est aussi à noter que sa production paraît s'effectuer avec moins de travail physiologique, car lorsque la vie s'éteint graduellement elle se manifeste pendant un certain temps après la perte des mouvements volontaires ou automatiques et c'est dans les parties de l'organisme où son influence est la plus grande que la possibilité de sa transformation en force excito-motrice réflexe persiste le plus (1).

Conditions du développement de la force excito-motrice.

§ 5. — La faculté de développer de la force excito-motrice, soit spontanément, soit sous l'influence accélératrice d'un stimulant nerveux, est subordonnée aux conditions biologiques dont j'ai déjà fait mention en parlant de la production de la névrosité en général (2); par exemple : l'accomplissement du travail nutritif dans le tissu où ce phénomène a lieu et le degré d'activité de ce même travail, activité qui est à son tour en rapport avec la quantité de sang ou autre fluide nourricier fourni au tissu en question, avec les qualités plus ou moins vivifiantes de cet agent et avec les pro-

et plusieurs auteurs attribuent ces actions excito-motrices permanentes à des effets réflexes, provoqués par une stimulation centripète continue, effets qui cesseraient si les nerfs sensitifs correspondants étaient divisés. Pour soutenir cette opinion ils s'appuient : 1° sur l'analogie qui existe entre la contraction permanente des sphincters et le *tonus* des muscles locomoteurs ; 2° sur les effets produits sur cette dernière propriété par la section des nerfs sensitifs correspondants (*a*). Mais les nerfs que l'on divise ainsi sont des nerfs mixtes et par conséquent leur section doit interrompre le passage de la force nerveuse excito-motrice qui est centrifuge ; aussi bien que la propagation des impressions sensitives dont dépendrait l'action réflexe.

(1) Ainsi le sphincter de l'anus est un des muscles les plus excitables (*b*); et c'est aussi un de ceux où la tonicité est la plus persistante.

(2) Voy. ci-dessus, page 7 et suiv.

(*a*) Cayrade, *Recherches critiques et expérimentales sur les mouvements réflexes*, thèse de Paris, 1864.

(*b*) Vulpian, art. MOELLE ÉPINIÈRE du *Dictionnaire encyclopédique des sciences médicales*, 2° série, t. VIII, p. 512.

priétés physiologiques de ce tissu dont l'aptitude à utiliser celui-ci peut également varier. Les variations qui peuvent exister sous ce dernier rapport se manifestent surtout par les effets que les stimulants sont susceptibles d'exercer sur les organes producteurs de la force excito-motrice.

Toutes les parties du système nerveux ne sont pas aptes à produire cette force. En étudiant les fonctions des nerfs moteurs, nous avons vu que la motricité, ou pouvoir de déterminer la contraction des muscles, existe dans ces cordons, mais ne saurait s'y développer, ni spontanément, ni sous l'influence excitante d'un stimulant physiologique ; tandis que nous venons de constater l'existence de cette faculté dans certaines parties de l'axe cérébro-spinal. Nous allons voir que beaucoup d'autres parties du système nerveux possèdent un pouvoir analogue et deviennent, sous l'influence de forces nerveuses d'un ordre différent, des générateurs de force excito-motrice (1). Or, tous les organes qui fonctionnent de la sorte diffèrent des nerfs par des particularités histologiques aussi bien que par leurs propriétés vitales ; au lieu d'être constitués uniquement de fibres nerveuses comme les nerfs, ils sont formés en totalité ou en partie par des cellules nerveuses, et c'est dans l'intérieur de ces utricules que s'effectue le développement de la force excito-motrice. Chacune de ces cellules est une individualité physiologique en connexion organique avec un nerf moteur et en rapport

(1) En employant ici l'expression *générateur de force excito-motrice*, je n'entends pas dire que les organes où cette force apparaît en soient réellement les créateurs, mais qu'ils la produisent soit par voie de transformation, soit autrement. La force nerveuse me paraît susceptible de se manifester sous diverses formes, à peu près comme la chaleur peut se transformer en puissance mécanique, et *vice versâ* : l'une de ces formes serait la névrilité sensitive, qui se propage de la périphérie de l'organisme jusqu'aux parties où s'effectue la perception ; une autre serait la force excito-motrice, et c'est en opérant cette transformation que les générateurs en question accompliraient souvent leurs fonctions.

direct ou indirect avec les nerfs sensitifs ; enfin elles sont également reliées entre elles par des filaments conducteurs, et elles constituent par leur assemblage des appareils plus ou moins puissants dont l'action détermine, par l'intermédiaire des nerfs, la mise en jeu du système musculaire.

La moelle épinière considérée dans son ensemble est un de ces appareils, et les expériences suivantes sont très-propres à mettre en évidence, non-seulement le caractère des différences essentielles qui existent entre les nerfs et les centres nerveux ou foyers d'innervation, mais aussi le rôle des cellules dans l'accomplissement du rôle dévolu à ces centres ou sources d'activité nerveuse.

Par une section transversale pratiquée dans la région lombaire divisez en deux le corps d'une Grenouille vivante, et mettez à découvert des deux côtés les nerfs sciatiques qui se rendent de la portion lombaire de la moelle épinière aux membres postérieurs ; puis coupez en travers l'un de ces nerfs, celui du côté droit par exemple, et piquez la peau du pied, alternativement à droite et à gauche. L'excitation pratiquée de la sorte sur la patte droite ne produira aucun effet visible, le train de derrière tout entier restera immobile, tandis que la piqûre de la peau du pied gauche provoquera dans les muscles de tout le membre de ce côté des contractions convulsives ; mais il n'en sera plus de même si vous désorganisez le tronçon postérieur de la moelle épinière avec lequel le nerf sciatique gauche est resté en communication. Ainsi l'activité fonctionnelle des fibres sensitives ne met pas en action les fibres excito-motrices du même nerf lorsqu'elles ne sont pas les unes et les autres en connexion avec l'axe cérébro-spinal ; mais la puissance physiologique ainsi développée y met en jeu la motricité lorsqu'elle se propage jusqu'à la moelle épinière, et que l'influence de celle-ci, mise en jeu par cet ébranlement centripète, peut s'exercer sur les susdites fibres excito-motrices : par exemple, l'impression centripète produite sur la peau du pied, en arrivant dans la moelle épinière, semble y être répercutée sur les nerfs moteurs et devenir, par action réflexe, une cause déterminante de contractions musculaires. La moelle épinière joue là le rôle d'un intermédiaire nécessaire entre les racines postérieures et les racines antérieures des nerfs rachidiens, mais l'action réflexe dont elle est le siége ne dépend pas d'une continuité directe qui existerait là entre les deux ordres de fibres nerveuses et qui serait comparable au mode d'union des deux branches d'un conducteur électrique reployé sur lui-même en forme d'anse. L'anatomie nous apprend que ces fibres y sont en connexion avec les cellules de la substance grise, et ce sont ces organites, sans analogues dans les nerfs, qui, mis en action par la puissance nerveuse des fibres sensitives, mettent à leur tour en action les fibres excito-motrices des racines antérieures des nerfs rachidiens dont l'ébranlement se propage ensuite jusqu'aux muscles correspondants. Effectivement, si dans l'expérience que je viens de décrire, au lieu de détruire la totalité du tronçon de la moelle épinière dont naissent ces deux sortes de fibres, on désorganise seulement la substance grise située au centre du cordon rachidien et constituant le myélaxe (1), la substance blanche corticale restant intacte, on empêche également les excitations sensitives développées dans la patte incapables de provoquer des mouvements (2).

---

(1) Voyez tome XI, p. 264.
(2) Nous avons vu dans une autre partie de ce cours non-seulement que le myélaxe est un agent apte à transmettre vers l'encéphale les impressions sensitives apportées à la moelle épinière par les racines pos-térieures des nerfs rachidiens, mais aussi que cette couche centrale de substance grise, composée principalement de cellules nerveuses, est un intermédiaire nécessaire entre ces nerfs et la partie du système nerveux où s'effectue la perception con-

§ 6. — Il en est de même chez tous les Animaux qui sont pourvus d'un système nerveux distinct : chez tous, la source de la force nerveuse excito-motrice se trouve dans des cellules en connexion avec les nerfs et logées dans les parties ordinairement colorées et renflées du système nerveux, qui chez les Invertébrés sont désignées sous le nom de *ganglions* et qui chez les Vertébrés constituent aussi la substance

sciente de ces impressions, c'est-à-dire la sensation (*a*). Je rappellerai également que le myélaxe peut être irrité mécaniquement sans qu'il en résulte aucune sensation ; la substance grise de la moelle épinière est donc insensible, bien qu'elle ait la faculté de conduire les excitations sensitives.

Or il en est de même pour ce qui concerne les fonctions excito-motrices du myélaxe. Cet organe n'est pas, comme la substance blanche dont se composent les nerfs rachidiens, leurs racines antérieures et les parties périphériques de la moelle épinière, susceptible de développer de la motricité sous l'influence de stimulants mécaniques ou électriques. Ainsi Magendie a constaté qu'il est possible d'enfoncer un stylet dans presque toute la longueur de la moelle épinière, sans modifier notablement ni la sensibilité, ni les mouvements de l'Animal, pourvu que l'on évite de toucher la substance blanche circonvoisine. Ces expériences sur l'insensibilité et l'absence de motricité dans

la substance grise de la moelle épinière datent de 1823 (*b*). Beaucoup d'expériences analogues ont été faites par d'autres physiologistes, et les résultats obtenus de la sorte ont été conformes aux conclusions précédentes (*c*).

Ainsi, lorsqu'on met à découvert la substance grise de la moelle épinière en enlevant avec le couteau la substance blanche dont se composent les faisceaux postérieurs et la portion adjacente des faisceaux latéraux, on peut piquer, couper, écraser ou brûler le myélaxe sans déterminer le moindre mouvement musculaire.

Pour prouver que la non-excitabilité du myélaxe dans les expériences précédentes ne dépendait pas des altérations déterminées dans cette partie par la vivisection des tissus circonvoisins, M. Brown-Sequard opéra sur des Oiseaux, où le sinus rhomboïdal laisse à découvert la substance grise dans une portion de la région lombaire, et il obtint ainsi les mêmes résultats que chez les Mammifères (*d*).

(*a*) Voy. t. X, p. 398 et suiv.
(*b*) Magendie, *Note sur le siége du mouvement et du sentiment dans la moelle épinière (Journ. de physiol.*, 1823, t. III, p. 134).
(*c*) Van Deen, *Traités et découvertes sur la physiologie de la moelle épinière,* p. 15.
— Longet, *Traité de physiologie,* t. III, p. 121.
(*d*) Vulpian, art. PHYSIOLOGIE DE LA MOELLE ÉPINIÈRE du *Dictionn. encyclop. des sciences méd.*, 2e série, t. VIII, p. 344).

grise de la moelle épinière et de son prolongement céphalique appelé la moelle allongée. Toujours ces organites, qu'ils aient ou non la puissance nécessaire pour produire spontanément de la force excito-motrice, comme cela paraît être le cas pour les cellules contenues dans la portion de la moelle allongée dont l'étude nous a occupés dans la première partie de cette leçon; ces organites, dis-je, sont aptes à développer cette force lorsqu'ils y sont provoqués par certains stimulants, et ces stimulants peuvent être un ébranlement du système nerveux, venant du dehors par l'intermédiaire des nerfs sensitifs, ou venant d'autres foyers d'innervation, tels que le cerveau chez les Vertébrés, et se manifestant avec des caractères physiologiques que la force excito-motrice ne présente pas. Les stimulants du premier genre peuvent être désignés, d'une manière générale, sous le nom d'*actions excito-nerveuses réflexes*, et les mouvements qu'ils déterminent sont appelés des mouvements automatiques, parce qu'on les a comparés aux actes exécutés par des machines inanimées et mises en jeu par une force physique telle que l'électricité ou la chaleur. Les stimulants nerveux du second genre diffèrent beaucoup de tout ce qui existe ailleurs que chez les Êtres animés, et ils consistent en actions mentales telles que la volonté et certaines sensations; la direction qu'ils suivent dans le système nerveux, au lieu d'être comme dans le cas précédent, centripète avant de devenir centrifuge, est tout entière centrifuge, et pour les distinguer des actions excito-nerveuses réflexes, on pourrait les appeler des *actions excito-nerveuses directes*.

Il est présumable que les ganglions qui sont disséminés dans l'épaisseur des parois du cœur chez les Animaux supérieurs, ainsi que les centres nerveux du même genre qui sont en connexion avec les fibres musculaires lisses des intestins et qui appartiennent au système grand sympathique,

exercent sur ces organes contractiles une action excito-motrice directe ou indépendante de l'action excito-motrice dont
le développement est dû à l'influence stimulante d'autres
forces nerveuses sur le travail vital effectué par ces mêmes
foyers d'innervation. Il me paraît également probable que
l'activité propre de ces ganglions se manifestant ainsi sous
la forme de force excito-motrice est une conséquence de
l'action du fluide nourricier sur le tissu constitutif de ces
corps vivants (1), et que le caractère rhythmique des contractions réalisées par les fibres musculaires placées sous
l'empire de ces agents dépend de décharges périodiques de
la force stimulante ainsi développée. Mais nous ne savons
presque rien à ce sujet, et par conséquent je ne m'arrêterai
pas à discuter ici les questions complexes qu'il nous faudrait aborder si nous cherchions à pénétrer plus avant dans
l'étude des phénomènes de cet ordre (2).

Transmis-
sion
de la
motricité.

§ 7. — Les phénomènes que nous avons déjà passés en
revue supposent l'existence dans la moelle épinière non-seulement d'une faculté productrice ou transformatrice de la
force nerveuse, mais aussi de propriétés conductrices de
cette force, et cette dernière propriété est le principal attri-
but des fibres qui constituent la couche corticale de substance blanche et qui se trouvent logées dans la substance
grise du myélaxe; mais toutes ces fibres ne servent pas à

(1) Les expériences de M. Brown-
Séquard dont je viens de parler peuvent être invoquées à l'appui de cette
opinion (a).

(2) En traitant des battements du
cœur, j'ai eu l'occasion d'examiner
quelle était, dans ces mouvements,
la part attribuable à l'irritabilité du
tissu musculaire, et la part due à des
actions nerveuses d'origines diverses (b). Dans une prochaine leçon,
nous aurons à revenir sur ce sujet,
lorsque nous étudierons l'action dépressive ou modératrice du système
nerveux sur le fonctionnement des
muscles (c).

(a) Brown-Séquard, *Op. cit.* (*Comptes rendus de la Soc. de biologie*, 1849, t. I,
p. 105).
(b) Voy. t. IV, p. 134 et suiv.
(c) Voy. la CXXVIe leçon.

la transmission de la motricité. Nous avons vu, dans une précédente leçon, que les fibres longitudinales dont se composent les faisceaux postérieurs de la moelle épinière sont très-sensibles et sont affectées spécialement à la transmission centripète des impressions sensitives (1). Leur section transversale n'influe pas directement sur la propagation des excitations motrices ; mais la section des faisceaux latéro-antérieurs de la substance blanche et du myélaxe met obstacle à cette propagation, et c'est principalement par l'intermédiaire de ces colonnes qu'elle s'effectue. Nous en aurons bientôt la preuve lorsque nous étudierons les voies par lesquelles l'action de la volonté s'étend du cerveau aux nerfs moteurs.

Les propriétés physiologiques de la moelle épinière, considérée comme conducteur des forces nerveuses, sont mises en évidence non-seulement par les effets qui résultent d'une solution de continuité dans cette portion de l'axe cérébro-spinal, mais aussi par les conséquences que peut avoir la guérison de la blessure quant au rétablissement des relations organiques entre les deux tronçons de ce cordon central (2).

(1) Voyez tome XI, p. 387.

(2) Dans quelques expériences faites sur des Oiseaux, Flourens a vu les fonctions de la moelle épinière se rétablir lentement à la suite de blessures graves qui avaient déterminé des paralysies partielles (a). M. Brown-Séquard a étudié plus attentivement les cas de guérison de ce genre ; ils sont plus difficiles à obtenir chez les Mammifères que chez les Oiseaux, et chez ces derniers Animaux ils sont même extrêmement rares lorsque la moelle épinière a été complétement divisée en travers (b). Ce physiologiste a constaté aussi la possibilité de la reproduction des cellules nerveuses dans les parties constitutives de la moelle épinière (c).

(a) Flourens, *Op. cit.* (*Ann. des sciences nat.*, 1827, t. XIII, p. 114).
(b) Brown-Séquard, *Expériences sur les plaies de la moelle épinière* (*Comptes rendus de la Soc. de biologie*, 1849, t. I, p. 17).
(c) Brown-Séquard, *Régénération des tissus de la moelle épinière* (*Comptes rendus de la Soc. de biologie*, 1850, t. II, p. 33 ; — *Medical Examiner*, 1852, p. 379).

Localisation
progressive
des
facultés
excito-
motrices. § 8. — Chez les Animaux les plus inférieurs, tels que certains Vers, tous les centres nerveux ou ganglions paraissent être doués des mêmes propriétés physiologiques, car chacun d'eux, étant séparé accidentellement de ses associés, peut continuer à exercer toutes les fonctions remplies par l'ensemble du système. Ainsi que j'ai déjà eu l'occasion de le dire, un Lombric terrestre peut être divisé en deux tronçons sans qu'il en résulte aucun changement appréciable dans les allures de l'un et de l'autre fragment de l'Être vivant. Non-seulement chaque tronçon se contracte sous l'influence des sensations douloureuses produites dans son organisme par des excitants extérieurs, mais chacun de ces fragments continue à exécuter spontanément des mouvements qui présentent tous les caractères de mouvements volontaires. Par conséquent, ni la faculté de déterminer des actions excito-motrices réflexes, ni la faculté de vouloir, ne peuvent être localisées dans l'une ou l'autre de ces portions de l'organisme.

Chez les Vers de la famille des Naïs, cette similitude physiologique des divers ganglions est encore plus manifeste, car le corps de ces Animaux peut être divisé en plusieurs tronçons dont chacun conserve la faculté de sentir, de réagir musculairement contre les excitations extérieures, et d'exécuter spontanément des mouvements qui ne paraissent différer en rien des mouvements déterminés par la *volonté*, c'est-à-dire par une puissance intérieure en vertu de laquelle les Animaux, ainsi que l'Homme, agissent ou n'agissent pas sans que leur action ou leur inaction soit une conséquence nécessaire de l'influence exercée sur eux par des forces extérieures. Mais ces producteurs de force nerveuse, tout en ayant leur individualité et pouvant remplir toutes leurs fonctions sans le concours d'aucun agent extérieur, sont associés entre eux de manière à s'influencer mutuellement et à être plus ou moins solidaires les uns des autres. Il en résulte que les excitations subies par l'un de ces foyers peuvent mettre en jeu non-seulement ce centre nerveux, mais aussi les autres foyers avec lesquels il est en connexion ; en sorte que les incitations réflexes, de même que les incitations de la volonté, sont susceptibles d'être généralisées à divers degrés suivant leur intensité et peuvent exercer leur influence, tantôt sur une portion très-limitée de l'organisme, tantôt sur l'ensemble du système nerveux. Par exemple, une sensation douloureuse produite par la piqûre ou par le pincement de la peau de l'un des segments ou anneaux du corps pourra, si elle est faible, ne déterminer de mouvements que dans les parties dont les nerfs excito-moteurs naissent du ganglion auquel se rendent les nerfs sensitifs de la région stimulée ; ou bien, étant plus intense, cette sensation pourra irradier pour ainsi dire sur d'autres ganglions et y provoquer le déploiement de la force excito-motrice dont chacun d'eux est le producteur.

Chez les Vers dont je viens de parler, on n'aperçoit aucune différence dans les propriétés physiologiques ou dans le degré de puissance nerveuse déployée par les divers ganglions ; mais chez les Animaux plus élevés en organisation il en est autrement : certains centres nerveux acquièrent plus d'importance que n'en ont leurs associés et deviennent prépondérants dans l'accomplissement de tel ou tel acte. La division du travail physiologique tend ainsi à s'établir entre les diverses parties de l'appareil constitué par la réunion de tous ces agents, et cette division se prononce de plus en plus à mesure que le type organique réalisé par l'être vivant est d'un ordre plus élevé (1).

Chez les Animaux inférieurs, dont les facultés sont en

(1) Les vues que je présente ici relativement à la localisation pro- gressive des propriétés du système nerveux et au perfectionnement des

quelque sorte ébauchées seulement et n'apparaissent que
d'une manière obscure, il est souvent fort difficile de distinguer entre eux les mobiles des actions, et de déterminer avec
quelque degré de certitude si tel ou tel mouvement est la conséquence d'une excitation sensitive d'origine extérieure ou la
conséquence d'un acte de la volonté. Chez ces Animaux il est
donc parfois impossible de tirer de ces manifestations de la
puissance nerveuse aucune conclusion relativement au siége
de telle ou telle faculté excito-motrice, et l'idée de volontés
multiples et coexistantes chez un même Être animé s'accorde
si mal avec le sentiment de l'individualité morale existant en
nous, que quelques physiologistes ont été conduits à refuser
aux Animaux inférieurs la faculté d'agir volontairement :
ces auteurs ont supposé que chez ces Êtres tous les mouvements sont dus à des excitations nerveuses réflexes, à des
impressions produites sur l'organisme par les agents extérieurs et déterminant dans les ganglions une sorte de décharge de la force excito-motrice développée dans ces foyers
d'innervation (1). Mais les naturalistes qui sont accou-

organismes par la division du travail physiologique ne sont pas nouvelles. En 1826, je les ai exposées dans deux articles du *Dictionnaire classique d'histoire naturelle* (a). En 1832, Dugès les présenta sous une forme un peu différente (b), et vers la même époque je les corroborai par les résultats fournis par quelques expériences sur le système nerveux des Crustacés (c). Plus récemment je les ai développées dans divers ouvrages (d) ; enfin j'en ai donné un aperçu général dans la première partie de ce livre (e).

(2) M. Carpenter a été, je crois, le premier à interpréter de la sorte la source des actions nerveuses excito-motrices chez la plupart des Invertébrés, sinon chez tous ces Animaux (f).

(a) Milne Edwards, art. NERF du *Dictionnaire classique d'histoire naturelle*, t. XI, p. 533 et suiv. (publié en 1826 avec la date de janvier 1827). — Article ORGANISATION du même *Dictionnaire*, t. XII, p. 339 et suiv.
(b) Dugès, *Mémoire sur la conformité organique dans l'échelle animale*, 1832, p. 13 et suiv.
(c) Milne Edwards, *Histoire naturelle des Crustacés*, 1834, t. I, p. 148 et suiv.
(d) Milne Edwards, *Introduction à la Zoologie générale*, p. 35 et suiv.
(e) Voy. t. I, p. 16.
(f) Carpenter, *Principles of comparative Physiology*, 1854, p. 665 et suiv.

tumés à observer les manifestations de la puissance vitale dans l'ensemble du règne animal n'acceptent pas cette hypothèse. A leurs yeux, la volonté est une puissance vitale qui existe à divers degrés chez tous les Animaux ; qui produit partout des effets du même ordre, mais qui, développable dans tous les foyers d'innervation chez certains Animaux inférieurs et même, suivant toute apparence, développable dans toutes les parties vivantes de l'Être animé d'une structure encore plus simple, devient la propriété plus ou moins exclusive de certains agents nerveux chez les Animaux supérieurs et se localise de plus en plus à mesure que la supériorité de ces Êtres se prononce davantage.

Dans la suite de ces leçons nous aurons l'occasion de prendre en considération quelques-uns des degrés successifs par lesquels cette localisation des diverses propriétés nerveuses passe dans les rangs intermédiaires du règne animal ; mais en ce moment l'examen de ces faits serait particulièrement difficile, et pour bien fixer les idées sur la nature des questions de cet ordre dont nous aurons à rechercher ultérieurement la solution, il me paraît préférable de prendre en premier lieu pour principal sujet de nos études les Êtres animés chez lesquels la division du travail physiologique accompli par le système nerveux est portée au plus haut degré, savoir, les Vertébrés.

§ 9. — La division du travail accompli par le système nerveux suppose, soit un pouvoir directeur qui règle et combine les différents actes exécutés par les agents divers dont la réunion constitue ce système, soit des relations mutuelles entre ces agents qui auraient pour résultat de rendre l'activité fonctionnelle de certains d'entre eux une cause déterminante de l'activité d'un ou plusieurs autres membres de ces associations. Or, ces influences réciproques se manifestent dans une foule de circonstances, et leur multiplicité est une

Pouvoir coordonnateur.

des conditions de perfectionnement pour l'appareil formé par ces mêmes associations. On en conçoit l'établissement au moyen des fils conducteurs que nous avons vus exister entre chaque cellule ou névrite et les cellules nerveuses circonvoisines, et constituer d'une part les commissures qui relient entre elles les parties paires du système nerveux, d'autre part les connectifs qui unissent les foyers d'innervation répartis longitudinalement dans l'organisme. Plus ces connexions, ces voies d'échange seront nombreuses, variées et d'un emploi facile, plus l'association des organites, de ces individus producteurs ou transformateurs de force nerveuse, devient puissante et parfaite. Chez les Animaux inférieurs, les relations fonctionnelles établies de la sorte entre les divers membres de l'association représentée par le système nerveux sont faibles et obscures, mais chez les Animaux d'un rang supérieur elles acquièrent une importance de plus en plus considérable, et il nous faudra en tenir grand compte dans la suite de cette étude des fonctions nerveuses. Par l'effet de ces associations, les parties similaires de l'appareil peuvent se renforcer dans leurs actions spéciales, ou même se suppléer mutuellement, et les agents dissimilaires peuvent combiner leurs actions soit simultanées, soit successives, ainsi que cela se voit dans la production des phénomènes appelés sympathiques. Les actions excito-motrices induites dont j'ai déjà eu l'occasion de parler résultent de connexions fonctionnelles de ce genre, et dans la prochaine leçon nous aurons de nouveau à nous occuper de l'étude de ces associations physiologiques.

Résumé. § 10. — En résumé, les principales conclusions à tirer des faits dont l'étude vient de nous occuper peuvent être formulées de la manière suivante :

1° Chez tous les Êtres animés en possession d'un système

nerveux distinct, la force vitale qui met en jeu la contractilité musculaire, et qui a reçu le nom de *motricité*, est développée par les nerfs.

2° Les nerfs ne sont pas capables d'accomplir le travail physiologique qui a pour conséquence le développement de la motricité, à moins d'y être provoqués par un stimulant extrinsèque, soit physique, soit vital.

3° Le stimulant vital du travail producteur de la motricité est la force dite *excito-motrice*, et cette force ne peut se développer que dans certaines cellules nerveuses qui se trouvent tant dans les ganglions des Animaux invertébrés que dans l'axe cérébro-spinal des Vertébrés.

4° Le travail producteur de la force excito-motrice, partout où il a lieu, est susceptible d'être activé par l'influence d'autres stimulants, soit physiques, soit nerveux.

5° Parfois ce travail peut s'accomplir spontanément avec assez de puissance pour mettre en jeu la motricité des nerfs, sans l'intervention d'aucun agent exotique; mais d'ordinaire ses effets ne deviennent suffisants que par suite de l'action exercée sur lui par un stimulant extrinsèque ou de provenance étrangère. De là une distinction à établir entre les *mouvements directs* et les *mouvements induits*.

6° Les mouvements directs sont toujours *automatiques*, tandis que les mouvements induits peuvent être automatiques ou volontaires, c'est-à-dire qu'ils peuvent être produits sans l'intervention de la volonté ou déterminés par l'influence exercée par cette force sur le travail excito-moteur.

7° Les mouvements automatiques produits par induction sont déterminés par l'influence que l'activité fonctionnelle des nerfs sensitifs exerce sur le travail excito-moteur. Ils supposent donc la perception des excitations sensitives par le foyer excito-moteur, et cette perception est inconsciente lorsqu'elle s'effectue sans l'intermédiaire de la puissance mentale, ou consciente lorsque les impressions sensitives ont donné préalablement naissance à une sensation. Ces phénomènes physiologiques sont par conséquent de deux sortes, suivant que la perception sensitive s'effectue d'une manière inconsciente ou qu'elle donne naissance à une sensation, et, à raison de cette différence dans leur cause déterminante, on les distingue en *mouvements réflexes* et *mouvements sensoriaux*.

8° Les mouvements sensoriaux, c'est-à-dire les mouvements provoqués par des sensations, sont, de même que les mouvements volontaires, des actes subordonnés à des manifestations du travail mental, tandis que les mouvements réflexes, de même que les mouvements automatiques directs, sont produits par l'activité fonctionnelle de l'appareil nerveux excito-moteur sans l'intervention d'aucune force d'origine mentale.

Le tableau synoptique suivant résume ces différences dans le mode de fonctionnement de l'appareil nerveux excito-moteur et dans la source des excitants qui en provoquent le travail.

$$
\text{Mouvements} \begin{cases} \text{automatiques} \begin{cases} \text{directs ou spontanés.} \\ \text{induits} \dots \begin{cases} \text{inconscients.} \\ \text{sensoriaux.} \end{cases} \end{cases} \\ \text{volontaires.} \end{cases}
$$

§ 11. — Il ne me paraît pas nécessaire de m'étendre davantage sur l'étude des mouvements automatiques directs, car ce que j'ai dit des mouvements respiratoires et de la contraction tonique des sphincters en donne une idée suffisante; mais il nous faudra étudier attentivement le mode de production des mouvements induits; et comme les mouvements réflexes sont les phénomènes de cet ordre qui offrent le moins de complications, nous nous en occuperons avant de prendre spécialement en considération les mouvements sensoriaux et les mouvements volontaires.

La prochaine leçon sera donc consacrée à l'étude de la cause déterminante des mouvements réflexes.

CENT VINGT-TROISIÈME LEÇON

ACTIONS NERVEUSES EXCITO-MOTRICES RÉFLEXES. — Historique. — Exemples de mouvements automatiques déterminés par des actions nerveuses inconscientes, et preuves de l'existence de la puissance excito-motrice réflexe dans la moelle épinière.

Actions
nerveuses
réflexes.

§ 1. — Ainsi que nous l'avons vu dans la dernière leçon, on désigne sous le nom de *mouvements réflexes* les mouvements dus à une force nerveuse excito-motrice dont la manifestation est déterminée par l'activité fonctionnelle inconsciente des nerfs sensitifs. Il serait plus correct de les appeler des mouvements déterminés par une action nerveuse réflexe, car ce n'est pas le mouvement dont la direction change, c'est la force nerveuse, dont dépend la mise en jeu de la contractilité musculaire, que l'on considère comme ayant été en quelque sorte réfléchie dans l'intérieur de l'organisme, de façon à devenir centrifuge après avoir été centripète; mais la première de ces expressions est commode et son emploi est consacré par l'usage; par conséquent, je me crois suffisamment autorisé à m'en servir.

Historique.

§ 2. — Dans nos écoles de physiologie, on présente souvent la découverte des actions nerveuses réflexes comme étant de date récente. Cependant, dès le milieu du dix-septième siècle, notre grand philosophe Descartes avait entrevu le caractère essentiel de certains phénomènes du même ordre : ses remarques ne s'appliquèrent, il est vrai, qu'à des mouvements automatiques sensoriaux, et les images qu'il emploie pour rendre sa pensée ne sont pas en accord avec nos idées actuelles; mais il eut une conception fort nette des relations qui peuvent s'établir dans l'organisme entre une impression nerveuse sensitive et une influence excito-motrice, car il explique par une espèce de répercussion de la force nerveuse, force qu'il désigne sous le nom d'esprits animaux, la clôture involontaire des paupières à la vue d'un objet prêt à toucher notre œil (1).

En 1743 un médecin célèbre de son temps, mais dont le nom est peu connu aujourd'hui, Jean Astruc, alla plus loin dans la voie ouverte par Descartes. Pour rendre compte de divers effets désignés alors d'une manière générale sous le nom de *sympathies*, il admit l'existence de ce qu'il appela des *actions nerveuses réfléchies*, et il eut même, au sujet du mode de leur production, des idées peu différentes de celles généralement admises aujourd'hui (2).

(1) Voici comment Descartes s'exprime à ce sujet : « Il est aisé de concevoir que les sons, les odeurs, les saveurs, la chaleur, la douleur, la faim, la soif, et généralement tous les objets excitent en nous quelque mouvement de nos nerfs, qui passe par leur moyen jusqu'au cerveau; et outre que ces divers mouvements du cerveau font voir à notre âme divers sentiments, ils peuvent faire aussi sans elle que les esprits prennent leur cours vers ces muscles plutôt que vers d'autres, et ainsi qu'ils meuvent nos membres, ce que je prouverai seulement ici par un exemple. Si quelqu'un avance promptement la main contre nos yeux comme pour nous frapper, quoique nous sachions qu'il est notre ami, qu'il ne fait cela que par jeu, et qu'il se gardera bien de nous faire aucun mal, nous avons toutefois de la peine à nous empêcher de les fermer: ce qui montre que ce n'est pas par l'entremise de notre âme qu'ils se ferment, puisque c'est contre notre volonté, laquelle est la seule ou du moins sa principale action; mais c'est à cause que la machine de notre corps est tellement composée que le mouvement de cette main vers nos yeux excite un autre mouvement en notre cerveau, qui conduit les esprits animaux dans les muscles qui font abaisser les paupières (a). »

Si l'on substitue aux mots « esprits animaux » l'expression vibration nerveuse, névrilité ou quelque autre terme analogue, on verra dans ce passage le germe de l'hypothèse assez généralement admise de nos jours pour l'explication des actions nerveuses réflexes.

(2) Astruc, après avoir acquis une grande renommée médicale à Montpellier, vint habiter Paris, et à cette occasion il soutint, en 1743, devant la Faculté de médecine de cette dernière ville, une thèse sur les sympathies, dans laquelle il explique mécaniquement ces phénomènes en disant que

(a) Descartes, *Les passions de l'âme* (Œuvres, t. IV, p. 49 et suiv., édit. de Cousin).

Des remarques faites par l'un de ses contemporains, Robert Whytt, sur certains mouvements qui sont provoqués par des sensations particulières, étaient aussi de nature à jeter beaucoup de lumière sur les actions nerveuses réflexes, mais elles n'excitèrent que peu d'attention (1) et, chose singulière, des observations beaucoup plus nombreuses, plus importantes et mieux coordonnées, publiées sur le même sujet en 1771, par un médecin philosophe de Hambourg, Auguste Unzer (2), et en 1784, par un anatomiste illustre

chaque filet nerveux, continu dans toute sa longueur, va aboutir aux cellules constitutives de la substance médullaire du cerveau, où les excitations sensitives venant de certaines parties du corps sont réfléchies en sens inverse le long d'autres nerfs pour déterminer des mouvements musculaires. Il s'exprime même d'une manière fort nette sur ces effets réflexes, mais il en suppose le siége dans le cerveau (a).

(1) Robert Whytt, chirurgien d'Edimbourg. Il alla plus avant dans l'étude des mouvements réflexes et attribuait ces phénomènes à des sensations particulières excitées dans les parties périphériques de l'organisme, telles que la membrane pituitaire ou la tunique muqueuse de la vessie urinaire, et communiquées au cerveau ou à la moelle épinière, organes qui pour lui étaient la vraie et unique source de ces mouvements (b). Mais ni Astruc, ni Whytt

ne contribuèrent autant qu'Unzer au progrès de nos connaissances relatives aux effets nerveux réflexes.

(2) Unzer était un observateur sagace et un esprit méditatif; ce fut par l'analyse mentale des phénomènes psychiques et des relations existantes entre les sensations et les mouvements, qu'il arriva à des déductions fort judicieuses sur les actions nerveuses réflexes. Beaucoup de ses idées s'accordent très-bien avec les résultats obtenus de nos jours par la voie expérimentale, et ce fut peut-être à cause de l'obscurité de son langage métaphysique que ses vues ne profitèrent guère à la physiologie. Son principal ouvrage (c), resta même presque inconnu jusqu'à ce que M. Laycock en eût donné une traduction anglaise publiée en 1851 par les soins de la société Sydenham, de Londres (d).

(a) Astruc, *An sympathia partium a certâ nervorum positura in interno sensorio* (17 octobre), 1743, p. 3. Cet opuscule, fort rare aujourd'hui, se trouve dans la bibliothèque de la Faculté de médecine de Paris.
(b) Whytt, *Essay on the vital and other involuntary motions of Animals*, 1754. — *Observations on Nervous diseases*, 1764.
(c). Unzer, *Grunde einer Physiologie der eigentlichen thierschen naturthiersche Korper*, 1771.
(d) Unzer, *Principles of a Physiology of the nature of the Animal organisms.*

de l'école de Vienne, Ernest Prochaska (1), restèrent également presque inconnues des physiologistes jusqu'à ce que, vers 1833, un médecin anglais, Marshall Hall, et l'éminent naturaliste de Berlin, Jean Müller, en eussent fait l'objet d'études nouvelles (2).

§ 3. — Pour établir avec certitude que des excitations nerveuses centripètes, transmises à la moelle épinière par des nerfs sensitifs, mais ne donnant·pas naissance à une sensation, sont susceptibles de développer par induction, ou influence, des actions nerveuses excito-motrices, il est nécessaire d'étudier ces phénomènes sur soi-même, ou chez quelque autre être doué de raison et pouvant nous rendre

Caractères des actions nerveuses réflexes

(1) Prochaska s'exprime de la manière suivante au commencement du quatrième chapitre de sa dissertation sur les fonctions du système nerveux :

« Impressiones externæ, quæ in nervos sensorios fiunt, per totam eorum longitudinem celerrime ad originem usque propagantur; quo ubi pervenerunt, reflectuntur certa lege et in certos ac respondentes nervos motorios transeunt, per quos iterum celerrime usque ad musculos propagatæ, motus certos ac determinatos excitant. Hic locus, in quo tanquam centro nervi tam sensui quam motui ducti concurrunt ac communicant, et in quo impressiones nervorum sensoriorum reflectuntur in nervos motorios, vocatur, termino plenoque physiologis jam

recepto, *sensorum commune* (a) ».

(2) Marshall Hall a publié sur ce sujet plusieurs mémoires intéressants, mais c'est à tort que beaucoup d'auteurs lui attribuèrent le mérite de la découverte des actions nerveuses réflexes (b). Il montra mieux que ne l'avaient fait ses prédécesseurs l'importance des phénomènes de cet ordre, et il les étudia plus attentivement, mais en réalité il n'ajouta que peu aux faits signalés par Whytt, Unzer et Prochaska. On lui doit cependant d'y avoir le premier attiré fortemen tl'attention des physiologues.

Les recherches de J. Müller sur les actions réflexes furent faites à peu près en même temps que celles de Marshall Hall, mais ne furent publiées qu'un peu plus tard (c).

(a) Prochaska, *Commentatio de functionibus systematis nervosi* (*Operum minorum anatomici, physiologici et pathologici argumenti*, pars II, p. 150 et suiv.).
(b) Marshall Hall, *A bref account of a peculiar function of the nervous system* (*Proceedings of the Zoological Society*, 1832, p. 120). — *On the reflex function of the medulla oblongata and medulla spinalis* (*Phil. Trans.*, 1833, p. 635). — *Lectures on the nervous system*, 1836. — *Memoirs on the nervous system*, 1837. — *New memoirs on the nervous system*, 1843.
(c) J. Müller, *Manuel de physiologie*, t. I, p. 608.

compte de ce qu'il éprouve. Or l'Homme seulement remplit ces conditions, et par conséquent c'est lui qu'il faut interroger d'abord car, en expérimentant sur des Animaux, on ne peut jamais être sûr que les signes d'excitabilité dont on constate la manifestation ne sont pas en connexion avec quelque sensation.

Dans les circonstances ordinaires rien ne peut nous éclairer suffisamment à ce sujet, mais à la suite de certains accidents le système nerveux se trouve lésé de façon que les membres inférieurs soient à la fois insensibles et soustraits à l'influence de la volonté tout en conservant leurs relations nerveuses avec la moelle épinière, et si, dans des cas de ce genre, des excitations qui d'ordinaire donnent lieu à des sensations douloureuses sont inaperçues et provoquent néanmoins des mouvements, nous pouvons en conclure, sans hésitation, à la possibilité d'un développement de force nerveuse excito-motrice, déterminée par l'action qu'exerce sur l'appareil producteur de cette puissance l'excitant sensitif inconscient.

Divers cas pathologiques observés chez l'Homme prouvent qu'il en est ainsi. Effectivement, en tombant d'un lieu élevé, le toit d'une maison par exemple, une personne peut s'être luxé la colonne vertébrale vers le milieu du cou, sans que mort s'ensuive; et des accidents de ce genre ont fourni aux physiologistes des sujets d'observation précieux pour l'investigation du sujet qui nous occupe en ce moment. Voici ce qui a été constaté de la sorte : dans le premier moment, par l'effet de la commotion, le blessé perd connaissance et reste complétement immobile, si ce n'est que son cœur continue à battre et qu'il exécute à peu près comme d'ordinaire les mouvements automatiques nécessaires pour l'entretien de sa respiration; mais souvent il reprend bientôt ses sens et retrouve ses facultés intellectuelles; puis il redevient maître

de mouvoir les lèvres, les yeux et les autres parties de la
face; mais les membres et les autres parties dont les nerfs
naissent de la moelle épinière, au-dessous du point comprimé par la luxation des vertèbres, restent insensibles et
immobiles. Plus tard, il commence à exécuter quelques
mouvements lorsqu'on lui chatouille la plante des pieds (1)
ou que l'on excite mécaniquement quelques autres parties
du corps; il ne sent aucune des impressions déterminées
de la sorte; sa volonté n'est pour rien dans la production
de ces mouvements, et il ne sait pas qu'il en fait, à moins
qu'il ne les voie. Les impressions qui les provoquent et qui,
dans l'état normal de l'organisme, donneraient lieu à des
sensations, ne sont pas perçues mentalement par le malade; mais, pour causer les mouvements dont je viens de
parler, il faut qu'elles arrivent à sa moelle épinière, car si
dans sa chute il a contusionné l'un des nerfs sciatiques de
façon à désorganiser ce conducteur et à le mettre hors de
service, l'action des stimulants sur le pied correspondant ne
sera suivie d'aucun mouvement, tandis que sur le membre
dont le nerf est resté intact la même excitation provoquera
le mouvement dont je viens de parler. C'est donc bien la
portion de l'axe cérébro-spinal comprise entre l'extrémité
inférieure de cet organe et la luxation, c'est-à-dire la moelle
épinière, qui est le siége du pouvoir excito-moteur mis en
action, et c'est une action nerveuse centripète inconsciente
qui a déterminé la manifestation de ce pouvoir. En d'autres
mots, les choses se sont passées comme si une force nerveuse
développée à l'extrémité périphérique des nerfs sensitifs et

(1) Les applications chaudes, ou   sont des stimulants énergiques des
même froides, à la plante des pieds   actions réflexes (a).

(a) Grainger, *Observ. on the structure and functions of the spinal cord*, p. 93
et suiv.

— W. Budd, *Contributions to the Pathology of the spinal cord (Medico-chirurgical Transactions*, 1839, t. XXII, p. 173).

transmise par ces nerfs centripètes à la partie inférieure de
la moelle épinière, mais inapte à produire une sensation
faute de pouvoir aller plus loin, y avait rebroussé chemin en
suivant les fibres nerveuses motrices satellites des nerfs
sensitifs susmentionnés, et serait allée par cette voie centrifuge provoquer la contraction des muscles auxquels ces
nerfs moteurs se distribuent. Les mouvements déterminés
de la sorte ne sont pas des indices de sensibilité et l'intervention des forces nerveuses développables dans l'encéphale,
quel qu'en soit le caractère, n'est pas nécessaire au fonctionnement de la moelle épinière comme appareil excito-
moteur susceptible d'être mis en action par une force nerveuse centripète et inconsciente (1).

D'autres faits pathologiques observés également dans
l'espèce humaine corroborent ces conclusions. En étudiant
la sensibilité nous avons vu que chez les Animaux supérieurs
la faculté de percevoir mentalement les impressions est
localisée dans l'encéphale et par conséquent, dans les cas
tératologiques où l'encéphale fait défaut, les mouvements
réflexes de même que les mouvements automatiques sensoriaux devraient manquer également, si la moelle épinière
n'avait pas la faculté de transformer pour ainsi dire les excitations sensitives en excitations motrices. Or des mouvements de ce genre ont été plus d'une fois observés chez
des enfants anencéphales, qui ont vécu plus ou moins long-

(1) Plusieurs cas de ce genre ont été observés et décrits avec beaucoup de soin par Budd. Chez des malades frappés d'une paralysie
complète ou presque complète de l'un des membres abdominaux, le
chatouillement de la plante du pied et d'autres stimulants locaux provo-
quèrent des mouvements énergiques dans le membre soustrait ainsi à
l'influence de la volonté, et cependant ces excitations ne donnaient lieu à
aucune sensation et d'ordinaire le malade ne savait pas qu'il faisait
des mouvements, à moins d'en être averti par la vue (a).

(a) Budd, Op. cit. (Med. chir. Trans., t. XXII, p. 153).

temps après la naissance et qui ne possédaient comme centre nerveux de la vie animale que la moelle épinière et la moelle allongée (1).

Tout nous porte à croire que, sous ce rapport, les Animaux supérieurs ressemblent à l'Homme; que chez eux, comme chez celui-ci, l'exercice de la faculté de sentir est subordonné à l'activité fonctionnelle de l'encéphale et que par l'effet de la décapitation, de l'ablation ou de la désorganisation de cette portion de l'axe cérébro-spinal, la sensibilité est éteinte dans l'ensemble de l'organisme. Les faits dont j'ai rendu compte dans une autre partie de ce cours motivent cette conclusion (2). Par conséquent, pour étudier chez ces Êtres le mode de production des mouvements automatiques induits, nous pouvons faire usage d'Animaux vertébrés mutilés de la sorte. J'ajouterai que pour le moment nous n'avons pas à nous préoccuper de la destination établie dans la précédente leçon entre les mouvements automatiques déterminés par des sensations et les mouvements réflexes proprement dits, car la ligne de démarcation entre ces phénomènes est parfois très-difficile à tracer, comme nous le verrons lorsque nous nous occuperons des mouvements instinctifs et de l'influence de l'habitude sur les actes de ce genre; ce qui nous importe surtout, c'est de nous rendre

---

(1) En 1818, Lallemand, chirurgien habile de l'école de Montpellier, constata des mouvements de préhension exécutés par les membres thoraciques, ainsi que d'autres mouvements automatiques, chez un fœtus humain qui n'avait ni cerveau ni cervelet et qui vécut plusieurs heures après la naissance (a).

Des cas analogues ont été étudiés par plusieurs autres praticiens bons observateurs (b).

(2) Voyez tome XI, p. 386 et suivantes.

(a) Lallemand, *Observations pathologiques propres à éclaircir plusieurs points de physiologie*, 1825, p. 86.
(b) Lawrence, *Account of a child, born without a brain, which lived four days* (*Med. chir. Trans.*, 1814, t. V, p. 165).
— Ollivier, *Traité de la moelle épinière*, 1827, p. 135.
— Sweatman, voy. Charles Bell, *Nervous system*, appendice, p. cxxxvi.

bien compte du mode de production des mouvements automatiques induits, considérés d'une manière générale, et du
rôle des diverses parties du système nerveux dans l'accomplissement du travail vital dont ces mouvements sont la
conséquence.

Rôle
de la moelle
épinière
dans
les actions
réflexes.

§ 4. — La démonstration expérimentale du rôle de la
moelle épinière dans la production des mouvements automatiques déterminés par induction nerveuse a été donnée dès le
milieu du dix-huitième siècle par Whytt. En effet, ce physiologiste avait constaté qu'une Grenouille récemment décapitée
continue à contracter ses muscles lorsque l'extrémité de l'un
de ses orteils est pincée ou piquée et que les mouvements provoqués de la sorte ont lieu non-seulement dans la jambe et
la cuisse du membre stimulé, mais même dans toutes les
autres parties du corps (1). Plus récemment, Unzer (2),
Prochaska (3), et un grand nombre d'autres physiologistes,
obtinrent d'expériences analogues les mêmes résultats (4).

(1) Whytt argua de cette expérience à l'appui de sa théorie des
sympathies (a).

(2) Cet auteur parle à plusieurs
reprises de mouvements des organes
locomoteurs qui sont provoqués par
l'excitation mécanique d'une patte ou
d'une autre partie périphérique du
corps chez des Grenouilles privées du
cerveau par l'ablation complète de la
tête, et il s'est particulièrement appliqué à mettre en évidence la production de phénomènes excito-moteurs
réflexes par les impressions sensitives
non perçues. L'action nerveuse centripète qui les détermine est ce que les
Allemands appellent *Sinnelicher Ein-
druch* (b) et elle a été désignée aussi
sous le nom de *sensitivité*, qu'elle

soit ou non une cause de sensation.

(3) Prochaska s'exprime à ce sujet
dans les termes suivants :

« Ad medullam spinalem usque
» sensorium extendi docent motus
» in animalibus decapitatis supersti-
» tes, qui sine nervorum ex medulla
» spinali oriundorum consensu ac
» commercio fieri non possent; nam
» Rana decapitata si pungitur, non
» tantum punctam partem retrahit,
» verum etiam repit, et saltat, quod
» abusque consensu. Nervorum sen-
» soriorum et motorum fieri nequit,
» cujus consensus sedes in medulla
» spinali, superstite sensorii commu-
» nis parte, sit oportet (c). »

(4) Ainsi Marshall Hall, qui paraît
avoir ignoré les observations de

(a) Whytt, *On nervous diseases* (*Works*, p. 501).
(b) Unzer, *Op. cit.*, § 31, p. 29; § 357 et 359, p. 190 et suiv.
(c) Prochaska, *Commentatio de fonctionibus system. nervosi.* (Op., t. II), p. 153 .)

Pour prouver que chez les Mammifères, aussi bien que chez les Batraciens et les Reptiles, la moelle épinière est un agent apte à transformer pour ainsi dire les actions nerveuses sensitives en actions excito-motrices sans l'intervention d'aucune autre puissance nerveuse, je citerai ici une expérience faite par Legallois.

En poursuivant des recherches sur ce qu'il supposait être le principe de la vie, Legallois, à l'exemple de plusieurs physiologistes plus anciens, divisa transversalement la moelle épinière d'un Lapin, entre la région dorsale et la région lombaire, et, en étudiant plus attentivement qu'on ne l'avait fait jusqu'alors les effets de cette opération, il reconnut que la section de cette partie de l'axe cérébro-spinal déterminait chez l'Animal l'établissement de deux foyers d'action nerveuse parfaitement distincts et indépendants l'un de l'autre. Lorsqu'il pinçait l'oreille ou l'une des pattes thoraciques, les parties antérieures du corps s'agitaient, tandis que le train de derrière restait en repos, et réciproquement, lorsqu'il pinçait la queue ou l'une des pattes postérieures, le train de derrière s'agitait tandis que ni les pattes de devant ni aucune autre des parties dont les nerfs moteurs naissent du tronçon antérieur de l'axe cérébro-spinal ne faisaient le moindre mouvement (1). Ces

Whytt, d'Unzer et de Prochaska, pratiqua sur une Couleuvre des expériences analogues à celles dont je viens de parler (a). Plusieurs expériences du même genre pratiquées par Grainger sur des Tritons (ou Salamandres aquatiques), des Grenouilles et de très-jeunes Lapins, méritent d'être également citées ici (b).

(1) Legallois ne connaissait ni les vues ingénieuses d'Unzer ni les expériences de Prochaska, et la théorie des mouvements automatiques par effets nerveux réflexes ne s'était pas présentée à son esprit, de sorte qu'il confond à chaque instant les mouvements volontaires et les mouvements dans l'excitation desquels la volonté n'a aucune part ; il confond

(a) Marshall Hall, *Op. cit.* (*Phil. Trans.*, 1833, p. 640 et suiv.).
(b) Grainger, *Observ. on the structure and functions of the spinal cord*, p. 55 et suiv., 1837.

phénomènes nous montrent que la puissance excito-motrice développable par les impressions sensitives n'émane pas d'une source unique, ainsi qu'on le pensait généralement à cette époque, source que l'on désignait sous le nom de *sensorium commune*. On en doit déduire aussi que cette source est divisible expérimentalement et que la fonction nerveuse réflexe peut être exercée d'une manière indépendante par deux portions de la moelle épinière séparées organiquement entre elles (1).

Flourens, en répétant et en variant ses vivisections, alla plus loin dans l'analyse des effets dont l'étude nous occupe ici. De même que Legallois, il paraît ne pas avoir connu les vues d'Unzer et de Prochaska, et il n'avait aucune idée nette des fonctions réflexes, mais en employant la méthode expérimentale rigoureuse dont il avait fait précédemment usage

de la même manière les sensations avec les impressions sensitives inconscientes ; aussi conclut-il de cette expérience que « la section de la » moelle épinière, évidemment, a » établi dans le même Animal deux » centres de sensations bien distincts » et indépendants l'un de l'autre » ; on pourrait même dire deux centres de volonté si le mouvement que fait le train de derrière quand on le pince supposait la volonté de se soustraire au corps qui le blesse (*a*).

(1) Pour mettre en évidence l'indépendance de la moelle épinière comme agent réflecteur de la puissance nerveuse, Longet cite les faits suivants, que je crois utile de rapporter :

Dans des expériences pratiquées sur de jeunes Chiens, le pouvoir réflexe n'avait rien perdu de sa force dans le tronçon caudal de la moelle épinière vingt-quatre jours après la résection de la portion dorsale de ce gros cordon nerveux, dans une longueur de plus de 2 centimètres. Dans un cas, il obtint un résultat analogue, plus de six mois après avoir interrompu de la même manière toute communication entre la portion lombaire de la moelle épinière et le reste de l'axe cérébro-spinal (*b*).

Des expériences faites sur des Grenouilles lui donnèrent les mêmes résultats et M. Schiff a constaté la production de mouvements réflexes dans les membres postérieurs chez des Reptiles aussi bien que chez des Batraciens, plus d'un an après une résection de la moelle épinière pratiquée dans la région dorsale (*c*).

(*a*) Legallois, *Œuvres*, t. 1, p. 86.
(*b*) Longet, *Traité de physiologie*, t. III, p. 257.
(*c*) Schiff, *Lehrbuch der Physiologie*, 1858, p. 202.

dans ses recherches sur l'encéphale, il montra que les effets observés par Legallois résultent de toute section transversale de la moelle épinière, quel que soit le point où la division est pratiquée : toujours l'excitation du tronçon séparé ainsi du cerveau ne donna lieu à aucun mouvement dans les parties du corps dont les nerfs naissent au-dessus de la section, mais provoqua des mouvements dans les parties dont les nerfs naissent du tronçon postérieur de la moelle épinière, et *vice versa* : résultat qui semble indiquer l'existence d'autant de centres d'action réflexe qu'il y a de paires de nerfs rachidiens. Effectivement Flourens, en comprenant entre deux sections une rondelle de la moelle épinière, vit que les muscles dont les nerfs provenaient du tronçon ainsi isolé restaient indifférents aux irritations produites sur les parties de l'axe cérébro-spinal situées en avant ou en arrière de cette partie, mais se contractaient sous l'influence des impressions sensitives développées dans les nerfs en connexion avec la susdite rondelle (1).

Des expériences analogues, mais dont les résultats sont plus frappants, ont été pratiquées récemment par d'autres physiologistes.

On sait généralement que les Anguilles résistent mieux que la plupart des autres Animaux vertébrés aux effets des mutilations graves et des hémorrhagies abondantes dont les vivisections sont d'ordinaire accompagnées. Ces Poissons peuvent même être divisés en un grand nombre de

---

(1) Sur des Pigeons et sur des Lapins Flourens intercepta ainsi successivement entre deux sections transversales toutes les parties de la moelle épinière depuis le tronc occipital jusqu'au sacrum, et il constata que les effets des excitations persistaient toujours dans chaque segment ainsi isolé, mais ne s'étendaient jamais aux parties situées soit en amont, soit en aval des points divisés (a).

(a) Flourens, *Rech. expérim. sur le syst. nerveux*, p. 12 et suiv. (1824).

tronçons, sans qu'aucune des parties de leur corps ainsi isolées soit privée de vie ; or, pour provoquer des mouvements de la part de chacun de ces segments, il suffit d'en irriter la peau (1). La portion de la moelle épinière contenue dans chaque fragment est donc un centre d'actions nerveuses réflexes.

Indépendance fonctionnelle des ganglions chez les Invertébrés. Chez les Animaux invertébrés, l'indépendance des foyers d'action réflexe peut être constatée dans chacun des ganglions dont se compose la chaîne nerveuse principale, et parfois même jusque dans des ganglions dont l'importance physiologique est des plus minimes. Ainsi, chez les Poulpes, chacun des petits ganglions accessoires qui existent sur le trajet des nerfs tentaculaires et qui fournissent des ramuscules aux ventouses remplit par rapport à ces derniers organes les fonctions d'un centre excito-moteur apte à être mis en action par des impressions sensitives et continue à fonctionner de la sorte dans les tronçons du membre séparés du reste de l'Animal (2).

Déjà du temps d'Aristote on savait que les Myriapodes et beaucoup d'Insectes peuvent être divisés en deux tronçons, sans que la faculté d'exécuter des mouvements soit abolie dans l'un ou l'autre fragment (3), et dans quelques

---

(1) M. Vulpian a fait mention de ce phénomène (a). Le tronçon caudal d'un Lézard conserve pendant fort longtemps ce genre d'excitabilité et il en est encore de même pour la queue du Triton ou Salamandre aquatique (b).

(2) M. Carpenter a donné des détails intéressants sur ces faits et

il rappelle que le bras copulateur de l'Argonaute, après s'être séparé spontanément du reste du corps, conserve son irritabilité et ses facultés motrices (c).

(3) Aristote cite particulièrement les Scolopendres et les Guêpes (d), et récemment M. Carpenter a bien établi le caractère réflexe de cer-

(a) Vulpian, *Leçons sur la physiologie du système nerveux*, p. 398.
(b) Marshall Hall, *Op. cit.* (Phil. Trans., 1833, p. 645).
(c) Carpenter, *Principles of Mental Physiology*, p. 50 et suiv.
(d) Aristote, *Histoire des Animaux*, livre IV, chap. VII (trad. de Camus, t. I, p. 205).

cas le caractère automatique des actes accomplis par le tronçon caudal est bien accusé (1); mais en général la distinction entre les phénomènes de cet ordre et les phénomènes dans lesquels la volonté intervient est difficile à établir, et pour en discuter ici la signification je serais obligé d'anticiper sur des sujets dont l'étude sera mieux placée dans une des leçons prochaïnes; par conséquent, en ce moment, je ne m'occuperai pas de l'examen des questions soulevées de la sorte.

§ 5. — En résumé, nous voyons donc que chez tous les Êtres animés, où la division du travail nerveux est nettement établie, il existe des foyers d'innervation excito-motrice

Résumé relatif aux centres excito-moteurs réflexes.

tains mouvements exécutés par des tronçons du corps des Myriapodes (a). Les expériences de M. Yersin sur les fonctions des diverses parties du système nerveux des Insectes et les recherches de M. Faivre sur le même sujet sont plus importantes (b), mais je me réserve d'en parler lorsque je traiterai des mouvements volontaires.

(1) Quelques expériences que j'ai eu l'occasion de faire en 1827 sur des Squilles me paraissent prouver que chez ces Crustacés les mouvements de la région abdominale du corps sont dus à des actions nerveuses réflexes seulement lorsque les communications organiques entre les ganglions céphaliques et les ganglions thoraciques ont été interrompues. A cette époque l'attention des physiologistes n'était pas dirigée sur les distinctions qu'il convient d'établir entre la sensibilité proprement dite et les impressions sensitives inconscientes, en sorte que je considérais alors tous les mouvements induits provocables dans la portion abdominale du corps des Animaux soumis à ces vivisections comme étant des indices de l'existence de la faculté de sentir dans cette région et j'interprétais de la même manière les phénomènes analogues que nous avions observés, Audouin et moi, chez des Homards, mais je suis disposé à croire maintenant qu'ils étaient dus en partie à des actions nerveuses réflexes (c). C'est aussi l'opinion émise par M. Vulpian, qui a fait récemment des expériences analogues sur des Écrevisses (d).

(a) Carpenter, *Principles of mental Physiology*, p. 51.
(b) Yersin, *Recherches sur les fonctions du système nerveux des Animaux articulés* (*Bull. de la Soc. Vaudoise des sciences nat.*, t. V).
— Faivre, *Du cerveau des Dytisques considéré dans ses rapports avec la locomotion* (*Ann. des sc. nat.*, 1859, 4ᵉ série, t. VIII, p. 244).
(c) Milne Edwards, *Histoire naturelle des Crustacés*, 1834, t. I, p. 149.
(d) Vulpian, *Leçons sur la physiologie du système nerveux*, p. 786.

qui sont aptes à être mis en jeu par la puissance nerveuse
sensitive, et qui déterminent ainsi, sans l'intervention de
la volonté ou d'aucun autre acte mental, des mouvements
automatiques dits réflexes. Chez les Animaux invertébrés
ces foyers peuvent être constitués par certains ganglions, et
chez les Vertébrés ils se trouvent sinon en totalité, au
moins en partie, dans la moelle épinière. Ces foyers sont
toujours des assemblages de cellules nerveuses et, théoriquement, chacune de ces cellules doit être considérée
comme étant un appareil producteur de force excito-
motrice, appareil dont le travail est susceptible d'être
activé par les agents désignés d'une manière générale sous le
nom de stimulants, mais n'atteint que rarement le degré
de puissance nécessaire pour donner des résultats utiles à
moins d'être accéléré de la sorte. Chacun de ces générateurs de force excito-motrice paraît être en connexion
avec un filet nerveux conducteur de la névrosité centripète
qui déterminerait une sensation, si elle agissait avec une
intensité suffisante sur l'organe de perception mentale; il
est également en communication avec un filet nerveux moteur, et il se comporte comme si il répercutait sur ce filet
l'ébranlement déterminé dans sa substance par la force centripète dont le filet sensitif est le conducteur. Si l'on ne
tenait compte que de la production des mouvements réflexes, on pourrait donc regarder chacune de ces cellules
excito-motrices comme ne faisant fonction que de réflecteur
et déterminant seulement un changement dans la direction du mouvement nerveux, développée à l'extrémité périphérique du nerf sensitif par un stimulant extérieur,
transmis à la cellule nerveuse par un conducteur spécial dit
centripète, puis rebroussant chemin dans cet organite
pour devenir centrifuge, et aller agir sur le muscle correspondant par l'intermédiaire d'un nerf moteur. Mais en

réalité ce phénomène me semble être moins simple qu'on ne le supposerait au premier abord ; car la cellule excito-motrice paraît être un producteur de puissance nerveuse et intervenir ici, non pas d'une manière passive, comme le ferait un réflecteur, mais activement, en accélérant son travail physiologique sous l'influence stimulante de l'ébranlement sensitif. Dans les circonstances où la cellule excito-motrice provoque uniquement des contractions toniques ou des mouvements respiratoires, son travail spontané paraît s'effectuer avec un degré d'activité suffisante pour déterminer l'effet utile, mais dans l'état normal ce travail n'est pas assez actif pour mettre en jeu la contractilité des muscles affectés au service de la locomotion et ne le devient que sous l'influence d'un stimulant. Les faits que je vais exposer viennent à l'appui de cette manière de voir.

§ 6. — Nous savons déjà que la moelle épinière est très-sensible et que les impressions produites sur sa substance déterminent, par l'intermédiaire des nerfs moteurs en connexion avec la partie stimulée, des contractions dans les muscles auxquels ces nerfs se rendent (1). En effet, lorsqu'on pique cette portion de l'axe cérébro-spinal ou qu'on l'irrite de toute autre manière, on provoque des mouvements, et ce résultat s'obtient en opérant sur des Animaux décapités, aussi bien que sur des Animaux dont le système nerveux est intact (2) ; mais l'étendue de l'action exercée ainsi sur le système nerveux varie avec la grandeur de la puissance stimulante. En grattant légèrement, avec la pointe

Développement de force nerveuse dans la moelle épinière.

(1) Voyez tome XI, page 387.
(2) Pour montrer que l'incitation sensitive, communiquée à la moelle épinière par un seul nerf, peut s'y propager et y déterminer des effets réflexes sur d'autres nerfs, je citerai l'expérience suivante. M. Cl.

Bernard, en poursuivant ses recherches sur l'action de la strychnine, injecta une certaine quantité de ce poison sous la peau du dos d'une Grenouille, après avoir coupé les racines postérieures de tous les nerfs, et il constata qu'alors l'empoi-

d'un scalpel, la surface de la moelle épinière mise à découvert chez un Animal décapité, mais encore vivant, ou bien
en y appliquant les électrodes d'un appareil galvanique
très-faible, on peut provoquer des contractions dans un
muscle ou dans un groupe de muscles en relation organique
avec le point excité, sans mettre en jeu d'autres parties du
système musculaire. Il est aussi à noter que les muscles mis
en action de la sorte sont ceux dont les filaments nerveux
moteurs sont satellites des filets nerveux sensitifs inducteurs
de la puissance excito-motrice développée, filaments qui
sont réunis à ceux-ci en un même faisceau ou tronc nerveux, et qui sont en connexion avec la même partie de la
moelle épinière (1) ; mais lorsqu'on augmente la puissance
du stimulant local employé de la sorte, on voit que l'influence
excito-motrice s'étend sur d'autres parties de ce système
et qu'arrivé à un certain degré de force ce même agent
détermine des convulsions générales.

Nous en pouvons conclure que la force excito-motrice
développée dans une cellule nerveuse par l'action de la
puissance sensitive est susceptible d'agir comme excitant
non-seulement sur le nerf moteur en connexion avec cette
cellule, mais aussi sur d'autres cellules du même ordre,
et de devenir ainsi à son tour un stimulant de l'innervation
excito-motrice (2).

sonnement avait lieu sans être accompagné d'aucune convulsion ;
mais si une seule de ces racines
sensitives demeurait intacte, l'excitation transmise à la moelle épinière par cette racine unique
s'étendait aux racines antérieures de
tous les autres nerfs, et produisait
un tétanos général (a).

(1) L'existence de ces relations
fonctionnelles entre les nerfs sensitifs et les nerfs moteurs d'une
même partie de l'organisme a été
brièvement indiquée, il y a plus
d'un demi-siècle, par Herbert Mayo
et par Calmeil (b).

(2) Longet a souvent remarqué
qu'en variant l'intensité de l'impres-

(a) Cl. Bernard, *Leçons sur les effets des substances toxiques*, p. 357.
(b) H. Mayo, *Anatomical and Physiological commentaries*, 1823, t. II, p. 131.
— Calmeil, *Op. cit.* (*Journal du progrès*, 1828, t. IX, p. 9).

Il est présumable que ces effets d'induction s'obtiennent au moyen des filaments nerveux, qui dans la substance de la moelle épinière relient entre elles les cellules du myélaxe (1). L'analogie nous conduit à penser qu'il doit en être ainsi, mais, à raison du mode de structure de l'axe cérébro-spinal, nous ne pouvons, en interrompant expérimentalement ces connexions, démontrer la vérité de cette opinion (2), et, pour y donner un caractère de certitude scientifique, il nous faut avoir recours à des vivisections pratiquées sur le système nerveux des Animaux invertébrés, où les divers foyers de puissance excito-motrice sont assez éloignés entre eux pour que l'expérimentateur puisse les séparer organiquement en coupant les conducteurs intermédiaires.

§ 7. — La plupart des Insectes et des Crustacés se prêtent très-bien à des expériences de ce genre, car chez ces Animaux la plupart des ganglions sont placés à distance les uns des *Action nerveuse réflexe chez les Invertébrés.*

sion sensitive, produite sur un point déterminé de l'organisme, on pouvait faire varier d'une manière correspondante l'étude des mouvements réflexes déterminés par ladite excitation. Ainsi, chez une Grenouille décapitée, une excitation légère des téguments de l'une des pattes postérieures ne met en mouvement que cette même patte, tandis qu'une excitation plus intense du même point de la peau fait contracter à la fois les deux membres postérieurs ; enfin cette même excitation locale, en acquérant encore plus d'intensité, peut mettre en mouvement les quatre membres simultanément (a).

(1) Voyez tome XI, p. 275.

(2) On pourrait supposer que la propagation de l'activité fonctionnelle des foyers excito-moteurs s'effectue par une sorte d'irradiation au lieu de se faire par l'intermédiaire d'un conducteur spécial. Il est vrai que toute solution de continuité, dans la substance de la moelle épinière, empêche cette propagation de s'effectuer ; mais, en pratiquant une section, l'expérimentation détruit dans une certaine étendue les cellules nerveuses, aussi bien que les fibres connectives, et par conséquent, dans ce cas, rien ne prouve que l'interruption de la transmission de la force nerveuse excitante ne soit pas le résultat de la désorganisation de ces organites, et non le résultat de la division des conducteurs filiformes qui les relient entre eux.

(a) Longet, *Traité de physiologie*, t. III, p. 254.

autres, et les connectifs qui les unissent entre eux, et qui ne contiennent pas de cellules nerveuses, sont souvent non-seulement longs, mais aussi d'un accès facile. Dugès, M. Yersin, M. Faivre et plusieurs autres naturalistes ont profité de ces circonstances pour étudier les propriétés physiologiques des diverses parties du système nerveux de ces Animaux, et parmi les faits constatés par ces auteurs il en est plusieurs qui nous permettront de résoudre la question dont l'examen nous occupe en ce moment.

Ainsi Dugès, en expérimentant sur des Mantes et des Criquets de grande taille, qui sont très-communs aux environs de Montpellier (1), a constaté que la section des connectifs de la chaîne ganglionnaire entre le premier et le second anneau du thorax n'empêche la production de mouvements induits, ni dans la portion céphalique, ni dans la portion abdominale du corps de l'Insecte, mais interrompt toute transmission de puissance nerveuse de l'une de ces régions à l'autre ; si l'on touche la tête, les pattes de la première paire, ainsi que les appendices céphaliques, pourront être mis en mouvement, mais les pattes de la seconde et de la troisième paire, ainsi que l'abdomen, restent indifférentes à l'excitation produite de la sorte, et si ensuite, laissant en repos la région antérieure de l'Insecte, on le touche dans le voisinage de l'anus, on ne détermine la manifestation d'aucun signe d'activité nerveuse dans la tête ou dans le prothorax, mais on met en mouvement les pattes des deux dernières paires et les muscles de l'abdomen. Des effets analogues sont produits quelle que soit la paire de connectifs divisés : toujours l'influence stimulante développée dans l'une des portions de la chaîne ganglionnaire, ainsi séparée en deux tronçons, reste confinée aux parties

(1) Particulièrement sur les nombreux Tamarix, qui sont situés sur les bords de la mer, entre Cette et Agde.

dont les nerfs sont en relation avec les foyers excito-moteurs situés dans le tronçon excité; les autres parties de l'organisme n'en éprouvent aucun effet (1). Une multitude d'expériences analogues, pratiquées sur d'autres Animaux invertébrés, ont donné le même résultat; l'indépendance nerveuse des deux tronçons de la chaîne est rendue non moins complète que si l'on détruisait un ou plusieurs des ganglions situés entre les deux parties de la série de centres excito-moteurs ainsi isolés et, par conséquent, il me paraît inutile d'insister davantage sur ce point.

Ainsi il est bien démontré que l'activité fonctionnelle des organites producteurs de la force excito-motrice peut être induite par cette force elle-même venant d'une autre source, de la même manière qu'elle peut être développée par l'action de la force nerveuse qui se manifeste sous la forme d'une puissance sensitive et qui est transmise de la périphérie de l'économie animale vers les foyers nerveux par l'intermédiaire des nerfs appelés centripètes. J'insiste sur cette conclusion, non-seulement à raison de son importance pour l'étude du travail excito-moteur, mais aussi parce que bientôt elle nous aidera à concevoir comment d'autres actions nerveuses peuvent influer d'une manière analogue sur ce même travail.

§ 8. — En variant les expériences sur le mode de production des actions nerveuses réflexes sur des Animaux décapités (1), et en observant attentivement les phénomènes

Propagation des actions excito-motrices dans la moelle épinière.

(1) Ces expériences ont été variées de diverses manières, soit par Dugès, soit par d'autres naturalistes, et toujours elles ont donné des résultats analogues, sous le rapport du rôle des connectifs dans la transmission de la force nerveuse (a).

(2) Dans les expériences de ce genre, il est utile d'opérer sur des Animaux décapités, dont l'encéphale a été enlevé, ou dont la moelle épinière a été divisée un peu au-dessous du centre moteur de l'appareil respiratoire, afin d'éviter que les effets

(a) Dugès, *Traité de physiologie comparée*, t. 1, p. 337 et suiv.

de ce genre chez des personnes dont les membres inférieurs étaient paralysés par suite d'une désorganisation locale de la moelle épinière située au-dessus de l'origine des nerfs lombaires, on a pu obtenir quelques données relatives à la manière dont la force excito-motrice, ou plutôt dont l'influence nerveuse apte à développer cette force se propage dans la substance de la moelle épinière (1). Les effets qu'elle produit en s'y étendant peuvent être modifiés par beaucoup de circonstances dont il est souvent difficile de tenir compte ; mais les faits constatés de la sorte ont fourni à ce sujet des résultats importants.

Ainsi il paraît bien démontré que ce stimulant nerveux développé d'abord dans le point où aboutit le nerf sensitif en action, point que l'on peut supposer être une cellule, ou névrite élémentaire, est susceptible de se propager de proche en proche dans le myélaxe, non-seulement de haut en bas, mais aussi de bas en haut, et transversalement de l'une des moitiés de la moelle épinière à l'autre moitié (2). Mais la facilité avec laquelle cette transmission s'effectue n'est

de l'action nerveuse réflexe ne soient masqués ou troublés par les mouvements volontaires ou les mouvements sensoriaux, provocables par la douleur.

(1) Parmi les expérimentateurs qui, à la suite de Marshall Hall et de ses prédécesseurs, ont le plus contribué aux progrès de nos connaissances relatives à cette partie de la physiologie du système nerveux,

je citerai de préférence J. Müller, Van Deen, Volkmann, Pflüger et M. Vulpian (a).

(2) Pflüger, à qui l'on doit beaucoup de travaux importants sur les actions nerveuses réflexes, considère la transmission de la force excito-motrice, dans l'intérieur de la moelle épinière, comme se faisant de bas en haut, c'est-à-dire du point d'arrivée de l'excitation aux nerfs moteurs

(a) Müller, Manuel de physiologie, t. I, p. 698 et suiv.
— Van Deen, Traités et découvertes sur la physiologie de la moelle épinière, 1841.
— Volkmann, Ueber Reflexbewegung (Müller's Arch. für anat. u. physiol., 1839).
— Pflüger, Die sensorischen Functionen des Ruckenmarks, 1853.
— Vulpian, Leçons sur la physiologie du système nerveux, p. 393 et suiv. (1866).
— Cayrade, Sur la localisation des mouvements réflexes (Journ. d'anat. de Robin, 1868, t. III, p. 346).

pas la même dans toutes les directions, ou en d'autres mots la cellule faisant fonction de source de force excito-nerveuse n'exerce pas au même degré son influence sur toutes les cellules excito-motrices circonvoisines, avec lesquelles elle est en connexion. D'ordinaire, toutes choses égales d'ailleurs, la force développée ainsi par induction dans un de ces foyers d'innervation paraît être en raison inverse du nombre des foyers intermédiaires qui sont comparables à autant de stations de relais. Si ces agents intermédiaires sont également espacés, les effets produits par l'induction nerveuse diminuent à mesure que la distance entre la cellule-source et la cellule stimulée augmente; mais la fibre conductrice qui relie entre eux ces deux points peut être longue ou courte, sans qu'il en résulte aucune différence appréciable dans la grandeur des effets excitants produits par son intermédiaire. On conçoit aussi que des différences quantitatives dans les effets produits par cette espèce de dispersion de la force excito-nerveuse émanée d'une cellule ou foyer d'innervation quelconque puissent dépendre de certaines inégalités dans les propriétés conductrices des diverses fibres nerveuses, à l'aide desquelles ces communications sont établies, et que les effets résultant de l'action de la force transmise ainsi à divers foyers de puissance excito-motrice puissent varier aussi, suivant le degré d'excitabilité de ces derniers agents. Les phénomènes de cet ordre sont donc beaucoup plus complexes qu'ils ne le paraissent

qui naissent plus près de l'encéphale (a); mais les expériences de M. Cayrade montrent que ce stimulant s'y propage dans les deux sens, et elles paraissent même établir que son exclusion est plus facile de haut en bas que de bas en haut (b).

Dugès a tiré une conclusion analogue des expériences faites sur la chaîne ganglionnaire des Insectes (c).

(a) Pflüger, Op. cit.
(b) Cayrade, Op. cit. (Journ. d'anat. et de physiol. de Robin, t. V, p. 359).
(c) Dugès, Op. cit., t. 1, p. 339.

au premier abord, et comme nous ne pouvons jamais apprécier exactement la valeur de chacun des facteurs dont le produit ne se manifeste à nous que par la mise en jeu d'un muscle ou d'un groupe de muscles, nous ne pouvons formuler aucune règle absolue ou loi physiologique relative à la grandeur du travail accompli de la sorte. Les tentatives de ce genre qui ont été faites récemment laissent beaucoup à désirer, et je ne pense pas qu'ici il soit nécessaire de les discuter à fond (1).

§ 9. — Une excitation très-faible d'un nerf sensitif ne

(1) M. Pflüger, voulant systématiser les résultats obtenus par ses prédécesseurs, ainsi que ceux déduits de ses propres recherches expérimentales, les a résumés en une série de propositions, dont quelques-unes sont parfaitement acceptables, mais dont d'autres sont très-sujettes à critique, ainsi que l'a montré M. Cayrade (a).

Voici à peu près la manière dont M. Pflüger énonce son opinion au sujet de la transmission des excitations motrices dans l'axe cérébro-spinal :

1° Lorsque l'irritation d'un nerf sensitif ne produit des mouvements que dans les muscles d'une seule moitié du corps, ces mouvements ont lieu constamment dans la moitié du corps qui correspond au nerf irrité.

2° Quand une excitation d'un nerf a produit des mouvements réflexes dans les muscles du même côté, si les muscles de l'autre côté entrent aussi en contraction, ce seront ceux qui correspondent aux précédents.

3° Si une excitation d'un nerf sensitif détermine des contractions réflexes dans les muscles des deux côtés, et si le mouvement est plus fort dans une moitié du corps, ce sera toujours dans celle qui correspond au nerf irrité.

4° Quand l'excitation d'un nerf sensitif, après avoir déterminé des contractions dans les muscles dont les nerfs moteurs naissent de la région de la moelle où se termine le nerf excité, provoque des contractions dans d'autres muscles, cette excitation se propage toujours à des muscles animés par des nerfs naissant de racines plus rapprochées de l'extrémité céphalique de la moelle.

5° Les mouvements sont locaux ou généraux. Ceux qui sont locaux ont lieu par l'intermédiaire des racines motrices, situées au même niveau que les nerfs sensitifs excités, ou des nerfs qui ont leur origine dans la moelle allongée (b).

(a) Cayrade, *Recherches critiques et expérimentales sur les mouvements réflexes,* thèse de Paris, 1864. — *Sur la localisation des mouvements réflexes (Journ. d'anat,* de Robin, 1868, t. V, p. 346).
(b) Voy. Longet, *Op. cit.,* t. III, p. 260.

provoque un développement de force excito-motrice que dans une des moitiés latérales de la moelle épinière, et le côté où ses effets stimulants se manifestent est celui auquel appartient le susdit nerf.

Effectivement, dans les expériences physiologiques, quand les effets de l'action excito-motrice réflexes sont faibles, ils ne provoquent ordinairement de contractions que dans des muscles dont les nerfs naissent de la moitié latérale de la moelle épinière où se rendent les nerfs sensitifs mis en action par les excitations périphériques (1); mais si la force nerveuse développée ainsi dans le voisinage immédiat du point d'origine commun du nerf sensitif et du nerf moteur devient plus puissante, son action s'étend facilement sur l'autre moitié de la moelle épinière, et s'exerce de préférence sur la portion du myélaxe dont naît le nerf correspondant à celui sur lequel cette action s'est déjà manifestée du côté opposé (2). Il y a donc, sous ce rapport,

(1) Les choses se passent ainsi dans l'état normal, mais il est des circonstances dans lesquelles les effets excito-moteurs provoqués par une action sensitive locale se manifestent d'une manière différente. Ainsi M. Cayrade a constaté que, si l'excitabilité des nerfs moteurs du côté sur lequel agit le stimulant sensitif a été très-affaiblie et pour ainsi dire épuisée temporairement par suite de sa mise en jeu réitérée, cette action excitante peut ne déterminer aucun effet excito-moteur de ce côté du corps, et cependant provoquer des contractions du côté opposé où l'excitabilité nerveuse est demeurée plus grande (a).

(2) A l'appui de cette conclusion formulée en 1853 par Pfluger, et admise aujourd'hui par la plupart des physiologistes, M. Vulpian cite un fait intéressant, constaté chez un malade atteint d'hémiplégie incomplète. Le chatouillement pratiqué sur la paume de la main à demi paralysée provoquait des mouvements brusques de flexion des doigts, non-seulement du côté excité, mais aussi et en même temps dans la main du côté opposé qui était restée dans l'état normal; or les effets produits de la sorte étaient complétement locaux et n'étaient pas accompagnés de mouvements dans d'autres parties de l'organisme (b).

(a) Cayrade, Op. cit. (Journ. d'anat. et de physiol., t. V, p. 357).
(b) Vulpian, art. MOELLE ÉPINIÈRE du Dictionnaire encyclopédique des sciences médicales, 2ᵉ série, t. VIII, p. 453.

des relations fonctionnelles intimes entre les deux foyers
excito-moteurs d'une même paire de nerfs, et les centres
excito-moteurs qui se représentent mutuellement de chaque
côté de la ligne médiane du corps paraissent être entre eux
en communication plus facile qu'avec les centres analogues
qui occupent dans la moelle épinière un autre plan trans-
versal et qui sont par conséquent plus rapprochés ou plus
éloignés des extrémités du myélaxe (1).

Nous voyons donc que chaque paire de nerfs rachidiens
est en rapport direct avec une paire de foyers nerveux qui,
l'un et l'autre, sont non-seulement aptes à renvoyer sur un
muscle ou sur un groupe de muscles, par l'intermédiaire des
fibres nerveuses motrices ou centrifuges correspondantes,
la force nerveuse communiquée à ces centres par l'effet
de l'activité fonctionnelle des fibres sensitives satellites des
fibres motrices sus-mentionnées et comparables à des conducteurs centripètes, mais capables aussi de s'exciter réciproquement et d'agir en même temps comme agents stimulants sur les autres foyers excito-moteurs disposés

(1) Les expériences faites à ce
sujet ne mettent pas toujours en
évidence cette tendance à la symé-
trie dans les effets produits par les
actions excito-motrices locales. Ainsi
Volkmann et Van Deen ont souvent
vu les contractions musculaires se
déclarer moins facilement du côté
du nerf sensitif stimulé que du côté
opposé du corps (a); mais les causes
d'anomalies de ce genre sont d'ordinaire faciles à deviner et n'infir-
ment en rien la tendance générale
des faits constatés par la plupart des
physiologistes. Ainsi M. Cayrade a
fait remarquer que, pour mettre bien
en évidence cette tendance à la production d'effets réflexes symétriques,
il faut qu'au moment de l'expérience
les membres soient dans la même
position ; car, dans le cas contraire,
les mouvements provoqués ainsi
peuvent être dissemblables des deux
côtés du corps, ce qui implique la
transmission de la force excito-motrice à des nerfs différents du côté
stimulé directement et du côté stimulé secondairement. L'action réflexe
a ordinairement pour effet de mettre
chaque membre dans la position
opposée à celle qu'il avait au moment où l'excitation se produisait (b).

(a) Van Deen, *Physiologie de la moelle épinière*, p. 114 et suiv.
(b) Cayrade, *Loc. cit.*, p. 360.

également par paires dans toute la longueur de la moelle épinière.

Les diverses parties de l'appareil excito-moteur constitué par le cordon rachidien se comportent d'une manière analogue lorsque, au lieu d'être mises en action par une force nerveuse, telle que la sensitivité, elles sont excitées directement par des agents irritants. Ainsi lorsque, sur un Animal privé de sensibilité, on pique légèrement la moelle épinière du côté droit, c'est aussi dans les muscles du côté droit du corps que les mouvements convulsifs déterminés de la sorte se produisent; et lorsqu'on excite soit de la même manière, soit au moyen de l'électricité ou à l'aide d'un irritant chimique peu puissant, le côté gauche de la moelle épinière, c'est aussi à gauche que les muscles se contractent; dans l'un et l'autre cas l'action exercée sur l'organisme est directe; mais l'indépendance des deux moitiés similaires de la moelle épinière n'est pas complète, et chacune de ces moitiés, étant plus fortement impressionnée, est capable de développer la force excito-motrice dans son congénère.

L'excitabilité provoquée de la sorte ou mise en jeu par des stimulants nerveux n'est pas également grande dans toutes les parties de l'axe cérébro-spinal dont naissent les nerfs moteurs : elle est plus développée dans la moelle allongée que dans la moelle épinière proprement dite et elle y persiste davantage aux approches de la mort. Ainsi le foyer excitateur des mouvements respiratoires, qui, tout en étant apte à fonctionner sans le concours d'aucune force nerveuse centripète, est susceptible d'être influencé par les impressions nerveuses inconscientes et de remplir le rôle d'un point de rebroussement ou organe réflecteur, répond aux incitations de cet ordre après que les actions réflexes ont cessé de pouvoir se manifester dans les autres parties de l'organisme.

Foyers spéciaux de puissance excito-motrice.

Il y a aussi d'autres foyers d'action nerveuse réflexe qui, à raison de la grande excitabilité des parties sensitives avec lesquelles ils sont en relation ou par suite de leur excitabilité propre, remplissent leurs fonctions avec plus d'activité que la plupart des agents de cet ordre et conservent plus longtemps l'exercice de cette faculté lorsque les forces vitales tendent à s'éteindre; mais ces parties ne sont pas les mêmes chez tous les Animaux (1).

§ 10. — Il est également à noter que certains foyers excito-moteurs spéciaux sont particulièrement excitables par les impressions sensitives inconscientes développées dans des parties déterminées de l'organisme dont les relations anatomiques avec ces foyers paraissent devoir être très-indirectes (2). Des expériences fort curieuses, faites récemment par M. Goltz, nous fournissent des exemples remarquables de ces espèces de sympathies inexplicables et nous donnent également des preuves de l'influence que le mode de pro-

Sympathies nerveuses.

(1) Ainsi M. Cayrade a constaté que les parties de l'organisme dont l'excitation mécanique provoque le plus facilement et le plus longtemps des actions excito-motrices réflexes sont, chez les Poissons, l'extrémité des nageoires et plus particulièrement l'extrémité de la nageoire caudale, tandis que chez la Grenouille la région que l'on appelle le point d'élection pour la détermination des effets de cet ordre est le pourtour de l'anus (a).

A ce sujet je rappellerai que l'application d'un agent irritant sur le tronc d'un nerf sensitif ne provoque pas l'action réflexe aussi facilement que l'excitation de la portion terminale des mêmes nerfs. Cette inégalité dans l'aptitude à provoquer des effets excito-moteurs réflexes a été constatée par Volkmann ainsi que par Longet (b).

(2) A ce sujet, je citerai une série d'expériences intéressantes faites, sous la direction de Pflüger, par M. Sanders-Ezn, sur la localisation des effets excito-moteurs, déterminés par l'excitation sensitive de différentes régions de la surface cutanée chez la Grenouille (c).

(a) Cayrade, *Recherches critiques et expérimentales sur les mouvements réflexes*, p. 73. (Thèse 1864.)
(b) Volkmann, *Op. cit.* (Müller's *Archiv*, 1838).
— Longet, *Traité de physiologie*, t. III, p. 255.
(c) Sanders-Ezn, *Vorarbeit für die Erforschung des Reflexmechanismus im Lendenmark des Frosches* (*Sitzungsber. der s. Ges. d. Wissensch.*, 1867).

duction des impressions sensitives peut exercer sur le genre
d'effet excito-nerveux produit par elles sur la moelle épinière.
Ainsi lorsqu'on frotte doucement avec le doigt la peau des
épaules ou des flancs d'une Grenouille dont le cerveau a été
détruit, on détermine dans les muscles du gosier des mouvements dont résulte la production du son propre à ces Batraciens ; chaque friction légère est suivie d'un coassement isolé,
tandis que l'irritation produite sur la même surface cutanée
lorsqu'on la pique ou qu'on la racle avec un instrument
tranchant détermine des mouvements généraux sans mettre
en jeu l'appareil vocal (1).

Le rire plus ou moins convulsif qui, dans l'espèce humaine,
peut être provoqué par le chatouillement, est déterminé par
une action excito-motrice réflexe du même ordre.

§ 11. — L'espèce de double chaîne constituée par les
foyers excito-moteurs en relation directe avec les nerfs
rachidiens et exerçant, par l'intermédiaire de ces conducteurs, son influence sur l'ensemble du système locomoteur,
s'étend dans toute la longueur de la moelle épinière, dont
elle occupe l'axe composé de substance grise. Mais, tout en
étant une réunion de centres nerveux ayant chacun leur individualité, elle constitue un appareil spécial affecté particulièrement au service de l'appareil de la locomotion, et dans
son mode de fonctionnement on aperçoit les indices d'un

Foyer excito-moteur des mouvements de locomotion.

(1) L'irritation électrique ou chimique de cette partie de la peau ne
détermine jamais le coassement, et
lorsqu'on passe légèrement le doigt
sur la région scapulaire d'une Grenouille intacte, la production du son
n'a pas lieu, ou lorsque ce phénomène se manifeste, il n'a pas le même
caractère que dans le cas précédent.

Effectivement dans ce cas plusieurs
coassements se succèdent sous l'influence d'une excitation unique, tandis
que chez l'Animal privé de cerveau
chaque excitation ne donne lieu qu'à
une seule émission vocale (a). Nous
aurons à revenir sur ce fait lorsque
nous étudierons le pouvoir nerveux
dit *arrestif.*

(a) Goltz, *Ueber reflectorische Erregung der stimme der Frosches (Centralblatt d.
med. Wissensch.,* 1865, p. 705).

nouveau degré dans la division du travail accompli par l'ensemble du système. En effet, non-seulement certains foyers d'activité nerveuse réflexe exercent sur leurs associés plus d'influence que ne le font d'autres foyers de même grosseur, mais déterminent dans les effets résultant de leur travail une coordination telle que les mouvements provoqués de la sorte, au lieu d'être isolés et désordonnés comme le sont la plupart des mouvements réflexes dont nous nous sommes occupés jusqu'ici, sont combinés entre eux de manière à produire un résultat spécial qui semble être prévu et qui est en rapport avec les besoins physiologiques de l'être animé; des mouvements, en un mot, qui ont un caractère intentionnel et qui ressemblent beaucoup à ceux qu'une volonté intelligente pourrait faire exécuter en vue de l'obtention de ce même résultat. Dans une prochaine leçon nous aurons à étudier le rôle de divers agents organiques par l'intermédiaire desquels cette espèce de gouvernement inconscient ou conscient s'opère; mais dès à présent il est nécessaire de montrer que la portion antérieure de l'appareil excito-moteur réflexe est en possession d'un pouvoir de ce genre et peut déterminer automatiquement des combinaisons objectives dans les contractions musculaires.

Les mouvements des membres à l'aide desquels la locomotion s'effectue sont des mouvements qui présentent ce caractère et qui naissent sous l'influence de l'action excitomotrice réflexe produite par la portion céphalique de la moelle épinière que l'on désigne communément sous le nom de moelle allongée, quoique, en réalité, elle ne diffère de la moelle épinière proprement dite ni par ses propriétés physiologiques essentielles, ni par ses principaux caractères anatomiques.

Le rôle de la moelle allongée, dans l'accomplissement de ces actes, a été mis en évidence par les expériences suivantes.

Flourens a constaté que les Oiseaux, les Poules notamment, peuvent être privés de leur cerveau sans cesser de vivre ; par les effets de l'ablation de cette partie du système nerveux ces Animaux sont plongés dans un état de stupeur qui ressemble à un sommeil profond ; mais ils ne perdent ni la faculté de marcher, ni la faculté de voler, et les mêmes effets sont produits, à peu de chose près, par la destruction du cerveau d'une part chez les Vertébrés inférieurs, c'est-à-dire chez les Reptiles, les Batraciens et les Poissons, d'autre part chez les Êtres animés les plus parfaits, savoir les Mammifères (1).

Une Poule à laquelle on a enlevé aussi les couches optiques, les lobes optiques et le cervelet reste également en possession de la faculté de mouvoir avec énergie ses membres lorsqu'elle y est excitée par des impressions sensitives. Mais dès que le bulbe rachidien a été enlevé il en est tout autrement : l'Animal devient presque immobile ; il continue à faire spontanément des mouvements respiratoires, mais les impressions sensitives produites à la périphérie de l'organisme ne provoquent dans les membres que des mouvements réflexes désordonnés, incohérents et inaptes à effectuer le travail mécanique de la locomotion. La moelle épinière proprement dite est donc, chez ces Vertébrés à sang chaud, incapable de remplir ces fonctions excito-motrices objectives, tandis que d'autre part ni le cerveau, ni le cervelet ne sont indispensables pour l'accomplissement de ces actes.

Nous pouvons conclure de ces faits que chez les Oiseaux la force nerveuse excito-motrice spéciale dont dépend le travail normal de l'appareil locomoteur se développe dans la

(1) Sauf la faculté de résister à des mutilations de ce genre qui diminue beaucoup chez les Mammifères, surtout chez les espèces les plus élevées en organisation, et chez les individus adultes.

portion antérieure de la moelle allongée et que dans ce point le myélaxe constitue un foyer d'innervation particulier. Je dois ajouter que dans cette région de l'axe cérébro-spinal, de même que dans la moelle épinière proprement dite, l'irritation mécanique provoque l'activité fonctionnelle des névrites excito-motrices, tandis que le même stimulant ne produit ni sur le cerveau ni sur le cervelet aucun effet appréciable.

Sous ces rapports les Mammifères ressemblent aux Oiseaux; mais chez les Vertébrés inférieurs cette localisation, cette concentration de la puissance excito-motrice objective, n'est pas portée aussi loin, et chez les Batraciens notamment des contractions musculaires régulières, coordonnées et propres à effectuer des mouvements généraux de locomotion, ainsi que d'autres mouvements analogues, peuvent être déterminées par l'action réflexe dont la moelle épinière est le producteur. Je reviendrai sur l'examen des questions soulevées par les phénomènes de cet ordre, lorsque nous étudierons le mode de production des mouvements volontaires et les caractères par lesquels ces mouvements se distinguent des mouvements automatiques; pour le moment je me bornerai à signaler les faits dont je viens de parler.

Foyer excito-moteur du pharynx. § 12. — Un foyer de force excito-motrice réflexe dont l'indépendance est plus complète et dont le rôle est plus limité existe dans une autre partie de la moelle allongée. Il est constitué par les agrégats ou noyaux de substance grise dont nous avons vu naître le nerf grand hypoglosse et les autres nerfs dont les filets, soit moteurs, soit sensitifs, vont se distribuer au pharynx et à l'œsophage (1). Les muscles pharyngiens qui agissent dans la deuxième période de la déglutition et qui font passer les aliments de la partie

(1) Voyez tome XI, p. 242 et suivantes.

supérieure de l'arrière-bouche jusque dans l'entrée de l'œsophage se contractent brusquement dès que les aliments viennent exciter la tunique muqueuse de cette portion des voies digestives (1). Les mouvements automatiques effectués ainsi sont complétement involontaires et s'exécutent après l'extinction de la sensibilité comme dans l'état normal ; ils présentent donc tous les caractères des mouvements qui sont déterminés par une force nerveuse réflexe (2). Or ils ne sont empêchés ni par l'ablation du cerveau et du cervelet, ni même par la destruction de la protubérance annulaire, mais ils cessent dès que le bulbe est profondément lésé (3), soit que le centre initial des

(1) Voyez tome VI p. 274.
Depuis la publication du volume dans lequel j'ai traité du mécanisme de la déglutition, de nouvelles recherches ont été faites sur ce phénomène par M. Moura, ainsi que par M. Carlet et M. Arloing (a).

(2) Pour montrer que les mouvements de déglutition sont dus à une action nerveuse réflexe, Marshall Hall fait remarquer que nous ne pouvons les répéter plusieurs fois de suite rapidement, à moins d'introduire quelque chose dans la bouche (b). Il rappelle à ce sujet une expérience de Magendie, qui ayant introduit le doigt dans le pharynx d'un Chien, par une ouverture pratiquée entre l'os hyoïde

et le cartilage thyroïde, détermina des mouvements de déglutition, en stimulant de la sorte mécaniquement les parois de l'arrière-bouche.

(3) M. Vulpian a constaté très-nettement ces faits en opérant sur des Chats (c), et il résulte de ses diverses expériences que la transmission de la force excito-motrice développée dans le bulbe rachidien s'effectue en partie par les nerfs hypoglosses qui se rendent au pharynx (d), en partie par les nerf spinaux dont certains filets vont se joindre au pneumogastriques et se distribuent ensuite dans la portion supérieure de l'œsophage.

On doit à M. Jolyet un travail très-approfondi sur l'anatomie et la phy-

(a) Moura, *Mémoire sur l'acte de la déglutition (Journal d'anat. et de physiol.* de Robin, 1867, t. IV, p. 157).
— Carlet, *Sur le mécanisme de la déglutition (Comptes rendus de l'Acad. des sciences,* 1874, t. LXXIX, p. 1013).
— Arloing, *Application de la méthode graphique à l'étude du mécanisme de la déglutition chez les Mammifères et les Oiseaux (Ann. des sciences nat.,* 1877, 6e sér., t. V, article n° 1).
(b) Marshall Hall, *Lecture,* p. 26.
(c) Vulpian, *Leçons sur la physiologie du système nerveux,* p. 497.
(d) Voy. ci-dessus, p. 34.

nerfs moteurs des muscles pharyngiens ait été atteint, soit
que les communications entre ce foyer et les racines profondes des nerfs sensitifs correspondants aient été interrompues par la section (1).

siologie de l'appareil nerveux fort
complexe qui préside aux mouvements du pharynx et de l'œsophage.
Cet auteur a constaté, sous ce rapport, des différences considérables
chez divers animaux d'une même
classe, et il résume dans les termes
suivants les résultats qu'il a obtenus.

Chez le Chien : 1° L'excitation,
dans le crâne, des racines propres
du pneumogastrique provoque des
contractions violentes et brusques
du pharynx et de l'œsophage dans
toute sa longueur. Les racines de ce
nerf agissent sur l'œsophage par
action directe ou centrifuge, et par
action réflexe ou centripète. 2° L'excitation, dans le crâne, des filets
propres du glosso-pharyngien provoque des contractions dans l'œsophage qui paraissent tenir à une
action réflexe. 3° Si le spinal possède
une influence sur les mouvements de
l'œsophage, ce qui est douteux, elle
doit être bornée aux filets les plus
supérieurs de ce nerf. 4° De toutes
les autres anastomoses du nerf pneumogastrique, le facial est le seul
nerf qui exerce une influence sur les
mouvements de l'œsophage. Son action paraît être bornée à la moitié
supérieure de ce conduit.

Chez le Chat. L'influence principale sur les mouvements de l'œsophage paraît ne pas appartenir au
pneumogastrique, comme cela a lieu
chez le Chien. Chez le Chat, c'est au

nerf spinal que revient toute l'influence motrice que possède le nerf
pneumogastrique au milieu de la région cervicale.

Chez le Lapin. L'influence motrice que le nerf pneumogastrique
exerce sur l'œsophage revient en
partie aux filets propres de ce nerf et
en partie au nerf spinal.

Les expériences, en montrant que
la source des nerfs moteurs de
l'œsophage est variable, suivant les
animaux, font aussi connaître le danger qu'il y aurait de généraliser et
d'appliquer à tous les animaux des
résultats obtenus sur une seule espèce animale (a).

Ces faits intéressants me portent
à croire que les fibres nerveuses affectées au service du transport de la
force excito-motrice de l'encéphale à
l'œsophage se groupent de diverses
manières en se séparant de l'axe
cérébro-spinal, et vont s'associer
tantôt à celles dont se compose le
nerf spinal, d'autres fois aux éléments constitutifs du pneumogastrique, etc. Des variations de ce
genre nous sont démontrées anatomiquement par le mode d'origine
de divers nerfs crâniens chez les
Poissons.

(1) On ne sait pas encore comment ces relations fonctionnelles
sont établies entre les nerfs sensitifs
de cette région, savoir : le nerf tri-
facial, le nerf glosso-pharyngien, et

(a) Jolyet, *Essai sur la détermination des nerfs qui président aux mouvements de
l'œsophage*, thèse de Paris, 1866 (voy. *Journal* de Robin, 1867, p. 308).

Les mouvements de succion que les Mammifères nouveau-nés exécutent toutes les fois que l'intérieur de leur bouche est excitée par la présence du mamelon ou d'un corps analogue dépendent aussi d'une action excito-motrice réflexe dont le foyer paraît être situé dans la moelle épinière (1), et il est digne de remarque qu'à un âge plus avancé les mêmes impressions ne produisent aucun effet de ce genre.

§ 13. — Les lobes optiques paraissent être le principal siége de l'action réflexe par suite de laquelle les impressions sensitives produites sur la rétine par la lumière mettent en jeu la puissance excito-motrice dont dépendent les contractures du muscle annulaire de l'iris et par conséquent le resserrement de la pupille. Nous avons vu dans une leçon précédente que ces contractions sont provoquées par l'activité fonctionnelle des nerfs de la troisième paire, dont les nerfs ciliaires sont des dépendances (2); et des expériences faites sur divers Animaux prouvent que l'excitation mécanique des lobes optiques met en jeu la motricité de ces nerfs (3). Or l'ablation de ces lobes, de même que la sec-

Propriétés excito-motrices des lobes optiques.

les nerfs moteurs des muscles pharyngiens et œsophagiens, mais toujours est-il que tous ces conducteurs de force nerveuse naissent à peu de distance les uns des autres, dans la substance grise de la moelle allongée, très-près des foyers moteurs de l'appareil de la respiration (a).

(1) Ces mouvements ont lieu même chez les enfants anencéphales, et ont été constatés chez des chiens nouveau-nés dont le cerveau avait été enlevé (b), mais ils cessent de se produire lorsque la moelle allongée est détruite, et la pathologie nous apprend que, dans l'affection connue sous le nom de *paralysie glosso-labio-laryngienne* de Duchesne, le centre de substance grise, dont naissent les nerfs facial, hypoglosse, accessoire et glosso-pharyngien, est souvent désorganisé (c).

(2) Voyez ci-dessus, pages 132 et suivantes.

(3) Dans ses premières expériences sur l'excitabilité des lobes optiques,

(a) Voy. ci-dessus, p. 34.
(b) Grainger, *Observations on the structure and functions of the spinal cord*, p. 80 (1837).
(c) Ferrier, *The functions of the Brain*, p. 24.

tion des nerfs optiques, rend l'Animal insensible à l'action de la lumière. Par conséquent on peut conclure de cet ensemble de faits que ces mêmes lobes sont le siége de l'action excito-motrice provoquée par la sensibilité de la rétine et causant par voie réflexe la contracture du muscle annulaire de l'iris.

Des expériences faites récemment par un physiologiste dont les travaux nous occuperont longuement dans quelques instants, M. Ferrier, établissent que les lobes optiques exercent aussi une action remarquable sur certaines parties du système musculaire qui n'ont aucune relation saisissable avec l'appareil de la vision. Effectivement, en excitant ces organes encéphaliques au moyen du courant électrique, ce physiologiste a déterminé la contraction des muscles extenseurs de la tête, du tronc et des membres. Lorsque l'excitation est faible et ne porte que sur les tubercules quadrijumeaux d'un seul côté, l'opisthotonos se manifeste seulement du côté opposé; mais sous l'influence d'un courant énergique l'état convulsif s'étend aux deux côtés du corps (1).

Flourens constata l'action exercée ainsi sur les mouvements de l'iris; mais il n'avait aperçu que des effets croisés (a). Ultérieurement il a reconnu que l'excitation d'un seul lobe détermine le resserrement de la pupille, non-seulement dans l'œil du côté opposé, mais aussi du côté sur lequel l'expérimentateur opère. Il y a donc là, tout à la fois, des effets directs et des effets croisés (b).

L'excitation de l'un des lobes optiques détermine des convulsions des deux côtés, mais plus marquées du côté excité (c).

(1) M. Ferrier a constaté que les tubercules quadrijumeaux du Lapin sont très-excitables par faradisation. Les attaques d'opisthotonos provoquées de la sorte sont fort violentes et persistent pendant quelque temps après l'interruption du courant électrique. Les muscles élévateurs de la mâchoire se contractent très-fortement en même temps que les autres muscles indiqués ci-dessus et cet

(a) Flourens, *Rech. expérim. sur le système nerveux*, édit. de 1824, p. 152.
(b) Flourens, *Op. cit.*, édit. de 1842, p. 144.
(c) Vulpian, *Op. cit.*, p. 835.

§ 14. — Nous ne devons pas oublier qu'une puissance excito-motrice apte à mettre en jeu les fibres musculaires de l'iris et excitable par les impressions produites sur la rétine par la lumière se développe aussi dans la portion du myélaxe comprise entre le niveau de la première vertèbre cervicale et la sixième vertèbre dorsale (1). Les phénomènes provoqués de la sorte rentrent dans la classe des actions nerveuses réflexes dont l'étude nous occupe en ce moment et la portion de la moelle épinière désignée sous le nom de région cilio-spinale, parce que son influence s'exerce sur l'iris par l'intermédiaire des nerfs ciliaires, constitue par conséquent un foyer spécial analogue à ceux que nous venons de passer en revue. Mais les relations entre ce centre excito-moteur et ses associés sont beaucoup plus complexes que celles au moyen desquelles les nerfs sensitifs du système rachidien exercent leur action stimulante sur les centres excito-moteurs des muscles ordinaires.

§ 15. — Les parties de l'encéphale qui sont situées en avant des lobes optiques ou tubercules quadrijumeaux et qui portent les noms de couches optiques, de corps striés et de cerveau proprement dit, ne possèdent pas les mêmes propriétés physiologiques que la moelle épinière, la moelle allongée et les lobes optiques : l'action des stimulants mécaniques sur ces parties ne provoque aucune contraction

état de trismus paraît être même, dans tous les cas, le premier degré du phénomène produit de la sorte. Il est aussi à noter que, parfois dans ces expériences, la pupille se contracte, circonstance que M. Ferrier attribue à la propagation de l'excitation électrique sur le noyau de substance grise qui donne naissance aux nerfs de la troisième paire et qui se trouve au dessus de l'aqueduc de Sylvius, dans le voisinage immédiat du point lésé (a).

(1) Voyez tome XII, pages 151 et suiv.

(a) Ferrier, *Experimental Researches in cerebral physiology* (*West Riding Lunatic asulum med Reports*), t. III p. 38 et suiv.

musculaire (1) et leur existence n'est pas nécessaire pour la production des mouvements déterminés par le développement d'actions nerveuses réflexes ; par conséquent nous ne devons pas les ranger au nombre des sources de la puissance excito-motrice.

Les couches optiques semblent être indifférentes aux stimulants mécaniques (2) ; cependant elles ne sont pas sans influence sur le mode de fonctionnement des foyers de force excito-motrice situés dans la moelle allongée ; leur désorganisation cause un affaiblissement plus ou moins grand de la puissance stimulante déployée par ces foyers (3), et dans

---

(1) Dans beaucoup d'expériences mal faites, la piqûre des couches optiques a été suivie de mouvements convulsifs; mais ce résultat dépendait de lésions effectuées dans les pédoncules cérébraux, qui sont situés immédiatement au-dessous de ces organes, et non de l'excitation traumatique de leur propre substance.

Je dois ajouter que, d'après quelques auteurs, l'irritation directe des couches optiques provoquerait des contractions de l'estomac et des intestins (a); mais cela paraît fort douteux (b).

(2) L'indifférence des couches optiques pour les excitants mécaniques, tels que piqûres, incisions, etc., a été constatée par beaucoup d'expérimentateurs (c), et dernièrement MM. Car-ville et Duret ont vu qu'en les soumettant à l'action de courants électriques on n'obtient que des résultats négatifs (d).

(3) Un affaiblissement plus ou moins prononcé de la puissance excito-motrice déployée par le mésencéphale peut résulter également de la mutilation de beaucoup d'autres parties de l'encéphale. Il n'y a donc dans le phénomène en question rien qui implique l'existence de propriétés spéciales dans les couches optiques.

En général, les effets produits par toutes ces lésions sont plus marqués dans les membres thoraciques que dans les membres abdominaux (e); mais là encore il n'y a rien qui soit particulier aux couches optiques (f).

(a) Budge. *Untersuchungen über das Nervensystem*, 1841, p. 149 et suiv.
— Valentin, *Repertorium*, t. VI, p. 359.
— Schiff, *Beiträge zur Kenntniss des motoreschen Einflusses der im Schlugel vereinigten Gebilde* (*Archiv für Physiol. Heilkunde*, 1846, t. V, p. 667).
(b) Longet, *Traité de physiologie*, t. III, p. 415.
(c) Voy. t. X, p. 390.
(d) Carville et Duret, *Sur les fonctions des hémisphères cérébraux* (*Arch. de physiol.*, 1875, p 465).
(e) Saucerotte, *Op. cit.* (prix de l'Acad. de chir., t. IV).
(f) Vulpian, *Leçons sur la physiol. du système nerveux*, p. 658.

une prochaine leçon nous verrons qu'en produisant dans ces parties de l'encéphale une irritation au moyen de piqûres ou d'incisions, on détermine dans les fonctions locomotrices des perturbations fort remarquables, notamment des mouvements rotatoires. Néanmoins la destruction complète et simultanée des deux couches optiques peut être effectuée sans qu'il en résulte aucune interruption dans la production des mouvements réflexes (1), bien que la paralysie, c'est-à-dire l'impuissance de la volonté comme agent incitateur des mouvements, puisse en être une conséquence (2). Il est d'ail-

(1) M. Nothnagel a constaté que, chez des Lapins, les deux couches optiques pouvaient être complétement désorganisées au moyen d'injections interstitielles d'acide chromique sans qu'il en résultât aucune paralysie, ni déviation, soit dans les membres, soit dans le tronc ou la tête, et sans que les excitations sensitives cessassent de provoquer des actions excito-motrices réflexes. Les animaux soumis à ces expériences pouvaient y survivre plusieurs semaines (a).

À l'occasion du procédé expérimental employé par M. Nothnagel, ainsi que par M. Baunis, M. Fournié et quelques autres physiologistes, je dois faire remarquer que, déjà en 1826, Serres y avait eu recours, avec cette différence qu'il portait au fond de la piqûre faite dans une partie déterminée de l'encéphale un peu d'acide nitrique (b), tandis

que les auteurs que je viens de citer employaient comme agent désorganisateur du chlorate de zinc (c), de l'acide chromique etc.; mais il est très-difficile de bien circonscrire les lésions produites de la sorte et les effets qui en résultent sont souvent compliqués d'accidents consécutifs ou sympathiques qui en rendent l'interprétation fort douteuse.

(2) Cette paralysie ne s'étend pas aux nerfs sensitifs et paraît dépendre de l'interruption de voies de communication entre le cerveau et le mésencéphale, plutôt que de la cessation d'un travail producteur de force nerveuse apte à stimuler cette dernière partie de l'axe cérébro-spinal.

Plusieurs physiologistes ont considéré les couches optiques comme exerçant une influence spéciale sur les mouvements des membres tho-

(a) Nothnagel. *Experimentelle Untersuchungen über die Functionen der Gehirns* (*Archiv für Pathol. Anat.*, 1874, t. LXII, p. 201).
(b) Serres, *Anatomie comparée du cerveau*, t. II, p. 691.
(c) Beaunis, *Note sur l'application des injections interstitielles à l'étude des fonctions des centres nerveux*, 1872.
— Fournié, *Recherches expérimentales sur le fonctionnement du cerveau*, 1873.

leurs à noter que chez les Vertébrés supérieurs les relations de ces organes avec les foyers excito-moteurs sont croisées, c'est-à-dire que l'action de la couche optique du côté droit s'exerce sur le côté gauche du corps et *vice versâ* (1).

Ganglions du grand sym-pathique.

§ 16. — Les nerfs sensitifs du système cérébro-spinal ne sont pas les seuls dont l'activité fonctionnelle soit susceptible de mettre en jeu la puissance excito-motrice de la moelle épinière. Des effets réflexes semblables à ceux déterminés par les premiers peuvent dans certains cas résulter des impressions produites sur les nerfs du système ganglionnaire. Les expériences faites par Bichat, par Wutzer et par Lobstein avaient conduit ces auteurs à penser que l'irritation mécanique n'exerçait sur ces nerfs ni sur les ganglions en connexion directe avec eux aucun effet appréciable (2) ; mais Flourens constata que, chez

raciques (*a*) ; mais ni les observations pathologiques recueillies sur l'Homme (*b*) ni les expériences pratiquées sur divers Mammifères ne sont favorables à cette opinion (*c*). Seulement l'affaiblissement général résultant de la lésion de l'encéphale est comme d'ordinaire plus marqué dans les membres thoraciques que dans les membres abdominaux (*d*).

(1) Des expériences faites par M. Schiff tendent à établir que l'action des couches optiques n'est pas toujours croisée. En effet, il a trouvé chez les Lapins que l'action est directe lorsqu'on opère sur la portion antérieure de ces organes, tandis qu'elle est croisée lorsque la lésion unilatérale porte sur leur tiers postérieur (*e*). Nous aurons bientôt à revenir sur l'examen de ces phénomènes.

(2) Ainsi Bichat ayant mis à découvert le ganglion semilunaire sur plusieurs animaux, l'irrita fortement sans déterminer aucun mouvement ni autre signe de douleur (*f*). Des expériences analogues faites par

(*a*) Saucerotte, *Mémoire sur les contre-coups* (prix de l'Acad. de chirurgie, t. IV, p. 310).
— Serres, *Anatomie comparée du cerveau*, t. II, p. 690 et suiv.
— Foville et Pinel-Grandchamp, *Recherches sur le siége spécial de différentes fonctions du système nerveux*, 1829.
(*b*) Andral, *Clinique médicale*, édit. de 1833, t. V, p. 357 et suiv.
(*c*) Longet, *Traité de physiologie*, édit. de 1869, t. III, p. 413.
— Schiff, *De vi motoria basi encephali*, p. 14.
(*d*) Vulpian, *Op. cit.*, p. 658.
(*e*) Schiff, *Op. cit. (Archiv für Physiol. Heilkunde*, 1846).
(*f*) Bichat, *Anatomie générale*, t. I, p. 227.

le Lapin, en pinçant le ganglion semilunaire, on peut déterminer dans le système musculaire des mouvements convulsifs (1), et des résultats analogues ont été obtenus par plusieurs autres physiologistes (2). Néanmoins l'action exercée par ces centres nerveux sur les fonctions excito-motrices de la moelle épinière est toujours faible et souvent inefficace; l'emploi du galvanisme détermine des effets plus marqués.

Du reste, les ganglions du système sympathique peuvent être eux-mêmes des centres d'actions nerveuses réflexes. Nous en avons eu des preuves en étudiant les relations établies par leur intermédiaire entre les impressions sen-sitives produites sur les nerfs gustatifs et l'activité fonc-tionnelle de la tunique musculaire des vaisseaux sanguins qui alimentent le travail sécrétoire des glandes salivaires (3). Les nerfs appelés vaso-moteurs qui appartiennent à ce sys-tème remplissent même un rôle des plus importants dans l'économie animale; mais leur action n'a pas toujours pour conséquence des contractions (4) et l'étude de leurs fonc-tions trouvera mieux sa place dans une autre leçon (5);

Wutzer, puis par Lobstein, ne don-nèrent aussi que des résultats né-gatifs (a).

(1) L'animal irrité de la sorte se débattait et poussait des cris. Flou-rens obtint quelquefois des résultats analogues, en pinçant l'un des gan-glions cervicaux supérieurs, mais dans d'autres cas l'animal restait impassible (b).

(2) Ainsi J. Müller, en pinçant le grand nerf splanchnique (c) chez le

Lapin, a vu les muscles abdominaux du même côté se contracter (d), et en irritant fortement le canal intes-tinal, chez des Grenouilles décapitées, Volkmann a provoqué des mouve-ments réflexes dans diverses parties du corps, mouvements qui ne se produisaient plus après la destruc-tion de la moelle épinière (e).

(3) Voyez t. VI, p. 249.
(4) Voyez tome IV, p. 199 et suiv.
(5) Ici je me bornerai à dire que

(a) Wutzer, *De corporis humani gangliorum fabrica et usu*, 1817, p. 181.
— Lobstein, *De Nervo sympathetici hum. fab. usu et morb.*
(b) Flourens, *Recherches expérimentales sur le système nerveux*, 1824, p. 205.
(c) Voy. tome XI, p. 337.
(d) J. Müller, *Manuel de physiologie*, t. I, p. 629.
(e) Volkmann, *Op. cit.* (Müller's *Archiv*, 1838).

car ici il est préférable de ne pas interrompre l'enchaînement naturel des faits relatifs à l'influence exercée par
le système cérébro-spinal sur les mouvements généraux des
Animaux, et il nous faudra examiner maintenant comment
se produit la force nerveuse dont résultent les mouvements
sensoriaux, ainsi que les mouvements volontaires.

§ 17. — La grandeur des effets produits par la force
excito-motrice développée dans un centre nerveux, soit
spontanément, soit par induction, ainsi que cela a lieu pour
les actions réflexes, dépend de plusieurs circonstances, dont
les unes sont semblables à celles que nous avons vues influencer le travail effectué par les nerfs (1) et dont les autres
agissent d'une manière spéciale.

Ainsi, en rapprochant entre eux les faits que l'anatomie
comparée nous fournit relativement au volume des centres
d'innervation et les observations des naturalistes au sujet
de l'excitabilité des Animaux d'espèces différentes, on
aperçoit l'existence d'une relation intime entre le développement matériel de ces foyers producteurs de force nerveuse
et leur puissance. Au premier abord cela paraît facile à
expliquer ; mais lorsqu'on réfléchit à l'individualité fonctionnelle des névrites dont ces foyers se composent, on ne voit
pas clairement comment le nombre de ces éléments peut
influer sur le rendement du travail vital effectué par chacun d'eux et, pour s'en rendre compte, on est conduit à
penser que leur activité physiologique est soumise à l'influence, non-seulement de leurs propres facultés, mais de
l'activité des névrites circonvoisines avec lesquelles chacun

Grandeur de la puissance excito-motrice.

L'histoire des actions nerveuses vaso-motrices a été traitée récemment d'une manière très-approfondie par M. Vulpian, qui a publié sur ce
sujet un ouvrage spécial en deux volumes (a).

(1) Voyez ci-dessus pages 9 et suivantes.

(a) Vulpian, *Leçons sur l'appareil vaso-moteur*, 1875.

d'eux peut être associé, de telle sorte que ces organites similaires se prêteraient des secours mutuels.

Il est également à noter que toute dépense considérable de force nerveuse dans une partie du système constitué par l'association de ces organites détermine un affaissement du pouvoir producteur de cette force dans les autres membres de cette association (1).

Plusieurs expérimentateurs ont remarqué aussi que, toutes choses égales d'ailleurs, l'excitabilité des foyers de force nerveuse réflexe est augmentée par le fait de leur séparation de la portion céphalique de l'axe cérébro-spinal (2). M. Brown-Sequard a insisté sur ce fait singulier et ses observations à ce sujet sont corroborées par des particularités constatées dans quelques cas de paraplégie (3).

(1) Aussi l'action réflexe, provoquée par l'excitation d'un nerf sensitif, peut être affaiblie ou même empêchée par l'excitation simultanée d'un autre nerf sensitif.

(2) Cet effet a été constaté expérimentalement chez les Mammifères aussi bien que chez les Batraciens, où cependant il est le plus marqué (a). Nous aurons à le prendre de nouveau en considération lorsque nous nous occuperons de l'influence modératrice qui semble être exercée sur le travail excito-moteur par l'action de certaines parties du système nerveux et plus particulièrement du cerveau.

(3) Marshall Hall a cité plusieurs cas pathologiques dans lesquels cette exaltation de l'action nerveuse réflexe s'est manifestée dans les parties frappées de paralysie.

Ainsi un hémiplégique, dont le bras gauche était depuis plusieurs mois complétement incapable d'exécuter des mouvements volontaires, fut soumis à l'action d'un courant galvanique, et les mouvements involontaires provoqués de la sorte se manifestèrent de ce côté beaucoup plus facilement et plus fortement que du côté droit. Un bruit soudain et d'autres excitants analogues déterminaient des mouvements réflexes du côté hémiplégique sans affecter le côté opposé (b).

Longtemps avant que l'attention des physiologistes eût été appelée

(a) Brown-Sequard, Rech. et expér. sur la physiologie de la moelle épinière, thèse 1846. — Rech. critiques et expériment. sur la moelle épinière, etc. (Comptes rendus de l'Acad. des sc., 1847, t. XXIV, p. 849. — Sur un moyen de mesurer l'anesthésie et l'hyperesthésie (Comptes rendus de la Soc. de biologie, 1849, p. 162).
— Vulpian, Leçons sur la physiologie du système nerveux, p. 436 et suiv.
(b) Marshall Hall, Memoirs on some principles of Pathology of the nervous system. On the condition of the muscular irritability in paralytic Limbs (Medico-Chirurg. Transactions, 1839, t. XXII, p. 191).

Certaines substances toxiques mêlées au sang et circulant dans l'organisme avec ce liquide exaltent d'une manière encore plus puissante l'excitabilité de la moelle épinière. La strychnine notamment produit, sous ce rapport, des effets très-remarquables dont la découverte est due à Magendie et dont l'étude a été fort utile aux physiologistes (1). Cet alcaloïde, après avoir été absorbé par les veines et transporté dans toutes les parties de l'organisme par le torrent de la circulation, irrite fortement la moelle épinière, y détermine un état d'hyperhémie (2) et y provoque une activité fonctionnelle si grande, que la force excito-motrice développée dans le myélaxe se déploie au dehors à la moindre

sur les actions nerveuses réflexes par les recherches de Marshall Hall, un de nos praticiens les plus distingués, Fouquier, en étudiant l'action de la noix vomique sur l'économie animale, avait remarqué que, chez les hémiplégiques, les contractions musculaires provoquées par l'action de ce poison se manifestaient plus promptement et avec plus d'intensité dans le membre soustrait à l'influence de la volonté que du côté où les mouvements volontaires pouvaient avoir lieu (a).

(1) A une époque où l'on ne connaissait pas encore la strychnine, Magendie constata cette action en faisant des expériences sur l'*Upas tieuté* et sur la noix vomique (b). La découverte du principe actif de ces substances toxiques est due à Pelletier et Caventou et date de 1818 (c). L'action de la strychnine sur le système nerveux a été étudiée par beaucoup de physiologistes (d).

(2) L'état de turgescence des vaisseaux sanguins que la strychnine détermine dans la moelle épinière

(a) Fouquier, *Mémoire sur l'emploi de la noix vomique dans les paralysies*, 1815.

(b) Magendie, *Examen de l'action de quelques végétaux sur la moelle épinière*, 1809.

(c) Pelletier et Caventou, *Mémoire sur un nouvel alcali végétal (la strychnine) trouvé dans la noix vomique*, etc. (Ann. de chir., t. X, p. 142).

(d) Marshall Hall, *Op. cit.* (Phil. Trans., 1833, p. 652 et suiv.).

— Stannius, *Ueber die Entwick. des Strychnine auf das Nervensystem* (Müller's Archiv, 1837, p. 273).

— Bonnefin, *Recherches expérimentales sur l'action convulsionnante des principaux poisons*, thèse de Paris, 1851.

— Harley, *Recherches concernant l'action de la strychnine sur la moelle épinière* (Comptes rendus de l'Acad. des sciences, 1856, t. XLIII, p. 470).

— Martin Magron et Buisson, *Action comparée de l'extrait de noix vomique et du curare sur l'économie animale* (Journal de physiologie de Brown-Sequard, 1859, t. II, p. 473).

— Cayrade, *Recherches critiques et expérimentales*, thèse de Paris, p. 107 et suiv.

incitation sensitive, ou même spontanément, et cause des contractions violentes dans tout le système musculaire. L'action de ce poison s'exerce sur la moelle allongée, aussi bien que sur la moelle épinière proprement dite, et s'étend à la totalité de cette portion du système nerveux, de telle façon que des tronçons du cordon rachidien séparés du reste de l'axe cérébro-spinal la subissent comme le fait l'ensemble de l'appareil (1). C'est surtout par des frémissements musculaires, puis par des convulsions de plus en plus violentes et de plus en plus fréquentes que son action se manifeste, mais on peut aussi la constater lorsqu'elle n'est pas assez intense pour produire des accidents de ce genre (2).

La strychnine n'est pas la seule substance toxique qui ait la propriété d'exalter le pouvoir excito-moteur de la moelle épinière et de la moelle allongée; la morphine, la narcotine, et plusieurs autres alcaloïdes végétaux agissent d'une manière analogue (3).

est très-remarquable (a) et ce fait corrobore les vues exposées précédemment au sujet de la relation existante entre l'activité fonctionnelle de cet organe excito-moteur et l'activité du travail nutritif que le sang y entretient. Je dois ajouter cependant que, d'après M. Vulpian, cette hyperhémie serait sans relations avec les effets stimulant produits sur la moelle par la strychnine (b).

(1) M. Brown-Séquard a fait voir que la strychnine agit localement sur la moelle épinière, et non sur les nerfs sensitifs, comme le pensait Stannius (c).

(2) Ainsi le travail musculaire, représenté par la hauteur à laquelle un poids donné est élevé par la rétraction des membres postérieurs et déterminé par une excitation très-faible, est, toutes choses égales d'ailleurs, plus considérable chez une Grenouille empoisonnée par de la strychnine que chez une Grenouille ordinaire (d).

(3) La brucine, la codéine, la thébaïne sont dans le même cas. La picrotoxine exalte aussi la réflectivité

(a) Schröder van der Kolk, Op. cit., p. 78.
(b) Vulpian, article MOELLE ÉPINIÈRE du Dictionnaire encyclopédique des sciences médicales, série 2, t. VIII, p. 486 et suiv.
(c) Brown-Séquard, Recherches sur le mode d'action de la strychnine (Comptes rendus de la Soc. de biol., 1849, t. I, p. 119).
(d) Wundt, Grundzüge der Physiol. Psycologie, 1874, p. 261.

Il est aussi à noter que les plaies d'armes à feu et d'autres accidents analogues déterminent souvent sur la moelle épinière des effets analogues dont résulte l'état morbide désigné sous le nom de tétanos (1).

§ 18. — L'excitabilité du pouvoir réflexe de la moelle épinière varie chez les divers Animaux (2), ainsi que chez

de la moelle épinière; enfin le venin de la Salamandre terrestre, l'extrait de houblon produisent, quoiqu'à un bien moindre degré, des effets analogues (a).

Quelques histologistes ont cru avoir remarqué que les poisons de cet ordre déterminent des altérations profondes ou même la rupture des cellules nerveuses du myélaxe, mais M. Vulpian s'est assuré qu'il n'en est pas ainsi (b).

(1) L'excitabilité de la moelle épinière devient tellement vive, chez les tétaniques, que souvent un léger bruit, la moindre secousse ou les plus faibles émotions mentales suffisent pour provoquer des actions nerveuses réflexes et pour déterminer des convulsions générales (c). La réflectivité de la portion inférieure de la moelle épinière est souvent exaltée d'une manière analogue dans divers cas pathologiques où les communications de celle-ci avec le cerveau sont entravées.

(2) Il résulte des expériences de M. Brown-Sequard et de plusieurs autres physiologistes que de tous les Vertébrés ce sont les Oiseaux chez lesquels cette propriété nerveuse est le plus développée. Cet auteur range en seconde ligne les Batraciens et les Reptiles, en troisième ligne les Mammifères, et en dernière ligne les Poissons; mais il reconnaît que cette règle souffre de nombreuses exceptions et que chez l'Anguille, la Carpe et la Tanche, le pouvoir réflexe est aussi grand que chez les Mammifères.

M. Brown-Sequard résume les résultats de ses observations en disant : « Les actions nerveuses réflexes sont d'autant plus considérables que la quantité de substance grise existante dans la moelle épinière en jeu est plus grande (d) ». Mais cette formule me paraît être beaucoup trop absolue.

Il est aussi à noter qu'en général le pouvoir réflexe de la moelle épi-

(a) Bonnefin, *Recherches sur l'action convulsante des principaux poisons.*
— Rabuteau et Pryrs, *Rech. sur les effets toxiques du M'boundou ou Tiaja*, poison d'épreuve usité au Gabon (*Comptes rendus de l'Acad. des sciences*, 1870, t. LXXI, p. 253).
— Pecholier et Saintpierre, *Exp. sur les propriétés toxiques du M'boundou*, poison d'épreuve des Gabonnais (*Journ. d'anat. et de physiol.* de Robin, 1867, t. IV, p. 96).
— Vulpian, art. MOELLE ÉPINIÈRE du *Dict. encyclop. des sc. méd.*, 2ᵉ série, t. VIII, p. 491.
(b) Vulpian, *Loc. cit.*
(c) Dupuytren, *Leçons sur les plaies d'armes à feu.*
(d) Brown-Sequard, *Des différences d'énergie de la faculté réflexe suivant les espèces*, etc. (*Comptes rendus de la Soc. de biol.*, 1849, t. I, p. 171).

les individus de même espèce suivant l'âge (1), suivant l'état du sang (2) et suivant beaucoup d'autres circonstances dont il est souvent fort difficile de se rendre compte (3).

§ 19. — Enfin l'action réflexe de la moelle épinière, au lieu d'être augmentée, comme lors de l'empoisonnement par la strychnine, est au contraire diminuée ou même complétement suspendue par les anesthésiques (4) ; mais l'ac-

Actions des anesthésiques.

nière persiste d'autant plus longtemps après l'extinction des autres facultés nerveuses qu'il est plus grand dans l'état normal ; mais les Oiseaux paraissent faire exception à cette règle (a).

(1) M. Brown-Sequard estime aussi que chez les Oiseaux le pouvoir réflexe est plus grand chez les individus adultes que chez les jeunes Animaux, tandis que chez la plupart des Mammifères la différence serait en sens contraire.

J'ajouterai que ce physiologiste a cherché à évaluer dynamométriquement la force motrice développée par l'action de la moelle épinière séparée de l'encéphale et il estime que chez la Grenouille elle est suffisante pour faire élever par le travail des membres abdominaux 100 à 200 kilogrammes d'eau à la hauteur de 2 à 5 millimètres (4 à

5 dixièmes de kilogrammmètre). Il pense que chez le Pigeon cette force est de 40 à 45 fois plus grande ; car elle s'élèverait à environ 20 kilogrammètres (c).

(2) Ainsi le sang très-chargé d'acide carbonique peut suspendre complétement l'action réflexe de la moelle épinière, et M. Tarchanoff conclut de ses expériences que l'intensité de cette action nerveuse est, jusqu'à un certain point, en rapport avec la richesse du sang en oxygène. (*Soc. de biol.*, 1875, p. 329.)

(3) Chez la Grenouille, le froid exalte l'activité excito-motrice réflexe de la moelle épinière (d) ; mais cet effet dépend probablement de l'influence de la température sur l'état du sang en circulation (e).

(4) Les expériences de Longet sur l'éthérisation mettent bien en évidence ce fait : lorsque l'anesthésie

(a) Vulpian, article MOELLE ÉPINIÈRE du *Dictionnaire encyclopédique des sciences médicales*, série 2, t. VIII, p. 116).

(b) Brown-Sequard, *Experimental researches applied to Physiology and Pathology*, 1853, p. 5.

(c) Brown-Sequard, *De la force nerveuse dans la moelle épinière* (*Comptes rendus de la Soc. de biol.*, 1849, p. 18).

(d) Tarchanoff, *Augmentation des actes réflexes sous l'influence du froid* (*Comptes rendus de la Soc. de biologie*, 1875, p. 216.
— Freusberg, *Ueber die Erregung und Hemmung der Tätigkeit der nervosen Centralorgane* (*Pflüger's Archiv*, 1875, t. X, p. 174).

(e) Tarchanoff, *De l'influence de l'augmentation de l'oxygène ou de l'acide carbonique dans le sang sur les actions réflexes de la Grenouille* (*Comptes rendus de la Soc. de biologie*, 1875, p. 330).

tion de ces substances peut dépendre, soit de l'influence qu'elles exercent sur cette partie de l'axe cérébro-spinal, soit de l'affaissement ou de l'anéantissement de la faculté de transmettre les impressions sensitives dans les nerfs centripètes; car, dans ce cas, le stimulant normal de la réflectivité faisant défaut, les mouvements réflexes ne sont plus provoqués, lors même que la moelle épinière conserve sa faculté excito-motrice (1).

Il est aussi à noter que les commotions du système ner-

produite par cet agent est très-profonde, non-seulement il devient impossible de provoquer dans les membres aucun mouvement réflexe, mais les stimulants les plus énergiques appliqués à la muqueuse pharyngienne ne déterminent plus ni mouvement de déglutition ni occlusion de la glotte, phénomènes qui, d'ordinaire, se manifestent jusqu'aux approches de la mort; du reste, les mouvements respiratoires persistent ainsi que les contractions du cœur, des intestins, de l'utérus, etc. (a).

Le chloroforme produit les mêmes effets. L'action du chloral est non moins remarquable. Une dissolution aqueuse de cette substance introduite en petite quantité dans le torrent de la circulation détermine en même temps l'anesthésie et une grande diminution de la réflectivité

de la moelle épinière. Les mouvements réflexes cessent de se manifester dans la face aussi bien que dans le reste de l'organisme, lors même qu'on les provoque par des excitations galvaniques puissantes; mais les mouvements respiratoires, ainsi que les mouvements du cœur, persistent, et au bout d'un certain temps l'animal se réveille peu à peu. M. Oré a obtenu les mêmes effets par l'injection du chloral dans les veines de l'Homme (b).

(1) C'est de la sorte que paraît agir le bromure de potassium qui, étant absorbé, détermine une grande diminution des actions nerveuses réflexes, ou même leur complète abolition, sans agir sur les mouvements du cœur, ni empêcher la production de mouvements volontaires (c).

(a) Longet, *Expériences relatives aux effets de l'inhalation de l'éther sulfurique sur le système nerveux*, 1847.
(b) Oré, *Note sur les injections intra-veineuses de chloral* (Mém. de la Soc. de chir., 1872).
— Oré et Douard, *Cas de tétanos traité par des injections intra-veineuses de chloral* (Mém. de la Soc. méd de Bordeaux, 1873).
— Pélissier, *Emploi du chloral dans les accouchements*, thèse de Paris, 1873.
(c) Laborde, *Sur l'action physiologique du bromure de potassium, établie par l'expérimentation sur les Animaux* (Comptes rendus de l'Acad. des sc.; 1867, t. LXV, p. 80).

veux peuvent exercer aussi une influence dépressive très-grande sur le développement des actions réflexes (1) et que la rapidité avec laquelle ces actions se manifestent varie avec l'état de l'organisme (2).

§ 20. — Chez les Animaux invertébrés, les actions ner- Invertébrés. veuses réflexes jouent, dans les fonctions de relation, un rôle encore plus considérable que chez les Vertébrés (3). On en peut constater l'existence jusque dans les rangs les plus inférieurs du règne animal, et il est souvent fort difficile de distinguer les mouvements volontaires des mouvements automatiques provoqués de la sorte ; aussi n'en parlerai-je pas en ce moment, me réservant d'en traiter dans la prochaine leçon. Mais je dois ajouter ici que des phénomènes très-analogues nous sont offerts par certains Végétaux. Effectivement, les mouvements exécutés par la Sensitive, par la Dionée attrape-Mouche et par quelques plantes ne parais-

(1) Nous avons vu précédemment que les commotions exercent beaucoup d'influence sur les mouvements du cœur (a), et tout choc violent de l'axe cérébro-spinal détermine un grand affaiblissement dans la réflectivité (b).

(2) Il résulte d'expériences faites par M. Exner, et par plusieurs autres physiologistes, que le temps nécessaire pour la production d'une action excito-motrice réflexe, déterminée par une excitation sensitive, augmente avec la fatigue du foyer excito-moteur et diminue à mesure que la force du stimulant dont elle dépend grandit (c).

(3) Il est cependant à noter que, chez les Animaux inférieurs, la puissance nerveuse excito-motrice n'est pas exaltée par l'action de la strychnine, comme chez les Vertébrés. Ainsi les sangsues échappent à l'action de ce poison (d), et les effets en sont peu marqués chez l'Écrevisse (e).

(a) Voyez t. IV, p. 153 et suiv.
(b) Vulpian, *Leçons sur la physiologie du système nerveux*, p. 450.
(c) Exner, *Die experimentelle Untersuchung der einfachsten phys. Processe* (Pflüger's *Archiv*, 1873, t. VII, p. 632 et 638).
— Wundt, *Physiologische Psycologie*, p. 262 (1874).
— Rosenthal, *Untersuch. und Beobacht. über das Absterben der Muskeln und den Schrimtod* (*Weiner Jahrbücher*, 1873).
(d) Cl. Bernard, *Leçons sur les effets des substances toxiques*, p. 363 (1857).
(e) Vulpian, *Leçons sur la physiologie du système nerveux*, p. 449.

sent différer en rien de certains mouvements automatiques que les actions nerveuses réflexes provoquent chez les Animaux inférieurs, bien qu'on n'ait découvert chez les Végétaux aucune trace de système nerveux.

CENT VINGT-QUATRIÈME LEÇON

SUITE DE L'ÉTUDE DU DÉVELOPPEMENT DE LA FORCE NERVEUSE EXCITO-MOTRICE PAR INDUCTION. — Action stimulante des impressions sensitives conscientes ou sensations. — De la volonté considérée comme force déterminante des effets excito-moteurs. — Localisation plus ou moins complète de cette faculté dans les hémisphères cérébraux chez les vertébrés supérieurs. — Paralysie des mouvements volontaires produite dans les membres postérieurs par la section de la moelle épinière, dans la région dorsale. — Effets produits par l'ablation des hémisphères cérébraux, chez les Oiseaux et les Mammifères. — Expériences de Flourens. — Conclusion que cet auteur en tira. — Fonctions de la moelle épinière comme conducteur de cette force stimulante. — Rôle spécial de chaque moitié de la moelle épinière. — Direction croisée de la route suivie par ces incitations en passant du cerveau dans la moelle épinière. — Fonctions des faisceaux corticaux postérieurs et du myélaxe comme conducteur des incitations de la volonté. — La division du travail physiologique, entre le cerveau et la moelle épinière, est moins complète chez les Batraciens et les Poissons. — Persistance de certains mouvements volontaires après l'ablation du cerveau. — Phénomènes analogues, plus marqués chez des Insectes et d'autres Animaux annelés. — Diffusion de la faculté volitionnelle chez les Animaux les plus inférieurs.

§ 1. — Les ébranlements nerveux qui arrivent à l'axe cérébro-spinal par l'intermédiaire des nerfs sensitifs et qui, au lieu d'être inaperçus par la conscience comme ceux dont l'étude nous a occupé dans la précédente leçon, produisent des sensations, sont, de même que ces derniers, aptes à stimuler le développement de la force excito-motrice et à déterminer ainsi des mouvements automatiques ou involontaires. Chacun peut s'en assurer en observant ce qui se passe en nous lorsque nous éprouvons une douleur vive, ou bien encore lorsqu'un bruit inattendu vient frapper fortement notre oreille. L'excitation sensorielle produite de la sorte réagit sur les foyers de force nerveuse excito-motrice et provoque des phénomènes comparables à ceux qui semblent être dus à une décharge subite de cette force, laquelle,

Actions excito-motrices réflexes conscientes

XIII.   11

en s'échappant par la voie des nerfs moteurs, irait mettre en
jeu la contractilité musculaire dans les parties périphériques
de l'organisme. Or, dans une précédente leçon, nous avons vu
que chez les Êtres animés les plus parfaits, tels que l'Homme,
la plupart des Mammifères et même les Oiseaux, la faculté
de percevoir d'une manière consciente les impressions
sensitives n'existe pas dans la moelle épinière et paraît
appartenir exclusivement au cerveau ou à des parties adjacentes de l'encéphale désignées communément sous le même
nom collectif (1). Les impressions sensitives ou ébranlements
nerveux centripètes dont résultent les sensations doivent
donc arriver à l'encéphale pour être perçues par le *moi*, et la
force excito-nerveuse qui, en conséquence d'une sensation,
détermine la mise en jeu de l'un quelconque des foyers
d'innervation excito-motrice doit avoir sa source dans cette
partie céphalique du système nerveux central; or les faits
dont bientôt je rendrai compte prouvent qu'il en est ainsi.

La perception d'une impression sensitive qui se transforme pour ainsi dire en une sensation, de même que la
perception des résultats fournis par la production des idées
de tous genres, est la conséquence d'un travail mental effectué, chez les Êtres animés dont je viens de parler, par l'encéphale; la force vitale développée par cette opération doit
être transmise de ce foyer de puissance nerveuse à la moelle
épinière, qui est la source de la force excito-motrice. Le
phénomène physiologique qui se produit alors dans l'encéphale est analogue à celui que nous avons vu se produire
dans les points de rebroussement constitués dans la moelle
épinière par les centres excito-moteurs où la force nerveuse développée par la sensitivité est en quelque sorte
réfléchie sur les muscles par l'intermédiaire des nerfs

(1) Voy. t., XI, p. 386 et suiv.

moteurs ; c'est aussi une action réflexe ; mais la propriété
vitale qui détermine ce renvoi vers la périphérie de l'organisme, et qui est désignée par quelques auteurs sous le nom
de *réflexivité*, se manifeste dans une autre partie du système
nerveux qui se trouve en quelque sorte superposée à celles
où siége le travail excito-moteur direct.

§ 2. — La volonté est aussi une force nerveuse d'origine
mentale qui, chez l'Homme et les autres Vertébrés supérieurs, est développée par le travail physiologique qui
siége dans l'encéphale et qui est capable de mettre en jeu
les organes producteurs de la puissance excito-motrice (1).
Le travail mental dont elle est le résultat peut être provoqué
ou arrêté par des ébranlements nerveux centripètes, tel
qu'une impression sensitive, et quelques auteurs le considèrent comme étant toujours dépendant d'un phénomène
de cet ordre, en sorte que chacun des actes dits volontaires
serait, en réalité, la conséquence nécessaire d'une cause
d'origine extrinsèque et serait un phénomène purement automatique, ou en d'autres mots que le libre arbitre dont chacun
de nous croit être en possession n'exciterait jamais. Je
reviendrai sur l'examen de cette opinion lorsque nous étudierons en physiologiste le travail intellectuel ; mais il me
paraît nécessaire de montrer dès à présent que la volition
considérée comme force motrice n'est pas toujours dépendante des excitations venant du dehors.

Pour nous en convaincre il suffit, ce me semble, d'observer attentivement ce qui se passe en nous lorsque nos
membres sont en repos, que notre intelligence seule est

(marginal note: Actions excito-motrices volontaires.)

(1) Ainsi que l'a fait remarquer Flourens, nul mouvement ne dérive directement de la volonté. La volonté peut bien être la cause déterminante ou provocatrice de certains mouve-ments ; mais elle n'est jamais la cause efficiente ou effective d'aucun (a).

(a) Flourens, *Recherches expérimentales sur le système nerveux*, 1824, p. 209.

en action et que l'idée de faire un mouvement inutile, de lever le bras par exemple, se présente à notre esprit. Nous savons tous que d'ordinaire nous sommes parfaitement libres de réaliser ou de ne pas réaliser cette pensée, de faire le mouvement dont il s'agit ou de rester immobile et, sans que rien ne soit changé dans les conditions extérieures sous l'influence desquelles nous nous trouvons, notre volonté se prononce dans un sens ou dans l'autre; notre intelligence nous dit que dans ce cas nous jouissons pleinement de notre libre arbitre, que nous sommes maître de vouloir ou de ne pas vouloir et que notre volonté est une cause première d'action, non un phénomène automatique, une conséquence nécessaire d'une impression nerveuse venant de l'extérieur ou d'une partie de notre organisme autre que celle où la volition s'exerce.

Dans l'état actuel de nos connaissances physiologiques et psychologiques, aucun raisonnement ne me fera croire qu'il en soit autrement, et à mon avis le commun bon sens s'oppose à l'admission de l'hypothèse contraire. Or, ce que je dis au sujet de cet acte si simple est également vrai pour une multitude d'autres actes plus ou moins complexes que nous exécutons en vue de l'obtention d'un résultat, soit immédiat, soit éloigné.

Il y a d'ailleurs des cas dans lesquels nous voyons la force excito-motrice développée par les impressions sensitives, et tendant à déterminer par voie réflexe des mouvements automatiques, être en opposition avec les incitations de la volonté et une sorte de lutte s'établir entre ces deux puissances vitales.

En voici un exemple des plus vulgaires. Chacun de nous sait que la sensation produite sur la tunique pituitaire des fosses nasales par le contact de certaines substances, telles que la poudre de tabac, lorsqu'on n'a pas l'habitude de priser, provoque dans le diaphragme et les autres muscles de l'appareil respiratoire des contractions violentes dont résulte l'éternument. Ce phénomène est un mouvement involontaire et automatique analogue aux mouvements réflexes inconscients, tout en étant dû à une sensation dont nous avons pleine connaissance, et, lorsque l'excitation dont il dépend est intense, la volonté est impuissante pour l'empêcher de se produire ; mais lorsque l'excitation sensoriale est moins forte, on peut souvent, par un acte de la volonté, en empêcher les effets de se produire, et dans ce cas on sent une sorte de lutte s'établir pendant plus ou moins longtemps entre ces puissances contraires.

L'influence restrictive de la volonté sur la production des mouvements automatiques est non moins évidente dans les circonstances suivantes. Lorsque nos doigts, en rencontrant un corps très-chaud ou en étant blessés par un instrument vulnérant, deviennent subitement le siége d'une douleur vive, l'action nerveuse réflexe déterminée par cette sensation provoque la contraction des muscles rétracteurs de tout le membre, et involontairement, automatiquement, nous tirons brusquement à nous la partie lésée ; la volonté n'intervient pas dans cet acte; mais lorsque, dans une opération chirurgicale, notre esprit a été préparé à subir cette épreuve et que tout mouvement pourrait, en dérangeant le couteau de l'opérateur avoir des conséquences graves, nous parvenons quelquefois, par un effort de la volonté, à contre-balancer les effets de l'action excito-motrice déterminée par la douleur et à rester immobile.

§ 3. — Ces faits et beaucoup d'autres dont la signification est analogue, mais dont il ne me semble pas nécessaire de parler ici, prouvent que la force excito-nerveuse dont dépendent les mouvements volontaires est distincte de la force sensitive dont l'action sur les organes excito-moteurs déter

Organes de la volition.

mine, comme les actions nerveuses réflexes, la production de mouvements automatiques (1), et pour faire un nouveau pas dans l'étude de ces phénomènes, nous chercherons maintenant quelles sont les parties du système nerveux qui effectuent le travail vital dont résulte le développement de l'une et l'autre de ces puissances.

Dans ce but il est nécessaire de pouvoir distinguer nettement entre eux les mouvements volontaires et les mouvements automatiques. Cela est en général facile lorsqu'il s'agit des mouvements exécutés par l'Homme (2) ou par d'autres Êtres dont les facultés ressemblent beaucoup aux nôtres; mais lorsque nous cherchons à classer de la sorte les phénomènes de cet ordre que nous offrent les Animaux inférieurs, nous rencontrons souvent des difficultés très-considérables et parfois même la question

---

(1) La pathologie nous fournit beaucoup de faits de cet ordre.

Ainsi, pour montrer que la force excito-motrice réflexe et la force volitionnelle se manifestant comme puissance motrice sont bien indépendantes l'une de l'autre, je citerai un cas remarquable observé par Romberg. Un malade atteint d'une paralysie complète de la langue exécutait des mouvements de déglutition, lorsque des aliments étaient introduits jusque dans l'arrière-bouche, et sous l'influence de l'action nerveuse réflexe déterminée de la sorte, la langue exécutait les mouvements nécessaires à l'accomplissement de cet acte, quoiqu'elle fût incapable de faire le moindre mouvement volontaire (a).

(2) Quelquefois cette distinction est très-difficile à établir, même chez l'Homme. En effet, il paraît y avoir un passage graduel, une multitude d'intermédiaires entre les mouvements qui sont évidemment gouvernés par la volonté et ceux qui s'accomplissent sans l'intervention de cette force; dans certains cas, celle-ci semble agir sans que nous en ayons conscience. Des observations faites sur les personnes qui font usage de la baguette divinatoire ou qui, de bonne foi, s'occupent de la mise en action des tables tournantes nous en fournissent la preuve. Dans ces cas, l'opérateur exécute, sans le savoir, les mouvements propres à produire l'effet qu'il s'imagine être dû à quelque puissance mystérieuse (b).

(a) Romberg, *Lehrbuch der Nervenkrankheiten*, 1846, t. I, p. 658.
(b) Chevreul, *Examen d'écrits concernant la baguette divinatoire, le pendule dit explorateur et les tables tournantes avec l'explication d'un grand nombre de faits exposés dans ces écrits* (*Journal des savants*, 1833).

peut paraître indécise. Il est donc utile d'en commencer l'étude là où il ne saurait y avoir d'incertitude, c'est-à-dire chez l'Homme quand cela est possible et, à défaut de ce sujet d'observation, chez les Animaux qui en sont les plus voisins, savoir les autres Mammifères et les Oiseaux. D'après tout ce que nous savons déjà des tendances générales de la nature, c'est là aussi que nous devons nous attendre à trouver la division du travail nerveux portée au plus haut degré et la localisation des fonctions correspondantes la plus prononcée. Pour le moment je laisserai donc de côté non-seulement les Invertébrés, mais aussi les Vertébrés inférieurs, où la concentration des diverses forces nerveuses dans des parties distinctes du système nerveux est loin d'être aussi complète que dans l'espèce humaine.

§ 4. — Des observations pathologiques et des expériences analogues à celles dont nous avons déjà fait usage en étudiant le rôle des diverses parties du système nerveux dans l'accomplissement des fonctions sensorielles prouvent que, chez les Êtres animés les plus parfaits de tous, la force nerveuse spéciale qui détermine la production des mouvements volontaires n'émane ni de la moelle épinière, ni de la moelle allongée, ni du cervelet, ni des tubercules quadrijumeaux, mais est développée dans le cerveau proprement dit ou dans les parties de l'encéphale qui sont en connexion directe avec cet organe.

Chez les Vertébrés supérieurs la source de la volition est dans le cerveau.

Effectivement, lorsque sur un Mammifère on divise transversalement la moelle épinière entre la région dorsale et la région lombaire, on détermine aussitôt, par le fait seul de cette vivisection, la cessation de tout mouvement volontaire dans les membres postérieurs, en même temps que l'on y abolit la sensibilité. Tous les muscles dont les nerfs naissent de la moelle épinière au-dessous du point où se trouve la solution de continuité sont frappés de paralysie, tandis que les muscles de la partie antérieure du corps dont les nerfs naissent du tronçon de la moelle épinière resté en connexion avec le cerveau continuent à obéir aux incitations de la volonté. Les mêmes effets, en tout ce qu'ils offrent d'essentiel, sont une conséquence de la division de la moelle épinière chez les Oiseaux aussi bien que chez le Lapin ou le Chien, et maints cas de blessures ou de lésion pathologique de la moelle épinière ont fourni aux médecins l'occasion de constater que sous ce rapport l'Homme ne diffère pas des Animaux dont je viens de parler. La cessation de tout mouvement volontaire, ainsi que la perte de la sensibilité dans les parties situées au-dessous du point où la moelle épinière a subi une lésion grave, n'avait pas échappé à l'attention d'Hippocrate, qui vivait plus de quatre siècles avant la naissance de Jésus-Christ (1), et Galien ne se borna pas à multiplier les exemples de paralysie produite par des lésions de ce genre ; il démontra expérimentalement sur des Animaux les effets produits par la section transversale de la moelle épinière (2).

Effets de la section de la moelle épinière.

§ 5. — Dans les temps modernes, des constatations analogues ont été faites par un grand nombre de physiologistes, mais les expériences pratiquées de nos jours par Flourens méritent particulièrement de fixer ici notre attention, à raison de la méthode avec laquelle cet auteur les a exécutées et présentées.

(1) Hippocrate n'est pas le seul médecin de l'antiquité qui, avant le temps de Galien, ait parlé des paralysies déterminées dans les parties situées au-dessous du point affecté par les lésions graves de la moelle épinière.

Il est également question de ces accidents dans les écrits d'Arétée et de Celse (a).

(2) Galien donne à ce sujet des détails sur lesquels j'aurai à revenir bientôt (b). .

(a) Hippocrate, *De prædict.*, édit. de Foës, p. 100.
— Arétée, *De auctorum et diuturnorum morborum causis et signis*, lib. I.
— Celsius, *De medicina*, lib V, cap. VI.
(b) Galien, *De locis affectis*, lib. V, cap. VII. — *De anatomicis administrationibus*, lib. VIII, cap. VI, VIII et IX, édit. de Kühn, t. II, p. 681 et suiv.

Ayant mis à découvert une portion considérable de la moelle épinière, vers la partie postérieure de la région dorsale chez un jeune Chat, Flourens excita par des piqûres et des pressions cette partie du système nerveux. A chacune de ces excitations, l'Animal poussa des hurlements et éprouva des convulsions qui ébranlaient tout son corps. L'expérimentateur divisa alors par une section transversale la portion de la moelle dénudée, et il vit que l'irritation du tronc antérieur continuait à déterminer des sensations et des contractions musculaires violentes ; tandis que les excitations analogues pratiquées sur le tronçon postérieur ne provoquaient plus que des contractions dans les membres postérieurs. Sur un autre animal, un jeune Cochon d'Inde qu'il avait rendu très-familier, Flourens divisa de la même manière la moelle épinière vers le bas de la région dorsale, et après que l'animal se fut remis des douleurs et du trouble de l'opération, on lui offrit à manger : il mangea et, pendant qu'il était occupé de la sorte, on stimula mécaniquement le tronçon postérieur de la moelle épinière ; à chaque excitation, les muscles des jambes, des cuisses, du bassin, en un mot, les muscles de toutes les parties dont les nerfs proviennent de ce tronçon, éprouvaient des contractions vives et répétées, mais l'Animal ne ressentait rien ; il continua à manger tranquillement. Au contraire, lorsqu'on piqua le tronçon antérieur, il poussa des cris, des cris pitoyables, et fit des efforts pour fuir. Dans d'autres expériences, la section transversale de la moelle épinière fut pratiquée successivement dans des points de plus en plus rapprochés du cerveau et toujours les résultats furent les mêmes : les parties dont les nerfs naissaient du tronçon ainsi détaché de l'encéphale restaient indifférentes aux incitations de la volonté, tandis que les muscles dont les nerfs avaient leur origine au-dessus de la section continuaient à se contracter de la manière ordinaire. En atteignant ainsi un certain point de la moelle allongée, on paralysa tous les muscles du tronc, et cette suspension des mouvements inspirateurs aurait été une cause de mort subite, si l'expérimentateur n'avait eu le soin de maintenir artificiellement le renouvellement de l'air dans les poumons. Cependant, dans ces circonstances, des mouvements spontanés se manifestaient encore dans la région faciale dont les nerfs moteurs avaient leurs racines dans le tronçon antérieur de l'axe cérébro-spinal. Enfin dans

Effets de l'ablation du cerveau. d'autres expériences, pratiquées principalement sur des Oiseaux, Flourens, laissant intactes la moelle épinière et la moelle allongée, attaqua l'axe cérébro-spinal d'avant en arrière, et enleva par tranches successives les lobes cérébraux, les lobes optiques, le cervelet et quelques autres parties de l'encéphale; il constata, comme l'avaient fait avant lui d'autres physiologistes, que les blessures du cerveau ne causent ni douleur ni convulsions, et il vit que l'Animal mutilé de la sorte restait apte à exécuter divers mouvements automatiques, mais semblait avoir perdu la faculté de vouloir.

Les expériences que ce physiologiste pratiqua sur divers Oiseaux excitèrent un vif et légitime intérêt (1).

Sur un Pigeon vivant, Flourens enleva à la fois les deux lobes cérébraux : à la suite de l'opération, l'Oiseau ne montra que peu de faiblesse, il survécut longtemps et se tenait très-bien debout; il volait quand on le jetait en l'air, il marchait quand on le poussait, mais il ne se mouvait jamais spontanément, affectait presque toujours les allures d'un Animal dormant ou assoupi; quand on l'excitait durant

(1) Elles furent communiquées à l'Académie des sciences en 1822 (a).

(a) Flourens, *Recherches expérimentales sur les propriétés et les fonctions du système nerveux des Animaux vertébrés*, 1824.

cette espèce de léthargie, il affectait encore les allures d'un Animal qui se réveille. Mais quand on l'abandonnait ensuite à lui seul, il restait calme et comme absorbé ; dans aucun cas, ajoute Flourens, il ne donnait signe de volonté.

L'ablation complète du cerveau pratiquée sur une Poule donna les mêmes résultats. A l'aide de soins journaliers, l'Oiseau fut maintenu en vie pendant plus de dix mois ; il n'avalait pas les aliments qu'on lui mettait dans le bec, et pour le nourrir il fallait le gaver ; il se tenait d'aplomb sur ses jambes, et faisait quelques pas lorsqu'on le pinçait ou qu'on le poussait, mais il ne faisait de lui-même que rarement des mouvements, et semblait toujours dormir d'un sommeil profond. Lorsqu'on la couchait sur le ventre, cette Poule restait couchée dans la même position ; lorsqu'en s'avançant elle rencontrait un obstacle, elle ne faisait rien pour l'éviter, elle ne voyait ni n'entendait, et elle ne donnait aucun signe d'intelligence ; les mouvements qu'elle faisait de loin en loin avaient toujours le caractère de mouvements réflexes et non de mouvements volontaires.

Les Mammifères supportent moins bien cette opération grave ; cependant Flourens parvint à conserver en vie, pendant quelque temps, des Souris, des Rats, des Chats et d'autres Animaux de la même classe dont il avait enlevé les deux hémisphères cérébraux, et il constata chez tous des effets analogues à ceux qu'il avait observés chez les Oiseaux : chez tous, l'ablation de cette partie de l'encéphale lui parut avoir détruit la faculté de vouloir.

Il y a donc, sous ce rapport, de grandes différences entre les propriétés physiologiques du cerveau et celles de la moelle épinière, et à ce sujet je rappellerai que ni les lobes cérébraux, ni le cervelet, ne sont excitables à la manière de la moelle épinière et des nerfs. On peut les piquer, les couper, les brûler, sans qu'il en résulte ni douleur ni incitation de mouvements musculaires (1).

§ 6. — L'opinion de Flourens, relativement aux propriétés physiologiques du cerveau proprement dit chez les Oiseaux et chez les divers Mammifères soumis à ses expériences, s'accorde avec les résultats fournis par les observations dont l'Homme a été l'objet. Nous sentons tous que c'est avec la tête, et non avec le tronc ou les membres que nous pensons et que sans pensée il ne saurait y avoir volonté. Chacun sait aussi qu'une commotion violente du cerveau produite par un coup, ou par une chute, détermine non-seulement un état d'insensibilité générale, mais entraîne la cessation temporaire ou permanente de tout mouvement volontaire. La médecine nous apprend également que la compression du cerveau par un épanchement sanguin, ou par d'autres accidents du même ordre, est souvent une cause d'apoplexie, et que les malades atteints de la sorte, tout en continuant à respirer, à faire des mouvements de déglutition et à exécuter automatiquement quelques autres actes analogues, sont privés de tout mouvement volontaire en même temps qu'ils sont privés de la faculté de sentir et de la faculté de penser; ils sont plongés dans un état d'assoupissement qui ressemble à un sommeil des plus profonds. Ils peuvent rester dans cet état pendant plusieurs jours, et si les facultés intellectuelles se rétablissent, il arrive souvent que la lésion du cerveau entraîne la perte permanente du mouvement volontaire, sinon dans tout le corps, au moins dans certaines parties de l'organisme. Cependant, chez ces

(1) Dans une leçon précédente, j'ai insisté sur l'insensibilité de ces diverses parties de l'encéphale (a), mais nous verrons bientôt qu'elles ne sont pas indifférentes à tous les stimulants physiques, et qu'elles peuvent être mises en action par l'électricité.

(a) Voy. t. XI, p. 390.

paralytiques, la motricité n'est éteinte ni dans les nerfs, ni dans la moelle épinière; elle peut être mise en jeu par divers stimulants, mais la volonté est impuissante à la mettre en action.

Ces faits et beaucoup d'autres phénomènes, dont l'énumération serait superflue ici, prouvent que chez l'Homme, ainsi que chez les autres Animaux les plus élevés en organisation, la faculté de vouloir est localisée dans le cerveau (1), et que les incitations motrices développées dans l'encéphale par la volition sont transmises aux muscles de l'appareil locomoteur par l'intermédiaire de la moelle épinière d'abord, puis des nerfs rachidiens ou des nerfs analogues, dont le point de départ est dans la moelle allongée.

§ 7. — Flourens tira les mêmes conclusions de diverses expériences qu'il avait faites sur les Batraciens (2), et, à son

La localisation de la volition est moins complète chez les Batraciens.

(1) Je n'étends pas ces conclusions avec le même degré de confiance à tous les Mammifères, car il peut y avoir à cet égard de l'incertitude en ce qui concerne quelques-uns des Mammifères les moins élevés, le Rat par exemple.

(2) Plusieurs physiologistes éminents ont toujours considéré les expériences de Flourens comme ne légitimant pas les conclusions absolues que cet auteur en avait tirées. Suivant Flourens, l'ablation des deux hémisphères cérébraux abolirait sans retour tous les mouvements dus à une volonté expresse, à la volonté même de l'animal, et chez tous les Vertébrés, les Batraciens

aussi bien que les Oiseaux, cette partie de l'encéphale serait le siège exclusif de la volition et de la sensation; les lobes cérébraux retranchés, ajoute cet auteur, il n'y a plus vestige de volonté (a).

Dès 1827, M. Bouillaud combattit ces conclusions absolues et soutint que les Animaux privés de leurs lobes cérébraux peuvent même exécuter divers mouvements spontanés et volontaires (b).

Vers la même époque, Gerdy professait que, par suite de l'ablation des hémisphères cérébraux, toute manifestation de perception et de volonté n'est pas abolie et que les Animaux ainsi mutilés sont plongés

(a) Flourens, Op. cit., p. 33 et 34.
(b) Bouillaud, Recherch. expériment. sur les fonctions du cerveau (lobes cérébraux) en général et sur celles de sa portion antérieure en particulier (Journ. de physiologie de Magendie, 1830, t. X, p. 36; — Bullet. de l'Acad. de méd., 1840, t. V, p. 247).

exemple, la plupart des physiologistes ont cru pouvoir considérer comme une loi générale la localisation complète de toute faculté volitionnelle dans les lobes cérébraux des Vertébrés, ou dans les ganglions céphaliques qui y correspondraient chez les Invertébrés. Mais cette hypothèse, fondée sur l'analogie plutôt que sur des résultats fournis par l'observation directe, est en désaccord avec ce que nous savons déjà des tendances de la Nature à perfectionner progressivement les organismes au moyen de la division croissante du travail vital et elle me paraît incompatible avec beaucoup de faits dont il est nécessaire de tenir grand compte.

Distinction entre les mouvements volontaires et les mouvements automatiques.

Pour discuter cette question, il faut, ainsi que je l'ai déjà dit, examiner plus attentivement que nous ne l'avons fait jusqu'à présent les caractères distinctifs des mouvements volontaires comparés aux mouvements automatiques réflexes.

Il suffit d'un instant de réflexion pour reconnaître que, dans une foule de circonstances, des mouvements identiques peuvent être produits volontairement ou automatiquement, et même d'une manière tantôt inconsciente, tantôt consciente. Les mouvements qui présentent ce double caractère peuvent être des mouvements complexes, combinés et appropriés à l'obtention d'un résultat éloigné, aussi bien que des mouvements sans objet déterminé. L'intervention ni de l'intelligence ni même de la volonté n'est nécessaire à l'ac-

seulement dans une sorte de somnolence qui rend leur volonté paresseuse (a).

L'influence exercée par les idées de Flourens sur les opinions régnantes en physiologie vers le milieu du siècle actuel, et même au moment présent, a contribué beaucoup au maintien de cette proposition relative à la localisation complète de la volition dans le cerveau proprement dit (b); mais plusieurs expérimentateurs récents ne l'admettent pas ou ne l'admettent qu'avec beaucoup de restrictions, par exemple M. Pflüger (c).

(a) Gerdy, Op. cit. (Bullet. de l'Acad. de méd., t. V, p. 247).
(b) Vulpian, Leçons sur la physiol. du syst. nerveux, p. 676 et suiv.
(c) Pflüger, Die sensoreschen Functionen des Ruckenmarks, 1853.

complissement de ces actes. Par conséquent, du fait de cet accomplissement, l'observateur ne peut rien conclure au sujet de l'existence ou de l'absence de la faculté de vouloir. Mais ces mouvements, lorsqu'ils sont produits automatiquement, tout en variant de grandeur ou de fréquence, présentent toujours les mêmes caractères, et lorsqu'ils changent, sans que leur changement soit dû à une cause extérieure appréciable, nous voyons toujours qu'ils sont provoqués d'une manière immédiate ou médiate par un acte volitionnel. Ainsi lorsque, pour l'obtention d'un certain résultat déterminé, nous varions les mouvements effectués dans cette intention, nous savons que ces mouvements sont dépendants de la volonté.

Les mouvements dont dépend la partie mécanique du travail respiratoire par exemple peuvent être volontaires ou automatiques, mais dans ce dernier cas ils se ressemblent toujours, tandis que, provoqués par la volonté, ils peuvent varier beaucoup, comme cela se voit lors de l'emploi de ces mêmes mouvements pour la production des sons et pour les modulations de la voix. Pour les mouvements de cet ordre, la spontanéité de l'acte n'implique pas que celui-ci est dû à la volonté et que sa réalisation suppose l'existence de cette puissance intérieure, car, dans les cas d'asphyxie chez les Mammifères nouveau-nés, on voit les efforts d'inspiration se succéder à des intervalles inégaux et sans provocation de source étrangère, pendant longtemps après que la volonté paraît être complétement suspendue ou anéantie ; mais sans l'intervention de cette force nous ne voyons jamais ces phé= nomènes mécaniques varier de caractère. C'est donc la variabilité et surtout la variation intentionnelle de ces actes qui dénote leur nature volontaire et, par conséquent aussi, c'est cette variabilité adaptive qui constitue le principal cri- térium dont le physiologiste doit faire usage pour se prononcer sur le caractère automatique ou volitionnel des mouvements exécutés par les êtres animés qui sont incapables de lui rendre compte de ce qui se passe en eux (1).

Nous pouvons donc en ce moment apprécier, mieux que nous n'aurions pu le faire au commencement de ces études sur les fonctions nerveuses, la signification des faits constatés par divers expérimentateurs dans leurs recherches sur le siége de la volonté chez les Animaux inférieurs ou, en d'autres mots, sur la détermination des organes à l'aide desquels cette faculté s'exerce chez les Êtres animés qui diffèrent beaucoup de nous.

Je ne crois pas utile d'examiner si, dans la classe des Oiseaux, la faculté de vouloir est complétement abolie par la destruction des hémisphères cérébraux, car les indices dont on peut arguer pour combatre cette conclusion ou pour la soutenir sont si obscures et de si faible importance, qu'il me paraît difficile d'acquérir à ce sujet une conviction complète (2). La signification des mouvements observés chez

---

(1) M. Goltz divise les mouvements réflexes en deux catégories : les mouvements réflexes simples qui offrent toujours le même caractère, et les mouvements qu'il appelle *responsifs*, parce que leur caractère varie suivant les circonstances dans lesquelles ils ont lieu et parce qu'ils sont appropriés à l'obtention d'un certain résultat, de façon à être comparable aux mouvements intentionnels déterminés par la volonté, tout en se distinguant des mouvements volontaires, qui, au lieu d'être provoqués par un stimulant centripète, ont lieu sans l'intervention d'aucune action extérieure appréciable (a). Mais cette dernière distinction suppose la connaissance de faits que l'observateur est souvent dans l'impossibilité de constater.

M. Wundt pense aussi que l'intervention de la volonté est nécessaire pour la production de tout mouvement fait avec choix et offrant par conséquent le caractère d'un acte intentionnel (b).

(2) Ainsi on a objecté avec raison, aux conclusions absolues de Flourens relativement à la localisation de la puissance volitionnelle dans le cerveau chez les Oiseaux, divers faits enregistrés par cet expérimentateur, mais dont il n'a tenu aucun compte. En effet, une Poule dont le cerveau

---

(a) Goltz, *Beiträge zur Lehre von den Functionen der nerven Centren der Frosches*, 1869, p. 91.
(b) Wundt, *Grundzug der physiologisch. Psycolog.*, 1874, t. II, p. 828.

des Reptiles privés de leur cerveau est également discutable. Mais en ce qui concerne les Batraciens, il ne peut y avoir, ce me semble, aucune incertitude (1). Effectivement, chez des Grenouilles dont le cerveau a été détruit et même dont la décapitation a été complète, on peut observer des mouvements qui présentent tous les caractères de mouvements volontaires; et les arguments qui ont été employés par divers auteurs, pour leur attribuer un caractère purement automatique, me paraissent sans valeur.

a été détruit est ordinairement immobile et indifférente à tout ce qui se passe autour d'elle; mais lorsque le membre sur lequel elle se tient juchée comme dans l'attitude du sommeil se fatigue, on la voit parfois changer de patte, se secouer, puis placer sa tête sous son aile, sans qu'aucune cause extérieure paraisse avoir provoqué ces mouvements (a).

Il est vrai que des actes de ce genre diffèrent peu de ceux provoqués par des actions nerveuses réflexes et que si la volonté en est la cause déterminante, le rôle de cette force y est obscur et minime; mais si l'hypothèse de l'aptitude exclusive des lobes cérébraux à développer la force volitionnelle n'était généralement adoptée, on aurait probablement attribué à ces phénomènes plus de valeur que n'y attachent la plupart des hommes les plus compétens dans les questions de cet ordre (b).

(1) Les premières expériences faites sur les effets de la décapitation des Tritons ou Salamandres aquatiques ne furent pas pratiquées avec assez de soin pour pouvoir donner la solution de la question agitée ici. Ainsi, tantôt l'opération n'avait pas été faite de façon à rendre certaine la destruction de la totalité de cet organe, et d'autres fois les allures de l'Animal mutilé n'avaient pas été observés avec le degré de précision nécessaire pour décider si les mouvements étaient volontaires ou réflexes.

Je rappellerai cependant que dans les premières années du siècle actuel, Duméril signala la conservation de la faculté locomotive pendant plusieurs mois chez un Triton décapité accidentellement (c); je lui ai entendu faire mention de ce fait dans ses leçons publiques sur l'Erpétologie vers 1818, et l'exactitude de ses observations à ce sujet révoquée d'abord en doute par Magendie, a été confirmée en premier lieu par Desmoulins, puis par plusieurs autres expérimentateurs (d).

(a) Gerdy, op. cit. (Bulletin de l'Acad. de méd., 1840, t. V, p. 247).
— Flourens, op. cit.
(b) Vulpian, op. cit., p. 679.
(c) Duméril et Bibron, Erpétologie générale, 1834, t. 1, p. 209.
(d) Desmoulins et Magendie, Anatomie du système nerveux, t. II, p. 606.
— Vulpian, Leçons sur la physiologie du système nerveux, p. 530.

Voici une série de faits qui, à mon avis, sont probants :
Une Grenouille décapitée, ou dont les deux lobes cérébraux ont été détruits, reste généralement immobile lorsqu'elle est placée sur un plan solide (la table de l'expérimentateur par exemple), et elle se comporte comme
un Animal incapable d'exécuter des mouvements. Jusqu'alors la destruction du cerveau semble donc avoir déterminé,
comme chez les Mammifères, la perte de la volition (1).
Mais si on place dans l'eau la Grenouille ainsi mutilée, elle
se met aussitôt à nager avec la régularité et l'agilité ordinaires. Le pouvoir nerveux qui met ainsi en jeu l'appareil
locomoteur de la Grenouille décapitée existe donc après
l'ablation du cerveau, et par conséquent ne saurait être dû
au fonctionnement de cet organe ; mais ce pouvoir, est-ce la
volonté ou seulement la force nerveuse réflexe développée
par l'impression sensitive que le contact de l'eau détermine
sur la peau de l'Animal (2) ? Les partisans de l'hypothèse

(1) M. Goltz a remarqué qu'une Grenouille dont l'axe cérébro-spinal a été divisé en arrière de la moelle allongée ne fait aucun effort pour se remettre sur le ventre lorsqu'elle repose sur le dos, et que dans le cas où, étant placée de la sorte, elle reprend sa position normale et fait des mouvements sans y être provoquée, cela dépend de ce que la totalité du cerveau n'a pas été détruite. Il ajoute que si l'Animal reste inactif et ne mange pas, mais reprend son équilibre lorsqu'il est placé sur un plan incliné de façon à tomber s'il ne faisait aucun effort, on en peut conclure que les lobes optiques sont intacts. Le même auteur ajoute que si la Grenouille s'élance immédiatement hors d'un bain d'eau salée concentrée, son cervelet est resté intact ; si au contraire elle y reste tranquille, c'est que la section de l'axe cérébro-spinal a été faite derrière cet organe. Enfin, M. Goltz dit que si la Grenouille embrasse le doigt qui lui est présenté, les lobes cérébraux ont été détruits en totalité (a).

(2) Quelques auteurs, en cherchant à prouver que les mouvements de ce genre ne sont pas volontaires et dependent seulement d'actions réflexes inconscientes, commettent parfois la faute de raisonnement que les logiciens appellent une pétition de

(a) Goltz, *Beiträge zur Lehre von den Functionen der nerven Centren der Frosches,* 1869, p. 92.

d'une localisation complète, absolue, de la perceptivité et de la volition dans les lobes cérébraux, chez tous les Vertébrés, adoptent cette dernière explication, mais elle ne me paraît pas satisfaisante. Et d'abord la Grenouille privée de son cerveau ne reste pas toujours immobile lorsqu'elle est hors de l'eau ; si, au lieu de la poser sur le ventre comme d'ordinaire, on la place sur le dos, elle fait des efforts pour se retourner et elle se remet sur le ventre, en s'appuyant sur ses pattes antérieures, en ramassant ses membres postérieurs et en tenant la tête élevée, comme si elle était dans son état normal ; puis elle rentre complétement en repos (1).

Ces mouvements semblent indiquer que l'Animal n'est complétement privé ni de volonté, ni de la faculté d'accomplir des mouvements objectifs, des mouvements intentionnels ; mais on peut les expliquer en invoquant l'intervention d'actions nerveuses réflexes analogues à celles dont dépendent les mouvements uniquement automatiques de la déglutition, et déterminés par l'excitation sensitive de la peau du dos. Quant au caractère automatique des mouve-

principe, car ils donnent comme preuve de la vérité de leurs déductions la chose qu'ils cherchent à prouver. Ainsi je lis dans un de nos meilleurs ouvrages sur la physiologie du système nerveux, que certains mouvements exécutés par des Animaux décapités ne sauraient être des mouvements volontaires, parce que la volonté fait partie des fonctions cérébrales (a). Mais c'est précisément de cette dernière assertion dont il s'agit de donner la preuve, et cette preuve ne repose que sur l'absence de toute manifestation de la faculté de vouloir chez l'Animal privé de ses lobes cérébraux. Par conséquent l'argument est sans valeur.

(1) Les allures des Grenouilles décapitées où privées seulement de la totalité des deux lobes cérébraux par voie d'extirpation ont été étudiées avec beaucoup de soin par M. Onimus, dont je mettrai souvent les observations à profit ici, sans adopter toutes les conclusions qu'il en tire (b).

(a) Vulpian, *Leçons sur la physiologie du système nerveux*, p. 419.
(b) Onimus, *Recherches expérimentales sur les mouvements consécutifs à l'ablation du cerveau, et sur les mouvements de rotation* (Journ. d'anat. et de physiol. de Robin, 1871, t. VII, p. 633).

ments natatoires exécutés dans l'eau par l'Animal privé
de ses deux lobes cérébraux, il semble au premier abord
être rendu manifeste par le fait suivant : la Grenouille
décapitée nage devant elle en ligne droite, comme si elle
était poussée par une force irrésistible : à moins de rencontrer un obstacle insurmontable, elle ne s'arrête pas avant
que la fatigue ne l'y oblige, et lorsqu'elle peut reprendre
son mouvement, elle se meut encore une fois de la même
manière : elle semble donc n'agir qu'automatiquement;
mais vient-elle à heurter l'extrémité de son museau contre
la paroi verticale du vase dans lequel elle nage, la scène
change : si le bord n'est pas trop loin de la surface de l'eau
pour qu'elle puisse y atteindre, elle y grimpe; mais si l'obstacle est infranchissable, elle s'arrête aussitôt, et une fois
arrêtée de la sorte elle ne continue pas à mouvoir ses pattes
comme elle le faisait lorsque les coups de rame donnés
ainsi pouvaient la faire avancer, et comme elle semblerait
devoir continuer à les mouvoir si l'action stimulante de
l'eau sur la surface générale de son corps était la cause
déterminante de ses manœuvres; elle reste immobile comme
si, ayant reconnu l'inefficacité de ses efforts, elle ne voulait
plus exécuter un travail devenu inutile. Il me paraît donc que
ses allures dans ces conditions, au lieu de nous fournir des
preuves de la localisation complète de la perception sensorielle et de la volition dans les lobes cérébraux, parlent plutôt en faveur de la conservation de ces facultés après l'ablation de ces parties de l'encéphale, et indiquent seulement
une grande diminution de puissance dans ces agents nerveux (1).

D'autres faits du même ordre me portent à partager
l'opinion de plusieurs expérimentateurs qui, tout en recon-

(1) Pour plus de détails à ce sujet,   M. Onimus (*Journ.* de Robin, 1874,
je renverrai au travail précité de   t. VII, p. 633).

naissant aux lobes cérébraux une importance majeure comme organes de perception et comme producteurs de la force nerveuse dont dépendent les mouvements volontaires, attribuent à la moelle allongée et même à la moelle épinière des Batraciens les mêmes propriétés physiologiques, et qui voient dans certains actes accomplis sous la seule influence des parties post-céphaliques de l'axe cérébro-spinal des indices d'une sorte d'intelligence rudimentaire (1).

Les phénomènes suivants ne me paraissent pas pouvoir être expliqués autrement.

Une impulsion nerveuse instinctive, ou excitation motrice volontaire et objective, mais ne dépendant pas de la raison, porte la plupart des Êtres animés à repousser les corps qui les blessent et à frotter la partie qui est impressionnée d'une manière douloureuse. Ainsi lorsqu'on pince fortement et d'une manière persistante l'un des doigts de la patte postérieure d'une Grenouille en possession de toutes ses facultés, non-seulement les muscles fléchisseurs de tout le membre entrent en action, de façon à retirer à elle le doigt lésé, phénomène qui peut être considéré comme étant complétement automatique et dû seulement à une action nerveuse réflexe, mais bientôt l'autre membre vient en aide au premier, et à cet effet exécute des mouvements qui ne sont pas ceux faits par la patte irritée ; au lieu d'être des mouvements de rétraction, comme cela paraîtrait devoir être si l'action nerveuse réflexe à laquelle on attribue les contractions musculaires de la patte droite, en augmentant d'intensité,

(1) M. Pflüger pense que les différences entre les mouvements volontaires provoqués par l'action du cerveau et les mouvements intentionnels et en apparence volontaires exécutés par une Grenouille décapitée dépendent de ce que la moelle épinière ne possède pas la faculté de retenir les sensations qu'elle éprouve, ou en d'autres mots n'est pas apte à l'exercice de la mémoire (a).

(a) Pflüger, *Die sensorischen Functionen des Ruckermarks d. Wirbelthieren*, 1853.

étendait son influence sur la patte du côté gauche ; ce sont
des mouvements d'extension, de répulsion, et ces mouvements
ont une direction particulière à raison de laquelle ils tendent
à repousser de la patte droite le corps qui l'irrite. Les mouvements du membre servant ainsi d'auxiliaire à la patte
pincée présentent dans ce cas tous les caractères de mouvements volontaires et objectifs ou intentionnels. Or, les
mêmes phénomènes sont le résultat du même genre d'excitation locale chez une Grenouille décapitée ; et comme il n'y
a aucune raison pour croire que dans ce dernier cas ils
sont produits par une force nerveuse différente de celle qui
agit dans le cas précédent, nous en pouvons conclure que,
chez cet Animal, la destruction des lobes cérébraux n'abolit
pas la faculté volitionnelle (1).

J'ajouterai que les mouvements provoqués de la sorte
par l'irritation d'un point déterminé de la peau varient
avec la position de ce point.

D'autres expériences analogues, mais encore plus signi-
ficatives, ont été faites, il y a quelques années, les unes par
M. Pflüger, les autres par M. Auerbach, et elles parlent dans
le même sens.

Lorsqu'on irrite la peau de la Grenouille décapitée en
appliquant une goutte d'acide acétique sur le haut de la
cuisse, on voit que l'Animal cherche à se débarrasser de la
cause de la douleur ainsi produite, en frottant avec la patte
correspondante le point douloureux ; si on répète l'expé-

(1) M. Vulpian, en exposant ces phénomènes dans ses leçons sur la physiologie du système nerveux, les suppose dus à une certaine harmonie
préétablie entre les actions réflexes
exercées par une même incitation
sensitive sur des muscles différents

dans les deux membres (a). Mais
cette hypothèse s'accorde mal avec
ce que nous avons vu précédemment
en étudiant le mode d'extension des
influences nerveuses excito-motrices
d'une moitié de la moelle épinière
à l'autre moitié (b).

(a) Vulpian, Op. cit., p. 416.
(b) Voy. ci-dessus, p. 135 et suivantes.

rience après avoir amputé cette patte, l'Animal fait avec le moignon quelques mouvements analogues ; mais ne pouvant arriver à la partie attaquée par l'acide, il s'agite d'abord d'une manière désordonnée ; mais bientôt on le voit faire usage de la patte restée intacte et frotter avec elle le point douloureux, comme il l'aurait fait avec l'autre patte si elle n'avait été rendue trop courte pour servir à cet usage (1). Or ce changement dans les manœuvres exécutées par l'Animal dépourvu de cerveau ne me semblent pouvoir être déterminé que par un acte de la volonté, et par conséquent j'en conclus que l'exercice de cette faculté n'est pas com-

(1) Cette expérience est due à M. Pflüger, et elle prouve que la Grenouille privée de son cerveau n'a pas perdu la faculté de varier ses mouvements suivant les circonstances, et de choisir ceux qui sont le plus appropriés à l'obtention de l'effet pour la production duquel ces mouvements sont faits (a). La même expérience peut être faite d'une manière plus simple. Au lieu de pratiquer l'amputation du membre dont la cuisse a été excitée par l'application du stimulant, on attend que par l'effet de la fatigue l'Animal décapité ait cessé de faire des efforts pour repousser avec la patte correspondante le corps irritant ; puis, avant que l'état d'épuisement déterminé de la sorte ait cessé, on renouvelle l'application de l'acide, qui ne met plus en mouvement la patte en question, mais provoque la production des mouvements de répulsion effectués par la patte du côté opposé (b).

M. Auerbach procéda d'une manière un peu différente. Ayant amputé l'une des cuisses sur une Grenouille décapitée, il mit une goutte d'acide sur le dos de l'Animal du même côté. La Grenouille chercha à porter sur le point douloureux la patte coupée ; mais ne pouvant y parvenir à raison de la brièveté du moignon, et, en apparence découragée par l'inutilité de ses efforts, elle les cessa bientôt et resta tranquille ; une seconde goutte d'acide fut placée alors sur l'autre moitié de la région dorsale, et aussitôt la Grenouille frotta le point irrité avec le pied du côté correspondant ; puis agissant comme si elle avait reconnu ainsi la possibilité d'atteindre avec ce membre le point excité précédemment de l'autre côté du dos, elle y porta le pied resté intact et se mit à frotter avec cet organe la place à laquelle elle avait renoncé à arriver avec le moignon du membre amputé (c).

(a) Pflüger, *Die sensorischen Funcktionen des Ruckenmarks*, 1853.
(b) Goltz, *Beiträge zur Lehre von den Funktionen der Nervencentren der Frosches*, 1869.
(c) Auerbach, *Ueber Psychische Tätigkeiten des Rückenmarks (Günsburg med. Zeitschrift*, 1856).

plétement subordonné à l'activité fonctionnelle de cette
partie de l'encéphale (1).

Comme preuve de la persistance probable de la volonté et
même d'un certain travail mental après l'ablation du cerveau chez la Grenouille, je citerai également une expérience
très-remarquable sur laquelle M. Ferrier a appelé récemment l'attention des physiologistes.

Lorsqu'on place au fond d'un vase rempli d'eau une
Grenouille décapitée, cet Animal monte à la surface du
liquide et s'y maintient la tête à l'air. Si la Grenouille est
placée dans le même bain sous une cloche renversée et
remplie d'eau, elle se conduit de la même manière; mais au
lieu de rester tranquille à la partie supérieure du vase, elle
ne tarde pas à redescendre et à s'échapper de dessous la
cloche pour gagner la surface libre du bain. Dans cette
circonstance la Grenouille privée de son cerveau agit comme
si, ne trouvant pas à la partie supérieure de la cloche
pneumatique l'air dont elle a besoin, elle se déterminait à
chercher ailleurs ce fluide, et, dans ce but, plongerait pour
trouver une issue sous le bord inférieur de sa prison (2).

(1) M. Ferrier cherche à expliquer
d'une autre manière les faits dont
il vient d'être question.

(2) M. Ferrier a fait remarquer
qu'il y a de la méthode dans ces
actes, et il a constaté aussi des
indices d'un choix dans les mouvements presque entièrement automatiques exécutés par une Grenouille
privée de ses lobes cérébraux, lorsqu'on la détermine à faire des sauts
en lui prenant la patte. Si on met
cet Animal en face d'une fenêtre bien
éclairée et qu'on place entre lui et
la lumière un écran opaque, on voit
qu'au lieu de se diriger directement
en avant, il sautera de manière à
éviter l'obstacle élevé de la sorte.
Dans cette circonstance, ajoute M. Ferrier, les allures de la Grenouille
sont les mêmes, qu'elle soit en
possession de ses lobes cérébraux
ou qu'elle en soit privée. Néanmoins
cet auteur cherche à expliquer les
phénomènes dont j'ai parlé précédemment par une action nerveuse
réflexe due à l'excitation produite
par le contact de l'eau sur la surface
de la peau, variant suivant les circonstances et dénotant une certaine
option (a). Or je ne concevrais pas
que ces mouvements purement auto-

(a) Ferrier, *The fonctions of the Brain*, 1876, p. 35 et 41.

Certaines différences dans les effets stimulants de la chaleur sur les fonctions excito-motrices chez les Grenouilles décapitées, ou observées dans leur état normal, ont été constatées expérimentalement (1), mais elles ne jettent que peu de lumière sur les questions dont nous nous occupons ici, et elles peuvent être attribuées à la diminution de la sensibilité générale résultant de l'ablation du cerveau.

§ 8. — Chez les Poissons, l'ablation complète des lobes cérébraux n'empêche pas davantage l'accomplissement des mouvements de locomotion (2). Les Animaux sur lesquels cette opération a été pratiquée continuent à nager avec vigueur et avec une régularité complète; leurs mouvements présentent tous les caractères de la spontanéité, et M. Vulpian,

Effets de l'ablation du cerveau chez les Poissons.

matiques pussent suffire à la production de ces résultats variables.

(1) M. Goltz, examina comparativement l'action d'un bain chaud sur deux Grenouilles dont l'une était intacte, si ce n'est que les yeux avaient été mis hors de service pour empêcher les complications dues à des sensations visuelles, et l'autre avait été décapitée. La température du bain fut élevée graduellement jusqu'à 25 degrés sans produire aucun effet appréciable sur l'une ou l'autre Grenouille; mais lorsqu'on le chauffa davantage, l'Animal non décapité commença à donner des signes d'inquiétude, et à mesure que la température s'éleva, il fit des efforts de plus en plus violents pour s'échapper, jusqu'à ce qu'il eut atteint 42 degrés, et alors il tomba dans un état de rigidité tétanique. La Grenouille décapitée, au contraire, resta tranquille, jusqu'au moment

où la température du bain eut atteint 50 degrés, et alors elle mourut dans un état de rigidité musculaire; mais jusqu'à ce moment elle continua à donner des signes d'excitabilité réflexe, lorsqu'on lui appliquait de l'acide acétique sur la peau.

(2) Cela ressort nettement de plusieurs expériences faites par Flourens, et je ne conçois pas comment, en présence des faits qu'il signale, cet auteur ait persisté à généraliser les résultats qu'il avait déduits de ses recherches sur les Oiseaux (b); et je dois ajouter que déjà, en 1825, Magendie et Desmoulins avaient constaté que, chez les Batraciens et les Poissons, l'ablation des lobes cérébraux n'entraîne pas la perte des mouvements spontanés; les Carpes et les Grenouilles, disent ces auteurs, nagent aussi agilement après l'opération qu'auparavant (c).

(a) Goltz, *Op. cit.*
(b) Flourens, *Recherches expérimentales sur le système nerveux*, 1824, p. 292.
(c) Magendie et Desmoulins, *Anat. du système nerveux*, t. II, p. 626.

qui a fait beaucoup d'expériences de ce genre, assure qu'il est difficile de distinguer leurs allures de celles d'un Poisson dont le système nerveux est intact (1).

Conclusions §9. — D'après cet ensemble de faits, il me paraît impossible d'admettre que chez les Vertébrés inférieurs toute manifestation de la volonté considérée comme force déterminante des mouvements musculaires soit dépendante de l'activité fonctionnelle du cerveau. La part de cette force stimulante qui est attribuable à cette portion du système nerveux est très-considérable, et semble devenir de plus en plus prédominante lorsqu'on passe de la classe des Poissons ou de la classe des Batraciens à celle des Reptiles, puis à la classe des Oiseaux et enfin à la classe des Mammifères; mais même dans ce groupe naturel la division du travail physiologique entre les organes cérébraux et les organes rachidiens ne me paraît pas être toujours aussi complète que chez l'Homme, et sous ce rapport il semble y avoir des différences dépendantes de l'âge de l'individu aussi bien que du rang occupé par l'espèce (2).

(1) M. Vulpian insiste particulièrement sur la spontanéité apparente des mouvements natatoires chez les Poissons dont le cerveau proprement dit a été extirpé en totalité; cependant cet auteur persiste à considérer ces mouvements comme étant dus à des actions nerveuses réflexes (a), et, pour motiver son opinion, il fait remarquer qu'il y a dans les allures des Poissons privés de cerveau certaines particularités indicatives d'un caractère automatique dans leurs mouvements natatoires. Ainsi une Carpe mutilée de la sorte nage ordinairement en ligne droite, au lieu de se diriger de côté et d'autre comme le ferait un Poisson intact, et elle ne s'arrête qu'en présence d'un obstacle (b); mais ces différences ne me semblent pas assez grandes pour nous autoriser à dire que dans un cas il y a des mouvements volontaires, et que dans l'autre cas il y a des mouvements réflexes seulement. Des distinctions établies sur des bases si faibles me paraissent être arbitraires.

(2) Longet a depuis longtemps fait remarquer que chez les Vertébrés supérieurs les effets produits par l'excision des deux hémisphères

(a) Vulpian, *Leçons sur la physiologie du système nerveux*, p. 530.
(b) Vulpian, *Op. cit.*, p. 683.

Ainsi, parmi les Mammifères chez lesquels les effets résultant de l'ablation du cerveau ont été étudiés, certains Rongeurs paraissent perdre moins par suite de cette opération que ne le font le Chien ou le Chat, et les très-jeunes individus en éprouvent moins de dommage que les individus adultes (1). Les Rats en bas âge sont particulièrement remarquables sous ce rapport; car, après avoir été privés des deux hémisphères cérébraux et même de la protubérance annulaire, ils peuvent, à peu près comme dans l'état normal, s'agiter et crier lorsqu'on leur pince fortement la patte (2).

cérébraux sont d'autant plus grands que le rang auquel l'Animal appartient est plus élevé; ainsi chez un Oiseau la faiblesse de l'appareil locomoteur causée par cette opération est à peine appréciable et de peu de durée; elle est plus marquée chez les Mammifères inférieurs, chez le Lapin par exemple, et elle est notablement plus grande chez le Chien (a). Longet signala aussi des différences du même ordre entre les individus très-jeunes et les individus adultes; mais il ne remarqua aucune variation dans le caractère essentiel des changements produits ainsi dans les facultés de ces divers Vertébrés.

(1) M. Vulpian fait remarquer que l'influence du cerveau proprement dit sur les mouvements volontaires est en apparence d'autant plus grande, que les Animaux sur lesquels on expérimente appartiennent à une classe plus élevée, et à l'appui de cet énoncé, il cite les faits suivants:

« Voici, dit-il, un Chien sur lequel on a détruit en partie un hémisphère cérébral; il y a une paralysie très-incomplète des membres du côté opposé, et l'Animal est très-affaibli. Voici, au contraire, un Pigeon sur lequel un hémisphère est entièrement enlevé: il semble être presque dans son état normal. L'influence de l'opération serait de moins en moins appréciable, au fur et à mesure qu'on passerait des Oiseaux aux Reptiles, des Reptiles aux Batraciens, et de ceux-ci aux Poissons (b). »

(2) Les mêmes phénomènes s'observent lorsqu'au lieu de pratiquer l'extirpation du cerveau, on se borne à couper transversalement l'encéphale en avant du bulbe rachidien; mais l'animal ne crie plus lorsque le bulbe a été profondément blessé. Du reste, en faisant connaître ce fait intéressant, M. Vulpian ajoute que les cris poussés dans ces circonstances n'ont pas le même caractère que les cris arrachés par la douleur,

(a) Longet, *Traité de physiologie*, 1869, t. III, p. 161.
(b) Vulpian, *Leçons sur la physiol. du syst. nerveux*, p. 677.

Néanmoins la prédominance du cerveau sur toutes les autres parties du système nerveux comme producteur de la force excito-nerveuse volitionnelle est très-marquée, même chez les Vertébrés les plus inférieurs, car la spontanéité de leurs mouvements est toujours beaucoup diminuée lorsque cette partie de l'encéphale cesse de fonctionner (1) En général même, l'inégalité de cette puissance chez l'individu en possession de toutes ses facultés et chez celui où le travail cérébral ne s'accomplit plus est énorme; chez les Mammifères, qui sous ce rapport ressemblent le plus à l'Homme, la part qui reste après la destruction du cerveau proprement dit est presque négligeable; enfin, dans l'espèce humaine, la localisation encéphalique de cette puissance mentale paraît être complète, et tous les phénomènes vitaux attribuables à ce que les psychologistes appellent le *moi* disparaissent quand les hémisphères cérébraux sont inactifs.

§ 10. — Si nous passons maintenant à l'examen du rôle accompli par les diverses parties du système nerveux chez les Animaux invertébrés, nous verrons que tantôt la perception des sensations et le pouvoir de provoquer des mouvements semblables à ceux que la volonté détermine chez les Vertébrés supérieurs paraissent être, comme chez ceux-ci, complétement ou presque complétement localisés dans la portion encéphalique du système, tandis que d'autres fois ces facultés semblent pouvoir être exercées

---

et il incline à croire que la production de ces sons dépend seulement d'une action nerveuse réflexe exercée sur le larynx (*a*).

(1) C'est à la prépondérance du cerveau comme agent producteur de la puissance nerveuse dont dépend la perception des impressions sensitives ou sensibilité proprement dite, et non à un arrêt complet de cette production, lors de la destruction de cette partie de l'encéphale, que l'on doit, ce me semble, attribuer l'état d'assoupissement plus ou moins profond qui résulte de cette mutilation.

(*a*) Vulpian, *Op. cit.*, p. 510.

également par d'autres foyers d'innervation, et que parfois même les divers ganglions dont se compose l'appareil nerveux central d'un Animal ne présentent sous le rapport fonctionnel aucune différence essentielle.

Chez les Mollusques les plus élevés en organisation, non-seulement l'existence d'une puissance volitionnelle est évidente, ainsi que l'existence d'actions nerveuses excito-nerveuses réflexes, mais le développement de ces forces a lieu dans des parties différentes du système nerveux. Ainsi, chez le Poulpe, le jeu de chacune des ventouses dont les bras sont garnis est provoqué par des impressions sensitives transmises au ganglion correspondant et repercutées, pour ainsi dire, sur les fibres musculaires de l'organe préhenseur, et chacun de ces ganglions peut remplir ses fonctions excito-motrices après avoir été séparé des autres foyers d'innervation (1); tandis que les mouvements généraux de l'Animal ne s'accomplissent que sous l'influence de la force stimulante développée dans les ganglions céphaliques (2).

(1) Les mouvements de succion sont provoqués par des excitations sensitives dans un tronçon de bras séparé de la tête, aussi bien que dans les appendices céphaliques en connexion avec les parties centrales du système nerveux (a), et, ainsi que nous l'avons vu précédemment, chaque ventouse est en connexion avec un petit ganglion spécial situé sur la partie adjacente du nerf tentaculaire (b).

(2) Tous les pêcheurs de la Méditerranée savent que, pour se débarrasser des étreintes vigoureuses du Poulpe, il suffit de plonger la pointe d'un couteau dans la région frontale de l'Animal; or, en agissant ainsi, on lèse les centres nerveux encéphaliques, et cette blessure entraîne la paralysie générale et la perte des mouvements volontaires, sans faire cesser les actions nerveuses réflexes locales.

Quelques expériences dues à M. Chéron portent cet auteur à penser que les contractions rhythmiques de la cavité respiratoire des Céphalopodes sont dépendantes de l'activité fonctionnelle de la portion postérieure de la masse ganglionnaire

(a) Carpenter, *Principles of mental physiology*, p. 50 (1874).
(b) Voyez t. XI, p, 227.

Les mêmes facultés excito-motrices existent chez les Mollusques gastéropodes (1), et probablement aussi chez les Acéphales. Ainsi, l'Huître possède à un haut degré la puissance nerveuse réflexe, et, tout en étant un Animal dont les fonctions de relation sont des plus réduites, elle me paraît ne pas être dépourvue d'un certain pouvoir volitionnel. Il y a également tout lieu de supposer que ces forces nerveuses sont développées par les ganglions dont se compose la partie centrale du système nerveux de ces Animaux; mais nous ne savons rien de précis à ce sujet.

§ 11. — Les propriétés du système nerveux ont été mieux étudiées chez les Animaux annelés; néanmoins, elles ne sont encore que très-imparfaitement connues, et cela

sous-œsophagienne; mais cette localisation n'est pas suffisamment démontrée (a).

(1) On ne sait presque rien au sujet du rôle des diverses parties du système nerveux de ces Mollusques, soit dans le travail producteur de la force excito-motrice, soit dans l'exercice des autres fonctions. Les expériences dans lesquelles Spallanzani et d'autres naturalistes ont pratiqué la décapitation des Colimaçons dans le but de constater la reproduction de cette partie de l'organisme (b), pouvaient, au premier abord, faire penser que l'existence des ganglions céphaliques n'était pas nécessaire à la manifestation d'actes volitionnels; mais il y a tout lieu de penser que dans les cas où la mutilation n'a pas déterminé la mort, ces centres nerveux n'avaient pas été atteints. Pour plus de détails à ce sujet, je renverrai à un ouvrage de Moquin-Tandon, où l'histoire des travaux relatifs à la reproduction de la tête de ces Mollusques a été présentée d'une manière très-complète (c). Je noterai seulement ici que l'excitation mécanique du ganglion sous-œsophagien produit beaucoup plus d'effet sur le système musculaire que l'excitation des ganglions sus-œsophagiens, et que l'extirpation des premiers détermine promptement la mort, tandis que les Colimaçons privés du ganglion sus-œsophagien peuvent vivre pendant plusieurs semaines (d).

(a) Chéron, *Des nerfs corrélatifs dits antagonistes et du nœud vital dans un groupe d'Invertébrés* (*Comptes rendus de l'Acad. des sciences*, 1868, t. LXVI, p. 1165).

(b) Spallanzani, *Resultati di esperienze sopra la reproduzione della testa nelle Lumache terrestri* (*Mem. della Soc. italiana*. Verona, 1782, t. I, p. 583).

(c) Moquin-Tandon, *Histoire naturelle des Mollusques terrestres et fluviatiles de France*, t. I, p. 268 et suiv.

(d) Vulpian, *Leçons sur la physiologie du système nerveux*, p. 760.

tient en partie à ce que les circonstances dans lesquelles se trouvent les individus sur lesquels on expérimente influent beaucoup sur les manifestations de ces forces nerveuses, et en partie aussi à ce que la signification des phénomènes observés est souvent très-obscure. Les conclusions qui en ont été tirées sont parfois peu concordantes; mais un grand nombre de faits bien avérés me semblent de nature à dissiper toute incertitude relativement à la diffusion de plus en plus complète des propriétés nerveuses dont ces facultés dépendent chez les Animaux annelés de moins en moins parfaits.

Chez les Myriapodes, dont le système nerveux se compose essentiellement de ganglions disposés longitudinalement d'anneau en anneau dans toute l'étendue du corps et offrant partout les mêmes caractères anatomiques (1), les mouvements automatiques au moyen desquels la locomotion s'effectue sont produits avec beaucoup de perfection sous l'influence de chacun de ces foyers excitateurs, sans le concours des autres parties de la chaîne ganglionnaire; mais chez quelques-uns de ces animaux, sinon chez tous, la puissance volitionnelle paraît être localisée dans la région céphalique; car, après la décapitation, leurs allures changent et cessent d'être en rapport avec l'accomplissement d'un acte utile (2).

Chez les Insectes, la division du travail nerveux excito-

(1) Voyez t. XI, p. 190.

(2) Lorsqu'un Myriapode est décapité pendant qu'il est en marche, il continue à progresser régulièrement; mais M. Carpentier assure que mutilé de la sorte, l'Animal cesse de varier ses allures suivant les circonstances où il se trouve, et ne peut plus ni reculer, ni changer de direction spontanément; lorsqu'il rencontre un obstacle qui l'arrête, il continue à mouvoir ses pattes comme si ces mouvements pouvaient le faire avancer. Ces mouvements paraissent donc être automatiques seulement, et devoir résulter d'actions nerveuses réflexes, non des incitations de la volonté, faculté qui serait abolie par le fait de l'ablation de la tête (a).

(a) Carpenter, Principles of Mental physiology, 1874, p 53 et suiv.

moteur ne paraît pas être poussée aussi loin, et beaucoup de
phénomènes attribuables à l'influence de la volonté ont
été observés après la destruction des ganglions céphaliques.

Je ne rappellerai pas ici toutes les anciennes observations
relatives à la production de mouvements spontanés et pré-
sumés volontaires, chez les Insectes décapités, et dont le
corps était par conséquent soustrait de la manière la plus
complète à toute action nerveuse exerçable par les ganglions
qui à raison de leur position sont plus ou moins assimilables au cerveau des Vertébrés (1); mais je citerai quel-

(1) Des faits de ce genre ont fixé
l'attention des naturalistes de l'antiquité ; ainsi Aristote en parle (a); et
je crois devoir rapporter ici une observation recueillie par Walckenaer,
sur un Cerceris. Ces Insectes déposent leurs œufs dans des trous creusés en terre et y accumulent ensuite
des matières alimentaires destinées à
la nutrition des larves. Or, Walckenaer nous dit qu'un de ces Hyménoptères, dont il observait les mouvements, ayant été décapité accidentellement dans le moment même où
il faisait des efforts pour pénétrer
dans son nid, « conserva encore dans
le reste de son corps le même mouvement et la même volonté. Je le re-
tournai exprès du côté opposé, mais
il retourna vers son trou et y en-
tra (b) ».

Les expériences faites en vue de
la détermination des fonctions des
diverses parties de la chaîne ganglionnaire des Insectes n'ont pas
toujours donné des résultats en accord avec les faits dont je viens de
faire mention. Ainsi dans une série
d'expériences faites sur des Chenilles
par Rengger, la division transversale
de la chaîne ganglionnaire fut toujours suivie d'une telle diminution
dans la faculté de faire mouvoir les
parties situées en arrière de la section, que cet auteur les considéra
comme étant complétement paralysées ; mais les parties situées en avant
de la section continuèrent à exécuter
des mouvements variés et spontanés ; en sorte qu'à en juger par ces
phénomènes, on devrait regarder la
volition comme étant complétement
subordonnée au fonctionnement de la
portion céphalique du système nerveux (c).

Des expériences analogues faites
par Tréviranus sur d'autres Insectes
donnèrent des résultats très-différents. Un Carabe décapité courut
dans différentes directions, comme le
ferait un Animal qui cherche un
chemin pour s'échapper. Un Taon

(a) Aristote, *Hist. des Animaux*, liv. IV, chap. VII. (Trad. de Camus, t. I, p. 205).
(b) Walckenaer, *Mémoires pour servir à l'histoire des Abeilles solitaires;* p. 39
(1817).
(c) J. R. Rengger, *Physiologische Untersuchungen über die thierische Hareschal-
tung der Insecten*, 1817, p. 41.

ques-uns des résultats obtenus expérimentalement sur les Orthoptères, par Dugès, naturaliste habile et excellent observateur.

Voici comment Dugès s'exprime à ce sujet. Ayant enlevé d'un coup de ciseaux le portion antérieure du corps d'une Mante religieuse (c'est-à-dire le prothorax et la tête), il vit le tronçon postérieur rester appuyé sur ses quatre pattes, résister aux impulsions par lesquelles on cherchait à le renverser, se relever et reprendre son équilibre si on forçait cette résistance. « Ce tronçon, par la trépidation des ailes et des » élytres, ajoute Dugès, témoigne en même temps d'un senti- » ment de colère, comme il le faisait pendant l'intégrité de » l'animal quand on l'agaçait par des attouchements ou des » menaces. Mais ce tronçon postérieur contient une bonne partie de la chaîne des ganglions, et on peut poursuivre l'expérience d'une manière plus parlante sur le tronçon antérieur : qu'on en détache encore la tête, et le segment ainsi isolé (le prothorax) vivra pendant près d'une heure avec un seul ganglion ; « il agitera ses longs bras et saura fort

décapité et placé sur le dos fit de grands efforts pour reprendre la position normale, et à cet effet s'accrocha à un corps que l'expérimentateur lui présenta et y grimpa. Un Papillon, après avoir été décapité, vécut trois jours, et pendant ce temps courut en cercle, tantôt à droite, tantôt à gauche, en agitant ses ailes volontairement, au moins en apparence (a).

M. Burmeister constata expérimentalement des faits analogues sur des Coléoptères du genre Dytisque. Après l'extirpation des ganglions céphaliques, l'Insecte ne fit spontanément aucun mouvement lorsqu'il était posé sur la face ventrale de son corps; mais lorsqu'on le mit sur le dos, il fit avec ses pattes des mouvements en apparence volontaires ; et lorsqu'on le plaça dans l'eau, il nagea avec vigueur, comme aurait pu le faire tout animal de son espèce en possession de la totalité de son système nerveux, et privé seulement du sens de la vue. Dans d'autres cas, au contraire, cet entomologiste n'aperçut aucun indice de mouvements volontaires dans les parties du corps séparées des centres nerveux encéphaliques (b).

(a) Treviranus, *Die organischen Liben*, t. II, p. 192.
(b) Burmeister, *Handbuch der Entomologie*, t. I, § 274.

» bien les tourner contre les doigts de l'expérimentateur. »
Par conséquent, dit Dugès, ce seul ganglion thoracique
« *sent* les doigts qui pressent le segment auquel il appar-
» tient, *reconnaît* le point par lequel il est serré, *veut* s'en
» débarrasser, et y *dirige* les membres qu'il anime (1) ».

Les vivisections pratiquées sur d'autres Insectes par
Yersin fournissent aussi des arguments en faveur de la
thèse que je soutiens ici. Des Grillons sur lesquels il avait
divisé les deux connectifs dont se compose le collier œso-
phagien continuèrent à se servir de leurs pattes et de leurs
mâchoires à peu près de la manière ordinaire ; et cependant,
par suite de cette opération, la totalité de la chaîne ganglionnaire sous-intestinale, c'est-à-dire la totalité des centres nerveux dont naissent les nerfs de l'appareil buccal, ainsi que
les nerfs des pattes, des ailes et de toute la région abdominale, se trouvait complétement séparée des ganglions céphal-
liques supérieurs, que l'on appelle communément le cerveau
de ces Insectes (2). La section des connectifs céphalo-thora-
ciques sépare de la même manière la totalité de la portion
céphalique du système nerveux de la portion thoracique
et abdominale de la chaîne ganglionnaire ; mais Yersin a

(1) Dugès obtint des résultats
analogues en expérimentant sur une
grande Sauterelle, l'*Acrydium li-
neola* (a).

(2) Dans les premiers moments
qui suivent l'opération ; l'Insecte est
comme assoupi et reste immobile ;
mais bientôt il recommence à se
mouvoir, et le lendemain ses allures
sont, à peu de chose près, les mêmes
qu'avant la division de son système
nerveux en deux tronçons. Sous

l'impression d'excitations sensitives
agissant sur les ganglions sus-œsophagiens isolés de la sorte, l'Animal
donne les signes ordinaires de sensibilité et de volition, en faisant
mouvoir ses antennes, et la conservation des mêmes facultés dans les
parties du corps dont les nerfs appartiennent aux autres ganglions est
rendue également manifeste par la
manière dont il marche et dont il
mange (b).

(a) Dugès, *Traité de physiologie comparée*, t. I, p. 337 et suiv.
(b) Yersin, *Recherches sur les fonctions du système nerveux dans les Animaux
articulés*, p. 2 (Extrait du *Bull. de la Soc. vaudoise des sciences naturelles*, n° 41).

constaté que cette opération, de même que la décapitation, n'entraîne ni dans la tête ni dans le corps l'abolition des mouvements spontanés, qui ne paraissent différer en rien des mouvements déterminés par la volonté, chez les Grillons à l'état normal (1).

Beaucoup de faits analogues ont été constatés expérimentalement chez d'autres Insectes, soit par Dujardin (2), soit par M. Faivre (3), et en présence de tous ces témoignages, on

(1) Cette division de la chaîne ganglionnaire produit si peu d'effet sur ces Insectes, que parfois la durée de leur vie n'en paraît pas diminuée. Ainsi, dans les expériences de Yersin, des Grillons qui avaient subi cette opération ont survécu pendant plus d'un mois. Un de ces Insectes, opéré le 18 mai, n'est mort que le 12 juillet, époque à laquelle presque tous les individus de son espèce cessent d'exister, dans la partie de la Suisse où cet entomologiste a fait ses intéressantes recherches (loc. cit., p. 8).

(2) Ce naturaliste cite le cas d'un gros Diptère (Eristalis tenax) qui, décapité depuis huit à neuf heures, mais préservé de la dessiccation et continuant à remplir ses fonctions digestives, agitait encore vivement ses ailes, ses pattes et son oviducte, sous l'influence des rayons solaires ; et quand on le touchait au métathorax, il y portait aussitôt, et à plusieurs reprises, ses deux pieds postérieurs, pour éloigner les corps étrangers et pour nettoyer ou brosser ses ailes. Dans le même temps, la tête isolée faisait jouer sa trompe pour sucer un liquide mis à sa portée. Dujardin obtint parfois des résultats analogues en opérant sur des Diptères du genre Anthomyia, mais les effets de la décapitation de ces Insectes furent très-variables (a).

(3) M. Faivre a remarqué que les effets des lésions des diverses parties du système nerveux des Dytisques sont beaucoup moins marqués sur les mouvements de natation que sur ceux de la marche. Cet auteur conclut de l'ensemble de ses expériences que, chez ces Insectes, chaque lobe cérébral est le siége d'une double puissance : volonté et direction ; que les ganglions céphaliques sous-œsophagiens (auxquels il donne le nom de cerveau inférieur) sont le siége de la cause excitatrice et de la puissance coordinatrice ; que l'action directe de chaque moitié de ces foyers d'innervation est prédominante, mais qu'ils exercent aussi une action croisée (b). Enfin, M. Faivre pense que les mouvements auxquels président les ganglions thoraciques et abdominaux sont uniquement automatiques et en

(a) Dujardin, Mémoire sur le système nerveux des Insectes (Ann. des sc. nat., 1850, sér. 3, t. XIV, p. 196).
(b) Faivre, Du cerveau des Dytisques, considéré dans ses rapports avec la locomotion (Ann. des sc. nat., 1857, sér. 3, t. VIII, p. 245.

est nécessairement conduit à penser que chez les Insectes
la faculté de vouloir fait complétement défaut, ou bien que
l'exercice de cette faculté n'est pas dépendant de l'activité
fonctionnelle d'un seul centre nerveux. Quelques physiologistes, sans se prononcer nettement à ce sujet, semblent
penser que tous les mouvements exécutés par ces Animaux
sont automatiques et simplement le résultat d'actions nerveuses réflexes (1) ; mais je ne saurais admettre qu'il en soit
ainsi, et les naturalistes qui ont observé attentivement les
mœurs de ces petits Êtres partagent, j'ose l'affirmer, mon
opinion à ce sujet (2).

majeure partie dus à des actions nerveuses réflexes (a). Mais les conclusions qu'il tire des faits dont il a été témoin me paraissent beaucoup trop absolues.

(1) Ainsi que je l'ai dit précédemment, M. Carpenter est de cet avis (b), et c'est aussi en attribuant à des actions nerveuses réflexes les mouvements exécutés par les Insectes décapités, que M. Vulpian cherche à expliquer les phénomènes de l'ordre de ceux dont je viens de parler ; mais je dois ajouter que dans l'opinion de ce physiologiste distingué, il n'y aurait, même chez l'Homme, que fort peu de mouvements réellement volontaires (c), et presque toujours, quand nous croyons vouloir, nous ne ferions qu'obéir à un pouvoir automatique, manière de voir que je ne saurais partager.

(2) En parlant ici des propriétés excito-motrices des divers ganglions des Insectes, je n'ai établi aucune distinction entre les différentes parties constitutives de ces foyers d'innervation. Cependant, des différences physiologiques considérables y ont été constatées par M. Faivre. En expérimentant sur des Dytisques, ce naturaliste a trouvé que la portion dorsale de chacun de ces ganglions est beaucoup plus excitable que leur surface ventrale, et que celle-ci est au contraire beaucoup plus sensible que leur surface supérieure. Des lésions affectant cette dernière partie peuvent même déterminer dans la patte correspondante une paralysie du mouvement sans y détruire la sensibilité, et en attaquant le ganglion par sa surface inférieure, il est possible de déterminer une paralysie de la sensibilité avec conservation du mouvement. La paralysie

(a) Faivre, De l'influence du système nerveux sur la respiration des Dytisques (Ann. des sc. nat., 1860, sér. 3, t. XIII, p. 221).

(b) Carpenter, Inaugural dissertation on the physiological inferences to be deduced from the structure of the nervous system in the invertebrated classes of Animals. Edinburgh 1839.

(c) Vulpian, Leçons sur la physiologie du système nerveux, p. 688.

Sous ce rapport, les Crustacés me paraissent ne différer que peu des Insectes ; mais les résultats obtenus par les expérimentateurs sur ces Animaux ne présentent pas toute la netteté désirable (1), et il serait utile de faire à ce sujet des recherches nouvelles.

§ 12. — Une multitude d'expériences faites sur des Annélides prouvent mieux la similitude des propriétés physiologiques des différents centres nerveux chez les Animaux inférieurs, et l'indépendance dont ces centres peuvent jouir.

Effets de la division chez les Annélides.

A ce sujet je rappellerai d'abord les faits remarquables constatés, il y a plus d'un siècle, par un naturaliste de Genève, Charles Bonnet, faits dont j'ai déjà eu l'occasion de parler plus d'une fois (2). Ayant coupé en deux parties à peu près

peut être complète sans que le ganglion lésé perde ses propriétés conductrices de la névrilité. Enfin , le petit ganglion frontal qui appartient au système stomato-gastrique est excitable, mais insensible (*a*).

(1) J'ai publié, il y a fort longtemps, les résultats fournis par diverses expériences sur le système nerveux de la Squille et du Homard ; mais à cette époque la distinction à établir entre les mouvements réflexes et les mouvements volontaires n'avait pas fixé suffisamment l'attention des physiologistes (*b*). Plus récemment, M. Vulpian a fait quelques expériences analogues sur le système nerveux de l'Écrevisse ; mais il ne s'est guère occupé que des effets produits par la section des connectifs de l'un des côtés du corps,

en vue d'établir que ces effets sont directs et non croisés, comme lors des lésions du cerveau chez les Vertébrés (*c*).

(2) Les expériences de Bonnet furent faites en 1741, à l'occasion des découvertes de Tremblay sur la multiplication des Polypes à bras, par voie de scissiparité (*d*).

Ainsi que nous l'avons vu précédemment, la division du corps de ces Vers peut être poussée beaucoup plus loin, sans entraîner la perte définitive d'aucune des propriétés vitales de l'individu primitif, dans l'un quelconque des tronçons (*e*).

J'ai eu également l'occasion de citer précédemment le fait de la conservation des mouvements volontaires et de la sensibilité dans l'une et l'autre extrémité du corps des

(*a*) Faivre, *Recherches expérimentales sur la destruction de la sensibilité et de l'excitabilité dans les diverses parties du système nerveux d'un Insecte* (*Ann. des sc. nat.*, 1864, sér. 5, t. 1, p. 89).
(*b*) Milne Edwards, *Histoire naturelle des Crustacés*, t. I, p. 149 et suiv.
(*c*) Vulpian, *op. cit.*, p. 785.
(*d*) Bonnet, *Traité d'insectologie*, 1845, t. II, p. 17 et suiv.
(*e*) Voy. t. I, p. 18, et t. VIII, p. 308

égales un de ces Vers d'eau douce que les zoologistes désignent
aujourd'hui sous le nom de *Nais*, il vit que non-seulement
la moitié antérieure de l'Animal continuait à se mouvoir
comme à l'ordinaire, mais que la moitié postérieure, celle
qui n'avait pas de tête, se comportait à peu près de même :
ce tronçon s'avançait par un mouvement de reptation ordinaire, se détournait à la rencontre d'un obstacle, s'arrêtait,
puis se remettait à marcher, en un mot donnait tous les
signes par lesquels on reconnaît les manifestations de la
volonté chez les individus entiers. Plus tard le même fragment reproduisit, par l'effet d'une sorte de bourgeonne-
ment, une nouvelle tête à la place de celle dont il avait été
privé, et au bout d'une semaine il était redevenu un *Nais*
complet.

Les Sangsues ne sont pas aptes à se multiplier de la sorte,
mais leur système nerveux et même leur corps tout entier
peut être divisé en deux parties sans que les mouvements
effectués par l'un et l'autre tronçon cessent d'offrir leurs
caractères ordinaires (1).

Lombrics partagés en deux tronçons (*a*), et pour plus de détails à ce
sujet je renverrai aux ouvrages cités
ci-dessous (*b*).

(1) D'après les résultats fournis
par ces vivisections, Thomas considéra chaque ganglion de la chaîne
nerveuse comme étant un centre
particulier, et cet auteur remarqua
également que la sensibilité de ces
organes est peu développée, tandis
que la peau est d'une sensibilité
exquise (*c*). Le même fait a été
constaté par Moquin-Tandon; et je
rappellerai à ce sujet que le cerveau
des animaux vertébrés est dépourvu
de sensibilité, tandis que les nerfs
périphériques ont pour la plupart
une sensibilité extrême. Chacun des
ganglions de la Sangsue, ajoute

(*a*) Voy. t. VIII, p. 311.
(*b*) Bonnet, *Considérations sur les corps organiques*, édit. de 1776, t. II, p. 7.
— Dugès, *Recherches sur la circulation, la respiration et la reproduction des
Annélides abranches* (*Ann. des sc. nat.*, 1828, 1ʳᵉ série, t. XV, p. 317).
— Morren, *De Lumbrici terrestris historia naturali necnon Anatomia tractatus*,
1829, p. 207 et suiv.
(*c*) Thomas, *Mémoire pour servir à l'histoire naturelle des Sangsues*, 1806, p. 89
et suiv.

§ 13. — Les mouvements rhythmiques de systole et de diastole de l'ombrelle ou cloche natatoire des Méduses paraissent être en général complétement automatiques, et dépendre de décharges spontanées d'une force nerveuse excitomotrice ou d'actions nerveuses réflexes ; mais dans quelques circonstances ils changent de caractère, et semblent être régis par une puissance volitionnelle. Quoi qu'il en soit à cet égard, ils dépendent de l'activité physiologique d'un certain nombre de foyers d'innervation dont la destruction entraîne une paralysie générale. Or ces foyers, comparables à autant de ganglions, jouissent chacun d'une autonomie complète et ne présentent entre eux aucune différence fonctionnelle (1).

Moquin-Tandon, représente le cerveau pour le Zoonite au segment auquel il appartient (a).

(1) Des recherches expérimentales très-intéressantes ont été faites récemment sur les propriétés du système nerveux des Méduses, par Eimer et par M. Romanes (b). Il existe chez ces Zoophytes une série de foyers d'innervation disposés circulairement près du bord de l'ombrelle ou cloche natatoire, et en connexion avec les organes oculiformes dont ce bord est garni. L'ablation de la portion marginale de l'ombrelle met fin aux mouvements de toute la portion de l'appareil natatoire restée en place ; mais la bande ainsi détachée du corps de l'animal continue à se contracter régulièrement pen-

dant fort longtemps, et lorsqu'on subdivise cette bande en fragments contenant chacun un de ces centres excito-moteurs, les divers fragments continuent à se mouvoir comme le faisait l'ensemble de l'appareil. Enfin, la destruction de l'un de ces ganglions nerveux détermine la paralysie de la portion correspondante de l'ombrelle, et lorsque celle-ci est en repos, on peut y provoquer des mouvements, en stimulant, soit par l'électricité, soit par tout autre excitant, le ganglion correspondant. Ces faits ne laissent aucune incertitude sur la matière nerveuse des parties en question, et montrent qu'il n'existe aucune division dans le travail physiologique accompli par l'ensemble du système excito-moteur ainsi constitué.

(a) Moquin-Tandon, Monographie de la famille des Hirudinées, 1846, p. 198 et suiv.
(b) Eimer, Ueber künstliche Theilbarkeit von Aurelia aurita und Cyanea capillata in physiologische Individuen (Verhandl. d. physik. med Gesellschaft in Wurzburg, t. VI, t. XXV, 1874).
— Romanes, Preliminary observations on the locomotary system of Medusæ (Proceedings of the Royal Society of London, 1876, t. XXIV, p. 143). — Turner, Observations on the locomotary system of Medusæ (Op. cit., 1879, t. XXV, p. 464).

Chez quelques êtres placés encore plus bas dans le Règne animal, mais aptes à exécuter spontanément des mouvements qui offrent tous les caractères de mouvements volontaires, le pouvoir d'agir ainsi n'est dépendant d'aucune partie déterminée de l'organisme, puisque ce pouvoir, ainsi que nous l'avons déjà vu en nous occupant des phénomènes de scissiparité artificielle observés chez les Planaires et chez les Polypes à bras, persiste dans chaque fragment du corps séparé du reste de l'Animal : chacun des fragments du Polype, continuant à vivre et à grandir, reprend bientôt l'exercice de toutes les facultés dont jouissait l'Animal entier; par conséquent la force vitale dont la manifestation constitue ce que nous appelons un acte de la volonté ne paraît être la propriété particulière ni d'un cerveau ni de toute autre partie spéciale du système nerveux, ni même d'un système nerveux quelconque; rien ne nous autorise à penser que dans l'organisme du Zoophyte en question il y ait un appareil de ce genre. Mais pour avoir confiance dans la légitimité de cette conclusion, il faut être convaincu que les mouvements réputés volontaires chez les Animaux très-inférieurs ne sont pas seulement des mouvements automatiques déterminés par des actions réflexes ou par d'autres causes analogues. Or en ce moment nous ne pourrions, sans nous écarter trop du sujet principal de cette leçon, discuter ce point. En effet, pour nous en occuper utilement, il faudrait examiner avec beaucoup de soin l'influence que l'habitude peut exercer sur les mouvements provocables par la volonté, et étudier les caractères des mouvements appelés instinctifs; sujet qu'il est préférable de réserver pour une autre partie de ce cours, où j'aurai à traiter diverses questions de psychologie comparée.

Résumé.   § 14. — En résumé, nous voyons donc que la localisation du travail vital dont résulte la puissance volitionnelle applicable à la production des mouvements est complète ou presque complète chez les Mammifères, mais qu'elle diminue de plus en plus lorsqu'on passe des Mammifères aux Oiseaux et de ceux-ci aux Batraciens et aux Poissons (1) ; enfin, que chez certains Invertébrés la prépondérance de la portion céphalique du système nerveux sur le reste de la chaîne ganglionnaire diminue davantage encore ; et j'ajouterai que chez les Êtres animés les plus inférieurs, la faculté de vouloir, sans faire complétement défaut, quoique très-affaiblie, ne saurait appartenir en propre à aucun organe, puisque chez les Hydres d'eau douce elle continue à se manifester dans toutes les parties de l'animal après leur séparation du reste de l'économie. Quelques physiologistes, il est vrai, supposent que chez les Animaux inférieurs cette faculté n'existe pas, et que tous les mouvements sont déterminés par des actions nerveuses réflexes ; mais cette hypothèse est en désaccord avec le caractère de beaucoup de ces mouvements, et me semble tout aussi injustifiable que l'opinion de certains auteurs, au dire desquels presque tous nos actes seraient également automatiques (2).

Il est aussi à noter que chez les Êtres animés même les plus parfaits, l'influence du cerveau sur la production des mouvements volontaires est moindre dans le très-jeune âge que chez les individus adultes (3).

(1) M. Vulpian, tout en se montrant partisan convaincu des idées de Flourens relativement au siége de la faculté volitionnelle dans les lobes cérébraux, arrive cependant à la conclusion suivante : « L'influence du cerveau proprement dit sur les mouvements volontaires est d'autant » plus grande en apparence, que les » animaux opérés appartiennent à » une classe plus élevée (a). »

(2) C'est la conclusion à laquelle arrive M. Vulpian.

(3) Ce fait n'a pas échappé à Longet, et a été remarqué aussi par beaucoup d'autres physiologistes (b).

(a) Vulpian, Leçons sur la physiologie du système nerveux, p. 677.
(b) Longet, Traité de physiologie, t. III, p. 432.

CENT VINGT-CINQUIÈME LEÇON

SUITE DE L'ÉTUDE DE L'ACTION DE LA VOLONTÉ SUR LE SYSTÈME MUSCULAIRE. — Transmission de la force volitionnelle de l'encéphale aux nerfs périphériques par l'intermédiaire de la moelle épinière. — Rôle spécial de chacune des moitiés latérales de cet organe. — Fonctions conductrices des fibres corticales des faisceaux latéro-antérieurs de la moelle épinière et du myélaxe. — Rôle particulier des deux moitiés du cerveau dans la détermination des mouvements volontaires; effets croisés. — Rôle du mésolobe et des autres commissures cérébrales. — Fonctions excito-motrices des corps striés. — Substitutions fonctionnelles de diverses parties de l'encéphale.

Sujet de cette leçon. § 1. — Après avoir constaté que, chez les Vertébrés, le cerveau proprement dit est, sinon la source unique de la force volitionnelle, tout au moins le foyer principal dont cette force émane, il nous faut chercher comment elle exerce son influence sur les centres excito-moteurs dont nous avons vu naître les nerfs qui se rendent aux muscles, et nous devons nous demander également si cet organe encéphalique est un agent unique ou une association d'agents dont les fonctions sont diverses.

Les expériences relatives aux effets produits par la division transversale de la moelle épinière, dont j'ai rendu compte dans une leçon précédente (1), prouvent que ce cordon rachidien, tout en étant un générateur de puissance excito-motrice, fait office de conducteur de la force volitionnelle développée dans le cerveau, et qu'il n'y a pas d'autre voie par laquelle l'influence de cette force puisse aller s'exercer sur les muscles par l'intermédiaire des nerfs périphériques.

(1) Voy. ci-dessus, p. 79.

Propriétés
physiologi-
ques
des deux
moitiés
de la moelle
épinière.

§ 2. — En étudiant anatomiquement la moelle épinière, qu'en ce moment je ne distinguerai pas de la moelle allongée, nous avons vu que cette portion de l'axe cérébro-spinal n'est pas un organe simple ; qu'il se compose de deux moitiés latérales similaires réunies entre elles sur la ligne médiane, et composées chacune d'une couche corticale de substance blanche et d'une colonne intérieure de substance grise, formant avec son congénère le myélaxe (1). Il nous faut donc examiner tout d'abord si ces deux moitiés sont indépendantes entre elles et si elles ont des fonctions spéciales.

Pour répondre à ces questions, j'invoquerai en premier lieu l'autorité de Galien, corroborée par celle de plusieurs expérimentateurs modernes. Effectivement, Galien a montré que chacune des moitiés latérales de la moelle épinière peut, jusqu'à un certain degré, accomplir ses fonctions sans le concours de son congénère. Cela résulte d'une expérience dans laquelle, sur un Mammifère vivant, les deux moitiés d'une portion considérable de ce cordon nerveux furent séparées l'une de l'autre au moyen d'une incision longitudinale pratiquée sur la ligne médiane ; en effet, cette section n'empêcha la production de mouvements volontaires dans la partie correspondante du corps, ni du côté droit, ni du côté gauche (2). Mais lorsqu'on coupe

(1) Voy. t. XI, p. 244 et suiv.

(2) Galien pratiqua cette expérience sur un jeune Cochon, dont il divisa longitudinalement la moelle épinière dans la région lombaire (a). De nos jours, des expériences analogues ont été faites par plusieurs physiologistes, et on a toujours vu que l'opération, tout en déterminant beaucoup d'affaiblissement dans les mouvements des parties dont les nerfs naissent au-dessous du point lésé, ne les empêche pas de se produire (b).

(a) Galien, loc. cit.

(b) Fodera, op. cit. (Journal de Magendie, 1823, t. III, p. 200). — Van Deen, Traités et découvertes sur la physiologie de la moelle épinière, p. 13.

transversalement l'une des moitiés de la moelle épinière, tout en laissant intacte l'autre moitié de cet organe, on soustrait presque complétement à l'influence de la volonté tous les muscles dont les nerfs naissent du même côté au-dessous du point divisé, tandis que du côté opposé, ainsi qu'en amont de la section, les mouvements volontaires persistent sans altération autre que celle due à l'affaiblissement déterminé par l'hémorrhagie et aux souffrances causées par l'opération (1). Dans l'intérieur de la moelle épinière, la transmission des incitations de la volonté a donc lieu d'une manière directe et d'avant en arrière, de l'encéphale aux racines antérieures des nerfs rachidiens, puis de ces nerfs aux muscles du même côté du corps. Mais, ainsi que nous le verrons bientôt, il en est autrement dans la moelle allongée.

(1) L'indépendance des deux moitiés du système excito-moteur de la moelle épinière n'est pas complète, et les incitations motrices développées artificiellement dans l'une d'elles se propagent en faible proportion aux nerfs du côté opposé. Cela ressort de diverses expériences faites par M. Van Deen, M. Stilling, M. Schröder van der Kolk, M. Brown-Séquard, M. Schoff, M. Van Kempfer et M. Vulpian (a). Ainsi ce dernier auteur, ayant mis à nu la moelle épinière au niveau de la région dorso-lombaire, ayant sectionné toutes les racines nerveuses de cette portion de la moelle épinière, et ayant coupé celle-ci en travers, en avant de la partie dénudée, enleva les faisceaux postérieurs dans une longueur de plusieurs centimètres, de façon à ne laisser subsister que les faisceaux antérieurs, une petite partie des faisceaux latéraux, et des débris de la substance grise; puis il sépara entre eux les deux faisceaux antérieurs dans toute l'étendue de la région mise en expérience, et il pinça l'extrémité libre d'un de ces faisceaux antérieurs; or, par cette excitation il détermina des mouvements non-seulement dans le membre correspondant, mais aussi dans le membre du côté opposé, quoique avec beaucoup moins d'intensité. Par conséquent il y a eu transmission partielle de l'action excito-motrice d'un côté de la moelle à l'autre, au-dessous de la région sectionnée (b).

(a) Van Deen, op. cit.
— Stilling, Die fonctionen des Ruckmarks.
— Schröder von der Kolk, Minute structur and functions of the spinal cord and Medulla oblongata (translated by Moore, p. 74).
(b) Vulpian, Leçons sur la physiologie du système nerveux, p. 385.

Propriétés
conductrices
des
diverses
parties
de la moelle
épinière

§ 3. — Examinons maintenant comment les diverses parties constituantes de chacune des moitiés latérales de cet organe se comportent relativement à la motricité et à la transmission des incitations de la force excitatrice développées dans l'encéphale par l'influence de la volition. Les expériences de Charles Bell, de Magendie et surtout de Longet portèrent la plupart des physiologistes à penser que ces facultés résidaient principalement, sinon exclusivement, dans les fibres de la substance corticale blanche dont se composent les faisceaux antérieurs de la moelle épinière, faisceaux dont les racines antérieures des nerfs rachidiens leur paraissaient être une simple continuation (1).

(1) Charles Bell fut guidé par des idées théoriques sur des différences fonctionnelles entre le cerveau et le cervelet, le premier de ces organes lui paraissant devoir être le siége de l'intelligence et de la volonté, tandis que le second présiderait à la sensibilité ordinaire chez tous les Animaux. Puis, prenant ensuite en considération les relations anatomiques des pédoncules cérébraux avec les parties antérieures de la moelle épinière, ainsi que les relations des pédoncules cérébraux avec les faisceaux postérieurs du cordon rachidien, ce physiologiste fut conduit à pratiquer l'expérience dont j'ai déjà eu l'occasion de parler (a), et il vit que les lésions des faisceaux antérieurs déterminent ces convulsions plus sûrement que ne le font les lésions des faisceaux postérieurs. Mais Charles Bell ajoute qu'il éprouvait toujours des difficultés à pratiquer l'expérience de façon à ne pas blesser à la fois les deux parties, et les résultats qu'il obtenait, tout en paraissant favorables à son opinion, n'étaient pas concluants (b). Ch. Bell ne publia à ce sujet aucune autre expérience avant que Magendie n'eût fait connaître les résultats de ses recherches sur les fonctions des racines sensitives et motrices des nerfs rachidiens.

En 1823, Magendie, après avoir rendu compte de ses expériences sur les fonctions sensitives de la portion postérieure de la moelle épinière, rapporta une observation pathologique recueillie par Royer-Collard, et tendant à établir que les lésions des faisceaux blancs de la partie antérieure de la moelle épinière peuvent abolir tous les mouvements volontaires dans les parties du corps dont les nerfs naissent au-dessous du point désorganisé, sans faire perdre à ces parties leur sensibilité ordinaire (c). En 1825,

(a) Voy. ci-dessus, p. 26.
(b) Ch. Bell, *Idea of a new Anat. of the Brain*, 1811.
(c) Magendie, *Note sur le siége du mouvement et du sentiment dans la moelle épinière* (*Journal de physiologie*, 1823, t. I. p. 157).

La portion antérieure de la moelle épinière (ou portion inférieure si le corps est dans la position horizontale) est bien la voïe principale suivie par la force nerveuse d'origine cérébrale dont le mode de propagation fait en ce moment l'objet de nos études ; les expériences de Van Deen et de beaucoup d'autres physiologistes me paraissent ne laisser aucune incertitude à cet égard.

Effectivement, d'une part, ces auteurs ont vu les mouvements volontaires des membres postérieurs persister après la section de la portion postérieure de la moelle épinière dans la région dorso-lombaire, tandis que la section de la portion antérieure de la moelle épinière pratiquée dans la même région, sur divers Mammifères, entraînait la paralysie de tous les muscles du train de derrière (1). Les conclusions auxquelles les différents investigateurs sont arrivés à ce sujet sont, il est vrai fort contradictoires, mais la discordance

Magendie formula plus nettement ses conclusions en disant : « La section des cordons supérieurs (ou postérieurs) seuls paralyse la sensibilité, en laissant le mouvement, et réciproquement pour la section des cordons inférieurs (a). »

Quelques années plus tard Bakker et Scubert firent diverses expériences à l'appui de l'opinion de Bell et de Magendie, mais sans obtenir aucun résultat concluant (b).

En 1841, Longet fit des expériences en apparence plus démonstratives : ayant divisé transversalement la moelle épinière dans la région lombaire chez un Chien adulte, il appliqua successivement les deux pôles d'une faible pile galvanique sur les faisceaux postérieurs, antérieurs et latéraux du tronçon postérieur de l'axe cérébro-spinal ainsi séparé de l'encéphale ; or, en excitant de la sorte les faisceaux postérieurs, il ne provoqua aucun mouvement, tandis qu'en agissant de la même manière sur les faisceaux antérieurs (ou inférieurs), il détermina des convulsions violentes dans les muscles des membres abdominaux. L'excitation des faisceaux latéraux détermine aussi des contractions musculaires, mais à un bien moindre degré (c).

(1) Chez les Batraciens, cette indépendance relative des deux moitiés latérales de la moelle épinière est loin d'être aussi grande.

(a) Magendie et Desmoulins, *Anatomie du système nerveux*, 1825, t. II, p. 552.
(b) Voy. Müller, *Manuel de physiologie*, 1845, t. I, p. 693.
(c) Longet, *Recherches expérimentales sur les propriétés et les fonctions des faisceaux de la moelle épinière.*

des opinions paraît due en partie à des causes d'erreur dont il est souvent difficile de se prémunir dans des opérations si graves et si délicates (1), et en partie de ce que les questions à résoudre étaient beaucoup plus complexes qu'on ne le supposait au premier abord (2). Ainsi, la substance grise intervient-elle dans le travail physiologique au moyen duquel la transmission de l'excitation volitionnelle s'opère, et les faisceaux de substance blanche sont-ils en tout assimilables aux fibres constitutives des racines antérieures des nerfs rachidiens, ainsi que le supposait Charles Bell, ou y a t-il dans ces faisceaux des agents physiologiques divers ?

En étudiant anatomiquement l'axe cérébro-spinal, nous avons vu que les fibres provenant des racines antérieures des nerfs, après avoir pénétré dans les parties latérales de la moelle épinière, ne remontent pas directement vers le cerveau en formant les faisceaux antérieurs ou latéro-antérieurs du cordon rachidien, comme on le supposait jadis ; elles vont aboutir au myélaxe. et ce sont d'autres fibres qui composent les faisceaux de substance blanche dont je viens de parler (3). On pouvait donc se demander si les phénomènes

(1) Plusieurs physiologistes ont observé une paralysie plus ou moins complète des membres postérieurs, à la suite de la section des faisceaux postérieurs de la moelle épinière, et en ont inféré que ces faisceaux jouent un rôle important dans la transmission des incitations excito-motrices (a); mais l'affaiblissement musculaire déterminé de la sorte paraît dépendre principalement de pressions exercées sur la portion antérieure de la moelle épinière pendant l'opération. M. Schiff a fait d'intéressantes expériences à ce sujet.

(2) Voyez t. X, p. 273 et suiv.

(3) Ce point a été discuté avec soin par M. Vulpian, dans une publication récente (b).

(a) Schops, *Ueber die Verruchtungen verscheidernec Theile des Nervensystems.* (*Meikels Arch. f. Anat. und Physiol.*, 1827, p. 368).
— Calmeil, *Op. cit.* (*Journ. des Progrès des sc. méd.*, t. XI, 1828).
— Backer, *Op. cit.*
— Schiff, *Op. cit.*
(b) Vulpian, art. MOELLE ÉPINIÈRE, dans le *Dict. encyclop. des sc. méd.*, série 2, t. VIII, p. 426.

constatés dans les expériences précédentes dépendaient des propriétés de fibres propres de la moelle épinière, ou n'auraient pas été causés, au moins en partie, par l'excitation de la portion terminale des racines du système nerveux périphérique.

Quelques expériences faites en 1828 par Calmeil tendirent à faire penser que les stimulants mécaniques ne déterminent dans les fibres propres des faisceaux antérieurs aucun développement de motricité (1), et de nouveaux arguments, en faveur de cette différence essentielle entre les racines antérieures des nerfs rachidiens et les parties adjacentes de la substance blanche qui appartient en propre à la moelle épinière, ont été fournis peu de temps après, par les recherches d'un physiologiste hollandais dont j'ai déjà eu l'occasion de citer le nom, J. Van Deen, par M. Brown-Séquard et par M. Chauveau (2). Celui-ci a bien établi

---

(1) Calmeil, en expérimentant sur des Moutons, trouva qu'en grattant légèrement la surface des faisceaux antérieurs, il ne produisait aucun effet appréciable, soit lorsque la moelle épinière était intacte, soit après la section de cet organe (a).

(2) Van Deen conclut de ses premières expériences sur les Grenouilles, que les cordons ou faisceaux antérieurs de la moelle épinière sont destinés uniquement aux mouvements (b); mais des recherches ultérieures le conduisirent à penser que les mouvements provoqués par la piqûre de ces cordons dépendent de l'action directe des fibres des racines des nerfs qui y plongent, et

non de l'action de ce stimulant sur les fibres intrinsèques de ce même cordon; ces dernières lui ont paru dépourvues d'excitabilité (c).

Dans ses études sur l'excitabilité des diverses parties de la moelle épinière, M. Chauveau a fait usage tantôt de moyens mécaniques (le grattage ou la piqûre), tantôt de courants électriques assez faibles pour ne produire que des effets locaux et il a opéré successivement sur des Animaux dont l'axe cérébro-spinal était resté intact, et sur des individus chez lesquels toute communication directe entre l'encéphale et la partie stimulée avait été interrompue par la section transversale des cor-

---

(a) Calmeil, Op. cit. (Journ. des progrès des sc. méd., 1828, t. XI).
(b) Van Deen, Op. cit., p. 8.
(c) Van Deen, Nieuwe proeven op het Ruggemerg ten einde het gevoelen te toetsen over het daarin aangenomene doorloopin der zenuwoels tot aan de hersenen (Tijdschrift, 1842, t. IX, p. 1).

que ces dernières parties sont loin d'être aussi excitables que le sont les racines antérieures des nerfs spinaux; mais les recherches plus récentes de M. Vulpian ne permettent pas d'admettre les conclusions absolues de M. Chauveau relativement à l'absence de la motricité dans ces fibres intrinsèques de la moelle épinière (1).

Il paraît résulter de l'ensemble de ces faits que la force excitante transmise de l'encéphale à la moelle épinière n'est pas portée directement aux racines motrices des nerfs rachidiens par les fils conducteurs dont se compose la couche corticale de substance blanche de cette portion de l'axe cérébro-spinal, mais que ce stimulant agit d'abord sur les organites producteurs de la puissance excito-motrice

dons rachidiens. Or, en agissant de la sorte sur la surface des cordons antérieurs et latéraux de la moelle épinière, il n'a jamais vu se manifester le moindre signe d'excitabilité, tandis qu'en opérant sur les faisceaux postérieurs il provoquait des signes de douleur ou des mouvements réflexes. Les fibres constitutives des racines antérieures des nerfs rachidiens sont, au contraire, excitables, comme le sont les nerfs moteurs (a).

(1) M. Vulpian en donne la démonstration à l'aide de l'expérience suivante : « J'enlève, dit-il, les faisceaux postérieurs de la moelle d'un Lapin dans la région dorso-lombaire sur une longueur de 4 à 5 centimètres au moins. Je coupe alors la moelle en avant de la partie privée ainsi de ses faisceaux postérieurs et je sectionne ensuite les racines antérieures et postérieures dans toute la longueur de la partie ainsi préparée. Cette partie

de la moelle, dépouillée de toutes ses racines et de ses cordons postérieurs, se trouve donc réduite à ses faisceaux antéro-latéraux et à sa substance grise. Si je pique brusquement ces faisceaux avec une grosse épingle, je détermine des mouvements dans les membres postérieurs. Mais ces contractions musculaires, ces soubresauts convulsifs sont encore plus prononcés si je viens à presser les faisceaux entre les mors d'une pince. Ce dernier mode d'excitation ne manque jamais de produire un effet des plus nets... » On peut même aller plus loin et enlever nonseulement les faisceaux postérieurs, mais aussi les faisceaux latéraux avec la substance grise, en ne laissant intacts que les faisceaux antérieurs ; et sur un Animal ainsi préparé, on obtient encore les mêmes résultats. Par conséquent, les faisceaux antérieurs sont doués de motricité (b).

(a) Chauveau, De l'excitabilité de la moelle épinière (Journal de physiologie de Brown-Séquard, 1861, t. IV, p. 29 et 370).
(b) Vulpian, Leçons sur la physiol. du syst. nerv., p. 360.

développable dans le myélaxe, et que ce sont ces parties qui mettent en jeu les fibres blanches dont les susdites racines sont la continuation.

Nous voyons aussi que, chez les Vertébrés supérieurs, cette conduction est effectuée d'une manière spéciale par chacune des moitiés latérales de la moelle épinière, et que l'action de celles-ci est directe, c'est-à-dire se porte sur les nerfs moteurs du même côté du corps.

Action croisée des hémisphères cérébraux. § 4. — Les deux hémisphères ou lobes dont se compose le cerveau proprement dit ont aussi des rôles spéciaux dans la détermination des mouvements volontaires. Chaque hémisphère exerce essentiellement son contrôle sur l'une des moitiés du système musculaire, mais la force excitante développée dans sa substance ne se porte pas sur la moitié correspondante du tronc et des membres, comme cela a lieu pour la moelle épinière : c'est dans l'autre moitié de l'organisme que ses effets se manifestent; l'incitation volitionnelle dont la source est dans l'hémisphère droit agit sur la moitié gauche de la moelle épinière et par l'intermédiaire de celle-ci sur les muscles du côté gauche du corps, de même que les incitations émanant de l'hémisphère gauche agissent sur le côté droit ou, en d'autres mots, les effets sont croisés. La pathologie, ainsi que la physiologie expérimentale, nous en fournit des preuves nombreuses.

Effectivement, depuis la plus haute antiquité, les médecins savent que, dans les cas d'apoplexie, la perte du mouvement volontaire est souvent limitée aux deux membres du même côté, et que les lésions cérébrales dont ces *hémiplégies* sont la conséquence ont leur siége dans le cerveau, mais non du côté paralysé; l'autopsie prouve que c'est du côté opposé de l'encéphale. Ainsi la désorganisation plus ou moins grave de l'hémisphère droit est une cause de paralysie du côté gauche du corps et *vice versá*.

La même particularité s'observe lorsque dans des expériences analogues à celles dont je viens de parler on enlève seulement un des lobes cérébraux au lieu de détruire les deux; l'animal conserve la faculté d'exécuter des mouvements volontaires dans le côté du corps qui a perdu le lobe cérébral, tandis que, du côté où cet organe est resté intact, les muscles des membres ne se contractent plus sous l'influence de la volonté ou tout au moins ne se contractent que faiblement (1).

Nous avons vu précédemment que la même indépendance des deux moitiés, soit de la moelle épinière, soit de la moelle allongée, se manifeste lorsque la motricité y est mise expérimentalement en jeu au moyen d'un irritant. Si on la pique du côté droit ce sont les muscles du côté droit qui se contractent, et si on la pique du côté gauche, c'est aussi à gauche que les convulsions se déclarent ; mais lorsqu'on pique du côté droit les tubercules quadrijumeaux, les pédoncules cérébraux ou toute autre partie sensible de l'encéphale, les mouvements que l'on provoque ainsi ont lieu du côté gauche, et *vice versâ*. Par conséquent les effets produits sur

(1) La plupart des physiologistes considéraient la spécialisation des deux moitiés du cerveau comme étant complète, de sorte que l'hémisphère droit n'exercerait aucune influence sur les membres du côté gauche et *vice versâ*. Mais, ainsi que nous le verrons dans une prochaine leçon, cette opinion n'est pas en accord avec beaucoup de faits relatifs au rétablissement des actions excito-motrices des deux côtés de l'organisme après la destruction de l'appareil correspondant de l'un des côtés de l'encéphale. Ainsi, chez le Chien, l'hémiplégie produite par l'ablation de l'un des hémisphères cérébraux n'est pas toujours complète ; il y a grand affaiblissement dans les contractions musculaires effectuées du côté opposé à celui sur lequel l'opération a été pratiquée, et ce reste de mouvement paraît dépendre de l'action exercée sur ce même côté par l'hémisphère demeuré intact (et situé par conséquent du côté hémiplégique) ; car, en désorganisant une partie déterminée de ce dernier hémisphère, M. Ferrier a vu les mouvements susmentionnés cesser complétement (a).

(a) Ferrier, *Experimental physiology in cerebral physiology*, p. 50.

les nerfs rachidiens, au lieu d'être directs, comme lors de l'excitation de la moelle épinière, sont aussi croisés (1).

Beaucoup de physiologistes considèrent les effets croisés de l'action cérébrale sur les muscles des deux moitiés du corps comme étant une conséquence de l'entre-croisement des bandelettes de substance blanche qui se voit nettement chez l'Homme dans le sillon antérieur de la moelle épinière au niveau des pyramides (2). Il est en effet très-probable que les fibres nerveuses qui passent ainsi de droite à gauche et de gauche à droite, dans cette partie du bulbe rachidien, jouent un rôle important dans la transmission des incitations développées par la volonté dans l'un ou l'autre des hémisphère du cerveau et exercent leur action sur les muscles du côté opposé du corps; mais le rôle de ces bandelettes obliques a été certainement fort exagéré, car MM. Vulpian et Philippeaux, ainsi que plusieurs autres expérimentateurs, ont constaté que la section de cette

(1) Jusqu'à ce que Flourens eut élucidé ces questions à l'aide d'expériences d'une grande précision, il régnait beaucoup de confusion, de contradictions et même d'erreurs au sujet de la production d'effets directs ou d'effets croisés par la lésion de telle ou telle partie de l'encéphale. Cela dépendait principalement de ce que le siége de la lésion n'avait pas été exactement déterminé. Ainsi Hippocrate posait comme maxime que dans les plaies du cerveau la convulsion est toujours du côté blessé et la paralysie au contraire du côté opposé à la blessure (a). Haller fit à ce sujet des expériences qui lui parurent favorables à cette opinion (a) et Lorry arriva à la même conclusion dans ses recherches sur les blessures de la moelle allongée (b). Cela tenait à ce que cet expérimentateur n'isolait pas la moelle allongée du cervelet, et qu'en piquant à la fois ces deux organes du même côté, il détermina la convulsion du même côté par la lésion de la moelle allongée et l'effet croisé par la lésion du cervelet. Flourens eut toujours soin d'isoler les parties sur lesquelles il opérait (c).

(2) Voy. t. XI, p. 279.

(a) Haller, *Mémoire sur la nature sensible et véritable des parties.*
(b) Lorry, *Sur les mouvements du cerveau* (Académie des sciences, *Mém.* des savants étrangers, 1760, t. III, p. 375).
(c) Flourens, *Op. cit.*, p. 110 et suiv.

portion du bulbe rachidien sur la ligne médiane n'empêche pas complétement le passage des incitations de l'un des hémisphères du cerveau aux muscles du côté opposé du corps (1), et d'ailleurs nous avons vu précédemment que, chez les autres Vertébrés, il n'y a pas de bandelettes entre-croisées de la sorte, mais que dans toute la longueur de la moelle épinière, les fibres dont naissent les racines anté-rieures des nerfs sont reliées directement ou indirectement à la portion de cet axe rachidien qui se trouve du côté opposé de la ligne médiane.

§ 5. — L'indépendance fonctionnelle des deux hémi-sphères cérébraux considérés comme source de la force déterminante des mouvements volontaires n'existe pas au même degré pour l'action exercée par ces foyers nerveux sur

Variations dans le degré d'in-dépendance des hé-misphères cérébraux.

(1) Ces expériences très-difficiles à réaliser ont été faites sur des Chiens, et les résultats obtenus ainsi dans deux cas (a) ont été corro-borés par des observations patholo-giques. En effet, M. Vulpian rapporte deux cas dans lesquels il constata par l'autopsie l'atrophie et la désor-ganisation des pyramides antérieures chez des femmes dont les membres n'étaient pas paralysés ou ne l'étaient qu'incomplétement (b).

Des expériences relatives aux effets de la division partielle de la moelle épinière faites par M. Brown-Séquard avaient conduit cet auteur à penser que l'entre-croisement des fibres con-ductrices des excitations motrices volitionnelles a lieu principalement, sinon entièrement, à la partie infé-rieure de la moelle allongée et non dans d'autres parties de l'isthme encéphalique, comme le pensaient plusieurs auteurs. Mais une nou-velle étude de cette question lui a fait changer d'avis, et aujourd'hui il pense que l'hypothèse de la trans-mission des ordres de la volonté aux membres s'effectue nécessairement en totalité ou en grande partie par des conducteurs s'entre-croisant, soit à la base de l'encéphale, soit ailleurs. Il croit pouvoir établir que les para-lysies d'origine encéphalique pro-viennent d'une influence arrestatrice qui s'exercerait à distance et même quelquefois très-loin du siége de la lésion (c).

(a) Brown-Séquard, *Experimental and clinical researches into the physiology and pathology of the spinal cord*, 1853, p. 21 et suiv.
(b) Vulpian, *Leçons sur la physiologie du système nerveux*, p. 494.
(c) Brown-Séquard, *Recherches démontrant la non-existence de l'entre-croisement des conducteurs servant aux mouvements volontaires à la base de l'encéphale ou ailleurs* (*Comptes rendus de l'Acad. des sc.*, 1878, t. LXXXVI, p. 1113).

toutes les parties du système musculaire. Elle est presque complète quant à l'influence que le cerveau exerce sur les muscles moteurs des membres et de la langue. Mais elle fait défaut ailleurs, de sorte que, dans les cas d'hémiplégie, tous les muscles du côté paralysé ne sont pas soustraits à l'empire de la volonté (1). Ainsi, d'ordinaire, dans les cas d'hémiplégie cérébrale, le muscle orbiculaire des paupières du côté paralysé, tout en n'obéissant pas à la volonté, lorsque le malade cherche à le faire agir isolément, se contracte sous l'influence de cette force lorsque son congénère du côté opposé est mis en mouvement (2). Les muscles moteurs du globe de l'œil échappent encore plus complétement aux effets de cette paralysie partielle, et les muscles de l'appareil respiratoire du côté paralysé ne sont qu'incomplétement soustraits à l'influence de la volonté chez les hémiplégiques (3), et

(1) Plusieurs pathologistes ont appelé l'attention sur l'inégalité de l'influence paralysante de l'hémiplégie sur les diverses parties du système musculaire et ont cherché à l'expliquer de différentes manières (a). Les résultats obtenus récemment par des expériences sur le pouvoir excitateur spécial de diverses parties de l'encéphale jettent beaucoup de lumière sur ces questions, et dans la prochaine leçon je les ferai connaître ; mais pour se rendre bien compte de ces faits, il me paraît nécessaire de tenir également compte de l'influence que les deux foyers excito-moteurs d'une même paire sont susceptibles d'exercer l'un sur l'autre et des phénomènes de substitution physiologique qui peuvent en être la conséquence.

(2) Il ne faut pas confondre la paralysie unilatérale de la face qui peut résulter de la désorganisation du nerf facial ou de l'un des nerfs oculomoteurs avec celle dépendante d'une lésion cérébrale.

(3) Ainsi, le paraplégique peut presque toujours faire à volonté soit un mouvement inspiratoire profond, soit une inspiration limitée, en faisant agir les muscles thoraciques du côté paralysé en même temps que ceux du côté sain.

(a) Schröder van der Kolk, *On the minute structure and functions of the spinal cord and medulla oblongata*, p. 188.
— Hughling Jackson, *Clinical and physiological researches on the nervous system.*
— Broadbent, *An attempt to remove the difficulties attending the application of* Dr *Carpenter's Theory of the function of the sensori-motor ganglion to the common form of hemiplegia* (British and foreign medico-chirurgical Review, 1866, t. XXXVII, p. 471 et suiv.).

l'on peut dire d'une manière générale que les conséquences de la cessation de l'activité fonctionnelle de l'un des hémisphères du cerveau sur les mouvements volontaires partiels sont d'autant moins considérables que dans l'état normal de l'économie ces mouvements sont associés d'une manière plus intime dans les deux moitiés du système musculaire (1). Nous aurons à revenir sur ces faits dans une prochaine leçon, et alors je chercherai comment on peut rendre compte des différences de cet ordre; pour le moment, je me bornerai à en signaler l'existence (2).

Chez les Vertébrés inférieurs, la localisation de la puissance volitionnelle dans l'hémisphère cérébral du côté opposé à celui du système musculaire qui est appelé à agir est encore moins prononcée. Ainsi chez les Batraciens et chez les Poissons, l'ablation de l'un de ces lobes ne détermine aucun changement important dans les mouvements spontanés de l'animal. Chez les Oiseaux, les Pigeons par exemple, cette opération ne produit aussi que peu d'effet appréciable (3).

Il est aussi à noter que l'entre-croisement des effets volitionnels n'est également complet, ni chez tous les Mammifères, ni chez les mêmes Animaux à différents âges. Chez l'Homme, la paralysie motrice unilatérale est, comme

(1) M. Broadbent a particulièrement insisté sur les relations qui existent entre le degré d'indépendance fonctionnelle des muscles correspondants dans les deux moitiés de l'organisme et la perte plus ou moins complète de l'action de la volonté sur ces organes dans les cas d'hémiplégie cérébrale (a).

(2) Les muscles qui dans les cas d'hémiplégie des organes locomoteurs et préhenseurs restent plus ou moins complétement soumis à l'influence de la volonté, sont à divers degrés les muscles de l'œil, de la face, du cou, du dos et du thorax.

(3) Voyez à ce sujet les résultats obtenus par Longet et par M. Vulpian (b).

(a) Broadbent, Loc. cit., p. 473.
(b) Longet, Traité de physiol., t. III, p. 432.
— Vulpian, Leçons sur la physiol. du syst. nerv., p. 677.

je l'ai déjà dit, presque absolue dans les parties du système musculaire dont les nerfs naissent au-dessous des pyramides antérieures, où les fibres nerveuses venant du pédoncule cérébral de droite passent à gauche, et *vice versâ*; mais il n'en est pas tout à fait de même chez le Chien ou le Lapin, et les lésions de l'un des hémisphères cérébraux qui déterminent l'hémiplégie du côté opposé n'agissent pas aussi puissamment sur l'aptitude à exécuter des mouvements volontaires dans cette partie chez les jeunes Animaux que chez les individus adultes.

Chez les Insectes, les effets produits par la section de l'un des connectifs qui unissent entre eux les ganglions des segments adjacents, ou par la destruction de ces ganglions d'un seul côté du corps, sont directs; mais la transmission de l'action excito-motrice développée d'un côté peut s'effectuer partiellement par les connectifs du côté opposé (1).

Fonctions des corps striés.

§ 6. — En parlant du cerveau comme étant chez les Animaux supérieurs la source de la puissance volitionnelle qui met en jeu les muscles locomoteurs, je n'ai pas distingué entre elles les deux parties de l'encéphale que l'on confond souvent sous ce nom commun, mais qu'il nous faudra étudier séparément : le cerveau proprement dit, composé essentiellement des deux hémisphères et des corps striés.

Je rappellerai que ces derniers organes unissent les hémisphères ou lobes cérébraux aux couches optiques, et que par l'intermédiaire de celles-ci ils les relient aux pédoncules cérébraux constitués par l'extrémité antérieure de la moelle allongée (2). Ils sont formés en grande partie par des

(1) Voyez les expériences de Yersin et de M. Faivre, ainsi que celles de M. Vulpian sur les Écrevisses (*a*).

(2) Voy. t. XI, p. 308.

(*a*) Yersin, *Op. cit. (Bull. de la Soc. vaudoise des sc. nat.*, n° 4).
— Faivre, *Du cerveau des Dytisques (Ann. des sc. nat.*, 1857, t. VIII).
— Vulpian, *Leçons sur la physiologie du système nerveux*, p. 786.

fibres de substance blanche en continuité avec celles dont ces pédoncules se composent, mais chacun d'eux contient aussi beaucoup de substance grise qui est divisée en deux amas ou noyaux appelés l'un le *noyau caudé*, parce qu'il est pyriforme, l'autre le *noyau lenticulaire*, parce qu'il est petit et en forme de lentille.

Les corps striés ne donnent aucun signe de puissance excito-motrice lorsqu'on les irrite mécaniquement, mais ils transmettent au mésocéphale les incitations développées dans le cerveau et que l'on peut, à l'exemple de M. Meynert, appeler des incitations psycho-motrices (1). Aussi, de même que les autres conducteurs de force nerveuse, ces organes peuvent-ils être mis en jeu par un courant électrique et déterminer ainsi un développement de force excito-motrice dans la moelle allongée. L'état d'irritation produit dans les corps striés agit d'une manière analogue sur les foyers excito-moteurs, et l'influence que chacun d'eux exerce ainsi se manifeste principalement par la production de mouvements dans le côté opposé du corps. Leur action est donc croisée comme celle des lobes cérébraux, et leur destruction entraîne une hémiplégie lorsque la désorganisation n'atteint que l'un d'eux, ou l'abolition complète des mouvements

_____

(1) M. Nothnagel a étudié les fonctions des noyaux lenticulaires des corps striés en les désorganisant au moyen d'une injection locale d'acide chromique en dissolution, et il a conclu de ses expériences pratiquées sur des Lapins que c'est par ces noyaux que passent les fibres conductrices des incitations volitionnelles développées dans les hémisphères cérébraux, et destinées à se rendre à des centres d'innervation situés plus en arrière dans l'axe cérébro-spinal (*a*). Dans une expérience analogue, le noyau caudé du corps strié ayant été détruit mécaniquement chez un Chien, l'Animal manifesta une grande faiblesse dans les membres du côté opposé, et exécuta un mouvement de manége particulier à l'aide des pattes du côté sur lequel l'opération avait été pratiquée (*b*).

(*a*) Nothnagel, *Experimentelle Untersuchungen über die Functionen des Gehirns* (Virchow's *Arch. für physiologische Anat.*, 1874).
(*b*) Duret et Carville, *Op. cit.* (*Archiv. de physiol.*, 1875, série 2, t. II, p. 457).

volontaires lorsqu'ils sont détruits tous les deux. Dans une prochaine leçon nous aurons à revenir sur les phénomènes qui résultent soit de leur irritation mécanique ou électrique soit de leur ablation (1).

Substitutions physiologiques. § 7. — L'étude des effets produits par l'ablation ou par toute autre lésion grave de l'un des hémisphères cérébraux est susceptible de jeter d'utiles lumières sur une question que je n'ai pas abordée jusqu'ici, mais que nous ne pouvons négliger plus longtemps, car elle se lie d'une manière intime à plusieurs de celles soulevées par le fait de la division croissante du travail effectué par l'ensemble du système nerveux chez les Êtres de plus en plus élevés dans le règne animal. Je veux parler des substitutions physiologiques dont ce système nous offre le spectacle (2).

Nous venons de constater que chez les Vertébrés supérieurs,

(1) Dans des expériences faites sur des Chiens, M. Ferrier a vu l'application des électrodes sur la surface de la portion intraventriculaire de l'un des corps striés (ou noyaux caudés de substance grise) déterminer du côté opposé non-seulement la contraction spasmodique continue des muscles de la face et du cou, mais un état tétanique du membre antérieur et du membre postérieur par suite duquel la tête était rapprochée de la queue. La prédominence des muscles fléchisseurs sur les muscles extenseurs était très-marquée, mais tous les muscles latéraux paraissaient se contracter simultanément, et l'état spasmodique cessait dès que les électrodes étaient éloignées, soit qu'on les enlevât complétement, soit qu'on les mît en contact avec les couches optiques, les hippocampes ou les autres parties de l'encéphale. Les effets étaient toujours croisés, l'excitation électrique du corps strié droit déterminant le pleurothotonos du côté *gauche*, et *vice versâ*.

Chez les Lapins, l'action des courants électriques sur les corps striés provoque les mêmes contractions dans les muscles de la tête et du cou, mais M. Ferrier n'obtint jamais un état de pleurothotonos général (a).

(2) L'anatomie comparée, associée à la physiologie zoologique, fournit des exemples nombreux de suppléances ou emprunts physiologiques fort divers (b).

(a) Ferrier, *Experimental researches*, p. 34.
(b) Milne Edwards, *Introduction à la zoologie générale, ou considérations sur les tendances de la nature dans la constitution du règne animal*, p. 61 et suiv. (1851).

chaque moitié de l'encéphale est en relation fonctionnelle avec l'une des moitiés du corps. Ainsi, chez l'Homme, l'hémisphère droit du cerveau préside à la production des mouvements volontaires exécutés par les muscles locomoteurs ou préhenseurs du côté gauche, et de même que l'hémisphère gauche préside à la production des mouvements volontaires du côté droit du corps, la destruction même partielle de l'un de ces lobes cérébraux est immédiatement suivie de la paralysie des membres qui sont en relations fonctionnelles avec le lobe lésé (1). Mais il arrive parfois que peu à peu la paralysie se dissipe et que la volonté reprend son empire sur la totalité du système musculaire. Des cas de guérison du même genre s'observent souvent à la suite d'une désorganisation partielle du cerveau (2). Or ces faits ne pourraient être expliqués que de deux manières : en supposant que la

(1) Cette division du travail physiologique entre les deux moitiés du cerveau est d'autant moins prononcée chez les divers Vertébrés, que ceux-ci appartiennent à des types zoologiques plus inférieurs. Ainsi, l'ablation de l'un des hémisphères chez un Oiseau, un Reptile ou un Batracien ne produit que peu d'effet appréciable, tandis que chez le Chien cette opération cause un grand affaiblissement musculaire du côté opposé du corps. Il est aussi à noter que l'effet, produit de la sorte, est plus grand chez l'adulte que chez un jeune animal (a).

(2) Les expériences de Flourens et de plusieurs autres physiologistes, relatives à la substitution fonctionnelle des fibres nerveuses sensitives aux fibres motrices, ou *vice versâ* (b),

ne peuvent être invoquées à l'appui de la thèse que je soutiens ici ; car les résultats obtenus dans ces circonstances prouvent seulement que ces conducteurs de la force nerveuse sont aptes à transmettre l'ébranlement excitatoire dans les deux sens. La plupart des cas de guérison des paralysies déterminées par des lésions encéphaliques ne sont pas plus significatifs ; car le rétablissement de la fonction peut dépendre de la disparition de la cause mécanique ou autre dont l'action a produit l'incapacité physiologique. Mais les mêmes objections ne peuvent être faites aux cas dans lesquels la perte de la puissance volitionnelle a été déterminée par l'ablation ou la désorganisation d'un foyer d'innervation.

(a) Longet, *Traité de physiologie*, t. III, p. 432.
(b) Voyez ci-dessus, p. 45 et suiv.

partie dont la destruction a causé la perte de la faculté se
reconstitue, ou en supposant qu'une autre partie de l'encéphale qui, au premier moment, n'était pas apte à exercer
la faculté perdue le devînt au bout d'un certain temps.
Les résultats fournis par l'autopsie ne nous permettent pas
d'adopter la première de ces deux hypothèses ; et par conséquent nous sommes conduits à penser que l'organe restant est devenu capable d'exécuter la totalité du travail
physiologique dont normalement il ne faisait que la moitié,
et d'ailleurs les preuves de la possibilité de subtitutions
fonctionnelles de cet ordre abondent (1).

Au premier abord, de pareils résultats paraissent difficiles
à comprendre ; et effectivement, si la division du travail était
complète, absolue, entre les deux hémisphères, on ne concevrait pas comment la destruction du lobe droit pourrait
procurer au lobe gauche des propriétés physiologiques que
ce dernier ne posséderait pas avant la mutilation, et réciproquement. Mais la difficulté disparaît lorsqu'on prend en
considération la manière graduelle dont la localisation des
fonctions spéciales s'opère dans l'ensemble du règne animal
où nous voyons un instrument vital qui, chez les Êtres
animés les moins bien doués, cumule deux fonctions, se
montre successivement de plus en plus propre à remplir
l'une d'elles seulement, tandis que la faculté qui s'affaiblit

(1) Flourens a constaté que chez
les Pigeons l'ablation de l'un des
lobes cérébraux détermine aussitôt
du côté opposé du corps un affaiblissement plus ou moins marqué, mais
que toujours les forces ne tardent
pas à reprendre leur équilibre, et,
avec le temps, la disproportion entre
les deux côtés disparaît (a).

Lorsque je parlerai des fonctions spéciales de diverses parties
des hémisphères cérébraux, j'aurai
à revenir sur la question des suppléances physiologiques et à citer
diverses expériences intéressantes
de MM. Ferrier, Duret et Carville,
Broadbent et autres.

(a) Flourens, *Rech. expérim. sur le syst. nerveux*, p. 31 (1842).
— Ferrier, *The functions of the brain*, p. 212 et suiv.
— Duret et Carville, *Op. cit.* (*Arch. de physiol.*, 1875, série 2, t. II, p. 446.

chez cet agent devient prédominante chez un de ses collaborateurs.

En effet, admettons par hypothèse que la division du travail entre les deux hémisphères ne soit pas complète, mais que l'influence exercée par chaque hémisphère A et B s'étende sur les deux moitiés du système musculaire a et b, mais très-inégalement, de façon que l'hémisphère A n'exerce sur a qu'une action égale à 1, tandis qu'il exercera sur b une action égale à 999 ; la somme des influences stimulantes exercée sur chacune des moitiés du système musculaire par la totalité du cerveau sera de 1000 ; mais après la destruction de l'hémisphère A, la quantité de force excito-motrice agissant sur les muscles b ne sera plus qu'égale à 1, tandis que la quantité de la même force agissant sur les muscles du côté A n'aura été diminuée que de 1/1000 et restera égale à 999. La perte sera donc insignifiante de ce côté, tandis que, du côté opposé, elle sera si grande que les effets produits par le facteur restant pourront passer inaperçus ; mais si, par l'effet de l'exercice, la propriété en vertu de laquelle l'agent A agissait avec une puissance minime sur les muscles a, se développe, grandit, la force qui au premier moment était insuffisante pour faire fonctionner ces organes, pourra devenir apte à les mettre en jeu. Or, dans une multitude de cas, nous voyons que les instruments physiologiques se renforcissent par l'exercice, par conséquent aussi nous pouvons conclure que l'hémisphère restant se modifie peu à peu, non pas de manière à acquérir des propriétés qu'il ne possédait pas, mais à développer une faculté d'abord trop faible pour être utile et à rétablir ainsi dans une certaine mesure l'action de la volonté sur le membre paralysé (1).

(1) C'est par des considérations de cet ordre plutôt qu'en supposant l'unité fonctionnelle des deux foyers excito-moteurs de certains muscles

Ce que nous savons concernant les relations existantes
entre l'activité nutritive d'un organe nerveux et sa puissance nerveuse et les différences que nous avons déjà eu
l'occasion de remarquer entre l'état des vaisseaux sanguins
du même organe lorsqu'il est en repos et lorsqu'il est en
action nous permettent même de concevoir comment l'augmentation de puissance fonctionnelle peut être une conséquence de l'exercice, de même que l'atrophie peut être une
conséquence d'un repos prolongé.

Applica-
tions
de ces vues
à l'ex-
plication
de la
localisation
progressive
des
facultés.

§ 8. — J'ajouterai que des considérations analogues
nous permettent de concevoir comment un même organe
peut, chez divers Animaux, acquérir un rôle de plus en plus
spécial par la valeur croissante de l'un des facteurs divers
dont dépend la somme de son action physiologique; mais
tout cela suppose l'existence nécessaire de certaines particularités d'organisation en relation avec chacun des modes
de manifestation de la puissance nerveuse dans les instruments où celle-ci se développe, et comme nous ignorons
d'ordinaire en quoi ces particularités consistent, je ne crois
pas utile d'insister davantage ici sur ces modifications pré-
sumées. Nous ne savons pas pourquoi telle cellule nerveuse
développe de la force excito-motrice, pourquoi telle autre
cellule nerveuse développe la force dont l'action détermine
une sensation, ou pourquoi une troisième cellule en apparence semblable aux précédentes est un agent apte à dé-
ployer la force volitionnelle; par conséquent il serait prématuré de chercher comment un foyer nerveux s'approprie
à l'accomplissement de telle ou telle fonction physiologique, si, en analysant mentalement les phénomènes dont

qu'on peut s'expliquer la persistance
de leur empire sur ces muscles ho-

mologues dans les cas d'hémiplégie
dont M. Broadbent s'est occupé (a).

(a) Voy. ci-dessus, page 214.

l'examen nous occupe, il ne devenait possible de former à ce sujet des conjectures plausibles.

Effectivement, nous pouvons nous demander si l'adapta- Hypothèses explicatives. tion du foyer de puissance volitionnelle au rôle nouveau qu'il joue est une conséquence de changements survenus dans ses propriétés intrinsèques ou dans le mode d'emploi de cette puissance, et ne consisterait pas en une amélioration des voies de communication existantes entre ce que j'appellerai le producteur et le consommateur de la force stimulante, c'est-à-dire entre ce foyer et les névrites par l'intermédiaire desquelles son influence se fait sentir sur le système musculaire? Cette dernière hypothèse me paraît réunir en sa faveur le plus de probabilités, car elle est à la fois plus simple que la précédente et mieux en accord avec des faits analogues constatés dans d'autres parties du système nerveux. Elle ne suppose aucun changement fondamental dans le foyer ni dans les propriétés de la force développée par celui-ci, mais seulement des facilités plus grandes pour la propagation de cette force dans une direction où elle ne s'engageait qu'en petite proportion. Or des changements de cet ordre dans la faculté conductrice des parties qui mettent les névrites volitionnelles en relation avec les névrites excito-motrices pourraient être réalisés de deux manières : par le développement de fils conducteurs nouveaux ou par l'accroissement du pouvoir conducteur des fils préexistants, et il y a lieu de croire que le résultat indiqué peut être obtenu par l'un et l'autre moyen.

Dans une foule de circonstances, nous voyons l'excitation de certains mouvements devenir de plus en plus faciles par le seul fait de l'accoutumance, par exemple les mouvements indépendants du doigt annulaire chez les pianistes ou les violonistes, et dans ce cas rien ne porte à croire que le nombre des filaments élémentaires des nerfs rachidiens situés entre la moelle épinière et les muscles de l'avant-bras ait augmenté ; c'est seulement l'irritabilité des muscles moteurs de ce doigt, ou l'aptitude de leurs nerfs respectifs à y transporter le stimulant nerveux qui paraît s'être accrue ; et si le propagation de la force nerveuse se fait par la transmission de certaines vibrations, ainsi que cela semble probable, on concevrait que l'état d'équilibre moléculaire propre à faciliter la réalisation de ce phénomène dans certains conducteurs préexistants entre les névrites du foyer volitionnel et les névrites des foyers excito-moteurs spéciaux pourrait résulter de la répétition des actions propres à produire cet état, de la même manière qu'un violon s'améliore par l'usage qu'en fait un musicien jouant toujours juste (1).

Dans d'autres cas, on a pu constater que, dans un nerf dont les fonctions conductrices ont été interrompues par une solution de continuité de sa substance fondamentale, des fibres nouvelles peuvent se développer sous l'influence trophique du foyer nerveux dont ce nerf émane ; cela est démontré à l'aide du microscope par les observations des histologistes (2), et par conséquent on concevrait la possibilité de la guérison d'une hémiplégie par le rétablissement de conducteurs nerveux pour la transmission des incitations de la volonté du lobe cérébral resté intact au foyer excito-moteur appartenant à la moitié correspondante de la moelle allongée. Mais nous n'avons encore aucune preuve de la

---

(1) Déjà, dans une précédente leçon, j'ai eu l'occasion de parler du mode de réparation des nerfs et de la formation de fibres nouvelles sous l'influence trophique du ganglion ou autre foyer nerveux dont ces conducteurs dépendent (a).

(2) Plusieurs physiologistes ont remarqué que les cuisses d'une Grenouille, excitées plusieurs fois à se mouvoir par un simple couple voltaïque, se contractent plus facilement que lorsqu'elles n'ont jamais été excitées (b).

(a) Voy. t. XI, p. 336.
(b) Humboldt, *Expériences sur le galvanisme*, p. 329.
— Remark, *Op. cit*, p. 9.

réalisation d'un pareil travail réparateur dans l'intérieur de l'axe cérébro-spinal, et si j'insiste ici sur ces considérations, c'est principalement pour montrer d'ores et déjà qu'une faculté vitale, loin d'être toujours une conséquence des propriétés vitales de l'instrument par l'intermédiaire duquel elle se manifeste, peut dans certains cas se créer cet instrument : fait sur lequel nous aurons à revenir lorsque nous discuterons la valeur des théories qui partagent entre eux les physiologistes métaphysiciens.

§ 9. — Les résultats auxquels nous venons d'arriver nous aideront à concevoir comment l'association simultanée ou successive de certains mouvements est facile à obtenir, tandis que d'autres combinaisons musculaires ne sont réalisées que très-difficilement, et comment non-seulement l'exercice diminue ces difficultés, mais amène parfois la transformation de mouvements volontaires en mouvements automatiques, phénomènes dont nous avons journellement des exemples. *Influence de l'association des actes.*

Sous l'influence de la volonté, de même que sous l'influence des incitations nerveuses inconscientes, les foyers excito-moteurs en connexion avec des muscles pairs entrent plus facilement en jeu simultanément que des foyers asymétriques ; ainsi il est plus facile d'exécuter à la fois avec les deux mains des mouvements similaires que des mouvements dépendants de la contraction de muscles très-différents ; mais, par l'effet de l'exercice souvent répété, de l'éducation de l'appareil nervo-musculaire, d'une éducation gymnastique prolongée, le pouvoir que la volonté est susceptible d'exercer sur les organes moteurs se perfectionne de trois manières : d'une part sous le rapport de son intensité ; d'autre part sous le rapport de l'indépendance des effets divers qu'il est susceptible de produire ; ou bien encore quant aux associations réalisables entre ces effets différents.

Chacun peut se convaincre de la vérité de ces propositions en observant même très-superficiellement ce qui se passe en lui ou chez ses semblables ; par exemple chez l'enfant en bas âge qui commence à apprendre à marcher et chez l'adulte qui apprend à nager. Lorsque les mouvements simultanés que les deux mains doivent exécuter sont dissemblables, comme cela a lieu pour le musicien qui joue du piano, la difficulté est encore plus considérable au premier abord ; mais, par l'effet de l'exercice, elle peut être vaincue si complétement que l'exécutant parvient à faire agir ses doigts d'une manière indépendante avec une rapidité vertigineuse, et cela presque sans effort mental. Or, dans toutes ces circonstances ce sont les actions nerveuses bien plus que le jeu des muscles qui se perfectionnent par l'usage.

Transformations d'actes excito-moteurs volitionnels en actes automatiques. Il est également à noter que des phénomènes très-analogues à ceux déterminés par les actions motrices réflexes peuvent résulter de l'influence stimulante que les divers foyers de force excito-motrice sont susceptibles d'exercer les uns sur les autres quand ils sont en activité. Ainsi que j'ai eu l'occasion de le dire précédemment, la force nerveuse développée dans l'un de ces centres, soit par l'arrivée d'impressions sensitives centripètes, soit par l'action de la volition, peut, dans certaines circonstances, réagir sur les névrites moteurs avec lesquels ce foyer est en relation, de manière à en provoquer l'activité fonctionnelle et à déterminer ainsi soit simultanément, soit successivement divers mouvements qui sont en quelque sorte la conséquence de ceux produits par l'action du premier de ces agents générateurs de force excito-motrice. Il en résulte des associations de mouvements dont la cause première est une excitation sensitive, une sensation ou une manifestation de la volonté, mais dont la cause prochaine est une action nerveuse inconsciente émanant d'une partie du système excito-moteur.

Les associations excito-motrices de ce genre peuvent être simultanées ou successives.

Les premières déterminent des mouvements automatiques qui ressemblent beaucoup aux mouvements synergiques volontaires dont l'emploi est à chaque instant nécessaire dans l'exercice des fonctions locomotrices ou préhensives ; mais ces phénomènes sont accidentels, ils n'ont que peu d'importance et dans l'état actuel de nos connaissance anatomiques et physiologiques, on n'en saurait donner une explication satisfaisante (1).

Les seconds jouent un rôle considérable dans beaucoup de nos actions mécaniques et peuvent être une conséquence de l'habitude de faire volontairement des mouvements semblables.

La cause première de toute série de mouvements volontaires est un effort mental dont le Moi a conscience ; mais lorsque les effets produits de la sorte se renouvellent périodiquement à de courts intervalles, ils peuvent être continués automatiquement, c'est-à-dire d'une manière inconsciente : les agents excito-moteurs de l'organisme mis en jeu par la volition fonctionnent alors d'une façon machinale. Dans le principe, chacun des mouvements partiels nécessaire à l'obtention du résultat voulu est déterminé par la puis-

(1) Un cas très-remarquable de mouvements involontaires déterminés par des mouvements volontaires a été observé par Abercrombie et publié par Mashall-Hall.

Un malade dont le bras droit était complétement paralysé éprouvait souvent le besoin de bâiller, et chaque fois qu'il exécutait un mouvement de ce genre, le bras qu'il était incapable de mettre en mouvement volontairement, s'élevait tout à coup avec force. L'autre bras n'obéissait pas à la même impulsion automatique (a).

M. Brouardel a cité divers cas dans lesquels le même mouvement automatique du bras paralysé a été observé chez des hémiplégiques chaque fois que ces malades éternuaient (b).

(a) Marshall-Hall, Op. cit. (Medico-chirurgical Transactions, 1839, t. XXII, p. 207).
(b) Brouardel, article HÉMORRHAGIE DU CERVEAU (Dict. encyclop. des sc. méd.; t. XIV, p. 373).

sance volitionnelle; mais par l'effet de l'habitude, des relations telles s'établissent entre ces actes, que les impressions produites sur les centres nerveux par l'accomplissement de l'un d'eux provoque sans intervention de la volonté
le développement de la puissance excito-motrice qui détermine le mouvement dont celui-ci est ordinairement suivi, et
les choses se passent comme si la décharge nerveuse susceptible de faire contracter un muscle en particulier ou un groupe
de muscles, au lieu de se produire sous l'influence stimulante
de la volonté, était une conséquence d'une action nerveuse
réflexe causée par la réalisation du mouvement précédent.

Cette substitution d'une puissance automatique à la puissance consciente que l'on désigne sous le nom de volonté
est facile à constater dans le travail de la locomotion, et tous
ceux qui ont réfléchi sur ce qui se passe en eux-mêmes
ont pu reconnaître qu'en mainte circonstance l'esprit se
détourne complétement des actes d'origine volontaire au
moyen desquels la progression s'effectue sans qu'il en résulte
aucun arrêt ou même aucun changement appréciable dans
le jeu de l'appareil locomoteur qui, sans être dirigé par une
force consciente, par le Moi, n'en continue pas moins à
fonctionner régulièrement. On fait, sans le savoir, ce qu'auparavant on ne pouvait faire qu'en le voulant, et pour le
vouloir il fallait savoir ce que l'on allait faire, il fallait
accomplir un acte mental conscient.

Des relations analogues peuvent s'établir entre l'activité
fonctionnelle d'un organe ou foyer excito-moteur et les
sensations de toute autre source qui, d'ordinaire, coïncident
avec l'accomplissement d'un mouvement particulier : par
exemple la vue d'un certain objet ; et pour que les impressions
de cet ordre produisent ces effets réflexes, il n'est même pas
nécessaire qu'elles deviennent des sensations, c'est-à-dire
qu'elles soient perçues par l'esprit. Des impressions dont

nous n'avons pas conscience peuvent s'associer ainsi aux actions nerveuses excito-motrices et en devenir la cause déterminante, de même que, dans le travail mental, l'association des idées peut venir en aide à la mémoire.

Nous aurons à revenir sur les faits de cet ordre lorsque nous nous occuperons de l'influence de l'éducation et de la genèse des instincts. Ici je ne veux prendre en considération que leur rôle dans le mécanisne du travail excito-moteur; mais ce rôle est beaucoup plus important qu'on ne serait porté à le supposer au premier abord, et il est nécessaire d'en tenir compte lorsqu'on cherche à analyser les phénomènes très-complexes dont l'étude fait le sujet de ces leçons.

§ 10. — Ayant étudié le mode d'action des deux hémisphères cérébraux dans la production des mouvements volontaires, nous nous trouvons naturellement conduit à examiner si chacun de ces lobes constitue sous ce rapport une unité physiologique, ou si une division plus ou moins grande du travail volitionnel n'y serait pas introduite sinon dans toutes les classes d'animaux vertébrés, au moins chez les êtres animés le plus parfaits, notamment chez l'Homme.

Diversité des fonctions de certaines parties de chaque hémisphère.

Des expériences faites par Flourens et par quelques autres physiologistes ainsi que diverses observations pathologiques recueillies sur l'espèce humaine militent en faveur de la première de ces hypothèses. Ainsi, depuis fort longtemps, on sait que des portions considérables de l'un des hémisphères cérébraux ou même des deux hémisphères peuvent être détruites soit en avant, soit en arrière ou sur les côtés, sans qu'il en résulte chez l'individu mutilé de la sorte aucune incapacité appréciable (1); cependant des expériences ré-

(1) Flourens a traité d'une manière spéciale ce point, et il conclut à l'unité de cette partie du système nerveux (a). J'aurai à revenir sur

(a) Flourens, *Recherches expérimentales sur le système nerveux*, 1824, p. 256.

centes, dont je rendrai compte dans la prochaine leçon, prouvent que l'influence excito-motrice, exercée indirectement par le cerveau sur les diverses parties du système musculaire varie avec les parties de cet organe dont l'activité fonctionnelle est en jeu.

cette question lorsque je m'occuperai des relations qui existent entre le fonctionnement du cerveau et l'exercice des facultés mentales.

CENT VINGT-SIXIÈME LEÇON

FOYERS EXCITATEURS DE LA MOTRICITÉ SITUÉS DANS LES COUCHES CORTICALES DU CERVEAU ET DU CERVELET. — Foyers excitateurs des muscles sur la contraction desquels la volonté est sans influence directe. — Action vaso-motrice. — Nerfs constricteurs. — Nerfs dilatateurs. — Action nerveuse modératrice ou suspensive de la motricité. — Influence indirecte des nerfs vaso-moteurs sur l'activité ou le repos des foyers producteurs de la névrosite. — Pouvoir nerveux arrestateur.

§ 1. — Aujourd'hui, tous les physiologistes s'accordent à reconnaître avec Lorry, avec Flourens, Magendie, Van Deen, Longet et avec beaucoup d'autres expérimentateurs de la première moitié du siècle actuel, que la substance grise dont les parties périphériques du cerveau et du cervelet sont formées ne manifeste nulle part aucun signe ni de sensibilité ni d'excitabilité motrice. On peut la piquer, la couper, la cautériser sans déterminer ni douleur ni contractions musculaires (1). Jadis, Willis avait supposé que le cervelet était le siége de la sensibilité, et quelques auteurs moins anciens avaient avancé que les excitations traumatiques des parties profondes soit du cerveau, soit du cervelet, provoquaient des mouvements convulsifs ; mais des expériences, faites avec le degré de précision nécessaire, ont montré que les mouvements observés dans ces circonstances ne dépendaient pas des lésions subies par l'écorce grise de ces organes ou par la substance blanche immédiatement sous-jacente, mais étaient causées par la blessure des parties voisines de la moelle allongée ou de quelque autre partie du mésencéphale dont les propriétés excito-motrices et l'excitabilité propre nous sont déjà connues (2). L'insensibilité de la portion corticale

Considérations préliminaires.

_____

(1) Voy. t. XI, p. 355 et p. 390.
(2) Vers le [milieu du siècle dernier, Haller fit, en commun avec Zinn, diverses expériences sur les

de l'encéphale a été plus d'une fois constatée chez l'homme dans des opérations chirurgicales pratiquées à la suite de fractures de la boîte crânienne, et elle a été constatée chez les Animaux appartenant à toutes les classes de l'embranchement des Vertébrés. Plusieurs expérimentateurs ont vu que le passage de courants électriques, soit dans la portion antérieure des hémisphères cérébraux, soit dans la portion postérieure des mêmes lobes, ne produisait aussi aucun effet appréciable sur le système nerveux (1), et, générali-

effets produits par les blessures de l'encéphale, et il en conclut que les lésions, tant du cervelet que du cerveau proprement dit, déterminent de la douleur et des mouvements convulsifs (a). Mais, peu de temps après, Lorry fit voir que cela n'est pas (b). L'erreur de Haller dépendait de ce que ce physiologiste n'avait pas bien distingué entre elles les parties de l'encéphale atteintes par l'instrument vulnérant, et que les lésions produites dans ses expériences, au lieu d'être limitées au cerveau ou au cervelet, s'étendaient à la moelle allongée ou à d'autres parties de la région basilaire de l'encéphale. Flourens fut le premier à introduire dans les vivisections de ce genre une méthode expérimentale rigoureuse, et il rendit ainsi à l'étude de la physiologie du système nerveux un service considérable (c).

Récemment M. Nothnagel a vu des mouvements convulsifs survenir chez le Lapin lorsqu'au moyen d'une in-jection interstitielle d'acide chromique il désorganisait sur un point très-restreint la portion postérieure des hémisphères cérébraux; il a obtenu le même résultat en enfonçant une aiguille sur ce point (d); mais, ainsi que l'a fait remarquer M. Ferrier, les accidents produits de la sorte dépendent probablement de la pression exercée sur les tubercules quadrijumeaux qui se trouvent immédiatement au-dessous du point en question (e).

(1) Longet s'exprime à ce sujet de la manière suivante : Sur des Chiens, des Chats et des Lapins, ainsi que sur un grand nombre d'Oiseaux, j'ai eu l'occasion d'irriter mécaniquement la substance blanche des hémisphères du cerveau, de la cautériser avec la potasse, l'acide azotique, le fer rouge, etc. ; *d'y faire passer des courants électriques en divers sens, sans parvenir jamais à mettre en jeu la contractilité musculaire;* même résultat en dirigeant les mêmes

(a) Haller, *Mém. sur la matière sensible et irritable des parties du corps animal,* t. I, p. 198 et suiv., p. 206 et suiv. (1756).

(b) Lorry, *Op. cit. (Mémoires de l'Acad. des sc.; Sav. étr.,* t. III, p. 370 (1760).

(c) Flourens, *Op. cit.,* p. 36 et suiv. (1824).

(d) Nothnagel, *Experimentelle Untersuchungen über die Functionen des Gehirns* (Virchow's *Archiv,* t. LVIII, p. 420).

(e) Ferrier, *The Functions of the Brain,* p. 128.

sant prématurément les déductions à tirer de cet ensemble de faits, on en avait conclu que le cerveau est indifférent à l'action de tous les stimulants dont le physiologiste peut disposer. Cela est vrai pour certaines parties des lobes cérébraux, mais ne l'est pas pour toutes; nulle part les stimulants mécaniques ou chimiques n'y déterminent la manifestation de propriétés excito-motrices, et cependant, dans certaines parties de ces lobes, ces propriétés existent et peuvent être mises en jeu par l'électricité. Une certaine région de l'écorce grise du cerveau est susceptible d'être excitée par cet agent, et l'excitation causée de la sorte provoque dans les diverses parties du système musculaire des mouvements analogues à ceux que la volonté détermine dans l'état normal de l'économie animale.

Déjà en 1809, Rolando avait observé la production de certains mouvements musculaires par l'introduction de l'un des pôles d'une pile galvanique dans la substance du cervelet ou même du cerveau (1); mais les physiologistes ne firent pas attention à ce fait, et ils attribuèrent les effets observés à la transmission du stimulant électrique à la portion de la moelle allongée placée sous le cervelet, ou aux parties sensibles de la base de l'encéphale les plus rapprochées des hémisphères cérébraux.

Les expériences de Rolando restèrent donc stériles, et elles étaient même complétement oubliées depuis fort long-

Actions excito-motrices provoquées par l'électrisation du cerveau.

agents sur la substance grise ou corticale des lobes cérébraux (a).

(1) Rolando se borna à annoncer le fait, sans donner, sur la manière dont ses expériences avaient été faites, les détails nécessaires pour permettre aux physiologistes de juger si l'exci-tant galvanique avait été appliqué seulement sur la substance constitutive du cervelet ou des lobes cérébraux, ou si cet agent ne s'était pas étendu aux centres excito-moteurs sous-jacents (b).

(a) Longet, *Traité de physiologie*, t. III, p. 146 (1869).
(b) Rolando, *Saggio supra la vera struttura del Cervello*, p. 31 (Sassari, 1809).

temps, lorsqu'en 1870 MM. Fritsch et Hefzig constatèrent que, chez le Chien, l'action du galvanisme sur certaines parties de l'écorce grise du cerveau détermine des mouvements, soit dans les membres, soit dans la face, ou même dans des parties plus restreintes de l'organisme suivant le lieu d'application de l'électrode sur l'encéphale. Les recherches de ces deux expérimentateurs, poursuivies par M. Hefzig en Allemagne, puis par M. Ferrier en Angleterre, enfin par MM. Carville et Duret en France, ont ouvert un nouveau champ aux investigations dont les fonctions de l'encéphale sont depuis si longtemps l'objet sans que la lumière y eût été portée d'une manière suffisante, et je suis convaincu qu'en persistant dans cette voie on arrivera à des résultats d'une grande importance, non-seulement pour l'intelligence de ce qui est relatif aux actions excito-motrices, mais aussi relativement à des phénomènes d'un autre ordre dont nous n'avons pas à nous occuper en ce moment (1).

(1) La première publication de MM. Fritsch et Hefzig fut bientôt suivie d'un travail plus étendu sur le même sujet par ce dernier auteur (a). En 1873, M. Ferrier publia ses recherches (b), et peu de temps après, M. Herzig fit paraître un nouveau mémoire sur cette partie de la physiologie du cerveau (c). L'année suivante (1874), M. Ferrier donna un second mémoire (d), et M. Herzig réunit en un volume l'ensemble de ses recherches (e). Enfin M. Ferrier a poursuivi, en 1875 et 1876, ses recherches, en prenant pour sujet de ses expériences les Singes, et il a varié

(a) Fritsch et Herzig, *Ueber die electrische Erregbarkeit des Grosshirns* (*Archiv für Anat. u. Physiol.*, 1870, p. 300).
— Herzig, *Ueber die beim Galvanisiren des Kopfes entstehenden Störungen der Muskelinnervation und der Vorstellungen vom Verhalten im Baume* (*Loc. cit.*, 1871, p. 716). — *Weitere Untersuchungen zur Physiologie des Gehirns* (*Loc. cit.*, 1871, p. 771).
(b) Ferrier, *Experimental researches in cerebral Physiology and Pathology* (*West-riding Lunatic asylum medical Reports*, t. III, 1873).
(c) Herzig, *Untersuchungen zur Physiologie des Gehirns* (*Archiv für Anat. und Physiol.*, 1873, p. 397).
(d) Ferrier, *The localisation of function in the Brain* (*Proceedings of the Royal Society of London*, 1834, t. XXII, p. 229). — *Croonian Lecture* (*Phil. Trans.*, 1874).
(e) Herzig, *Untersuchungen über das Gehirn*, 1874.

Dans les expériences de M. Herzig, l'excitation de la substance corticale du cerveau fut obtenue au moyen de courants galvaniques continus. M. Ferrier fit usage de la *faradisation*, c'est-à-dire de courants d'induction intermittants de faible intensité (1). Lorsque l'action électrique est trop puissante, ses effets cessent d'être convenablement délimités, et au lieu de provoquer des mouvements normaux, elle détermine des contractions permanentes analogues à celles qui caractérisent les attaques d'épilepsie, phénomènes pathologiques dont nous n'avons pas à nous occuper.

Ainsi que je l'ai déjà dit, la puissance excito-motrice, susceptible d'être mise en jeu par le galvanisme, ne se manifeste pas dans toutes les parties des hémisphères cérébraux. Chez tous les Mammifères elle est plus ou moins circonscrite dans la portion moyenne ou temporo-pariétale de ces lobes (2) ; mais elle existe aussi dans le cer-

davantage ses procédés d'investigation (*a*). L'ensemble de ses travaux, à ce sujet, a été présenté dans un volume publié plus récemment (*b*). Par conséquent, M. Herzig a le mérite d'avoir ouvert la voie ; mais M. Ferrier a, de son côté, contribué non moins à l'avancement de nos connaissances à ce sujet.

(1) M. Ferrier employa la pile de Stœhrer (avec des éléments charbon et zinc) en connexion avec la bobine secondaire de l'appareil magnéto-électrique de M. Du Bois-Raymond. L'électrode est appliquée directement sur la surface du cerveau, après ablation des parois du crâne et de la dure-mère. Afin de prévenir la complication des phénomènes qui résulteraient de la douleur, et pour épargner aux Animaux des souffrances inutiles, ceux-ci sont préalablement anesthésiés ou narcotisés ; mais l'état d'insensibilité ne doit pas être complète, car s'il en était ainsi, l'encéphale cesserait de répondre aux excitations électriques.

(2) M. Herzig, à qui l'on doit la découverte de ce fait important, appelle *zone excitable* (*erregbare Zone*) du cerveau la portion de la couche corticale des hémisphères cérébraux qui se comporte de la sorte (*c*). L'inexcitabilité complète de la partie anté-

(*a*) Ferrier, *Experiments on the brain of Monkeys* (*Proceed. of the Royal Society*, 1875, t. XXIII, p. 409 et 431). — *Croonian Lecture. Experiments on the Brain of Monkeys*, seconde série (*Phil. Trans.*, 1876, p. 433).
(*b*) Ferrier, *The functions of the Brain*, 1876.
(*c*) Herzig, *Untersuchungen über das Gehirn*.

velet (1), et dans presque tous les cas ses effets sont croisés, c'est-à-dire se produisent du côté opposé à celui auquel le stimulant est appliqué.

La division du travail excito-moteur, développable ainsi dans la substance grise de l'encéphale, est porté fort loin chez le Chien. On peut, en lui appliquant les électrodes sur tel ou tel point de la surface du cerveau, provoquer des mouvements dans une partie déterminée du corps et produire ainsi, automatiquement, des effets semblables à ceux qui, dans les circonstances ordinaires, résultent des incitations de la volonté. Chaque muscle de l'appareil locomoteur et de la face, ou bien chacun des groupes de ces muscles, semble être placé sous l'empire d'une certaine portion spéciale de ces couches corticales, et lorsqu'au moyen de l'électricité on parvient à mettre en jeu un de ces points sans étendre l'excitation aux parties circonvoisines, on met en action la partie correspondante du système musculaire sans déterminer la contraction des muscles adjacents (2).

rieure et de la partie postérieure des hémisphères par les courants continus ou interrompus a été constatée aussi par plusieurs physiologistes qui, plus récemment, ont fait des recherches du même ordre ; mais il existe encore quelque incertitude quant aux limites de la région excitable, et elle paraît être, en réalité, moins étendue que ne le pense M. Ferrier (a).

(1) Ce fait a été observé pour la première fois par M. Ferrier.

(2) Dans les premières expériences de ce genre, faites par MM. Fritsch et Herzig, le nombre des foyers ex-

cito-moteurs spéciaux, mis en action par la galvanisation de l'écorce grise du cerveau, ne fut que de quatre pour chaque hémisphère, savoir : un pour le membre antérieur, un pour le membre postérieur, un pour les muscles du tronc et un pour les muscles de la face (b). M. Ferrier poussa ces distinctions beaucoup plus loin, et M. Herzig, dans ses recherches subséquentes, arriva à des résultats analogues. Mais c'est principalement à M. Ferrier que l'on doit la démonstration de l'existence distincte de la plupart des centres

(a) Carville et Duret, *Sur les fonctions des hémisphères cérébraux* (*Archives de physiologie*, 1875, 2ᵉ série, t. I, p. 421 et 430).

(b) Fritsch et Herzig, *Op. cit.* (*Arch. für Anat. und Physiol.*, 1830.

Ainsi, dans les expériences de M. Ferrier, l'application des électrodes sur un certain point déterminé de la partie moyenne et supérieure de l'un ou l'autre hémisphère fut toujours suivie de mouvements de va-et-vient de la queue analogues à ceux par lesquels habituellement le Chien témoigne d'un sentiment de satisfaction. En stimulant de la même façon un point situé un peu plus en avant et plus bas, cet expérimentateur mit en action les muscles adducteurs de la patte antérieure du côté opposé, et, en changeant un peu la position de l'électrode, il provoqua des mouvements dans la patte postérieure. Puis, transportant l'électrode sur la partie moyenne de l'hémisphère vers un point également bien déterminé, il vit tous les muscles du tronc rester en repos, mais des contractions se manifester dans les muscles de la paupière (1).

En agissant de la même manière sur une partie située un peu plus en avant et en bas, il provoqua des mouvements spasmodiques de la commissure des lèvres ou des parties adjacentes de la joue.

Enfin l'excitation d'une même partie de la substance corticale du cerveau déterminait toujours la contraction d'un même muscle ou groupe de muscles, et en variant

Diversité des points excitables chez les Mammifères.

particuliers connus actuellement.

Pour être bien fixé sur les points d'application des électrodes dont l'action déterminait des contractions dans telle ou telle partie du système musculaire, M. Ferrier plaçait à côté de l'Animal, sur lequel il expérimentait, un cerveau provenant d'un autre individu de la même espèce, préalablement durci par l'alcool, et sur lequel il marquait la place correspondant exactement à celle excitée par le courant électrique (a).

(1) Ainsi, l'excitation du point correspondant au numéro 7 dans la figure du cerveau de Chien donné par M. Ferrier (b) causa, du côté opposé, l'élévation du sourcil et de la paupière supérieure.

L'application des électrodes sur le point n° 5 de la même figure causa une forte contraction du muscle orbiculaire des paupières et un mouvement de la tête à droite.

(a) Ferrier, *Experimental researches* (*West Riding lunatic assylum*, t. III).
(b) *Experimental researches*, p. 21, fig. 6.

les points stimulés de la sorte, M. Ferrier constata des changements correspondants dans les parties du système musculaire mises en action (1).

M. Ferrier est arrivé à des résultats analogues en expérimentant sur plusieurs autres Mammifères, tels que le Chat, le Lapin, le Cochon d'Inde, le Rat et le Singe (2). Chez tous ces Animaux, l'action d'un courant électrique sur les couches corticales de la région moyenne des hémisphères cérébraux a provoqué des mouvements, et les muscles, dont la contraction était déterminée de la sorte, variaient suivant les points sur lesquels les électrodes étaient appliquées.

Par analogie, il était donc permis de penser que, sous ce rapport, le cerveau de l'Homme ne doit différer que peu ou point du cerveau des autres Mammifères, et il est probable qu'en expérimentant sur la tête d'un criminel récemment décapité on aurait constaté directement cette analogie; mais un physiologiste américain n'a pas voulu attendre une occasion de ce genre et a profité de sa position comme médecin de l'hôpital dit du *Bon-Samaritain*, à Cincinnati, pour répéter sur une des pauvres femmes confiées à ses soins les expériences que ses devanciers de l'ancien monde avaient fait sur des Animaux. Effectivement, il enfonça dans

(1) Cette conclusion a été pleinement confirmée par les expériences de MM. Carville et Duret, mais elle cesse d'être vraie lorsque le courant électrique dont on fait usage est assez puissant pour étendre au loin son action excitante; car, dans ce cas, les effets, produits par l'application des électrodes sur un même point, peuvent varier beaucoup (a).

(2) Les recherches de M. Ferrier sur l'excitabilité de l'écorce grise du cerveau des Singes datent de 1874 (b), et précédemment M. Herzig avait fait une expérience analogue sur un Animal de cet ordre; mais je cite ici de préférence les résultats obtenus par le premier de ces deux auteurs, car ils sont de beaucoup les plus nets.

(a) Carville et Duret, *Op. cit.* (*Arch. de physiol.*, série 2, t. I, p. 421).
(b) Ferrier, *Op. cit.* (*Proceed. of the Royal Society*, t. XXII, p. 230).

diverses parties du cerveau de cette malheureuse créature des aiguilles en communication avec une pile galvanique, et il constata que le passage du courant électrique, sans produire aucune sensation locale, déterminait des mouvements convulsifs dans le côté du corps opposé à celui sur lequel l'opération était pratiquée. Du reste, ces expériences, qui me paraissent avoir été conduites avec aussi peu d'intelligence que d'humanité, ne conduisirent à aucune découverte digne d'attention (1).

§ 2. — Ce genre d'excitabilité du cerveau n'est pas également développé chez tous les Vertébrés, et la division du travail physiologique, mise en évidence par l'électrisation des différentes parties de cet organe, n'existe pas au même degré chez tous ces Animaux.

Différences observées chez divers Mammifères.

En opérant sur les lobes cérébraux des Poissons, M. Ferrier parvint facilement à provoquer des contractions musculaires dans le corps, les nageoires et même la tête, mais il ne parvint pas à saisir des relations constantes entre tel ou tel de ces mouvements et l'excitation d'une partie déterminée du cerveau (2).

Il en fut de même chez les Batraciens, mais les effets

---

(1) L'article dans lequel [ce médecin, nommé *Robert Bartholow*, entretint le public des expériences faites ainsi sur le cerveau d'un de ses malades fut inséré dans un journal américain que je ne connais pas (a); mais il fut reproduit ailleurs (b) et on en trouve une relation fort circonstanciée dans un ouvrage très-estimable de M. J. Jones, imprimé récemment à la Nouvelle-Orléans (c).

(2) Dans ces expériences, le Poisson, dont l'encéphale avait été mis à découvert, fut placé de façon à avoir la bouche dans de l'eau courante et le reste du corps à l'air. L'excitation de l'un des lobes cérébraux détermina un coup de queue du côté opposé et mit en mouvement les nageoires pectorales, ainsi que les nageoires dorsales et les globes oculaires (d).

(a) Savoir, le « *Cincinnati Enquirer* » du 24 mars 1874.
(b) Voy. *The American Journal of the Medical Sciences*, 1874, p. 305 et suiv.
(c) J. Jones, *Medical and surgical memoirs*, t. I, p. 77.
(d) Ferrier, *Localisation of the functions of the Brain* (*Proceed of the Royal Society*, 1874, t. XXII. p. 231). — *Functions of the Brain*, p. 160.

produits étaient croisés et il ne fut pas possible de mettre en jeu séparément les diverses parties du système musculaire (1).

Les lobes cérébraux des Oiseaux sont peu excitables par l'électricité (2).

Chez tous les Mammifères sur lesquels M. Ferrier a eu l'occasion d'expérimenter, les hémisphères cérébraux se montrèrent au contraire très-faciles à exciter de la sorte; mais chez les Rongeurs, dont le cerveau est d'une structure beaucoup plus simple que celui des Carnassiers et des Quadrumanes, la diversité des mouvements provoqués par l'application des électrodes sur les différentes parties de l'écorce grise de cet organe fut beaucoup moindre que chez le Chien ou le Chat; enfin chez les Singes la différenciation des effets produits par la variété des points excités fut encore plus grande que chez les Carnassiers dont je viens de parler (3). Ainsi, M. Ferrier a pu déterminer à volonté chez

(1) Ces expériences furent faites sur des Grenouilles, et M. Ferrier se demande si les résultats négatifs quant à la localisation de l'influence exercée par le cerveau sur les diverses parties du système musculaire n'auraient pas dépendu de la petitesse de de cet organe, circonstance qui se serait opposée à une délimitation suffisante de l'action stimulante (a).

(2) Dans ses premières expériences faites sur des Pigeons et des Poules, M. Ferrier n'obtint que des résultats négatifs; mais récemment il est parvenu à constater que l'électrisation d'un point de la surface des lobes cérébraux situé près de la surface médiane, vers le milieu de la région pariétale, détermine parfois un mouvement de rotation de la tête du côté opposé et quelques autres phénomènes de peu d'importance (b).

En parlant de cette particularité, M. Ferrier rappelle que M. Wier Mitchell a trouvé que le cerveau de ces Oiseaux est également insensible à l'action de l'opium (c).

(3) Dans une expérience pratiquée par M. Herzig sur un Magot, en vue de comparer la position des centres spéciaux d'excitabilité galvanique de la couche corticale du cerveau chez cet Animal et chez le Chien, ce physiologiste distingua quatre foyers excito-moteurs situés dans la circonvolution que limite en avant la scis-

(a) Ferrier, *Functions of the Brain*, p. 160.
(b) Ferrier, *Op. cit.*, p. 59.
(c) Ferrier, *Experimental researches*, p. 6.

ces animaux, en stimulant tel ou tel point de l'écorce cérébrale, la contraction des muscles zygomatiques ou rétracteurs des lèvres, sans mettre en jeu les autres muscles de la
face; l'élévation de l'aile du nez et de la lèvre supérieure,
comme lorsque l'Animal montre ses crocs d'un côté; la
clôture partielle de la narine; la protraction ou la rétraction de la langue; l'écartement des paupières; le redressement de l'oreille; la rotation de la tête; des mouvements
des doigts et du poignet, comme dans l'acte de saisir un
objet; l'extension de l'avant-bras; un mouvement de sup-
pination de la même partie; la rétraction de l'ensemble du
membre antérieur; l'avancement de la patte postérieure, et
plusieurs autres phénomènes locaux du même ordre.

Les points spéciaux de l'écorce cérébrale en relation
fonctionnelle avec un muscle ou un groupe de muscles déterminé n'occupent pas exactement la même position chez
tous les Mammifères; mais ils se trouvent dans les mêmes
régions, et, en général, les centres qui exercent leur influence
sur des organes du même ordre sont rapprochés entre eux.
Ainsi, les foyers, dont l'excitation galvanique provoque le
jeu des membres, de la queue et des autres parties de l'appareil locomoteur, sont groupés autour du sillon de Rolando, près du bord supérieur de l'hémisphère, tandis que

Position des points excitables chez divers Animaux.

sure de Rolando (a) et exerçant leur
influence : 1° sur le membre postérieur, 2° sur le membre antérieur,
3° sur les muscles de la face, 4° sur
les muscles de la bouche, de la langue et des mâchoires. Ces quatre
centres se suivent de haut en bas
dans l'ordre que je viens d'indiquer (b).

Les expériences faites, vers la
même époque, par M. Ferrier sur
des Macaques, furent beaucoup plus
variées, plus approfondies et plus
intéressantes (c).

(a) Savoir la circonvolution centrale antérieure qui s'étend de la grande scissure
médiane jusque dans le voisinage de la scissure de Sylvius.
(b) Herzig, Op. cit.
(c) Ferrier, Exp. on the brain of Monkeys (Proceed. of the Royal Society, 1875,
t. XXIII, p. 409). — Croonian Lecture (Phil. Trans., 1876, p. 433). — Functions of
the Brain, p. 138 et suiv.

les foyers en relation avec les muscles de la tête sont situés plus bas et plus en dehors; ils avoisinent, pour la plupart, la scissure de Sylvius, et ils occupent sur la surface latérale des hémisphères un espace plus étendu (1).

Un autre expérimentateur a trouvé que chez la Brebis la zone excitable est située en grande partie au-dessous du sillon crucial ou scissure orbitaire, mais il n'a pu y distinguer un centre d'action spécial pour les membres postérieurs (2).

Il est également à noter que l'individualisation de ces centres d'action excito-motrice paraît être en rapport avec l'indépendance plus ou moins grande des parties du système musculaire auxquelles ils correspondent. Ainsi, chez le Chien, où les doigts appartenant à une même patte ne se meuvent pas séparément, M. Ferrier n'a trouvé pour tous ces organes qu'un seul foyer excitable, tandis que chez le Singe, dont les doigts peuvent se mouvoir plus librement et de manières différentes, il a découvert dans le cerveau une série de foyers différents dont l'excitation électrique détermine dans la main autant de mouvements particuliers. Chez ces Quadrumanes, il y a aussi un foyer excitateur spécial dont l'action détermine la contraction des muscles à l'aide desquels ces Mammifères exécutent avec les pattes certains mouvements de préhension que les Chiens ne sont pas capables de faire, et chez ces derniers Animaux, on n'aperçoit aucun indice de l'existence d'un pareil centre nerveux. En pour-

(1) Chez le Singe, l'un de ces foyers (celui dont l'excitation détermine un mouvement de torsion de la lèvre et de la narine du côté opposé) se trouve même à la face inférieure des hémisphères.

(2) M. Mariacci y a distingué quatre centres spéciaux, savoir : un pour les membres antérieurs, un pour la nuque, un pour la face et la langue, et enfin un pour les mâchoires (a).

(a) Voyez Rendiconto delle ricerche sperimentale esiguete nel gabinetto d. fisiologia della. R. Universita di Siena, 1876.

suivant l'étude des propriétés physiologiques du cerveau, nous verrons aussi que l'étendue des parties de cet organe dont l'excitation par l'électricité ne produit aucun effet appréciable sur le système musculaire, varie beaucoup chez les divers Mammifères ; mais en ce moment l'examen des faits de cet ordre nous éloignerait du but que nous cherchons à atteindre.

§ 3. — Les lobes cérébraux ne sont pas les seules parties de l'encéphale dont l'écorce grise soit douée de propriétés excito-motrices spéciales, développables par l'électricité. Le cervelet se comporte de la même manière sous l'influence stimulante de cet agent. Ainsi que nous l'avons déjà vu, les couches corticales de cet organe et la substance blanche que ces couches recouvrent sont inexcitables par les stimulants mécaniques ; les blessures qu'elles peuvent éprouver ne produisent ni douleur ni mouvements quelconques, ni paralysies, pourvu que les parties avoisinantes, les pédoncules cérébelleux ou la moelle allongée ne soient pas atteints, et l'ablation de la totalité du cervelet n'entraîne pas la perte du mouvement, soit volontaire, soit réflexe (1). Cependant, M. Ferrier a constaté que l'action d'un courant électrique, même très-faible, sur la surface de cette portion de l'encéphale, peut déterminer certains mouvements

Effets
de
l'excitation
du
cervelet.

(1) Ainsi que je l'ai déjà dit, Haller et Zinn considéraient le cervelet comme étant excitable mécaniquement, et d'après le second de ces expérimentateurs, les blessures infligées à cet organe détermineraient même des convulsions générales (a) ; mais les expériences de Lorry, de Flourens et de beaucoup d'autres physiologistes prouvent que les accidents de ce genre dont les lésions du cervelet peuvent être accompagnées, de même que les paralysies déterminées souvent par des épanchements de sang ou par d'autres phénomènes pathologiques plus ou moins analogues, ne dépendent pas directement de ces lésions et sont attribuables à des pressions ou à des effets consécutifs qui sont produits sur les parties adjacentes de l'encéphale.

(a) Voyez ci-dessus, p. 231.

locaux, et que ces mouvements diffèrent suivant les parties du cervelet sur lesquelles les électrodes sont appliqués. Ainsi, lorsque cet expérimentateur stimula de la sorte la portion postérieure du lobe cérébelleux moyen chez des Lapins, des Chiens ou d'autres Mammifères, il fit contracter à la fois le muscle droit interne de l'œil gauche et le muscle droit externe de l'autre œil (1). L'excitation électrique de la portion moyenne ou postérieure du même lobe provoqua dans les yeux un mouvement en sens opposé. En portant les électrodes sur la face postérieure du lobe latéral, M. Ferrier fit exécuter au globe oculaire des mouvements de rotation dont la direction varia suivant les points excités. Il vit les deux yeux se diriger, soit en haut, soit en bas, lorsque les électrodes furent appliqués sur la partie antérieure et supérieure du même lobe. Enfin, il constata que, dans certains cas, la faradisation du cervelet causa des mouvements de la face, de la tête et même des membres ; mais ces phénomènes ne furent ni assez constants ni assez bien caractérisés, pour autoriser aucune conclusion relativement à la localisation des points excitables en relation avec les muscles dont la contraction était déterminée de la sorte (2).

(1) Ainsi, dans ces expériences, l'excitation galvanique de la portion supérieure du lobe latéral gauche du cervelet détermina la rotation de l'œil droit en bas et en dehors, et la rotation en haut et en dedans de l'œil gauche ; tandis que l'excitation de la partie correspondante du cervelet du côté opposé causa la rotation de l'œil droit en bas et en dehors, pendant que l'œil gauche tournait en haut et en dedans.

L'excitation de la portion moyenne des mêmes lobes était suivie de la contraction des muscles antagonistes des précédents (a).

Ces parties du cervelet exercent par conséquent chacune une action directe sur certaines parties de l'appareil moteur des yeux, et une action croisée sur d'autres parties du même appareil.

(2) M. Ferrier a vu parfois la faradisation de la substance corticale du cervelet provoquer des mouvements dans le tronc et même dans les mem-

(a) Ferrier, *Experimenta researches*, p. 43. — *Functions of the Brain*, p. 99 et suiv.

Ces faits ont beaucoup d'importance; non-seulement parce qu'ils nous fournissent la preuve de l'existence de propriétés excito-motrices dans le cervelet et de la division du travail physiologique accompli dans cet organe, mais aussi en raison de la lumière qu'ils jettent sur les causes de la simultanéité de certains mouvements des yeux que nous avons vue être due à des muscles qui, sous le rapport anatomique, ne se représentent pas réciproquement (1). Ils nous fournissent aussi l'explication des désordres que l'on avait souvent remarqués dans les mouvements des yeux à la suite de blessures du cervelet, mais dont on ne comprenait pas la cause (2).

J'ajouterai que quelques-uns des mouvements du globe oculaire, qui sont provoqués par l'excitation électrique des parties circonscrites du cervelet, peuvent être déterminés aussi par l'action du même stimulant sur certains points de la surface des hémisphères cérébraux (3).

bres (a); mais il ne me paraît pas encore suffisamment démontré que, dans ces cas, le passage du courant électrique ne se soit pas étendu jusqu'aux parties sous-jacentes de la moelle allongée.

(1) Nous avons vu précédemment que, dans la vision binoculaire, les deux yeux se dirigent simultanément dans cette même direction, et que, par conséquent, lorsqu'ils exécutent des mouvements latéraux, l'un de ces organes est tourné en dedans par l'action du muscle droit interne, tandis que l'autre œil est tourné en dehors par l'action du muscle droit externe (b), phénomène qui serait difficile à comprendre si ces deux muscles hétérotypes n'étaient soumis au contrôle d'un même foyer de puissance nerveuse excito-motrice.

(2) Dans des expériences sur les effets produits par la cautérisation des diverses parties de la surface du cervelet, M. Bouillaud a souvent noté des phénomènes de ce genre (c), et plus récemment des résultats analogues ont été notés par beaucoup d'autres physiologistes.

(3) M. Herzig a observé divers mouvements des globes oculaires lorsqu'il excitait par le galvanisme différentes parties de la région latérale des hémisphères cérébraux dont l'influence se manifeste aussi sur les muscles de la face (d). Ces mouve-

(b) Ferrier, On the functions of the Brain, p. 99 et suiv.
(b) Voyez t. XII, p. 166.
(c) Bouillaud, Op. cit. (Arch. gén. de méd., 1827, t. XV, p. 71 et suiv.).
(d) Herzig, Untersuchungen über das Gehirn, 1874.

§ 4. — La signification des faits que nous venons de passer en revue est entourée de beaucoup d'obscurité, et en examinant la question que je viens de poser, il ne faut pas oublier que la puissance excito-motrice n'est pas localisée, soit dans le cerveau, soit dans le cervelet; qu'elle n'est détruite par l'extirpation ni de l'une ni de l'autre de ces parties de l'encéphale, et que c'est seulement par l'intermédiaire des corps striés, puis du mésencéphale et de la moelle épinière, qu'un stimulant nerveux développé dans ces organes pourrait exercer son influence sur les nerfs rachidiens.

En voyant le cerveau se comporter d'une manière si différente lorsqu'on excitait son écorce grise mécaniquement ou à l'aide de l'électricité, on devait nécessairement se demander si les effets produits par ce dernier agent sont dus à l'action directe du stimulant sur cette partie de l'encéphale, et ne résulteraient pas de la transmission du stimulant à travers la substance des lobes cérébraux jusqu'aux centres excito-moteurs situés dans les régions basilaires de l'encéphale. Cette dernière interprétation a été adoptée par quelques auteurs (1), et certains faits parurent y être favorables; car on constata que les courants électriques se diffusent facilement dans la substance du cerveau (2), mais

ments ont accompagné aussi la contraction de plusieurs de ces derniers muscles dans les expériences de M. Ferrier sur la faradisation des centres corticaux du cerveau qui agissent sur les paupières et sur les muscles moteurs de la tête (a).

(1) Notamment par M. Dupuy qui a constaté la possibilité du passage plus ou moins facile des courants électriques dans toute l'épaisseur du cerveau (b).

(2) Ces auteurs ont étudié très-attentivement et avec beaucoup de précision tout ce qui est relatif à la diffusion des courants électriques dans la substance du cerveau, et leurs premières expériences parurent favorables à l'opinion de M. Dupuy. En effet, il résulte nettement des expériences de MM. Carville et Duret que la diffusion de l'électricité peut se faire par la surface humide de l'encéphale aussi bien que de l'exté-

(a) Ferrier, *Functions of the Brain*, p. 143 et suiv.
(b) Dupuy, *Examen de quelques points de la physiologie du cerveau*, 1873, p. 33 et suiv.

une série d'expériences délicates dues à deux de nos jeunes physiologistes, MM. Carville et Duret, renversèrent cette hypothèse, et établirent que c'est bien l'action locale de l'électricité sur telle ou telle partie des lobes cérébraux qui cause le développement de la force nerveuse dont l'influence détermine la contraction d'un certain muscle ou groupe de muscles (1).

rieur vers l'intérieur de cet organe; mais lorsque le courant employé est faible, cette diffusion, tout en affaiblissant l'action locale de l'excitant, n'exerce aucune influence appréciable sur le système musculaire.

Les effets dus à la diffusion de l'électricité, soit à la surface du cerveau autour du point excité, soit de la surface vers la base de cet organe, sont de nature à masquer les effets locaux produits sur le système musculaire plutôt qu'à les expliquer; seulement cette diffusion peut, dans certains cas, compliquer beaucoup les résultats des expériences, et elle rend indispensable l'emploi de courants très-faibles. Plus le stimulant électrique, susceptible de provoquer des mouvements, sera faible, plus son action sur l'écorce du cerveau sera circonscrite, et plus aussi les contractions musculaires déterminées de la sorte seront partielles, c'est-à-dire localisées dans une portion bien délimitée du système musculaire (a).

Ainsi, dans une des expériences pratiquées par MM. Carville et Duret sur des Chiens incomplétement anes-

thésiés, les électrodes ayant été introduits dans la première circonvolution frontale du côté gauche, les effets produits par la faradisation furent d'abord très-limités et s'étendirent progressivement, à mesure que la force du courant électrique employé augmenta, et il en résulta les phénomènes suivants :

1° Petits mouvements des orteils de la patte antérieure du côté opposé ;

2° Mouvements plus marqués des mêmes orteils ;

3° Mêmes mouvements; extension du poignet et de l'avant-bras ;

4° Élévation de l'épaule et abduction du membre entier ;

5° Mêmes mouvements et flexion de la patte postérieure ;

6° Mouvements plus considérables d'élévation des deux membres du même côté ;

7° Mêmes mouvements et incurvation latérale du tronc ;

8° Convulsions épileptiformes de ce côté du corps (b).

(1) En poussant leurs investigations plus loin qu'ils ne l'avaient fait d'abord, MM. Carville et Duret sont

(a) Carville et Duret, *Critique expérimentale des travaux de MM. Fritich, Herzig et Ferrier* (*Comptes rendus de la Soc. de biologie*, 1873, t. V, p. 374).
— Carville et Duret, *Fonct. des hémisphères cérébraux* (*Arch. de physiol.*, 1875, p. 421).

(b) Carville et Duret, *Op. cit.* (*Arch. de physiol.*, 1875, p. 420).

Effectivement, si la substance du cerveau jouait le rôle d'un conducteur du courant d'induction et se bornait à faire parvenir ce courant jusqu'au mésencéphale, l'action de ce stimulant deviendrait d'autant plus énergique que les électrodes pénétreraient plus profondément dans cette substance et s'approcheraient ainsi davantage des foyers excito-moteurs et de la région basilaire de l'encéphale. Or, il en est tout autrement lorsque le courant intermittent employé par l'expérimentateur est faible : il ne provoque des contractions musculaires que si les électrodes sont appliqués à la sur-

arrivés à cette conclusion, et leurs observations, jointes à celles de M. Ferrier, me paraissent tout à fait concluantes. Ainsi, il est d'abord à noter que la galvanisation directe des corps striés ou des autres parties adjacentes de la région de l'encéphale, qui est excitable mécaniquement, ne produit pas des contractions musculaires locales, comme le fait l'excitation de l'écorce grise du cerveau, mais des convulsions générales dans le côté opposé du corps. En second lieu, l'application des électrodes sur certains points de cette écorce, qui sont plus rapprochés des corps striés que ne le sont les parties dont l'excitation provoque certains mouvements déterminés, n'occasionne aucun phénomène de ce genre, par exemple, l'excitation de la partie connue des anatomistes sous le nom d'*insula* de Reil (a). Dans une de leurs expériences, MM. Carville et Duret ont vu que l'excitation déterminée par l'action d'un courant très-

puissant sur l'une des régions ordinairement excitables du cerveau, resta absolument sans effet, et à l'autopsie, on trouva que la partie excitée était séparée du centre ovale par une grande cavité déjà ancienne et remplie de sérosité. Or, ce liquide était bon conducteur de l'électricité et n'aurait opposé aucun obstacle au passage du courant faradique de la surface de l'encéphale jusqu'au foyer excito-moteur, et n'aurait pas empêché les effets ordinaires de se produire si ceux-ci étaient dus à l'action de l'électricité sur le susdit foyer.

Enfin, ces auteurs ont constaté que la désorganisation du noyau caudé ou de la portion intraventriculaire du corps strié qui se trouve au-dessous de la région excitable de l'hémisphère cérébral, n'empêche pas l'électrisation de cette région de provoquer les mouvements musculaires comme lorsque l'encéphale est intact (b).

(a) Ferrier, *Pathological illustrations of brain functions* (West-Riding lunatic asylum Reports, 1874, p. 46). — *Functions of the Brain*, p. 134 (1876).
(b) Carville et Duret, *Sur les fonctions des hémisphères cérébraux* (Arch. de physiol., 1875, p. 428).

face de la couche corticale ou peu enfoncés dans la substance blanche sous-jacente, et d'ailleurs lorsqu'on fait agir directement l'électricité sur les corps striés ou sur le bulbe rachidien, on provoque des convulsions générales et non les mouvements locaux qui résultent de la faradisation de l'écorce cérébrale. D'autres expériences tendent également à prouver que le déploiement de force nerveuse, observée dans ces circonstances, est dû à une excitation locale produite dans la portion superficielle de l'hémisphère cérébral par l'électricité (1), et en admettant ce fait, on doit se demander si ce stimulant physique met en jeu un appareil excito-moteur plus ou moins analogue aux foyers d'actions réflexes dont nous avons déjà étudié le rôle, ou si l'influence stimulante de cet agent s'exerce sur les conducteurs nerveux constitués par les filaments de substance blanche émanant de la substance grise de la couche corticale, pour aller rejoindre l'appareil excito-moteur fondamental situé dans le bulbe et dans la moelle épinière.

On pensa d'abord que la première de ces hypothèses était l'expression de la vérité (2); mais il résulte d'expériences faites par M. Hermann et par M. Braun, puis par MM. Car-

(1) Nous en avons la preuve, non-seulement par le fait même de la localisation parfaite des effets excito-moteurs produits dans ces circonstances, mais aussi par l'inefficacité de l'excitation électrique lorsque les électrodes sont appliqués tant soit peu en dehors des limites de la région cérébrale occupée par les foyers en question; fait qui a été constaté par M. Herzig, ainsi que par MM. Carville et Duret et par plusieurs autres physiologistes.

(2) Des expériences faites en Amérique par M. Putnam parurent prouver que les contractions en question sont une conséquence de l'action que l'électricité exerce sur la substance corticale. Effectivement, cet auteur, en dirigeant un courant faible d'abord sur la surface intacte de l'un des centres excitables de l'écorce grise du cerveau, puis sur le même point préalablement dépouillé de la substance grise, constata que dans la première expérience les muscles correspondants se contractaient, tandis que, dans la seconde, ils restèrent immobiles; et il en avait conclu que l'action excitante de l'électricité est localisée dans la substance grise et ne se propage pas

ville et Duret, que l'existence de la substance corticale dans le centre excité par le courant électrique n'est pas nécessaire pour l'obtention des mouvements dus à l'action de cet agent. En effet, MM. Carville et Duret ont vu qu'après avoir raclé la surface d'un de ces centres de façon à en enlever toute la substance grise et à mettre à découvert les fibres blanches sous-jacentes, ils y pouvaient produire par la faradisation les mêmes effets qu'avant la désorganisation opérée de la sorte ; pour cela, il leur suffisait d'employer un courant d'induction un peu plus fort que celui dont ils faisaient habituellement usage. Par conséquent, rien ne prouve que dans les expériences de MM. Fritsch et Herzig, ainsi que dans celles de M. Ferrier, les contractions musculaires n'avaient pas été déterminées par l'action stimulante de l'électricité sur ces mêmes fibres blanches, au lieu d'être attribuables à l'action de cet agent sur la substance grise dont se compose le centre nerveux cortical correspondant. Mais tout ce que l'on sait concernant les propriétés physio-

aux fibres blanches situées au-dessous (a) ; mais les expériences de MM. Carville et Duret prouvent que, pour provoquer dans ces circonstances les contractions musculaires, il suffit d'augmenter un peu la force du courant, et qu'en annulant les causes de diffusion dues au procédé opératoire employé, on peut détruire la substance grise, comme cela est indiqué ci-dessus, sans diminuer notablement les effets dus à l'action d'un courant faible (b).

La persistance de l'excitabilité des mouvements musculaires par la faradisation de la surface du cerveau après la destruction de la substance corticale avait été constatée précédemment par M. Hermann, ainsi que par M. Braun (c). Ce dernier auteur a vu aussi que la section des fibres blanches situées au-dessous de la partie de la couche corticale excitée empêche cette excitation de produire des effets ordinaires.

(a) Putnam, *Contributions to the Physiology of the cortex cerebri* (*Boston med. and surg. Journ.*, 1874, t. XLI, p. 49).

(b) Carville et Duret, *Loc. cit.*, p. 423.

(c) Hermann, *Ueber electrische Reizversuche an der Grosshirnrinde* (*Pflüger's Archiv für Physiol.*, 1875, t. X, p. 77).

— Braun, *Beiträge zur Frage über die electrische Erregbarkeit des Grosshirns* (*Eckhard's Beitr. zur anat. Physiol.*, 1874, t. VII, p. 127).

logiques de ces deux parties constitutives du système nerveux en général ne permet pas de supposer que les fibres de substance blanche soient des producteurs de puissance nerveuse et non de simples conducteurs de cette force. Que les cellules corticales correspondantes à ces fibres soient ou non mises en action par les courants électriques dont l'expérimentateur fait usage, il y a donc tout lieu de croire qu'elles ont le pouvoir d'exciter d'une manière analogue les conducteurs qui en partent, et que leur action sur ceux-ci détermine, dans l'état normal, des effets analogues à ceux obtenus artificiellement par l'emploi de l'électricité (1).

L'influence spéciale exercée sur la partie correspondante du système musculaire par chacun de ces centres excitables, est mise également en évidence par les effets que produit la désorganisation de l'un d'eux. MM. Carville et Duret, ayant extirpé sur le lobe droit du cerveau d'un Chien la portion de l'écorce cérébrale dont l'excitation par l'électricité déterminait des mouvements de la patte du côté gauche, virent que l'Animal pouvait encore se tenir debout et marcher,

(1) Ces conclusions sont corroborées par les résultats obtenus, à l'aide d'expériences analogues, par M. Burdon-Sanderson. Ayant mis à découvert la portion sub-pariétale de la surface de l'hémisphère droit, cet auteur détermina la position des points dont l'électrisation provoque : 1° la rétraction de la patte antérieure du côté gauche et de la patte postérieure du même côté; 2° la clôture des paupières de l'œil gauche et l'élévation de la lèvre supérieure correspondante ; 3° la rétraction de l'oreille gauche ; 4° la rotation de la tête à gauche. Il sépara ensuite cette portion des couches corticales de la substance blanche sous-jacente au moyen d'une incision horizontale, et, en appliquant les électrodes sur la surface de section exactement dans les points correspondants aux foyers provocateurs de chacun de ces mouvements, il obtint ces mêmes mouvements. Les mêmes contractions musculaires locales furent déterminées en excitant électriquement les mêmes faisceaux de fibres blanches, à un niveau plus bas, dans le voisinage immédiat de leur entrée dans la partie supérieure et externe du corps strié correspondant (a).

(a) Burdon-Sanderson, *On the excitation of the surface of the cerebral hemispheres by induced currents* (*Proceed. of the Royal Society*, 1874, t. XXII, p. 368).

mais ne pouvait se servir que difficilement de ce membre dont les mouvements étaient devenus faibles et dont les muscles extenseurs semblaient frappés de paralysie (1). Néanmoins, au bout de quelques jours, ces accidents se dissipèrent et le Chien avait repris ses allures ordinaires. Au premier abord, on pouvait supposer que ce rétablissement était dû à ce que le foyer excitable correspondant de l'hémisphère gauche, resté intact, avait substitué son action à celle de son congénère absent ; mais cela n'était pas, car MM. Carville et Duret, ayant extirpé, à son tour, ce second centre d'action nerveuse, constatèrent que la patte, dont les mouvements avaient été troublés par la première opération, n'en continua pas moins à bien remplir ses fonctions comme organe locomoteur. Or, l'autopsie prouva que la portion de l'écorce cérébrale enlevée dans la première opération ne s'était pas reproduite ; par conséquent, les mouvements volontaires du membre, tout en étant soumis à l'empire de la puissance nerveuse développée dans ce centre, n'en étaient pas dans une dépendance nécessaire (2).

Il me paraît donc probable que, chez le Chien, la division

(1) Les effets produits par la destruction d'une partie considérable de l'écorce grise du cerveau, déterminée par un jet d'eau lancé avec force contre la surface de cet organe, ont été étudiés récemment par M. Goltz. Il constata d'abord une paralysie complète du côté opposé, puis ultérieurement un affaiblissement dans l'influence de l'intelligence sur les mouvements ; mais les résultats obtenus de la sorte n'ajoutèrent rien d'important à ce que l'on savait déjà sur les fonctions de cette partie du système nerveux (a).

Antérieurement des expériences analogues faites par M. Dupuy avaient donné les mêmes résultats (b).

(2) Dans une autre leçon, j'aurai à revenir sur ce fait intéressant, et, ici, je me bornerai à ajouter que l'espèce de paralysie partielle et incomplète dont l'opération fut suivie tout d'abord était intermittente dès son début, et disparut au bout de quatre à six jours (c).

(a) Goltz, *Ueber die Verrichtungen des Grosshirns* (Pflüger's *Archiv für Physiol.*, 1876, t. XIII, p. 1).
(b) Dupuy, *Examen de quelques points de la physiologie.*
(c) Carville et Duret, *Op. cit.* (*Arch. de physiol.*, 1873, p. 434 et suiv).

du travail excito-moteur effectué par l'écorce grise du cerveau n'est pas complète, et que chacun des centres spéciaux prend seulement une part prépondérante dans la détermination des mouvements de la portion correspondante du système musculaire.

Quoi qu'il en soit à cet égard, nous devons nous demander comment, dans l'état physiologique normal, ces centres excitables par l'électricité entrent en action? Est-ce en vertu d'une puissance propre, et peut-on les considérer comme autant de générateurs de force excito-motrice, ou bien sont-ils plus ou moins assimilables à ces foyers réflecteurs des actions nerveuses qui transforment les excitations centripètes sensitives en excitations centrifuges et motrices?

Cette dernière opinion est soutenue par quelques auteurs, notamment par M. Schiff (1), et l'on peut invoquer en sa faveur les résultats fournis par diverses expériences de M. Ferrier, tendant à établir que des parties déterminées de la région excito-motrice de l'écorce cérébrale sont aussi

(1) M. Schiff, qui professe cette opinion, s'appuie principalement sur les faits suivants : 1° Les effets stimulants du galvanisme sur la couche corticale du cerveau ne se manifestent plus lorsque la sensibilité est complétement suspendue par l'action d'un anesthésique. 2° Le mode d'action du courant électrique n'est pas le même sur ces parties de l'écorce du cerveau et sur les centres excito-moteurs qui sont susceptibles d'être mis en jeu par les stimulants mécaniques ; par ces derniers, la contraction musculaire est provoquée lors de l'ouverture du circuit, tandis que les premiers déterminent ce phénomène au moment de la clôture du circuit. 3° Le temps qui s'écoule entre l'application du stimulant et la contraction musculaire dépasse notablement la durée du temps employé pour la transmission directe (a). La portée de ces faits a été discutée attentivement par MM. Carville et Duret; ces auteurs ont montré qu'ils n'ont pas toute la valeur que M. Schiff leur attribue, et ils pensent que l'action des centres corticaux ne peut s'expliquer par aucun mécanisme réflexe connu (b).

(a) Carville et Duret, Op. cit. (Arch. de physiol., 1875, p. 400, 416 et suiv.).
(b) Schiff, Legioni di fisiologia sperimentale sul systema nervoso encefalico, 1873.

les lieux où certaines impressions sensitives doivent arriver pour donner naissance à des sensations, ou en d'autres mots, pour être aperçues par l'Être qui les reçoit (1). Mais, dans maintes circonstances, on voit se produire des effets semblables à ceux qui résultent de l'excitation électrique de tel ou tel centre cortical, sans que l'on puisse les attribuer à des impressions de cet ordre, et probablement ces centres excito-moteurs obéissent aussi aux incitations de la volonté qui seraient pour chacun d'eux un stimulant comparable au stimulant physique développé par l'appareil électrique.

Application de ces résultats à la physiologie humaine. § 5. — Par une comparaison attentive de la conformation externe du cerveau chez les Singes où la détermination de l'emplacement occupé par chacun des foyers spéciaux d'incitation motrice peut être faite expérimentalement, et chez l'Homme, qui ne saurait être soumis à des épreuves de ce genre, on a pu déterminer, avec un degré de grande probabilité, la situation de ces centres nerveux dans l'espèce humaine. La pathologie nous a déjà fourni des preuves de l'exactitude de plusieurs de ces déterminations; car, dans des cas de fractures du crâne ou d'autres lésions qui entraînent des désordres fonctionnels dans le cerveau, on a pu, d'après la partie du système musculaire dont l'action était devenue anormale, porter un diagnostic concernant le siége du mal (2); mais sans le secours de figures, il serait difficile

(1) Les expériences de M. Ferrier, relatives à la localisation de la faculté de percevoir les impressions sensitives de différents ordres, sont très-importantes (a); mais je ne pourrais les faire connaître ici sans m'éloigner trop de l'objet de cette leçon, et j'y reviendrai lorsque je traiterai de la perception.

(2) Plusieurs cas très-remarquables de ce genre ont été décrits récemment à l'Académie de médecine et ont été l'objet de discussions intéressantes dont les journaux spéciaux ont rendu compte, mais l'espace me manquerait ici pour en parler d'une manière utile, et je me bornerai à citer quelques-unes des publications faites

(a) Ferrier, *Functions of the Brain*, p. 164 et suiv.

d'indiquer ici la position exacte de ces points, et par conséquent je ne m'arrêterai pas davantage sur ce sujet (1).

§ 6. — En résumé, l'ensemble de faits dont je viens de rendre compte, sans être complétement démonstratif, rend très-probable que la région excitable de l'écorce grise de l'encéphale se compose d'un nombre considérable de foyers

Résumé.

sur ce sujet ou sur des sujets analogues (a).

(1) Pour plus de détails à ce sujet, je renverrai aux recherches de Leuret et Gratiolet, de M. Bischoff et de plusieurs autres anatomistes, relativement à la concordance des plis ou circonvolutions du cerveau chez l'Homme et les Singes (b) ; mais il est surtout nécessaire de consulter un travail fait, sous la direction de M. Broca, par M. Giromier, ainsi que les observations de MM. Carville et Duret, les *Leçons* de M. Charcot, et quelques autres publications récentes (c).

(a) Bourdon, *Recherches sur les centres moteurs des membres* (*Bulletin de l'Acad. de méd.*, 1877).
— Lucas-Championnière, *Indications tirées des localisations cérébrales pour la trépanation* (*Journ. de méd. et de chir.*, 1877, t. XI.VIII).
— Bochefontaine et Viel, *Méningo-encéphalite déterminée expérimentalement chez les Chiens sur la convexité du cerveau. Symptômes différents suivant les points où elle siége* (*Gazette médicale*, 1878, p. 7).
— Grasset, *Des localisations dans les maladies cérébrales*, 1878.
— Foville (fils), *Des relations entre les lésions de la motilité dans la paralysie générale et les lésions de la couche corticale des circonvolutions fronto-pariétales* (*Ann. de méd. physiol.*, 1877).
— Pozzi, *Des localisations cérébrales et des rapports du crâne avec le cerveau au point de vue de la trépanation* (*Arch. gén. de méd.*, 1877).
— Dodds, *Localisation of the functions of the Brain being an historical and critical analysis of the question* (*Journ. of anat. and physiol.*, t. XII, p. 340).
— Bordier, *Revue critique des localisations cérébrales* (*Revue d'anthropologie*, 1877, p. 265).
(b) Voyez tome XI, p. 321.
(c) Cromier, *Étude sur les circonvolutions cérébrales chez l'Homme et chez le Singe*. Paris, 1874.
— Charcot, *Leçons sur les localisations dans les maladies du cerveau* (recueillies et publiées dans le *Progrès médical* par MM. Bourneville et Sevestre, 1876).
— Charcot et Pitres, *Contribution à l'étude des localisations dans l'écorce des hémisphères du cerveau* (*Revue mensuelle de méd. et de chir.*, 1877, t. I, p. 1).
— Carville et Duret, *Situation probable des centres corticaux chez l'Homme*.
— Braun, *Beiträge zur Frage über die electrische Erregbarkeit des Grosshirns* (Eckhard's *Beitr. zur Anat. und Physiol.*, 1874).
— Eckhard, *Ueber die Folgen der electrischen Reizung der Hirnrinde* (*Allgem. Zeitsch. für Psychiatrie*).
— Pozzi, article CIRCONVOLUTIONS CÉRÉBRALES du *Dictionnaire encyclopédique des sciences médicales*, 2e série, t. XVII, p. 339.
— Ch. Richet, *Structure des circonvolutions cérébrales* (*Anatomie et physiologie*). Thèse de concours d'agrégation, Paris, 1878.
— Broca, *Anat. comp. des circonvol. cérébrales* (*Revue d'anthrop.*, 1878, p. 387).

d'activité nerveuse ayant chacun des relations avec une partie déterminée de l'appareil excito-moteur dont l'activité fonctionnelle met en jeu une portion également spéciale du système musculaire (1). Il me paraît également présumable que ces foyers excitables et excitateurs sont des intermédiaires ou agents physiologiques, à l'aide desquels la volonté exerce son influence sur l'activité fonctionnelle de chacune des parties de l'appareil moteur; que les incitations de la volonté agissent sur eux comme nous avons vu les courants électriques agir sur leurs émonctoires, et qu'ils deviennent ainsi les distributeurs, les répartiteurs de la force développée dans les centres excito-moteurs immédiats. Ce seraient des centres excito-moteurs spéciaux incapables de produire la force excito-motrice, mais aptes à en régler l'emploi; et afin d'éviter les circonlocutions, on pourrait les appeler les *foyers ordonnateurs.*

Ces résultats nous aident à concevoir comment la force volitionnelle peut, en se dirigeant sur diverses parties de l'encéphale, déterminer des mouvements différents; mais nous sommes encore dans une ignorance complète touchant les moyens à l'aide desquels les changements dans l'emploi de cette force stimulante sont effectués. Il nous est également impossible de deviner pourquoi la répétition fréquente d'un même mouvement volontaire diminue de plus en plus

---

(1) Je dois ajouter que MM. Carville et Duret interprètent d'une autre manière les faits dont je viens de parler. Ils pensent que les diverses parties de l'écorce grise du cerveau, dont l'excitation provoque le mouvement dans autant de parties différentes du système musculaire, ne sont pas des centres excito-moteurs organiques, mais seulement des centres d'action acquis par l'exercice des mêmes actes de la volition, et ils les désignent par conséquent sous le nom de *centres fonctionnels (a)*. J'aurai à revenir sur les questions de cet ordre lorsque je traiterai de l'influence de l'habitude sur l'économie animale.

(a) Carville et Duret, *Loc. cit.*, p. 479.

la grandeur de l'effort mental nécessaire pour le produire ; mais le fait est indubitable, et, par l'effet de l'habitude, des actes qui, dans le principe, étaient complétement dépendants de la volonté, peuvent même s'accomplir automatiquement.

§ 7. — Les faits que nous venons de passer en revue sont en opposition complète avec l'opinion que Flourens professa relativement à l'unité physiologique du cerveau. N'ayant aperçu aucune différence dans les effets produits par des ablations partielles pratiquées sur diverses parties de cet organe, Flourens le considéra comme ayant partout les mêmes propriétés vitales, et aux yeux de cet auteur chaque hémisphère ne constituait qu'un seul foyer d'activité nerveuse (1). Or, nous avons vu que la portion antérieure du cerveau se montre indifférente aux excitations électriques, et que sa portion postérieure se comporte de la même manière, tandis que sa région moyenne ou pariétale est susceptible d'être mise en action par cet agent physique, et d'exercer ainsi une action stimulante des plus remarquables sur les mouvements musculaires. Il y a donc des différences capitales entre les propriétés vitales des diverses parties de cet organe réputé unique, et ce fait nous fournit l'explication du désaccord qui semblait exister entre les résultats fournis par les ob-

Le cerveau est un assemblage d'organes distincts.

---

(1) L'opinion de Flourens à ce sujet avait été précédemment combattue à raison d'autres faits tendant à prouver l'existence d'un foyer d'action spéciale situé dans le lobe antérieur du cerveau et présidant à la faculté du langage articulé (a) ; j'aurai à m'occuper de ce sujet dans une autre leçon.

Je dois ajouter que des observations pathologiques faites par M. Hughlings-Jackson avaient conduit ce médecin à des résultats analogues à ceux établis expérimentalement par M. Ferrier relativement à la localisation des diverses actions excito-motrices dans des parties différentes des hémisphères cérébraux (b).

(a) Bouillaud, *Traité de l'encéphalite*, p. 279 (1825).
— Broca, *Sur le siége de la faculté du langage articulé, avec deux observations d'aphémie (Bulletins de la Soc. anatomique*, 1861, 2ᵉ série, t. IV).
(b) Hughlins-Jackson, *Clinical and physiological researches on the nervous system.*

servations pathologiques relatives aux effets de certaines altérations morbides des hémisphères cérébraux, et les phénomènes déterminés par des vivisections pratiquées expérimentalement. Les lésions déterminées par ce dernier procédé causaient toujours la paralysie lorsqu'elles étaient graves, tandis que, dans certains cas d'autopsie, les pathologistes avaient rencontré des désorganisations très-étendues de la substance cérébrale, sans que ces désordres eussent été accompagnés d'aucune paralysie, et que, dans d'autres circonstances au contraire, la pression causée par un épanchement sanguin, un ramollissement local de la substance constitutive du cerveau ou d'autres accidents analogues, avaient évidemment déterminé la perte de la sensibilité et du mouvement volontaire dans les parties correspondantes de l'organisme. Cette diversité dans les conséquences des désorganisations locales, était incompréhensible lorsqu'on supposait que chaque hémisphère cérébral était un instrument physiologique unique ; mais aujourd'hui que nous le savons composé de parties dissimilaires dont les unes sont sans influence appréciable sur les mouvements, tandis que d'autres ont sur le jeu des muscles un grand empire, on devine facilement la cause de ces contradictions apparentes. Il est présumable que les lésions suivies de paralysie étaient situées dans la région excito-motrice du cerveau, et que les lésions sans influence sur le système musculaire se trouvaient dans les parties de cet organe complexe qui sont inexcitables et qui occupent, soit la région occipitale, soit la région frontale ; mais dans presque tous les cas enregistrés par les pathologistes, le siége du mal n'a pas été indiqué avec assez de précision pour permettre aux physiologistes d'utiliser leurs observations (1).

(1) Cette critique n'est applicable qu'aux observations pathologiques recueillies avant la publication des découvertes de MM. Fritsch et Herzig,

§ 8. — Les fibres musculaires sur lesquelles la volonté est sans action, sont néanmoins soumises à l'influence de la force nerveuse. En étudiant les mouvements du cœur, nous avons déjà acquis des preuves de cette influence qui tantôt accélère les contractions de cet organe, tantôt les ralentit ou les arrête complétement (1). Nous avons eu également l'occasion de constater que le calibre des vaisseaux capillaires par lesquels le sang circule dans la substance des organes, est modifiable par la puissance nerveuse (2), et que les changements déterminés de la sorte dans l'état du système irrigatoire de certaines parties du corps déterminent des changements correspondants dans l'activité fonctionnelle de ces parties. Je rappellerai, à ce sujet, les belles expériences de Claude Bernard sur la sécrétion salivaire (3) et sur le dégagement de chaleur dans l'économie animale (4). Or, des phénomènes du même ordre sont produits dans les organes affectés au service des fonctions de relation, et pour obtenir des idées justes, relativement au jeu des appareils physiologiques où les facultés mentales s'exercent, il est nécessaire de tenir grand compte des mouvements involontaires de tous genres que les actions nerveuses peuvent provoquer.

Certains centres nerveux semblent pouvoir développer spontanément la force excito-motrice qui agit ainsi tantôt sur des muscles, tantôt sur les parois des vaisseaux sanguins,

Influence du système nerveux sur les mouvements involontaires.

car, depuis lors, beaucoup de faits de cet ordre, qui sont très-significatifs, ont été publiés et viennent corroborer les résultats exposés ci-dessus. Je citerai spécialement, à ce sujet, les observations rapportées dans divers écrits publiés récemment par M. Charcot (a).

(1) Voy. t. IV, p. 134 et suivantes.
(2) Voy. t. IV, p. 200 et suivantes.
(3) Voy. t. VI, p. 249 et suivantes.
(4) Voy. t. VIII, p. 31.

(a) Charcot, *Leçons sur les localisations dans les maladies du cerveau (Progrès médical,* 1876).
— Charcot et Pitres, *Contribution à l'étude des localisations dans l'écorce des hémisphères du cerveau (Revue mensuelle de médecine et de chirurgie,* 1877, t. I, p. 1).

mais, en général, c'est sous l'influence d'un stimulant centripète que le foyer de cette force centrifuge fonctionne; c'est, en réalité, par une action nerveuse réflexe que l'effet est produit, et la cause première du phénomène peut être, soit une impression sensoriale, soit une manifestation de la puissance mentale, une idée.

L'influence des émotions mentales et d'autres actions nerveuses sur les muscles dont la contraction ne saurait être provoquée par la volonté, est mise en évidence par un grand nombre de phénomènes, tels que l'horripilation ou chair de poule chez l'Homme (1) ; les changements dans le mode de coloration de la surface du corps qui s'opèrent chez les Caméléons peuvent être la conséquence d'impressions sensoriales déterminées sur la rétine par l'action de la lumière et transmises au cerveau, organe qui, à son tour, réagit sur les nerfs cutanés par l'intermédiaire de la moelle épinière (2). Des phénomènes du même ordre nous sont

(1) En étudiant l'anatomie et la physiologie de l'appareil cutané, nous avons eu l'occasion de voir que ces phénomènes sont la conséquence de contractions effectuées par les petits faisceaux de fibres logés dans l'épaisseur du derme (a).

(2) Les changements de couleur des Caméléons, dont il a été question dans une leçon précédente (b), ont été récemment l'objet d'expériences très-intéressantes qui sont dues à M. P. Bert. Ce physiologiste a pleinement confirmé l'explication que, en 1834, j'avais donnée du mécanisme à l'aide duquel ces phénomènes sont produits, et il a jeté un nouveau jour sur leur histoire. Ainsi, il a constaté, d'une part, que le phénomène peut

être déterminé par l'action stimulante de la lumière s'exerçant directement sur la peau, lors même que l'Animal est endormi ou rendu insensible par l'action du chloroforme. Le même effet peut être obtenu sur le cadavre d'un Caméléon récemment mort; mais les mouvements des chromatophores cutanés cessent de se produire spontanément lorsque le cerveau a été détruit ou que la cécité a été déterminée par l'extraction des globes oculaires. La même paralysie des chromatophores est produite localement par la section des nerfs cutanés ou par la section de la moelle épinière au devant de l'origine des nerfs rachidiens de la région ainsi modifiée. Chacune des moitiés de

(a) Voyez t. X, p. 40.
(b) Voyez t. X, p. 64.

offerts par quelques Poissons et par divers Crustacés (1).

Enfin les circonvolutions cérébrales ne sont pas sans influence sur les mouvements du cœur et sur l'état des parois du système vasculaire dont dépend la pression exercée sur le sang en circulation. Ainsi tous les physiologistes qui ont fait des expériences sur la faradisation de l'écorce cérébrale, ont remarqué que cette excitation détermine une grande turgescence dans le système capillaire de la partie stimulée et y provoque parfois des hémorrhagies (2); enfin MM. Bochefontaine et Lépine ont constaté, dans des expériences de ce genre, une augmentation subite et considérable de la pression intracarotidienne (3).

l'encéphale agit de la sorte sur le côté correspondant du corps (a).

(1) Certains Poissons, par exemple les Turbots et les Blennies, de même que les Rainettes (b), ont la faculté de changer rapidement de couleur, et ce phénomène, que l'on avait d'abord attribué à une influence mystérieuse exercée sur l'organisme de ces Animaux par la couleur des objets circonvoisins, est dû à des mouvements effectués par des chromatophores dermiques ou *chromoblastes*, analogues à ceux du Caméléon. Récemment, M. Pouchet a fait, à ce sujet, des expériences intéressantes, et a constaté non-seulement que ces mouvements sont soumis à l'influence du système nerveux, mais qu'ils sont provoqués par des excitations sensoriales

réflexes dont le point de départ est l'appareil de la vue. En effet, les Poissons qui se comportent de la sorte cessent de faire varier leur mode de coloration dès qu'ils ont été rendus aveugles par l'extirpation du globe de l'œil des deux côtés, et les chromatophores sont paralysés par la section des nerfs cutanés correspondants (c).

(2) Notamment M. Ferrier.

(3) Dans une des expériences hémodynanométriques faites par ces auteurs sur un Chien curarisé, l'augmentation de pression mesurée dans l'artère carotide et provoquée par l'électrisation du gyrus sigmoïde a dépassé 40 millimètres. Des effets analogues, mais moins marqués, avaient été observés par M. Donilewsky (d).

(a) P. Bert, *Sur le mécanisme et les causes des changements de couleur chez le Caméléon* (*Comptes rendus de l'Acad. des sc.*, 1875, t. LXXXI, p. 938).
(b) Voyez t. X, p. 70.
(c) G. Pouchet, *Du rôle des nerfs dans les changements de coloration des Poissons* (*Journal d'anatomie* de Robin, 1872, t. VIII, p. 71). — *Note sur l'influence de l'ablation des yeux sur la coloration de certaines espèces animales* (*Op. cit.*, 1874, p. 558). — *Des changements de coloration sous l'influence des nerfs* (*Journal d'anat. et de physiol.*, 1876).
(d) Bochefontaine, *Étude expérimentale de l'influence exercée par la faradisation*

§ 9. — Nous avons vu précédemment que les ganglions du système grand sympathique doivent être considérés comme autant de foyers producteurs de puissance nerveuse excito-motrice, mais que la volonté n'est capable ni d'augmenter ni de diminuer leur activité physiologique, et que, par conséquent, cette dernière force est sans action sur les organes musculaires dont les nerfs proviennent de cette source (1). Néanmoins, ces centres excito-moteurs ne sont complétement indifférents ni à l'excitation électrique (2) ni aux stimulants psychiques. Chacun sait que certaines émotions mentales peuvent faire battre le cœur avec plus de force et de rapidité qu'il ne le fait d'ordinaire. Les mouvements péristaltiques de l'intestin sont soumis aux mêmes influences, et en excitant les ganglions cœliaques au moyen

(1) Volta, ainsi que plusieurs physiologistes de la fin du siècle dernier et du commencement du siècle actuel, pensaient que l'électricité était sans action sur les organes qui échappent à l'influence de la volonté (a). D'autres expérimentateurs de la même époque adoptèrent une opinion contraire (b); mais la question paraissait encore indécise lorsque, en 1841, Longet entreprit sur ce sujet de nouvelles recherches, en faisant passer chez des Chiens de forte taille et chez des Moutons un courant électrique dans les nerfs cardiaques fournis par le ganglion cervical inférieur (c). Plus récemment, Legros et M. Onimus ont constaté que, lors de l'arrêt des mouvements du cœur déterminé par l'action des anesthésiques, on peut en ranimer les battements en faisant passer un courant galvanique continu entre la bouche et l'anus ou dans le nerf pneumogastrique (d).

(2) Voy. t. XI, p. 345.

de l'écorce grise sur quelques muscles de la vie organique (Arch. de physiologie, 1876, p. 140).

— Donilewsky, Rech. expérim. sur la physiol. de l'encéphale (Revue des sc. méd., t. VII, p. 21).

(a) Voyez Pfaff, Hist. du galvanisme.

— Bichat, Rech. physiol. sur la vie et la mort.

(b) Schmuck, Dissertatio de electricitate corporum organicorum. Heidelberg, 1791.

— Fowler, Exper. on animal electricity, 1794.

— Humboldt, Expér. sur le galvanisme, 1799, p. 342.

(c) Longet, Traité de physiologie, t. III, p. 205.

(d) Legros et Onimus, De l'emploi des courants électriques continus pour remédier aux accidents causés par le chloroforme (Comptes rendus de l'Acad. des sc., 1868, t. LXVI, p. 503).

de courants continus on peut activer ces contractions.

Les contractions involontaires, dont résulte le vomisse-
ment causé soit par le vertige, soit par les mouvements oscillatoires, comme dans le mal de mer, paraissent être dues
tantôt à des actions nerveuses réflexes dont la rétine est le
point de départ, d'autres fois à des perturbations fonction
nelles locales déterminées mécaniquement dans l'encéphale ;
mais ces accidents peuvent être causés aussi par l'influence
que des émotions mentales exercent sur les foyers excito
moteurs (1).

L'influence des impressions sensoriales sur le développement de la puissance excito-motrice dans certains centres
nerveux spéciaux est clairement démontrée par les expériences dont j'ai rendu compte précédemment en parlant
des mouvements de l'iris qui sont provoqués d'abord par
l'action de la lumière sur la rétine, mais qui sont la conséquence directe des excitations réflexes transmises de l'encéphale à la région cilio-spinale de la moelle épinière, puis
au ganglion ophthalmique dont naissent les nerfs ciliaires (2).

(1) Le mal de mer commence presque toujours par un sentiment de
malaise dans la tête ou par de la
céphalalgie, et Wollaston l'attribue à
l'action exercée sur le cerveau par
les variations dans la pression de la
colonne sanguine sur la substance du
cerveau lors des mouvements alter-
natifs d'ascension et de descente de
l'organisme qui résultent du balan-
cement du navire ou du jeu de l'es-
carpolette (a). Il me paraît probable
que cette cause doit contribuer à
produire le trouble en question, car
beaucoup de personnes ont eu l'occasion de constater, ainsi que je l'ai
fait très-souvent, que le mal de mer
se déclare beaucoup plus vite et avec
plus d'intensité lorsque l'on conserve
la position verticale que lorsqu'on
est couché horizontalement ; mais les
sensations visuelles ont aussi beaucoup d'influence sur ce phénomène
morbide, car on est beaucoup plus
exposé à en ressentir les atteintes
lorsqu'on regarde les objets mobiles
dont on est entouré que lorsqu'on
reste les yeux fermés.

(2) Voy. t, XII, p. 148 et suivantes.

(a) Wollaston, *Croonian lecture ; on the duration of musculus action, on sea-
sickness, etc. (Phil. Trans.,* 1810, p. 1).

Enfin, il existe aussi dans la région lombaire de la moelle épinière du Lapin, et probablement de tous les autres Mammifères, des foyers d'innervation qui sont aptes à faire contracter certaines fibres musculaires de l'appareil génital qui restent indifférentes aux incitations de la volonté, notamment les fibres de la tunique musculaire des canaux déférents chez le mâle et celles de l'utérus chez la femelle (1).

Nerfs
vaso-
moteurs. § 10. — L'étude des effets produits sur la circulation périphérique par les actions nerveuses présente plus d'intérêt, non-seulement à raison de l'importance des phénomènes dont elle nous a révélé l'existence, mais aussi à cause du jour que ces phénomènes jettent sur les moyens à l'aide desquels les stimulants nerveux peuvent influer sur le mode de fonctionnement des divers foyers -de puissance nerveuse.

C'est par l'intermédiaire du système grand sympathique (2) que ce genre d'influence s'exerce, et l'on désigne sous les noms de *nerfs vaso-moteurs* les conducteurs qui transmettent aux parois des vaisseaux sanguins la force, soit excito-motrice, soit sédative, développée dans les centres nerveux et susceptible de modifier ainsi le mode de fonctionnement de l'appareil irrigatoire.

A l'époque déjà éloignée, où, dans ces leçons, j'ai traité du rôle que les vaisseaux capillaires remplissent dans l'économie animale, nos connaissances relatives aux changements de calibre déterminés dans ces canaux par la force nerveuse étaient extrêmement imparfaites (3) ; mais bientôt

---

(1) Budge a constaté expérimentalement que l'excitation d'un point très-limité de la moelle épinière, situé au niveau de la quatrième vertèbre lombaire, détermine ces contractions, ainsi que celles du gros intestin, de la portion inférieure de l'intestin grêle et de la vessie (a).

(2) Voy. t. X, p. 334 et suivantes.

(3) Aujourd'hui je n'aurais cepen-

(a) Budge, *Ueber des Centrum genito-spinale das nervus sympathuses* (Virchow's Archiv, 1858).

après, la physiologie fit à cet égard de grands progrès dont j'ai eu plus d'une fois l'occasion de dire, en passant, quelques mots, et aujourd'hui il est nécessaire que je m'étende davantage sur ce sujet considéré dans ses rapports avec les fonctions du système nerveux.

C'est principalement à l'illustre physiologiste dont tous les amis des sciences déplorent la perte récente et prématurée, à Claude Bernard, que nous sommes redevables de ce progrès. Claude Bernard fut le premier à mettre bien en évidence les principaux faits sur lesquels reposent nos conceptions actuelles relatives au rôle des nerfs vaso-moteurs (1), et ses découvertes ont été le point de départ d'une multitude de recherches dues à divers investigateurs et d'une haute importance (2).

Les modifications fonctionnelles déterminées dans l'appareil vaso-moteur, peuvent avoir pour effet, soit le resserrement des petits canaux sanguinifères, soit leur dilatation.

Les producteurs de force nerveuse qui mettent directement en jeu les nerfs vaso-moteurs sont les ganglions du

dant que peu de chose à changer à ce que j'en ai dit il y a près de vingt ans (a).

(1) Je dois rappeler que, très-peu de temps après la publication des premières expériences de Claude Bernard sur la dilatation des vaisseaux capillaires par suite de certaines actions nerveuses (b), M. Brown-Séquard fit paraître, en Amérique, des recherches très-intéressantes sur le même sujet (c).

(2) La physiologie du système vaso-moteur a été récemment l'objet d'une publication spéciale très-importante dont on est redevable à M. Vulpian. Cet auteur y traite d'une manière approfondie de l'historique des découvertes relatives aux fonctions de ce système, aussi bien que de l'état actuel de nos connaissances à ce sujet, et j'y renverrai pour plus de détails concernant les travaux auxquels ce progrès est dû (d).

(a) Voyez t. IV, p. 199 et suiv. (1859).
(b) Cl. Bernard, *Influence du grand sympathique sur la sensibilité et la calorification* (*Comptes rendus de la Soc. de biologie*, 1851, t. III, p. 163).
— *Influence du système nerveux du grand sympathique sur la chaleur animale* (*Comptes rendus de l'Acad. des sc.*, 1852, t. XXXIV, p. 472).
(c) Dans le *Medical Examiner* de Philadelphie, 1852, p. 486.
(d) Vulpian, *Leçons sur l'appareil vaso-moteur*, rédigées par Carville, t. I, p. 1 et suiv. (1874-1875).

système grand sympathique; mais il existe aussi dans l'axe cérébro-spinal des foyers de névrosité qui, d'une manière indirecte, exercent une influence non moins considérable sur l'état des parois vasculaires, et sont même très-probablement la source première de la puissance motrice déployée par ces centres d'une importance secondaire.

Les filets terminaux des nerfs vaso-moteurs sont répandus dans les parois des artérioles, et même des vésicules, en beaucoup plus grande abondance qu'on ne le supposait jadis (1). On les rencontre même dans la tunique contractile de ces canaux et dans les vaisseaux capillaires les plus ténus, dont les parois ne sont constituées que par une membrane endothélique des plus délicates, et leur présence y est également décelée par les mouvements de resserrement ou de dilatation que le microscope met parfois en évidence (2).

(1) La tunique interne des vaisseaux sanguins, à laquelle paraissent être réduites les parois de ces canaux dans les capillaires proprement dits, n'est peut-être pas une couche de substance conjonctive complètement amorphe, comme on pouvait le supposer il y a vingt ans (a), et, d'après les observations histologiques les plus récentes, elle semblerait être constituée par des cellules endothéliques (b); mais, quoi qu'il en soit à cet égard, les observations de M. Stricker et de quelques autres physiologistes tendent à établir que la contractilité peut être mise en évidence, même dans les capillaires les plus grêles (c).

(2) Ces filets nerveux forment dans les parois vasculaires plusieurs plexus; ils paraissent être réduits à leur cylindre-axe, et l'un de ces réseaux contient de petits ganglions formés de cellules agglomérées (d).

(a) Voyez t. III, p. 515 (1858)

(b) Eberth, Blutgefässen (Stricker's Handbuch der Lehre von den Geweben, t. I). — Pouchet et Tourneux, Précis d'histogénie, p. 232 (1878). — Golubew, Beiträge zur Kenntniss d. Baues und d. Entwickelungsgeschichte d. Capillar-Gefässe (Max Schultze, Arch. für mikros. anat., 1869, V, p. 49). — Rouget, Mém. sur le développement, la structure et les propriétés physiologiques des capillaires sanguins et lymphatiques (Arch. de physiol., 1873, t. V, p. 618).

(c) Stricker, Untersuchungen über die capellaren Blutgefässe in der Nickaut des Frosches (Wiener Sitzungsberichte, 1865, t. LI, 2, p. 16).

(d) Beale, On the distribution of nerves to the elementary fibres of striped muscles (Phil. Trans., 1860, p. 611, pl. XXIII). — On the ultimate distribution and fonction of very fine nerve-fibres (Quarterly journal of microsc. sc., 1864, p. 11). — Gimbert, Structure et texture des artères. Thèse. Paris, 1865, p. 60. — Hénoque, Du mode de distribution et de terminaison des nerfs dans les muscles lisses (Arch. de physiol., 1870, série 2, t. III, p. 397, pl. XV).

La section des nerfs vaso-moteurs d'une partie de l'organisme, ainsi que l'ablation du ganglion dont ces nerfs dépendent, détermine dans les artérioles correspondantes et dans les capillaires en continuité avec ces vaisseaux, une sorte de paralysie. Nous en avons eu la preuve précédemment, et nous avons vu que cette paralysie est suivie d'une dilatation plus ou moins grande de tous ces vaisseaux sanguins. Je rappellerai aussi que la galvanisation du tronçon périphérique du nerf vaso-moteur ainsi séparé du reste du système ganglionnaire, provoque le resserrement des canaux ainsi dilatés, et peut même en produire l'occlusion temporaire (1).

Les mêmes effets peuvent résulter de l'action de stimulants nerveux sur ces foyers de force vaso-motrice, notamment de l'influence réflexe d'impressions sensitives produites dans des parties plus ou moins éloignées de l'organisme (1), ou de certaines manifestations de la puissance mentale. Ainsi, chacun sait que la peur peut faire pâlir le visage, et ce phénomène est une conséquence du resserrement des vaisseaux sanguins de la peau. D'autres émotions peuvent, au contraire, déterminer une rougeur subite des joues ou d'autres phénomènes analogues, qui sont la conséquence d'une dilatation des capillaires sanguins analogue à celle déterminée par la paralysie des nerfs vaso-moteurs.

Au premier abord, on pouvait supposer que ces effets contraires dépendaient d'une cause analogue qui agirait tantôt sur les artérioles et les capillaires de la partie qui pâlit, d'autres fois sur les veines de la partie qui rougit, car le rétrécissement de ces vaisseaux efférents, en augmen-

(1) Voyez à ce sujet les expériences de Waller dont j'ai rendu compte en parlant de la circulation (t. IV, p. 200). Je rappellerai également les effets produits sur les vaisseaux sanguins de l'oreille du Lapin par la section du grand sympathique.

(2) Voy. t. IV, p. 204.

tant la résistance que le torrent circulatoire rencontre à sa sortie du système capillaire, augmente en même temps la poussée latérale du sang contre les parois de ces derniers vaisseaux, et une conséquence de cette augmentation de pression serait une dilatation du système irrigatoire en amont de l'obstacle, ainsi que cela se voit dans une veine que l'on comprime (1) ; mais si les choses se passent ainsi dans quelques cas, cela n'est pas l'ordinaire, car nous savons que dans beaucoup de circonstances de ce genre, le cours du sang dans les vaisseaux dilatés, au lieu d'être entravé, s'effectue avec une facilité inaccoutumée (2).

Il a donc fallu chercher une autre explication du phénomène, et comme on savait que l'activité fonctionnelle de certains nerfs vaso-moteurs est suivie d'une augmentation dans le calibre des vaisseaux sanguins dans la portion correspondante de l'appareil circulatoire, on a été conduit à admettre l'existence de *nerfs dilatateurs* aussi bien que de *nerfs contracteurs* dans le système vaso-moteur.

Comme exemple des effets de ce genre produits sur le calibre des artérioles et des capillaires qui font suite à ces petits vaisseaux par l'activité fonctionnelle d'un nerf vaso-moteur, je rappellerai les phénomènes remarquables constatés par Claude Bernard dans le mode de circulation du sang dans la glande sous-maxillaire, lorsque la corde du tympan, après avoir été coupée, est excitée par le passage d'un courant électrique discontinu dans son tronçon périphérique (3). Je ne reviendrai pas, en ce moment, sur les effets produits de la sorte, mais j'appellerai l'attention sur les modifications que l'excitation de ce même nerf détermine dans l'état des vaisseaux sanguins de la langue.

(1) Voyez tome IV, page 339.
(2) Voyez tome IV, pages 278, 298, et aussi tome VI, page 251.
(3) Voyez tome VI, page 251.

M. Vulpian a constaté que la section des deux nerfs de la langue (1), pratiquée sur un Chien rendu immobile par l'action du curare, détermine dans cet organe une congestion du côté correspondant à la section, et que l'électrisation du bout périphérique de ces nerfs au moyen de courants d'induction, fait diminuer la rougeur lorsqu'on agit sur le nerf hypoglosse, tandis que la même excitation exercée sur le nerf lingual provoque une augmentation considérable de la coloration due à l'abondance du sang dans les vaisseaux capillaires auxquels ce dernier nerf va se distribuer (2).

La turgescence des tissus érectiles est due principalement à des phénomènes du même genre (3). Elle peut être déterminée directement, dans le pénis du Chien, par l'excitation des nerfs qui du plexus sacré se rendent aux corps caverneux, et qui ont été, par cette raison, désignés sous le nom de *nerfs érecteurs* (4). Un fait très-digne de remarque, c'est

(1) Le nerf lingual et le nerf hypoglosse.

(2) Lorsque sur un Chien préparé de la sorte on fait une petite plaie aux veines ranines, on voit que le sang s'en écoule en bavant ; mais, dès qu'on excite le bout inférieur du nerf lingual en le faradisant, l'hémorrhagie devient abondante. Le même effet a été produit en opérant sur la corde du tympan dont le nerf lingual tire ses filaments vaso-moteurs (a).

(3) L'état d'érection de la verge est dû au concours de deux modifications du système vasculaire de cet organe. La dilatation des artérioles, déterminée par l'excitation des nerfs

érecteurs, en est la cause principale ; mais pour qu'il soit complet, il faut aussi que le retour du sang par les veines soit entravé, effet qui, dans l'état normal, est produit par la pression exercée sur la veine dorsale de la verge par le muscle de Hounston. Cette action mécanique ne suffirait pas pour déterminer l'érection, car on peut lier les veines dorsales de la verge sans provoquer le phénomène. M. Echard, à qui l'on doit la connaissance de cette action vaso-motrice des nerfs érecteurs, a constaté aussi que les nerfs honteux ne possèdent pas la même propriété (b).

(4) On désigne sous ce nom une

(a) Vulpian, *Leçons sur l'appareil vaso-moteur*, t. I, p. 155 et suiv.
(b) Eckhard, *Untersuchung über die Erection der Penis (Beiträge zur Anat. und Physiol.*, 7e partie, 1863).

que ces conducteurs présentent, sur divers points de leur trajet, de petits ganglions (1), et il est à noter que chez le Canard l'appareil copulateur est également sous l'influence de nerfs spéciaux de même ordre (2). C'est dans la moelle épinière que se trouvent les foyers excito-moteurs qui mettent en jeu les nerfs érecteurs (3), et l'activité fonctionnelle de ces centres nerveux peut être déterminée, soit par des excitations sensitives centripètes développées dans l'appareil génital ou dans les organes sensoriaux, l'appareil olfactif par exemple (4), soit par des excitations nerveuses d'origine

ou deux paires de nerfs qui, chez le Chien, naissent des plexus sacrés et se rendent au plexus hypogastrique, et paraissent aller ensuite se distribuer dans les corps caverneux (a).

(1) M. Loven jeune a constaté cette disposition anatomique et a obtenu de l'excitation du tronçon périphérique des nerfs électriques préalablement divisés, les mêmes résultats que ceux annoncés précédemment par M. Eckhard (b).

(2) L'existence de nerfs érecteurs chez ces oiseaux a été constatée par M. Eckhard.

(3) M. Goltz considère le centre excito-moteur des nerfs érecteurs comme se trouvant dans la région lombaire de la moelle épinière (c),

mais ce foyer de force vaso-motrice me paraît devoir s'étendre beaucoup plus haut. Effectivement, dans quelques-unes des expériences de Ségalas, l'excitation mécanique du bulbe rachidien a déterminé chez le Cabiai l'érection du pénis (e), et il est probable que l'état de priapisme observé par Serres et quelques autres pathologistes dans des cas d'apoplexie cérébelleuse (f), était dû à l'irritation produite sur cette portion de l'axe cérébro-spinal par l'épanchement sanguin, au lieu de résulter d'une perturbation dans les fonctions du cervelet (g).

(4) Pour beaucoup de Mammifères c'est principalement l'odeur de la femelle qui provoque les désirs vé-

(a) Eckhard, *Untersuchungen über die Erection des Penis bei Hunde* (*Beiträge zur Anat. und Physiol.*, Abhandl VII, 1863).
(b) Christ Loven, *Ueber die Erweiterung von arterien in Falge iener Nervenerregung* (Ludwig, *Arbeiten aus der physiologischen Anstalt zu Leipzig*, 1861, p. 1).
(c) Eckhard, voyez le *Centralblat*, 1873, p. 835.
(d) Goltz, *Ueber das Centrum der Erectionsnerven* (Pflüger's *Arch. für Physiol.*, 1873, t. VII, p. 582).
(e) Ségalas, *Sur quelques points de physiologie* (*Journal de physiol.* de Magendie, 1824, t. IV, p. 293). Il est cependant à noter que cette expérience répétée par Longet ne donna que des résultats négatifs (Longet, *Traité de physiol.*, t. III, p. 463, note).
(f) Serres, *Anatomie comparée du cerveau*, t. II, p. 601 (1826).
(g) Pétrequin, *Sur quelques points de la physiol. du cervelet et de la moelle épinière* (*Gaz. méd. de Paris*, 1836, t. IV, p. 546).

mentale (1). L'influence des émotions de ce genre est également manifeste sur le tissu érectile qui garnit le pourtour de la bouche chez certains Oiseaux. Ainsi, la colère détermine chez le Dindon la turgescence de l'appendice cutané qui naît au-dessus du bec et de toute la portion adjacente de la peau du cou.

On peut concevoir de deux manières la production de ces dilatations des artérioles périphériques du système circulatoire : en supposant que l'action nerveuse dont ce phénomène est une conséquence, s'exerce directement sur les vaisseaux dont la dilatation s'effectue, ou en supposant qu'elle agit sur les centres nerveux excitateurs dont dépend l'état permanent de contraction ou tonicité des parois de ces canaux, foyers dont elle tendrait à diminuer ou même à suspendre la puissance. Or, ce dernier effet pourrait, à son tour, être expliqué par le resserrement des vaisseaux sanguins dans ces centres nerveux; car, ainsi que nous l'avons vu en maintes occasions, la quantité de travail vital accompli par un organe est subordonnée à la quantité de fluide nourricier en circulation dans cet instrument physiologique. La constriction des vaisseaux sanguins du foyer nerveux, produisant directement un ralentissement dans le fonctionnement de cet organe et l'arrêt dans la production de la force vaso-motrice ainsi déterminée, aura nécessairement pour conséquence une diminution dans la tonicité ou contraction habituelle des fibres musculaires dont la constriction des vaisseaux en question dépend, et par suite de cet affaiblissement, les parois de ces conduits résisteront moins que d'ordinaire à la poussée latérale du sang en mouvement; cette poussée en déterminera donc la dilatation. Ce phénomène sera de la sorte une conséquence éloignée du dévelop-

Influence des actions vaso-motrices sur l'action des foyers nerveux.

nériens chez le mâle et qui détermine ainsi l'érection du pénis.

(1) Notamment des pensées érotiques.

pement de la force excito-motrice, qui, dans une autre partie de l'organisme, aura déterminé le resserrement des vaisseaux sanguins. Dans beaucoup de cas, l'hypothèse de deux puissances nerveuses vaso-motrices, l'une constrictive, l'autre relâchante, me paraît donc inutile, et toute hypothèse superflue n'a pas de raison d'être.

Je suis disposé à croire que des phénomènes locaux de cet ordre jouent un rôle considérable dans le mode de fonctionnement du système nerveux, et que l'influence, tantôt stimulante, tantôt sédative, que l'action de certaines parties de ce système exerce sur le travail physiologique accompli par d'autres parties du même appareil, peut dépendre souvent des variations déterminées ainsi dans le calibre des vaisseaux nourriciers de ces dernières.

Dans ces cas, le rôle des parois vasculaires dans la production de l'état de turgescence serait entièrement passif. Mais en est-il toujours ainsi, et l'augmentation du calibre des petits vaisseaux sanguins ne peut-elle être déterminée par un allongement spontané des fibres du tissu contractile de ces canaux (1)? Je ne le pense pas; mais, dans certains cas, l'existence de ces fibres paraît être démontrée par l'action centrifuge de leurs nerfs moteurs, et l'affaiblissement de la résistance tonique qui semble résulter de ce changement entraînerait les mêmes conséquences méaniques que la di-

---

(1) Cl. Bernard inclinait d'abord à penser que les fibres musculaires des parois vasculaires jouaient un rôle actif dans la dilatation de ces canaux (a), et cette opinion a été adoptée d'une manière complète par quelques autres physiologistes (b); mais la disposition anatomique de ces fibres ne permet guère de concevoir un pareil mode d'action, car toutes sont transversales et plus ou moins annulaires; on n'en aperçoit pas dont la direction soit longitudinale, et par conséquent leur contraction ne peut produire qu'une constriction.

(a) Cl. Bernard, *Leçons sur les liquides de l'organisme*, t. I, p. 230.
(b) Voyez Vulpian, *Leçons sur l'appareil vaso-moteur*, t. I, p. 151 et suivantes.

minution de la production de la force excitatrice dont j'ai parlé précédemment.

Ces considérations nous conduisent à chercher comment l'activité fonctionnelle d'un nerf vaso-moteur, ou de tout autre nerf, pourrait contre-balancer ou annuler l'action stimulante transmise à un organe contractile par un autre conducteur de la puissance nerveuse.

§ 11. — Quoi qu'il en soit à cet égard, il est aujourd'hui bien démontré que l'action nerveuse exercée sur le travail producteur de la force excito-motrice n'a pas seulement pour effet d'en activer l'accomplissement ; elle peut aussi le ralentir, l'arrêter temporairement, ou même en empêcher la manifestation, et c'est principalement par le jeu de ces deux forces opposées entre elles que l'emploi de la puissance excito-motrice est réglé par la volonté ou par les actions nerveuses réflexes.

Nerfs arrestateurs

C'est sur les mouvements involontaires que l'action arrestatrice ou restrictive de la force nerveuse s'exerce de la manière la plus évidente. En étudiant les fonctions du cœur, nous avons vu qu'en stimulant, au moyen d'un courant électrique interrompu, soit la moelle allongée, soit le nerf pneumogastrique, on peut arrêter les battements de la pompe cardiaque et en déterminer l'immobilité, non pas en y provoquant une contraction permanente, tétanique, mais en la maintenant dans un état de flaccidité complète, et par conséquent en un état de repos fonctionnel (1).

(1) Je ne reviendrai pas ici sur ce que j'ai dit précédemment de l'arrêt des mouvements du cœur produit par l'électrisation discontinue de la moelle allongée, fait que l'on considère généralement comme ayant été observé pour la première fois, vers 1845, par Weber et par Budge (a). Mais je dois ajouter que ces physiologistes avaient été depuis fort longtemps devancés par Galvani (b), et que, depuis la publication du volume

(a) Voy. t. IV, p. 149 et suiv.
(b) Voy.: *Opere di Luigi Galvani*, 1841 ; *Rapporto di S. Guerardi*, p. 15.

Je rappellerai aussi qu'en piquant le foyer des mouvements respiratoires, désigné par Flourens sous le nom de *nœud vital* (1), on peut suspendre de la même façon les mouvements rhythmiques du cœur, et que l'écrasement du ganglion semi-lunaire ou un coup violent porté sur l'épigastre peuvent déterminer indirectement le même effet (2). On sait également que les émotions mentales peuvent causer des effets analogues. D'autres faits me conduisent à penser que, dans les circonstances ordinaires, l'influence modératrice de la moelle s'exerce continuellement sur les contractions spontanées de cet organe (3), et diverses expériences mon-

auquel je viens de renvoyer (1859), de nouvelles expériences sur l'arrêt des mouvements du cœur par la percussion du thorax ont été faites par plusieurs physiologistes, parmi lesquels je citerai en première ligne M. Goltz. Ayant mis à découvert le cœur d'une Grenouille de façon à pouvoir suivre de l'œil les effets produits de la sorte, il le vit s'arrêter, pendant quelque temps, à la suite de chaque secousse, et il constata qu'en même temps les veines abdominales se dilataient d'une manière très-remarquable, phénomène qui devait dépendre aussi d'une sorte de paralysie transitoire de la tunique musculaire de ces vaisseaux (*a*). Je citerai également ici quelques autres publications relatives à l'arrêt des mouvements du cœur (*b*).

(1) Voy. t. IV, p. 152.

(2) Voy. t. IV, p. 159.

(3) Notamment l'accélération des battements du cœur qui se manifeste lorsque les communications directes de cet organe avec la moelle allongée ont été interrompues par suite de la section des nerfs pneumatiques. (Voy. t. IV, p. 153 et 154.)

(*a*) Goltz, *Einfluss der Nerven auf die Herzbewegung* (*Centralblatt für die medic. Wissenschaften*, 1863).

(*b*) Vulpian, *Leçons sur la physiologie du système nerveux*, p. 853 et suiv.

— Arloing et Tripier, *Contribution à la physiologie du nerf vague* (*Arch. de physiol.*, 1871, t. IV, p. 411).

— Masouin, *Contribution à la physiologie des nerfs pneumogastriques* (*Bull. de l'Acad. de Belgique*, 1872, série 3, t. VI, n° 4).

— Legros et Onimus, *Rech. expériment. sur la physiol. des nerfs pneumogastriques* (*Journ. d'anat. et de physiol.* de Robin, 1872, t. VIII, p. 561).

— Lauder Burton, *On inhibition peripheral and central* (*West Riding lunatic asylum medical Reports*, 1874, t. IV).

— Baxt, *Ueber die Stellung des N. vagus zum Nervus accelerans*, 1876.

— Foster |and Dew Smith (voy. *Studies from the physiological laboratory of Cambridge*, 1877).

— Schiff, *Rech. faites dans le laboratoire de physiologie de Genève sur les nerfs dits accélérateurs* (*Arch. des sc. phys. et nat. de Genève*, 1877, t. LX, p. 489).

trent qu'elle est transmise au cœur principalement, sinon exclusivement, par les nerfs pneumogastriques (1), qui, à leur tour, tirent cette propriété conductrice spéciale des fibres anastomotiques provenant des nerfs spéciaux et associées à leurs fibres propres (2), et agissant sur le système des ganglions intracardiaques (3).

Les phénomènes locaux dont je viens de parler peuvent dépendre en partie de l'action des nerfs vaso-moteurs sur l'état des capillaires de l'organe dont le jeu est troublé de la sorte (4), et la cause première des changements effectués

(1) La section de ces nerfs empêche l'excitation de la moelle épinière d'exercer aucune influence appréciable sur les mouvements du cœur (a).

Il est également à noter que l'action du curare sur l'organisme empêche la galvanisation des nerfs pneumogastriques de déterminer sur le cœur ces effets suspensifs (b).

(2) M. Schiff pense que l'on peut préciser encore davantage la source de l'influence suspensive exercée sur le cœur par l'intermédiaire des nerfs pneumogastriques, et démontrer expérimentalement qu'elle est due principalement à l'action des fibres radiculaires inférieures du nerf spinal (c).

(3) Nous avons vu précédemment que chez les Animaux vertébrés il existe dans l'épaisseur des parois du cœur une multitude de petits gan-

glions situés sur le trajet des filets terminaux des nerfs pneumogastriques réunis en plexus (d). Chez le Lapin, ce système est sous l'empire des deux nerfs pneumogastriques, de sorte que l'excitation de l'un de ces nerfs suffit pour amener plus ou moins rapidement l'épuisement total de son pouvoir arrestateur (e) ; mais chez la Grenouille, chacun des pneumogastriques paraît aboutir à un appareil modérateur indépendant, car, après l'épuisement du pouvoir arrestateur déterminé par la faradisation de l'un de ces nerfs et le rétablissement des battements du cœur, on peut produire un nouvel arrêt en excitant de la même manière l'autre nerf (f).

(4) M. Brown-Séquard a attribué l'arrêt des mouvements du cœur à la

(a) Waller (voy. t. IV, p. 152).

(b) Cl. Bernard, *Leçons sur les effets des substances toxiques*, 1857, p. 366.

(c) Schiff, *Lezioni di fisiologia sperimentati sul systema nervoso encefalico*, p. 129 et suiv. (1873).

(d) Voy. t. III, p. 508.

(e) Tarchanoff et Puelma, *Note sur les effets de l'excitation alternative des deux pneumogastriques sur l'arrêt du cœur* (Archiv. de physiol., 1875, 2ᵉ série, t. II, p. 757).

(f) Tarchanoff, *Innervation de l'appareil modérateur du cœur chez la Grenouille* (Ecole pratique des hautes études, laboratoire de M. Marey, 1876, t. II, p. 289).

dans la manière d'être de ces vaisseaux peut être des impressions sensoriales, des émotions mentales, ou même une pensée seulement. Nous en avons eu des preuves en étudiant les effets des actions nerveuses réflexes sur le travail sécrétoire réalisé par les glandes salivaires et par les glandes gastriques (1). Mais la suspension des contractions d'un muscle, par l'excitation d'un foyer excito-moteur en relation avec cet organe, ne peut dépendre uniquement de l'interruption du passage du sang dans sa substance; car l'arrêt des mouvements du cœur qui résulte de l'excitation électrique des nerfs pneumogastriques a lieu chez la Grenouille comme chez les Animaux supérieurs, et nous avons vu précédemment qu'il n'existe pas de vaisseaux capillaires sanguins dans les parois de cet organe (2).

L'action d'arrêt, exercée par le système nerveux sur le développement de la motricité, se manifeste aussi par la manière dont les intestins d'un Mammifère se comportent lorsqu'ils sont soustraits à l'influence de cet appareil, ou lorsque l'activité fonctionnelle de certaines sources de la puissance modératrice est augmentée par l'application d'un stimulant local, tel que l'électricité. La plupart des physiologistes expérimentateurs ont eu l'occasion de remarquer que, chez les Mammifères, les mouvements péristaltiques des intestins grêles s'accélèrent et augmentent d'intensité lors-

suspension de la circulation du sang dans cet organe par suite du resserrement de ses vaisseaux capillaires (voy. t. IV, p. 159).

(1) Les belles expériences de M. Claude Bernard ne laissent aucun doute à cet égard (a), et les organes dont je viens de parler ne sont pas les seuls dont l'augmentation de l'activité fonctionnelle déterminée par des actions nerveuses s'explique par le relâchement des parois des vaisseaux sanguins résultant de ces actions sédatives (b).

(2) Ce fait, ainsi que je l'ai déjà dit, a été bien établi par M. Hyrtl.

(a) Voy. t. VI, p. 249 et suiv.; t. VII, p. 20.
(b) Voyez ce qui a été dit sur le travail sécrétoire, t. VII, p. 290 et suiv.

qu'aux approches de la mort la sensibilité générale et la volition se sont éteintes. Ce phénomène a été attribué à la cessation de l'action nerveuse exercée sur ces organes dans les circonstances ordinaires (1), et il est à noter que le mouvement péristaltique peut être arrêté par l'irritation des nerfs splanchniques au moyen de courants interrompus (2).

Les mouvements respiratoires que provoque, à de courts intervalles, la force excito-motrice développée dans la moelle allongée, soit spontanément, soit par l'instigation d'une impression sensitive, peuvent être suspendus par un effet de la force nerveuse volitionnelle, et ce résultat peut être produit pendant que les muscles respirateurs sont au repos, aussi bien que pendant leur contraction; il y a donc là, en action, une puissance qui est opposée à la force excito-motrice et qui en empêche les effets utiles ou en entrave même le développement (3).

(1) Cependant, ainsi que l'a montré M. Schiff, il peut résulter de la suspension de la circulation capillaire dans les parois de l'intestin (a).

(2) Pflüger a constaté aussi que le même effet peut être déterminé par la galvanisation de la moelle épinière, et que l'intestin grêle, rendu ainsi immobile, est dans un état passif ou de résolution musculaire (b). Ce fait avait été révoqué en doute par M. Biffi, mais avait été vérifié par M. Brown-Séquard (c).

Il est aussi à noter qu'une piqûre infligée à la moelle épinière au-dessus de l'origine des nerfs splanchniques, provoque, au contraire, des contractions très-énergiques dans l'intestin grêle (d).

(3) MM. Schiff et Moleschott pensent que les effets suspensifs dont il est ici question dépendent de l'épuisement de la force productrice du stimulant nerveux de la motricité, déterminé par une excitation violente exercée sur le foyer générateur de la susdite force; mais cette interprétation des faits me paraît avoir été victorieusement combattue par M. Vulpian. (Op. cit., p. 856.)

(a) Voy. t. VII, p. 130, note.
(b) Pflüger, Ueber die Hemmung Nervensystem für die peristaltischen Bewegungen der Gedärme, 1857.
(c) Biffi, Recherche sperimentali sull systema nervoso arrestatore del tenuo intestino, 1857.
— Brown-Séquard, Sur un système nerveux qui suspend les mouvements de l'intestin grêle (Journ. de physiologie, 1858, t. I, p. 421).
(d) Cl. Bernard, Leçons sur la physiologie expérimentale, 1856, t. I, p. 369.

L'action modératrice ou même suspensive de la volonté sur le fonctionnement des foyers excito-moteurs est également mise en évidence par l'impassibilité avec laquelle l'Homme peut supporter la douleur. Une blessure inattendue, qui est de nature à causer une douleur vive, provoque d'ordinaire des contractions musculaires dont résultent la rétraction de la partie lésée ou même des mouvements répulsifs tendant à éloigner la cause du mal ; ce sont là des effets dus à une action nerveuse réflexe de nature automatique, et cependant, dans beaucoup d'opérations chirurgicales, on voit le patient rester complétement immobile, malgré les souffrances qu'il endure, et cela parce qu'il veut fortement ne pas déranger la position de la partie soumise à l'action de l'instrument tranchant : dans ce cas, il a donc le pouvoir d'empêcher les effets ordinaires de l'action réflexe de se produire, d'en arrêter la réalisation.

Des phénomènes encore plus remarquables, et que l'on ne saurait attribuer à une autre cause, nous sont offerts par certains Insectes. Plusieurs de ces petits Animaux suspendent volontairement toute action musculaire lorsque les impressions stimulantes, déterminées par le contact d'un corps étranger, leur font craindre quelque danger ; ils se laissent tomber et se montrent indifférents aux excitations dont ils peuvent être l'objet : *ils font le mort*, comme disent les entomologistes. Or, cet état peut être produit de deux manières : tantôt il résulte d'une contraction tétanique de tout le système musculaire et d'une rigidité générale ; mais d'autres fois au contraire le corps tout entier devient flasque, de façon à ressembler à un cadavre où tout signe de vie aurait disparu depuis longtemps, et, tant que l'Animal demeure dans cet état, il ne répond à aucun des stimulants dont l'action détermine d'ordinaire des mouvements réflexes ; mais dès que le danger dont il se croit menacé disparaît, il reprend spontanément l'exercice de toutes ses facultés et exécute, comme d'ordinaire, des mouvements tant volontaires que réflexes (1). Or chez les Insectes le système vasculaire fait défaut, et tout nous autorise à penser que le travail irrigatoire ne saurait être ni accéléré d'une manière notable ni arrêté par une action nerveuse quelconque.

Au premier abord on peut être porté à attribuer à l'exercice de ce pouvoir modérateur ou même suspensif de l'action excito-motrice beaucoup d'autres phénomènes nerveux dont l'importance est souvent considérable (2). Ainsi, M. Brown-Séquard a constaté, dans ses expériences sur la moelle épinière, que l'action réflexe de cet organe est moins grande dans l'état normal qu'elle ne l'est dans un tronçon séparé de l'encéphale par une section transversale, ce qui s'expliquerait facilement si l'encéphale était un foyer de force modératrice exerçant normalement son influence sédative

(1) Comme exemples d'Insectes qui présentent ce singulier phénomène, je citerai les larves des Coléoptères du genre Hydrophile qui vivent dans l'eau et qui deviennent molles, flasques et sans mouvement lorsqu'elles se sentent saisies (a).

Quelques physiologistes attribuent la faculté de résister aux incitations excito-motrices à la contraction d'une puissance supérieure qui serait effectuée dans les muscles antagonistes de ceux dont la mise en action est provoquée par les susdites incitations (b) ; mais il est évident que, dans les circonstances dont je viens de parler, cette interprétation des faits n'est pas admissible, et il me paraît en être de même dans beaucoup d'autres cas, par exemple lors de l'arrêt volontaire des mouvements respiratoires.

(2) L'exaltation du pouvoir réflexe de la moelle épinière, lorsque cette partie de l'axe cérébro-spinal est séparée de l'encéphale, se manifeste aussi dans d'autres circonstances. Ainsi, lorsqu'on suspend par la tête une Grenouille dont les pattes postérieures trempent, par leur extrémité, dans un bain faiblement acide, on voit, au bout d'un certain temps, ces membres se rétracter, et ce mouvement a lieu beaucoup plus promptement lorsque la moelle épinière a été divisée au-dessous de la moelle allongée, comme si l'encéphale exerçait une influence retardataire sur l'action réflexe déterminée de la sorte (c).

(a) Lacordaire, *Introd. à l'entomologie*, t. II, p. 472.
(b) Carpenter, *Mental physiology*, p. 384.
(c) Setchenow, *Phys. Stud. über die Hemmungsmechanismen*, 1863.

sur la totalité de la moelle épinière ; mais les faits observés sont susceptibles d'une interprétation différente qui me paraît préférable, et qui s'accorde mieux avec beaucoup d'autres faits du même ordre dont il nous faudra tenir grand compte dans l'étude des fonctions du système nerveux, tels que les phénomènes connus des médecins sous les noms de *révulsions* et de *dérivations*.

Les effets produits sur un organite excito-moteur, et par conséquent indirectement sur le muscle correspondant à celui-ci, ne dépendent pas seulement de la puissance de cet excitant : ils varient avec l'état d'excitation des autres parties du système nerveux auxquelles cet organite est associé, et il se développe entre ces divers foyers des actions réciproques dont la conséquence est, tantôt une augmentation des susdits effets, tantôt une diminution plus ou moins considérable. Lorsque ce sont deux organites simulaires et pairs qui s'influencent mutuellement, les effets produits sur chacun d'eux par une impression centripète peuvent augmenter, comme nous l'avons vu en étudiant certains phénomènes de vision binoculaire (1) ; mais lorsqu'au contraire deux organites dissimilaires réagissent ainsi, l'excitation de l'un tend à affaiblir les effets produits par l'excitation de l'autre, et, toutes choses égales d'ailleurs, la force excito-motrice réflexe, développée dans l'organite en question par l'excitant centripète, sera d'autant moins grande, que l'excitation de source différente déterminée en même temps sur cet agent nerveux sera plus intense (2). C'est également ainsi qu'une

(1) Voy. t. XII, p. 403.
(2) L'expérience suivante, due à M. Eckhard, met bien en évidence cet effet suspensif dû à une excitation étrangère de force supérieure.

Le tronçon postérieur du corps d'une Grenouille, dont les nerfs lom-baires ont été mis à découvert, est suspendu en l'air et irrité par l'application d'une solution concentrée de sel marin sur ces nerfs. Il en résulte des mouvements tétaniques dans le membre, mais le tétanos cesse si l'on fait passer dans ces nerfs un

douleur vive dans un point fait passer inaperçue une impression analogue, mais faible, qui est produite en un autre point. Dans le travail physiologique, dont résulte le développement de la motricité, les choses semblent aussi se passer comme si chaque centre excito-moteur ne possédait, à chaque moment donné, qu'une certaine quantité d'excitabilité, laquelle serait partageable entre les divers excitateurs constitués par ses filaments nerveux, les uns centripètes, les autres conjonctifs, proportionnellement à l'activité fonctionnelle déployée à ce même moment par chacun de ces conducteurs. On concevrait donc que, dans les circonstances dont je viens de parler, le tronçon inférieur de la moelle épinière, étant soustrait à l'influence des stimulants dont la portion supérieure de l'axe cérébro-spinal serait la source, pourrait répondre plus énergiquement aux appels de ses nerfs sensitifs qu'il ne le fait dans l'état normal, et l'on ne serait pas conduit à attribuer ce changement à une interruption dans l'action d'une force nerveuse spéciale dont le rôle serait de modérer ou de ralentir le travail excito-moteur. Je suis donc porté à croire que quelques-uns des phénomènes attribués parfois à une puissance modératrice ou dépressive, sont dus seulement à des dérivations de l'activité nerveuse (1).

courant électrique, et recommence dès que l'action de l'électricité est interrompue (a).

(1) Des arguments favorables à cette hypothèse peuvent être tirés d'expériences faites par M. Setchenow sur l'efficacité des efforts de la volonté pour résister aux effets de l'action excito-motrice développée par le chatouillement dans les circonstances ordinaires, ou lorsque, au début du phénomène, une sensation différente est produite dans une autre partie du corps. L'immersion de la main dans un bain acidifié suffisait pour interrompre les effets excito-moteurs produits par le chatouillement des flancs (b).

(a) Voy. Vulpian, *Leçons sur le système nerveux*, p. 76.
(b) Setchenow, *Sur les modérations des mouvements réflexes* (*Comptes rendus de l'Académie des sciences*, 1863, t. LVI, p. 187).

Quoi qu'il en soit à cet égard, les effets sont les mêmes par rapport aux actions réflexes dont l'examen nous occupe ici, et lorsqu'on veut approfondir l'étude de la manière dont les Êtres animés règlent l'emploi de la force excito-motrice développée par leur système nerveux, il est nécessaire de tenir grand compte de ces influences modératrices ou suspensives, aussi bien que des influences stimulantes, et, sans trop se préoccuper d'en expliquer la nature, il importe de chercher les sources dont elles émanent.

Nos connaissances à ce sujet sont fort bornées; cependant on possède déjà quelques données qu'il convient de ne pas négliger.

Ainsi, il y a une partie de l'encéphale dont l'excitation au moyen du galvanisme ou d'un agent chimique, produit sur l'action réflexe de la moelle épinière en général une influence faible, mais analogue à celle que nous avons vue s'exercer sur les mouvements du cœur lorsqu'on galvanise la moelle allongée. Effectivement, M. Setchenow a constaté que, chez la Grenouille, l'irritation des lobes optiques détermine une diminution considérable dans le pouvoir excito-moteur réflexe de la moelle épinière (1).

(1) Les expériences à l'aide desquelles ce fait paraît démontrable sont très-délicates, et sont fondées sur un procédé employé par Turck pour mesurer le degré d'excitabilité de la moelle épinière. A cet effet, une Grenouille, suspendue verticalement au-dessus d'un bain aiguisé par de l'acide sulfurique, plonge dans le liquide par l'extrémité de l'une de ses pattes postérieures, et l'on compte en centièmes de secondes le temps pendant lequel l'immersion dure avant que l'animal retire à lui le membre ainsi excité (a). Or, dans une série d'expériences de ce genre faites dans le laboratoire de M. Claude Bernard par M. Setchenow, la durée de cette période, consacrée en quelque sorte à la mise en train de l'action excito-motrice réflexe, a été notablement plus longue chez les Grenouilles dont l'encéphale avait été divisé en avant des lobes optiques, que chez celles où la section avait été pratiquée en arrière de ces lobes, et

(a) Turck, *Ueber den Zustand der Sensibilität noch theilweiser Trennung des Rückenmarkes*, 1856.

Divers faits fournis par la pathologie ou par l'expérimentation tendent à prouver que l'activité fonctionnelle du cerveau peut exercer un effet dépressif sur l'action excito-motrice réflexe de la moelle épinière (1).

§ 12. — Nous venons de constater que la volonté peut développer dans le système nerveux des Animaux supérieurs deux forces contraires, l'une excito-motrice ou stimulante de l'activité fonctionnelle des muscles, l'autre suspensive ou modératrice de cette même activité, et, au premier abord, il paraît surprenant de voir une seule puissance produire des effets contraires. Mais cela s'explique facilement si l'on admet que les foyers générateurs de la force excito-motrice et les foyers de la force suspensive sont distincts les uns des autres, car on concevrait alors que la même puissance, la volonté par exemple, puisse agir tantôt sur les uns, tantôt sur les autres, et, tour à tour, provoquer ainsi la manifestation d'influences opposées. Or, nous avons déjà reconnu l'existence de quelques-uns de ces foyers spéciaux, et il y a tout lieu de croire que le nombre en est plus considérable, quoique l'on ne soit pas parvenu jusqu'ici à les découvrir tous.

Mais comment concevoir le mode d'action de la volonté ou de toute autre force nerveuse sur les organes produc-

Influence des actions vaso-motrices sur le fonctionnement des foyers nerveux.

lorsqu'on irrita chimiquement ou galvaniquement les mêmes lobes. Le retard dans la manifestation de l'action réflexe était également considérable, tandis que l'irritation des lobes cérébraux ou de la moelle épinière en arrière du quatrième ventricule, ne donna que des résultats peu marqués ou nuls (a).

(1) M. Lander Burton, à qui l'on doit un travail spécial sur la puissance nerveuse sédative arrestatrice, a rapporté un cas remarquable de diminution de l'action excito-motrice réflexe chez un malade dont le cerveau était en grande partie désorganisé (b).

(a) Setchenow, *Op. cit.* (*Comptes rendus de l'Acad. des sciences*, 1863, t. LVI, p. 50).

(b) Lander Burton, *On inhibition peripheral and central* (*The West Riding lunatic asylum medical Reports*, 1874, t. IV, p. 200).

teurs de la force excito-motrice dont le travail serait ainsi augmenté ou diminué? Plusieurs interprétations ont été proposées (1), mais aucune de ces hypothèses ne me paraît satisfaisante.

J'ai souvent parlé de la puissance stimulante déployée, soit par des actions nerveuses, soit par des agents mécaniques, physiques ou chimiques; mais ces mots expriment un fait seulement et ne nous éclairent en rien concernant les causes de cette influence, et pour jeter quelque lumière sur les questions soulevées de la sorte, il est utile de repor-

(1) J'ai déjà eu l'occasion de parler des différentes manières dont la théorie du pouvoir nerveux arrestateur avait été conçue au moment où l'attention des physiologistes avait été appelée sur ce fait (a), et ici je me bornerai à ajouter que récemment M. Schiff a traité de nouveau ce sujet. Cet auteur pose d'abord en principe qu'une contraction doit avoir lieu, toutes les fois et aussi longtemps que se trouvent réunies les trois conditions suivantes : 1° un muscle irritable ; 2° un nerf excitable et conducteur ; 3° une irritation suffisante. Puis, examinant successivement ces divers points, M. Schiff fait voir que, pendant l'arrêt des mouvements du cœur déterminé par la faradisation, soit de la moelle allongée, soit des nerfs pneumogastriques : 1° l'irritabilité du tissu musculaire du cœur n'est pas suspendue ; 2° les nerfs propres du cœur (ou nerfs intramusculaires) sont excitables : et il en conclut que la cause immédiate du phénomène ne peut être que l'absence de l'irritant ou de l'irritation du cœur pendant l'excitation des fibres arrestatrices. Or, en admettant que les nerfs arrestateurs, aussi bien que les nerfs accélérateurs, sont, dans l'intérieur du cœur, en relation fonctionnelle avec les dernières ramifications des nerfs musculaires du cœur sur lesquels doivent agir les irritations qui provoquent le mouvement et la pulsation, M. Schiff pense que les effets observés pourraient être expliqués de la manière suivante : L'agent irritant persiste et il conserve ses propriétés, mais l'irritateur des nerfs d'arrêt exercerait sur les dernières ramifications des nerfs intramusculaires une influence par laquelle ces nerfs perdraient passagèrement, non leur excitabilité en général, mais la propriété d'être excités par certains irritants et spécialement par le sang (b). M. Schiff se propose de développer davantage ses vues à ce sujet ; mais son hypothèse ne me semble pas jeter beaucoup de jour sur la question dont nous cherchons une solution.

(a) Voy. t. IV. p. 147 et suivantes.
(b) Schiff, Op. cit. (Archives des sciences physiques et naturelles de la Revue suisse, 1877, t. LX, p. 490).

ter notre attention sur les conditions qui président à l'activité fonctionnelle du tissu nerveux.

Nous avons vu précédemment que le rendement du travail nerveux est subordonné, d'une part, aux propriétés physiologiques des organites qui en sont le siége ; d'autre part, à la quantité de fluide nourricier, qui, en un temps donné, agit sur ces organites, ainsi qu'à la grandeur de la puissance vivifiante dont ce liquide est pourvu, et dont les principales sources sont l'oxygène disponible dans sa substance et les matières organiques combustibles charriées par ce véhicule. Or, la quantité de sang qui, en un temps donné, traverse une portion déterminée de l'économie animale, dépend en partie du diamètre des vaisseaux capillaires ou autres canaux au moyen desquels cette irrigation s'effectue, et nous avons pu constater que ce diamètre est susceptible de varier sous l'influence des actions nerveuses dites vaso-motrices. En étudiant la sécrétion salivaire, nous avons vu des exemples remarquables des effets déterminés ainsi sur la quantité des produits fournis par le travail physiologique dont les glandes salivaires sont les générateurs, et nous pouvons supposer que des influences analogues doivent être exercées sur le travail nerveux par la constriction ou la dilatation des conduits irrigateurs des instruments à l'aide desquels ce travail s'opère ; que, par conséquent, pour activer ou pour ralentir le développement de la force excito-motrice ou de la force modératrice dans les foyers respectifs de ces deux agents vitaux, il suffirait d'une action stimulante vaso-motrice qui serait transmise, tantôt aux centres excito-moteurs, tantôt aux centres arrestateurs ou modérateurs, et qui déterminerait dans ces centres la constriction ou la dilatation de leurs vaisseaux capillaires.

Divers faits importants à noter me portent à croire que

souvent les choses se passent de la sorte. Ainsi, toutes les fois qu'au moyen de l'électricité, d'un agent chimique, ou d'une irritation mécanique, on exerce une action stimulante sur une partie du système nerveux où les vaisseaux sanguins sont assez abondants pour influer notablement sur la couleur du tissu, on voit cette partie rougir. Dans les expériences de M. Ferrier sur la galvanisation de divers points de la couche corticale du cerveau, ces signes d'hyperhémie ont été fort remarqués (1), et l'on sait que les actions mentales sont susceptibles d'exercer une influence analogue sur les vaisseaux capillaires appartenant à d'autres parties de l'organisme (2). Il est donc présumable que les actions nerveuses peuvent régler de la même façon la circulation locale dans les diverses parties du système nerveux, et que les modifications déterminées de la sorte dans le degré d'activité de l'irrigation physiologique de ces parties par l'intermédiaire des nerfs vaso-moteurs sont une des causes de l'état d'activité ou de repos de tel ou tel agent

_____

(1) J'ajouterai que dans l'épilepsie, maladie qui paraît consister principalement en une excitation fonctionnelle exagérée de certaines parties de l'axe cérébro-spinal, les vaisseaux capillaires sanguins de ces parties sont très-dilatés. Foville avait noté ce fait (a), et Schröder van der Kolk l'a mis bien en évidence (b).

(2) Au sujet de l'influence que l'état de la circulation capillaire peut exercer sur le développement de la force nerveuse, je citerai l'ex-

périence suivante : Dans l'état normal, les impressions produites sur l'intestin de la Grenouille n'exercent aucune influence notable sur les mouvements du cœur; mais, lorsqu'une portion du canal digestif de cet Animal a été atteinte d'inflammation par suite de son exposition à l'air, il suffit du plus léger attouchement pour que la douleur causée de la sorte arrête les battements du cœur (c).

_____

(a) Foville, article ÉPILEPSIE du *Dictionnaire de médecine et de chirurgie pratiques*, t. VII, p. 419.

(b) Schröder van der Kolk, *On the minute structure and functions of the medulla oblongata, and on the primary cause of epilepsy*, translated by W. D. Moore, p. 298 et suivantes (1859).

(c) Tarchanoff, *Nouveau moyen d'arrêter le cœur de la Grenouille* (Arch. de physiologie, 1875, série 2, t. II, p. 498).

mental, suivant que la puissance volitionnelle met en jeu les nerfs de cet ordre appartenant à cet instrument lui-même, ou agit sur ceux des autres foyers de puissance nerveuse en connexion avec lui et aptes, soit à l'exciter, soit à arrêter le travail effectué par son intermédiaire. Un des physiologistes les plus distingués de l'Angleterre, M. Carpenter, attribue à une hyperhémie locale, déterminée de la sorte dans les divers centres nerveux, l'activité fonctionnelle de ces producteurs de force nerveuse, et il croit pouvoir expliquer de la sorte la manifestation des phénomènes dus au travail mental aussi bien qu'aux facultés sensoriales (1). Je n'irai pas si loin dans le champ des hypothèses, mais il me paraît très-probable que l'état du système capillaire dans chacun des foyers de la force nerveuse exerce une grande influence sur le degré d'activité de ces organes spéciaux.

Je crois cependant devoir ajouter que, si les actions nerveuses consistent en un mouvement vibratoire se propageant à la façon de la lumière ou de l'électricité, ainsi qu'on peut le soupçonner, on concevrait aussi la possibilité de la neutralisation de ces effets par suite de quelque phénomène analogue aux phénomènes d'interférence, car ces mouvements oscillatoires infinitésimaux, en réagissant les uns sur les autres, pourraient se neutraliser ou se renforcer, suivant qu'ils auraient lieu dans la même direction, ou dans des directions contraires, et des différences de cet ordre pourraient résulter d'une inégalité de vitesse dans la

(1) M. Carpenter a insisté avec raison sur les relations qui paraissent exister entre le degré d'activité fonctionnelle d'un organe nerveux et l'état de dilatation ou de constriction de ses vaisseaux sanguins, et ses vues à ce sujet sont partagées par plusieurs autres physiologistes (a). Nous aurons à revenir sur cette question, lorsque nous nous occuperons de l'influence du travail mental sur l'état du cerveau.

(a) Carpenter, *Mental physiology*, p. 382.

propagation de deux flux marchant parallèlement dans un même conducteur ou dans des conducteurs adjacents.

Quoi qu'il en soit à cet égard, nous voyons que, dans l'état actuel de nos connaissances, les physiologistes ne peuvent former que des conjectures très-vagues sur la théorie des phénomènes dont l'étude vient de nous occuper; néanmoins, l'existence d'un pouvoir nerveux arrestateur ne saurait être révoquée en doute, et, ainsi que nous le constaterons dans la prochaine leçon, la faculté de modérer ou même d'annuler les effets de la force nerveuse excito-motrice, joue un grand rôle dans la réglementation des mouvements et leur coordination.

CENT VINGT-SEPTIÈME LEÇON

<small>COORDINATION DES MOUVEMENTS.</small> — Rôle du cervelet dans le travail
coordinateur.

§ 1. — La faculté de mettre en action le système mus- <small>Coordination des mouvements.</small>
culaire, de régler la grandeur de cette action et de reporter
à volonté sur les différentes parties de ce système la force
excito-motrice développée dans les foyers nerveux de façon
à en localiser les effets, ne suffit pas à l'accomplissement
des fonctions dont les organes moteurs sont chargés dans
l'économie animale ; il faut aussi que les mouvements
provoqués de la sorte soient associés, se succèdent dans un
ordre approprié à l'obtention du résultat voulu : en un mot,
leur coordination est nécessaire pour leur utilisation.
Flourens fut le premier à insister sur ces distinctions et à
chercher si le pouvoir coordinateur n'émanerait pas d'une
source particulière. Il fit à ce sujet des expériences qui
eurent un grand retentissement, et il en conclut que, chez
tous les Vertébrés, le cervelet est le siége de cette espèce
de gouvernement physiologique.

La médecine, éclairée par les autopsies, avait depuis
longtemps démontré que la paralysie accompagne souvent
les lésions du cervelet produites par des épanchements sanguins ou d'autres accidents pathologiques (1), et, à raison

_____

(1) Ainsi que le fait remarquer
M. Vulpian, ces épanchements et
d'autres lésions qui déterminent une
compression ou une excitation dans
les parties circonvoisines peuvent
donner lieu à des accidents qui ne
dépendent pas du mode de fonctionnement de l'organe qui en est le
siége, et, dans les cas dont il est ici
question, la paralysie partielle résulte souvent de la pression exercée
sur le bulbe rachidien ou sur la pro-

de cette coïncidence ainsi que de divers faits constatés expérimentalement, mais mal interprétés, quelques auteurs ont cru devoir considérer cet organe comme étant la source de la puissance nerveuse excito-motrice développable par la volonté (1). Vers le commencement du siècle actuel, le physiologiste célèbre de Sienne, dont j'ai eu plus d'une fois à citer le nom, Rolando, professait encore cette opinion (2), et elle fut pendant longtemps adoptée par Charles Bell (3); mais elle n'était pas fondée. Nous savons aujourd'hui que cette partie de l'encéphale, tout en se montrant, comme le cerveau, indifférente aux piqûres et aux autres irritants mécaniques (4), n'est pas incapable de provoquer quelques mouvements (5); mais les preuves

tubérance annulaire, parties qui sont situées immédiatement sous le cervelet (a).

(1) Willis supposait que les mouvements involontaires étaient déterminés par l'action des esprits nerveux émanés du cervelet (b), et Reil, guidé par la conformation générale de cet organe, y attribuait probablement aussi un grand rôle dans la production des mouvements, car il le comparait à une pile voltaïque (c).

(2) Rolando a fait sur la physiologie de l'encéphale, ainsi que sur l'anatomie du système nerveux, beaucoup de recherches importantes, et ses expériences sur les fonctions du cervelet, quoique l'ayant conduit à des conclusions erronées, furent loin d'être dénuées d'intérêt (d).

(3) C'était pour mettre en évidence des différences fonctionnelles entre le cerveau et le cervelet que Ch. Bell entreprit des expériences, d'abord sur les propriétés des pédoncules cérébraux et cérébelleux qui unissent ces organes à la moelle épinière; puis sur les racines postérieures et antérieures des nerfs rachidiens; enfin diverses considérations le portèrent à penser que le cerveau était le siége de toutes les facultés mentales ainsi que de la sensibilité sensoriale, et que le cervelet exerçait son contrôle sur les organes du mouvement, surtout sur l'action des viscères dont le fonctionnement est nécessaire à l'entretien de la vie (e).

(4) Voyez tome XI, p. 390.

(5) Voyez ci-dessus, pages 243 et suivantes.

(a) Vulpian, *Leçons sur la physiol. du syst. nerv.*, p. 607.
(b) Willis, *Cerebri anatomici*, cap. xv, p. 113 (édit. de 1683).
(c) Reil, *Fragment über die Bildung der Kleinen Geherns* (*Archiv für die Physiologie*, 1807, t. VIII, p. 26 et suiv.).
(d) Rolando, *Saggio sopra la vera struttura del cervello dell' Uomo et degli Animali, e sopra le fonzioni della systema nervoso*, 1809.
(e) Ch. Bell, *Idea of a new Anatomy of the Brain*, 1811.

abondent pour montrer que chez aucun Vertébré le cervelet n'intervient d'une manière notable dans la genèse de la force excito-motrice; souvent sa substance est profondément altérée sans que les personnes atteintes de la sorte soient paralysées; on connaît même le cas d'une jeune fille qui, tout en n'ayant pas de cervelet, vécut jusqu'à l'âge de onze ans et n'avait pas perdu la faculté de mouvoir bras et jambes (1). Enfin on a constaté expérimentalement que, chez les jeunes Mammifères ainsi que chez les Oiseaux, l'ablation complète de cet organe encéphalique peut être pratiquée sans qu'il résulte de cette opération aucune paralysie, même partielle (2); et, dans les leçons précédentes, nous avons vu que, chez divers Vertébrés inférieurs, la décapitation n'entraîne pas la perte du mouvement.

Il est donc bien démontré que le cervelet n'est pas, comme le supposait Willis, la source du pouvoir nerveux qui met les muscles en action. Mais Flourens, ainsi que je viens de le dire, a conclu de ses expériences que le cervelet est le régulateur, le coordinateur des mouvements, et qu'ainsi son action est nécessaire pour l'utilisation des contractions musculaires dans la locomotion et dans les autres actes du même ordre.

Voyons jusqu'à quel point cette opinion peut être fondée.

(1) Ce cas très-intéressant a été observé par deux médecins de Paris, Miquel et Combette. La petite fille en question avait la démarche incertaine; elle se laissait souvent tomber, mais elle n'était nullement paralytique. Or, l'autopsie montra qu'elle n'avait ni cervelet ni pont de Varole (a).

(2) Ce fait, ainsi que nous le verrons bientôt, a été constaté pour la première fois par Flourens et vérifié ensuite par plusieurs autres physiologistes (b).

(a) Combette, *Observation anatomique. Absence complète du cervelet, des pédoncules postérieurs et de la protubérance cervicale chez une jeune fille*, morte dans sa douzième année (*Revue médicale*, 1831, t. II, p. 57).

(b) Flourens, *Recherches expérimentales sur le syst. nerv.*, p. 36 et suiv. (1824).

§ 2. — Afin de procéder méthodiquement dans ses investigations relatives aux fonctions du cervelet, Flourens mit à découvert cette partie de l'encéphale sur un Pigeon vivant et en enleva la substance par tranches successives. Les premières ablations ne produisirent aucun effet appréciable ; mais, à mesure que les pertes de substance devenaient plus grandes, l'Animal perdait de plus en plus tout contrôle sur ses mouvements ; aucune partie de son corps n'était frappée de paralysie, mais, lorsque sous les incitations de la volonté il cherchait à se tenir debout et à marcher, ou à avaler, il s'agitait d'une manière désordonnée, il ne savait plus se tenir en équilibre, et, dès que la totalité du cervelet eut été détruite, les tentatives faites pour exécuter un mouvement déterminé quelconque devinrent infructueuses. Il faisait d'incroyables efforts pour se mettre d'aplomb sur ses pattes et garder une position stable, mais il n'y parvenait pas, et ses allures ressemblaient à celles d'un homme en état d'ivresse (1).

Flourens répéta maintes fois cette expérience et en

(1) Pour donner une idée exacte des phénomènes observés par Flourens, je rapporterai ici la relation que ce physiologiste donna d'une de ses expériences. Sur un Pigeon il coupa les couches supérieures du cervelet. « Cette mutilation opérée (dit Flourens), l'Animal voyait et entendait très-bien ; il se tenait aussi debout, marchait et volait, mais d'une manière indécise et mal assurée. Je continuai mes retranchements : l'équilibre s'abattit presque entièrement. L'Animal avait toute la peine du monde à se tenir debout, et encore n'y parvenait-il qu'en s'appuyant sur ses ailes et sur sa queue. Lorsqu'il marchait, ses pas chancelants et mal affermis lui donnaient tout à fait l'air d'un animal ivre ; ses ailes étaient obligées de venir au secours de ses jambes, et malgré ce secours il lui arrivait souvent de tomber et de rouler sur lui-même. Au retranchement des dernières couches, toute espèce d'équilibre, c'est-à-dire toute harmonie entre les efforts, disparut. La marche, le vol, la station, furent totalement anéantis ; mais ce que j'engage à bien remarquer, la volition de ces mouvements et des tentatives réitérées pour les exécuter, n'en persistaient pas moins toujours (a). »

(a) Flourens, *Op. cit.*, p. 38 (1824).

obtint toujours les mêmes résultats. Il pratiqua ensuite l'ablation graduelle du cervelet chez des Cochons d'Inde, et il vit également les mouvements de ces Mammifères devenir incohérents, désordonnés et impropres à toute locomotion régulière. L'Animal, après avoir perdu les couches superficielles de cet organe, avait une démarche incertaine; puis, lorsque les couches centrales furent détruites, il agitait inutilement ses pattes, il tombait à chaque instant et il faisait pour se relever des efforts maladroits; enfin, lorsque les dernières couches eurent été enlevées, il restait d'ordinaire couché sur le flanc en faisant mille efforts infructueux pour se lever, et s'il y réussissait quelquefois c'était pour retomber aussitôt (1). Aussi Flourens conclua-t-il de ces faits que le cervelet est le producteur de la puissance nerveuse qui combine et coordonne les actions musculaires nécessaires à la locomotion ainsi qu'à la station, mouvements que la volonté peut provoquer sans l'intervention de cet organe, mais qu'elle serait impuissante à régler sans son concours.

Les expériences que je viens de rappeler datent de 1822, et les conclusions que Flourens en tira ne tardèrent pas à être corroborées par les résultats que fournirent des recherches analogues dues à Hertwig, à Longet, à M. Bouillaud et à plusieurs autres physiologistes (2). Elles furent donc assez

(1) L'affaiblissement produit par ces mutilations fut en général beaucoup plus marqué que chez les Pigeons (a).

(2) Les expériences faites par les premiers auteurs cités ci-dessus confirmèrent les vues de Flourens sans y porter aucun changement notable (b); mais M. Bouillaud, tout en adoptant d'une manière générale

(a) Flourens, Op. cit., p. 53.
(b) Hertwig, Experimenta quædam de effectibus læsionum in partibus encephali. Berlin, 1826.
— Schœps, Ueber die Verrichtungen verschiedenen Theile des Nervensystems (Meckel's Archiv, 1827, p. 382).
— Longet, Anat. et physiol. du syst. nerveux, t. I, p. 740 (1842).

généralement adoptées; mais sont-elles suffisamment motivées, et peut-on considérer comme démontré que le pouvoir coordinateur des mouvements dont dépendent la locomotion et les autres phénomènes du même genre, a sa source dans le cervelet?

Examen de la signification de ces expériences

Les faits que nous avons déjà passés en revue sont peu favorables à cette hypothèse présentée sans réserves, car nous savons que des mouvements très-réguliers et bien coordonnés peuvent être exécutés par des Animaux décapités, et par conséquent privés de leur cervelet aussi bien que des autres parties de leur encéphale; mais ces mouvements sont considérés par beaucoup de physiologistes comme étant automatiques seulement, et il faut chercher si, en limitant davantage les déductions de Flourens et en ne les appliquant qu'aux mouvements dont le caractère volontaire n'est pas contesté, elles seraient plus acceptables. Je ne le pense pas, et pour motiver mon opinion il me paraît nécessaire, non-seulement d'examiner très-attentivement la signification probable des phénomènes dont cet auteur arguë, mais de prendre aussi en considération les perturbations de toutes sortes dont le jeu du système musculaire nous offre le spectacle varié.

Rôle du cervelet chez les Vertébrés inférieurs.

§ 3. — Il est d'abord à noter que, chez les Vertébrés inférieurs, le cervelet n'exerce que peu d'influence sur les

l'opinion de ce physiologiste relativement à l'existence d'une faculté coordinatrice des mouvements dans le cervelet, pensa que l'influence de cet organe encéphalique ne s'étend pas sur la totalité du système musculaire et ne régit que les mouvements de locomotion (a). Récemment M. Lusana a répété les expériences de Flourens, et il a vérifié les faits que cet auteur avait observés (b), mais cela ne prouve pas que ces faits aient été bien interprétés.

(a) Bouillaud, *Rech. expériment. tendant à prouver que le cervelet préside aux actes de l'équilibration, de la station et de la progression, et non à l'instinct de la propagation* (Arch. gén. de méd., 1827, t. XV, p. 225).

(b) Lusana, *Leçons sur les fonctions du cervelet* (Journal de physiologie de Brown-Séquard, 1862, t. V, p. 418).

mouvements généraux. Ainsi, chez les Batraciens, où cet organe encéphalique est réduit à un état presque rudimentaire (1), son ablation ne porte aucune atteinte appréciable aux mouvements locomoteurs (2), et chez la plupart des Poissons, bien qu'il soit plus développé, il ne paraît avoir que peu d'influence sur le mode d'action du système musculaire (3). Mais de ce qu'une fonction n'est pas localisée chez des Animaux inférieurs, on ne saurait conclure qu'elle ne l'est pas chez des Êtres dont l'organisation est plus parfaite, et la tendance générale de la nature est même de pousser de plus en plus loin la division du travail physiologique à mesure que ce perfectionnement se réalise. Il nous faut donc chercher si la puissance nerveuse coordinatrice des mouvements volontaires, qui existe évidemment chez tous les Vertébrés, mais qui n'appartient pas en propre au cervelet des Batraciens et des Poissons, serait devenue l'apanage exclusif de cet organe chez les Oiseaux et les Mammifères, et, pour nous éclairer à ce sujet, il est

(1) Voy. t. X, p. 487.

(2) MM. Vulpian et Philipeaux ont constaté ce fait chez la Grenouille (a). Flourens avait conclu de ses expériences que la suppression du cervelet entraînait, chez ces Animaux, l'abolition de la faculté de sauter, de marcher ou même de conserver une position stable (b); mais les expériences dont j'ai déjà rendu compte prouvent que cela n'est pas, et il y a lieu de croire que les résultats obtenus par Flourens dépendaient de la désorganisation des parties de l'axe cérébro-spinal qui avoisinent le cervelet.

(3) Chez la plupart des Poissons, les Carpes et les Tanches notamment, l'ablation de toute la portion supérieure du cervelet ne détermine aucun changement appréciable dans les allures de ces Animaux; mais la section des pédoncules qui unissent le cervelet à la moelle allongée est suivie d'un trouble considérable dans les mouvements généraux (c).

Dans une expérience faite par Rolando sur un Squale Roussette (*Scyllium catulus*), Poisson chez lequel le cervelet est plus développé, l'ablation de cet organe paraît avoir rendu la natation impossible (d).

(a) Vulpian, *Leçons sur la physiol. du syst. nerveux*, p. 639.
(b) Flourens, *Rech. expérim. sur le syst. nerveux*, p. 51.
(c) Vulpian, *Loc. cit.*, p. 835.
(d) Rolando, *Op. cit.*, p. 48.

utile d'examiner attentivement les désordres causés dans le fonctionnement de l'appareil locomoteur, non-seulement par l'ablation du cervelet, mais aussi par les lésions que peuvent subir les autres parties de l'encéphale, et cette étude nous conduira à penser que les actions nerveuses dont résulte le gouvernement de cet appareil moteur sont beaucoup plus complexes et d'origines plus variées que Flourens ne le supposait.

Existence des mouvements coordonnés malgré certaines lésions du cervelet che l'Homme.

§ 4. — Pour montrer que dans l'espèce humaine la coordination des mouvements généraux dont résultent la marche, la préhension et d'autres actes analogues, tout en pouvant être soumise, dans certaines limites, à l'influence du cervelet (1), n'est pas dépendante de l'activité fonctionnelle de cet organe, il suffit de quelques faits fournis par la pathologie. Je ne citerai pas les cas dans lesquels l'autopsie a permis de constater l'existence de lésions organiques très-graves dans cette partie de l'encéphale chez des personnes qui, pendant la vie, n'offraient aucun indice de trouble dans les actes de cet ordre (2), car on pourrait objecter que l'intégrité d'un agent vital n'est pas toujours

(1) Pourfour du Petit cite le cas d'un soldat dont la partie gauche du cervelet et la partie adjacente du cerveau avaient été atteintes par un projectile d'arme à feu et dont les mouvements, à la suite de cet accident, étaient très-désordonnés (a).

(2) Afin d'examiner jusqu'à quel point l'opinion de Flourens, relativement à la localisation d'un pouvoir coordinateur des mouvements volontaires dans le cervelet, était fondée,

Andral réunit tous les cas dans lesquels, à sa connaissance, des désordres graves dans cet organe avaient été constatés par l'autopsie, et sur 93 il n'en rencontra qu'un seul (a) qui lui sembla être favorable à cette hypothèse (b). Dans divers cas rapportés par d'autres pathologistes, il y avait au contraire coïncidence entre des désorganisations partielles du cervelet et l'existence de troubles dans les fonctions musculaires (c).

(a) Petit, *Lettres sur le cerveau*. Namur, 1710.
(b) Andral, *Clinique médicale*, 2ᵉ édit., t. V, p. 735.
(c) Savoir l'observation recueillie en 1796 par Petiet (voy. *Journal de physiologie* de Magendie, t. VI, p. 164).

— Longet, *Anat. et physiologie du syst. nerveux*, t. I, p. 741.

nécessaire à l'accomplissement de ses fonctions; mais je rappellerai le cas de cette jeune fille dont j'ai déjà eu l'occasion de parler et dont le cervelet n'existait plus. Sa démarche n'était pas toujours bien assurée, parfois elle se laissait tomber, mais elle n'était pas incapable d'exécuter tous les mouvements ordinaires dont le concours est nécessaire pour la station et la locomotion; elle se servait de ses mains pour saisir les objets et les porter à sa bouche; or, aucun acte de ce genre ne peut être accompli volontairement sans une coordination du jeu des divers muscles, et, si cette coordination ne pouvait être déterminée que par l'action du cervelet, elle aurait dû manquer complétement chez un individu qui ne possédait pas cet organe.

Les partisans des idées absolues de Flourens écartent ces faits en disant que ce sont des anomalies et qu'à ce titre on peut les négliger; mais, pour raisonner ainsi, il faudrait supposer que l'anomalie ne consiste pas seulement dans l'absence de l'organe auquel on attribue le pouvoir coordinateur, mais dans le transfert de ce pouvoir à un autre agent nerveux qui normalement ne le posséderait pas; or, rien ne justifierait cette nouvelle hypothèse.

Du reste, divers faits fournis pas l'expérimentation me paraissent être également défavorables à l'idée d'une localisation complète de la faculté coordinatrice des mouvements dans cette partie de l'encéphale (1).

(1) Au moment de mettre cette feuille sous presse, j'ai reçu, en manuscrit, un travail très-étendu de M. Cyon, destiné à être présenté à la Faculté de médecine comme thèse, et j'y lis le passage suivant : « Après avoir longuement discuté les différentes manières par lesquelles on peut produire chez les Animaux des troubles dans la coordination des mouvements, j'insiste de nouveau sur l'inadmissibilité de localiser dans une partie quelconque de notre système nerveux la faculté de coordonner nos mouvements. » Le mémoire de M. Cyon a principalement pour objet l'étude des *fonctions des canaux semi-circulaires*, et paraîtra très-prochainement dans les *Annales des sciences naturelles*.

Effets
produits
par
certaines
blessures
du cervelet.

§ 5. — Le cervelet, ainsi que nous l'avons vu précédemment (1), se compose d'une couche superficielle de substance grise et de substance blanche de structure fibreuse, qui s'étend de la face interne de cette espèce d'écorce vers la moelle allongée et vers les lobes optiques, pour constituer les pédoncules par l'intermédiaire desquels cet organe communique avec le reste de l'axe cérébro-spinal. Nous avons eu fréquemment l'occasion de constater que la substance grise, où se trouvent les cellules nerveuses, est le siége du travail vital dont résulte le développement de la puissance nerveuse, tandis que les nerfs et les filaments de substance blanche qui, dans l'axe cérébro-spinal, sont les représentants de ces cordons périphériques, remplissent les fonctions de conducteurs de la force dégagée dans les cellules de la substance grise. Il me paraît donc probable que la force nerveuse développée dans le cervelet doit avoir sa source dans la couche corticale de cet organe, et si la coordination des mouvements généraux dépendait de l'action de cette force sur les foyers excito-moteurs situés dans la moelle allongée ou dans la moelle épinière, je me serais attendu à ce que la section des pédoncules cérébelleux provoquât dans ces mouvements le même désordre que celui produit par la désorganisation du cervelet lui-même. Or, il n'en est pas ainsi.

Les blessures qui n'intéressent que la couche de substance grise dont la périphérie du cervelet est revêtue, ne déterminent ni douleur, ni convulsions, ni mouvements musculaires quelconques, et n'occasionnent que peu de trouble dans le mode de fonctionnement du système musculaire. Il en est de même des lésions qui s'étendent aux parties adjacentes de la substance blanche du cervelet;

_____

(1) Voy. t. XI, p. 293 et suivantes

mais il en est tout autrement lorsqu'on a atteint les fibres blanches situées dans le voisinage des pédoncules. La progression devient alors difficile ou impossible, et parfois, lorsque l'Animal chez lequel ces fibres ont été coupées veut se déplacer, il ne peut le faire qu'en rétrogradant ; parfois même il semble excité à exécuter malgré lui ces mouvements de recul, comme si une force indépendante de sa volonté mettait en jeu les muscles producteurs de ces effets mécaniques. Des phénomènes de ce genre avaient été observés par plusieurs chirurgiens du siècle dernier, mais l'attention des physiologistes y fut appelée surtout par des expériences de Magendie, qui, en 1824, ayant coupé transversalement les pédoncules cérébelleux, mit en pleine évidence le singulier caractère des effets déterminés par cette section (1).

§ 6. — Au premier abord, on pouvait considérer ces faits comme confirmatifs des vues de Flourens, relatives à la puissance coordinatrice du cervelet, puisque les parties dont la lésion avait produit un certain désordre dans les mouvements sont en quelque sorte des dépendances de cet organe. Mais bientôt après, Magendie, en poursuivant ses investigations sur les fonctions de l'encéphale, constata que des perturbations analogues, tout en offrant un caractère différent, peuvent être déterminées par la section des corps striés, organes qui n'ont rien de commun avec le cer-

Mouvements provoqués par les lésions des corps striés.

(1) Saucerotte fut le premier à remarquer cette tendance au recul chez les Animaux dont le cervelet avait subi des lésions profondes (a). En 1823, Fodera l'observa également (b), et bientôt après Magendie la mit en pleine évidence par ses expériences sur les effets produits par la section transversale des pédoncules cérébelleux (c).

(a) Saucerotte, *Mémoires sur les contre-coups dans les lésions de la tête* (*Mémoires sur les sujets de prix proposés par l'Académie de chirurgie*, 1778, t. IV, p. 407).
(b) Fodera, *Op. cit.* (*Journal de physiol.* de Magendie, 1823, t. III, p. 193).
(c) Magendie, *Mémoires sur les fonctions de quelques parties du système nerveux* (*Journal de physiologie*, t. IV, p. 399).

velet (1). Effectivement, les Animaux sur lesquels il pratiqua cette opération se précipitèrent en avant avec impétuosité et lui parurent incapables de maîtriser ce mouvement (2).

Magendie observa le même phénomène chez des Animaux dont il avait désorganisé les corps striés au moyen d'un agent chimique, et, en rapprochant ces faits de ceux constatés à la suite de blessures infligées aux pédoncules cérébelleux, il crut pouvoir en conclure à l'existence probable de deux foyers de forces excito-motrices antagonistes qui auraient leur siége, l'une dans le cervelet ou dans la partie adjacente de l'axe cérébro-spinal, l'autre dans les corps striés, forces qui dans l'état normal se feraient équilibre, à moins d'être mises isolément en jeu par la volonté, mais qui, ne pouvant être maîtrisées lorsque cet équilibre était détruit par la désorganisation de l'un ou de l'autre de ces foyers, forceraient l'Animal, soit à avancer, soit à reculer malgré lui, suivant que l'organe resté intact et apte à fonctionner était le cervelet ou les corps striés (3).

_____

(1) Voy. t. X, p. 308.

(2) Magendie remarqua ce phénomène à la suite de la section des faisceaux de substance blanche qui, en sortant des couches optiques, s'irradient dans les corps striés. L'Animal dont on a enlevé les lobes cérébraux et même le noyau de substance grise contenu dans les corps striés, ne présente dans ses allures rien d'anormal ; mais, dès que les fibres blanches dont je viens de parler ont été divisées, il s'élance en avant, dit Magendie, et fuit comme s'il était poussé par une force irrésistible.

(3) Magendie observa ce singulier phénomène sur des jeunes Lapins dont les deux hémisphères cérébraux, ainsi que la substance grise des noyaux caudés, avaient été enlevés sans que l'opération eût déterminé aucun changement important dans les allures de ces Animaux ; l'incision des fibres blanches sous-jacentes qui unissent les corps striés aux couches optiques fut suivie de violents mouvements de progression. Ces animaux, ajoute Magendie, se précipitaient en avant et paraissaient être dans l'impossibilité de s'arrêter (a).

Ces observations et d'autres faits constatés à la suite de la section des pédoncules cérébelleux conduisirent

(a) Magendie, _Note sur les fonctions des corps striés, etc._ (Journal de physiolo-

Ce mode d'interprétation des faits observés par Magendie ne satisfit aucun de ses contemporains, et les physiologistes varièrent leurs expériences dans l'espoir de jeter quelques nouvelles lumières sur le rôle des diverses parties de l'encéphale dans la production des mouvements volontaires.

§ 7. — Vers le milieu du siècle dernier, Pourfour du Petit avait remarqué de singuliers mouvements de rotation chez des Chiens dont il avait piqué l'un des pédoncules cérébelleux (1), et, en 1824, Magendie, sans avoir eu connaissance

Mouvements déterminés par la piqûre des pédoncules du cervelet.

Magendie à penser qu'il existe dans l'encéphale deux foyers de puissance excito-motrice dont l'un mettrait en jeu les muscles qui déterminent la progression et siégerait dans le cervelet, et dont l'autre, localisé dans les corps striés, provoquerait la contraction des muscles producteurs des mouvements de recul ; que, dans l'état normal, ces deux causes d'impulsion se feraient équilibre ou leur action serait subordonnée à la volonté ; mais qu'après la section, soit des fibres blanches situées entre les corps striés et les couches optiques, soit des fibres blanches situées entre le cervelet et la moelle allongée, l'action de l'une de ces deux puissances serait arrêtée, tandis que l'action de l'autre continuerait sans contrôle.

Longet et quelques autres physiologistes répétèrent les expériences de Magendie sur les corps striés, et

n'en obtinrent que des résultats négatifs, ou des effets dont l'explication leur sembla fournie par la cécité et la frayeur causées par l'opération (a).

Enfin M. Nothnagel, en détruisant au moyen des injections caustiques diverses parties des corps striés, a vu se produire des phénomènes analogues à ceux observés par Magendie, et il a conclu de ses expériences qu'il existe dans ces parties de l'encéphale un foyer spécial de puissance excito-motrice auquel il a donné le nom de *Nodus cursorius*, parce que, à la suite de la piqûre de ce point, les Animaux ont une propension à courir en avant jusqu'à ce qu'ils rencontrent un obstacle ou qu'ils tombent épuisés par la fatigue (b).

(1) Ce chirurgien, ayant incisé la partie moyenne de l'un des pédoncules cérébelleux et la partie adjacente du cervelet sur plusieurs

gie, 1823, t. III, p. 377). — *Leçons sur les fonctions et les maladies du système nerveux*, t. I, p. 280, etc. (1844).

(a) Longet, *Anat. et physiol. du système nerveux*, t. I, p. 515 (1842). — *Traité de physiologie*, t. III, p. 417 (1869).
— Schiff, *De vi motoria baseos encephali*, p. 4.
— Lafargue, *Essai sur la valeur des localisations encéphaliques sensoriales et locomotrices proposées pour l'Homme et les Animaux supérieurs*. Thèse, Paris, 1838.
(b) Nothnagel, *Experiment untersuchungen über die Functionnen des Gehirns* (*Archiv. für pathologische Anatomie und Physiol.*, 1874).

des observations de cet auteur, constata le même phénomène chez divers Mammifères. L'Animal sur lequel il divisa pour la première fois l'un des pédoncules cérébelleux, se mit incontinent à tourner sur lui-même sans pouvoir s'arrêter, et continua ce mouvement de rotation dans le même sens jusqu'à ce qu'il se trouvât arrêté par quelque obstacle. Lorsque l'opération avait été pratiquée à droite, l'Animal tournait du côté gauche, et lorsque le pédoncule gauche avait été divisé, la rotation avait lieu du côté droit (1) ; mais lorsque les deux pédoncules avaient été divisés, l'Animal cessait de tourner sur lui-même et restait immobile dans la position qu'on lui donnait. Enfin, Magendie trouva que la section du pont de Varole, commissure formée, comme nous l'avons vu, par la jonction des deux pédoncules cérébelleux au-dessous de la moelle allongée (2), déterminait des effets non moins remarquables : lorsqu'elle avait été pratiquée exactement sur la ligne médiane, l'Animal tournait sur lui-même, tantôt à droite, tantôt à gauche, suivant que son corps penchait de tel ou tel côté, et il restait pendant plusieurs heures dans cet état de ballottement singulier, comme si deux puissances impulsives étaient en lutte l'une avec l'autre (3).

Chiens, vit que ces Animaux ne pouvaient plus se soutenir et « se roulaient en boule » (a).

(1) Le mouvement rotatoire provoqué ainsi est souvent d'une rapidité vertigineuse. Ainsi, dans une des expériences de Magendie faite sur un Cochon d'Inde, l'Animal fit plus de soixante tours sur lui-même par minute (b).

(2) Voy. t. XI, p. 292.
(3) Au premier abord, ces phénomènes parurent faciles à expliquer; mais ils sont en réalité fort complexes et fort obscurs. Magendie, ainsi que je l'ai déjà dit, crut pouvoir rendre compte des effets produits par la section de l'un des pédoncules cérébelleux, en supposant qu'il existe dans l'encéphale

(a) Pourfour du Petit, Recueil d'observ. d'anat. et de chirurg., 1766, p. 121.
(b) Magendie, Mém. sur les fonctions de quelques parties du système nerveux (Journal de physiologie, 1824, t. IV, p. 405).

Des anomalies analogues ont été observées à la suite de blessures portant sur d'autres parties de l'encéphale. Ainsi

deux forces impulsives agissant chacune sur les muscles du côté opposé du corps, s'exerçant par l'intermédiaire de ces pédoncules, et se faisant équilibre en passant par le pont de Varole, mais devenant l'une ou l'autre prédominante lorsque son antagoniste était affaiblie ou détruite par la section du pédoncule correspondant (a). Serres se contenta d'une hypothèse beaucoup plus simple : il pensa que le mouvement rotatoire était dû à la paralysie des muscles des membres de l'un des côtés du corps et à l'excitation de ceux du côté opposé (b). Cette interprétation paraissait séduisante au premier abord, car théoriquement elle pouvait rendre compte du mode de locomotion en question, et elle s'accordait, d'une part, avec les résultats fournis par l'autopsie de plusieurs hémiplégiques, et, d'autre part, avec divers faits constatés expérimentalement sur des Chiens et des Chevaux. Elle fut corroborée par les recherches de Lafargue, qui chercha plus attentivement que ne l'avaient fait ses prédécesseurs à se rendre compte du mécanisme de ces mouvements anormaux, et qui présenta à ce sujet des remarques fort judicieuses. Ayant observé que les Animaux dont l'un des pédoncules cérébelleux a été coupé, tombent souvent du côté opposé, cet auteur ajoute : « Il suffit de réfléchir sur le mécanisme de la locomotion normale des Quadrupèdes pour voir que, étant donné deux

conditions : la chute sur un côté paralysé et l'activité isolée de deux membres du côté opposé, les efforts de ceux-ci produiront la rotation selon l'axe, par cela même qu'ils agiront seuls en poussant tout le corps vers le côté faible. Supposez qu'un Lapin paralysé du côté gauche (par la section du pédoncule droit), tombe sur ce côté (gauche), les membres droits occupant le plan supérieur pousseront à gauche et en bas, et dans leurs premiers efforts ils feront décrire au corps un quart de cercle, de manière à mettre le ventre en l'air; l'impulsion de droite à gauche répétée, faisant exécuter de nouveaux mouvements en quart de cercle, les extrémités paralysées, le dos, les membres sains, le ventre, occuperont successivement le plan supérieur, ainsi de suite, et le mouvement rotatoire résultera de cette succession (c). » Quelques années après la publication des travaux dont je viens de parler, Longet démontra que les mouvements de manège ou de rotation ne dépendaient pas d'une paralysie partielle des membres, car, en plaçant sur le dos un Animal dont l'un des pédoncules cérébraux avait été coupé, il vit distinctement les pattes des deux côtés s'agiter d'une manière désordonnée, mais avec une égale énergie apparente (d). Cet auteur proposa alors une théorie nouvelle du phénomène; mais en cela il ne fut pas plus heureux que ses devanciers.

(a) Magendie, *Précis élémentaire de physiologie*. t. I, p. 409 (1836).
(b) Serres, *Anatomie comparée du cerveau*, t. II, p. 617 et suivantes.
(c) Lafargue, *Op. cit.* Thèse, 1838.
(d) Longet, *Traité de physiologie*, t. III, p. 401.

Flourens remarqua des mouvements de tournoiement chez des Mammifères, des Oiseaux et des Reptiles sur lesquels il avait pratiqué l'ablation de l'un des lobes optiques (1), et le même phénomène est déterminé par la piqûre de ces organes. On doit à Baudelot des expériences très-curieuses sur les effets produits par ces blessures chez les Épinoches (2) et je citerai également ici des faits du même ordre observés par M. Vulpian à la suite de piqûres faites à l'isthme cérébral (3). Il est également à noter que tantôt la rotation a lieu du côté de la blessure, tantôt du côté opposé (4).

Analyse de ces mouvements désordonnés.

§ 8. — Les mouvements exécutés par les Animaux aux

(1) Flourens ne donna que peu de détails sur ces expériences, mais il nota que les Animaux tournaient du côté opéré, tandis que la perte de la vue qui survenait également par suite de l'ablation du lobe optique n'existait que du côté opposé (a).

(2) Baudelot constata que l'ablation de la voûte des lobes optiques ne détermine chez ces Poissons aucun désordre dans les mouvements, mais que des blessures portant sur le plancher de l'un de ces lobes sont suivies de mouvements continus de roulement. Chez les Épinochettes, cette rotation autour de l'axe du corps a lieu en général de vingt-cinq à quarante fois par minute, mais parfois on compte jusqu'à cent et même cent vingt révolutions par minute, et d'autres fois ce phénomène alterne avec des mouvements de manége (b).

(3) Dans une des expériences faites sur des Têtards par M. Vulpian, l'Animal vécut plus de trois mois après l'opération, et, pendant tout ce temps, les mouvements de roulement (ou rotation autour de l'axe longitudinal du corps) se manifestèrent. Le trouble produit dans les autres fonctions par la piqûre unilatérale de l'isthme encéphalique fut si peu grave, que les métamorphoses s'accomplirent de la manière normale (c).

(4) M. Vulpian a appelé, avec raison, l'attention des physiologistes sur les variations dans la direction des mouvements de tournoiement provoqués par des blessures infligées aux mêmes parties, non-seulement chez les Animaux de classes différentes, mais parfois aussi chez le même individu (d).

(a) Flourens, *Recherches expérimentales sur le système nerveux*, p. 151 et suiv. (édition de 1824).

(b) Baudelot, *Recherches expérimentales sur les fonctions de l'encéphale des Poissons* (*Comptes rendus de l'Acad. des sc.*, 1863, t. LVII, p. 949).

(c) Vulpian, *Leçons sur le système nerveux*, p. 863.

(d) Id., *ibid.*, p. 585 et suiv.

quels des blessures de ce genre ont été infligées se rapportent à trois types principaux; savoir : le mouvement de manége, le pivotement sur place, et le roulement ou rotation autour de l'axe longitudinal du corps. Dans le premier cas, l'Animal décrit des cercles dont le rayon est plus ou moins grand; dans le second cas, il n'avance pas, et, tout en conservant sa position normale, il tourne sur lui-même en pivotant sur le train postérieur; enfin, dans le troisième cas, il tombe sur le flanc, puis sur le dos, et, à raison de l'impulsion même, complète la rotation latérale pour retomber aussitôt du même côté et pour recommencer ensuite un autre cycle d'évolutions semblables.

Avant d'examiner quelles sont les conséquences que l'on peut tirer de ces phénomènes relativement au rôle des diverses parties de l'encéphale dans la production des mouvements généraux, il est nécessaire d'analyser avec attention ce qui se passe alors dans le système musculaire, et de chercher à se rendre compte ainsi des actions nerveuses qui sont mises en jeu (1). Or, en poursuivant cette étude,

---

(1) Pour l'intelligence de ces phénomènes singuliers, il est nécessaire d'examiner en premier lieu comment le mouvement de manége peut être produit, et, pour faciliter l'étude du mécanisme de ce genre de locomotion, il est bon de prendre en considération soit un Bipède, soit un Quadrupède dont l'allure est l'amble. La progression en ligne droite ne peut s'effectuer que si les membres locomoteurs, dont l'action alterne, fonctionnent d'une manière également efficace, et cette égalité n'est pas facile à maintenir. Chacun de nous, dans ses jeux d'enfance, a pu reconnaître que, sans le secours de la vue, on ne parvient jamais à suivre pendant longtemps une même direction; sans s'en apercevoir, on dévie à droite ou à gauche, suivant que les accidents du terrain ou d'autres circonstances rendent prédominante l'action de l'une ou de l'autre jambe, ou que l'un de ces leviers travaille plus efficacement que l'autre, soit à raison de la puissance plus considérable de ses muscles, soit par suite de sa plus grande extensibilité. On conçoit donc que toute cause de nature à rompre l'équilibre entre les propulseurs de droite et ceux de gauche, soit en diminuant le travail relatif effectué par l'un d'eux, soit en l'augmentant, puisse déterminer une progression circulaire et faire

on constate facilement que le manque de coordination peut dépendre de causes très-différentes. Ainsi, tantôt le mouvement de manége est causé par un développement excessif de force excito-motrice et d'une répartition inégale de cette force des deux côtés de l'organisme, dont résulte, dans certains muscles, une contraction tétanique qui est une cause d'immobilité partielle ou complète pour le membre auquel ces muscles appartiennent, tandis que les muscles correspondants du côté opposé fonctionnent d'une façon normale. D'autres fois, il y a au contraire insuffisance d'action excito-motrice, et par conséquent faiblesse d'un côté, pendant que du côté opposé cette même action stimulante est

décrire à l'Animal des cercles dont le rayon sera d'autant plus court que l'inégalité sera plus grande. Des effets analogues, mais d'un caractère différent, seront produits si les pattes de l'un des côtés du corps cessent de fonctionner, tandis que celles du côté opposé agissent de façon à soulever le corps et à le jeter de côté; seulement, dans ce cas, ce sera le mouvement de roulement et non le mouvement de manége qui se produira. Enfin, le pivotement sur place pourra résulter d'une série de mouvements obliques exécutés par les deux membres antérieurs et l'un des membres abdominaux pendant que le quatrième levier reste immobile. Dans tous les cas, le tournoiement sera dû à une certaine inégalité entre le travail utile réalisé par les deux moitiés latérales de l'appareil locomoteur. Or, cette inégalité peut être produite de plusieurs manières : par l'affaiblissement des muscles moteurs de l'un de ces leviers locomoteurs; par la contraction permanente des mêmes muscles, qui empêche le raccourcissement et l'allongement alternatif du propulseur; ou bien encore par la mise en jeu des muscles qui placent le membre dans des conditions défavorables à son fonctionnement, par exemple en le raccourcissant ou en l'empêchant d'exécuter des oscillations pendulaires suivant un même plan. Par conséquent, l'insuffisance de l'action nerveuse excito-motrice exercée sur les muscles de l'un des membres locomoteurs peut amener, quant à la direction du mouvement de progression, le même résultat que la surexcitation tétanique des mêmes muscles; et du seul fait de l'établissement d'un mouvement rotatoire, ou d'un mouvement de manége à la suite de la blessure d'une partie déterminée de l'encéphale, on ne saurait rien inférer quant aux propriétés excito-motrices de la partie lésée, car la lésion peut avoir agi en diminuant ou en augmentant l'action de cette partie, ou en établissant dans sa substance ou dans la substance des parties adjacentes de l'encéphale un état d'excitation anormale.

plus grande que d'ordinaire. Enfin, la surabondance de la force excito-motrice employée à mettre en action certains muscles ou groupes de muscles, peut dépendre, soit de l'action anormale du foyer producteur de cette force, soit d'une diminution dans le travail producteur de la force modératrice correspondante, ou d'une interruption dans les communications établies entre le siége de ce travail et la partie sur laquelle cette dernière force est destinée à exercer son influence.

On conçoit donc que les désordres dans les mouvements, dont les physiologistes ont cherché à tirer des conséquences, relativement aux fonctions des diverses parties de l'encéphale, puissent dépendre de causes très-diverses et être d'une interprétation incertaine. Mais les difficultés que l'on rencontre dans cette étude ne dépendent pas seulement des circonstances que je viens d'indiquer : il y a une autre cause d'erreur, dont la plupart des expérimentateurs ne se sont pas préoccupés et dont il est cependant nécessaire de tenir grand compte. Ainsi que M. Brown-Séquard l'a fait remarquer, les effets produits par la destruction d'une partie de l'encéphale ne dépendent pas nécessairement de l'abolition des fonctions spéciales exercées par elles; ils peuvent être dus à une excitation morbide ou autre que la lésion locale exerce sur une partie éloignée dont l'activité vitale se trouve ainsi accrue ou diminuée (1).

(1) M. Brown-Séquard, dont l'esprit pénétrant a été particulièrement appliqué à l'investigation des propriétés du système nerveux, soit à l'état normal, soit à l'état pathologique, a été aussi le premier à appeler l'attention des expérimentateurs sur la nécessité de ne pas confondre, ainsi qu'ils l'ont souvent fait, les effets dus à l'excitation traumatique d'un centre nerveux avec les effets résultant de l'ablation de ce même centre (a). Ce physiologiste éminent est allé jusqu'à dire que, dans l'état

(a) Brown-Séquard, *Experimental researches applied to physiology and pathology*, p. 23 (1863).
— *Remarques sur la physiologie du cervelet et du nerf auditif* (Journal de physiol., 1862, t. V, p. 485).

Troubles
déterminés
par
les lésions
des canaux
semi-
circulaires.

§ 9. — Une des expériences faites par Flourens, il y a un demi-siècle, mais dont on n'a pas suffisamment tenu compte, démontre clairement que l'action excito-motrice dont dépendent les mouvements désordonnés de ce genre, peut être développée à distance par cette espèce d'induction nerveuse.

Déjà, en 1824, ce physiologiste avait constaté que la division ou même la simple piqûre de l'un des canaux semi-circulaires de l'oreille interne détermine, d'abord dans la tête, puis dans l'ensemble de l'appareil locomoteur, des mouvements désordonnés fort analogues à ceux observés chez les Animaux privés de leur cervelet ou dont l'un des pédoncules cérébelleux avait été divisé (1).

actuel de nos connaissances, on ne peut tirer d'expériences de ce genre aucune conclusion digne de confiance relativement à la localisation de la puissance excito-motrice spéciale à telle ou telle partie du système musculaire, soit dans le cervelet, soit dans toute autre partie de l'encéphale (a).

(1) Ayant mis à découvert avec soin les canaux semi-circulaires sur un Pigeon, Flourens coupa le canal horizontal des deux côtés. « Chacune de ces sections, ajoute cet auteur, fut accompagnée d'une douleur aiguë et d'un mouvement horizontal de la tête, laquelle se portait de droite à gauche et de gauche à droite avec une rapidité inconcevable. Ce mouvement ne dura pas toujours : quelquefois, la tête restait un moment en repos ; mais, pour peu que l'Animal voulût se mouvoir, le bran-

lement singulier de la tête revenait soudain. L'Animal voyait, entendait, et paraissait conserver toutes ses facultés intellectuelles et sensitives. Son corps était dans un parfait équilibre durant la simple station ; mais, dès que l'Animal commençait à marcher, la tête recommençait à s'agiter, et cette agitation de la tête s'accroissant avec les mouvements du corps, et se communiquant bientôt à toutes les parties, toute démarche, tout mouvement régulier, finissait par devenir impossible, à peu près comme l'on perd l'équilibre et la stabilité de ses mouvements quand on tourne quelque temps sur soi-même ou qu'on secoue violemment la tête. Quelquefois effectivement, l'Animal se bornait à tourner sur lui-même, et en tournant il perdait l'équilibre, tombait et se roulait, ou se débattait longtemps sans pouvoir

(a) Brown-Séquard, *Introduction à une série de mémoires sur la physiologie et la pathologie des diverses parties de l'encéphale* (*Archives de physiologie*, 1877, série II, t. IV, p. 409 et suiv).

Plus récemment, M. Brown-Séquard a constaté que des effets analogues peuvent résulter d'une blessure du nerf auditif, et il a montré que c'est à la lésion de la portion terminale de ce nerf, logée dans les canaux semi-circulaires, qu'il faut attribuer les phénomènes observés par Flourens.

Enfin, d'autres expériences ont permis de constater que la direction du mouvement rotatoire provoqué par ces lésions varie suivant que l'excitation traumatique a porté sur tel ou tel canal semi-circulaire.

Or, nous savons que le nerf acoustique prend naissance d'un amas ou noyau de substance grise situé dans le bulbe rachidien, très-près du foyer initial des nerfs pneumogastriques et des nerfs hypoglosses (1), où s'effectuent des

réussir à se relever et à se tenir d'aplomb. La ressemblance de cette dernière partie du phénomène avec les phénomènes du cervelet pouvait faire croire à quelque lésion, sinon directe, du moins indirecte de cet organe. J'examinai donc le cervelet avec le plus grand soin : il me parut dans un état d'intégrité parfait (a). » Récemment, les effets produits par les lésions des canaux semi-circulaires ont été étudiés avec plus de soin par MM. Sowenberg, Cyon, Goltz et par plusieurs physiologistes (b). J'aurai à en parler de nouveau lorsque je m'occuperai des causes des sensations de vertige.

(1) Voy. t. XI, p. 284.

(a) Flourens, *Expériences sur le système nerveux*, 1825, p. 44 et suiv.
(b) Vulpian, *Leçons sur le système nerveux*, p. 601.
— Goltz, *Ueber die physiologische Bedeutung der Bogengänge des Ohrlabyrinths* (*Archiv für gesammte Physiologie*, 1878, p. 172).
— Löwenberg, *Ueber die nach Durchschneidung der Bogengänge des ohrlabyrinthes auftretenden Bewegungs störungen* (*Archiv für Augen und Ohrenheilkunde*, 1872, t. III).
— Lussana, *Sui canali semi-circulari ricerche fisio-pathologice*, 1872.
— Cyon, *Ueber die Function der halbzirkelförmigen Canale* (*Pflueger's Archiv der physiologie*, 1873, t. VIII, p. 306).
— Bœttcher, *Sur la section des canaux semi-circulaires du labyrinthe de l'oreille interne et sur les hypothèses qui s'y rattachent* (*Journal* de Robin, 1875, p. 203).
— Mach, *Versuch über den Gleichgewichtssinn* (*Sitzungsbericht der Wiener Akad.*, 1874, t. LXIX, 2, p. 121).
— Crum Brown, *On the sense of rotation and the anat. and physiol. on the semicircular canals of the internal Ear* (*Journal of anat. and physiol.*, 1874, t. VIII, p. 327).
— Breuer, voy *Anzeiger der K. Gesellschäft der Aerzte*, 1873, n° 7.
— Cyon, *Rech. expériment. sur les fonctions des canaux semi-circulaires*, 1878.

actions nerveuses réflexes dont résultent certains mouvements déterminés (1). Nous avons constaté également qu'il existe dans cette région de l'axe cérébro-spinal un foyer excito-moteur très-considérable, dont l'influence, susceptible d'être mise en jeu par des incitations sensitives, s'exerce sur les muscles de l'appareil locomoteur (2). Il est donc présumable que les mouvements spéciaux, provoqués par l'irritation de la portion terminale des nerfs acoustiques, dépendent de l'excitation de certaines parties de ce foyer excito-moteur, déterminée par l'activité fonctionnelle de ces nerfs centripètes, et que ces mouvements sont par conséquent le résultat d'une action nerveuse réflexe dont le siége est dans la portion bulbaire de la moelle allongée (3).

Il a été constaté, d'autre part, que l'excitation mécanique de cette même partie de la moelle allongée, ou de points qui en sont très-voisins, peut déterminer des mouvements rotatoires analogues à ceux que provoquent les excitations sensitives venant de l'oreille interne (4).

Expériences de M. Onimus. § 10. — Des expériences faites avec beaucoup de soin par M. Onimus mettent bien en évidence ce dernier fait, et sont d'autant plus instructives qu'ayant été pratiquées sur des Grenouilles, Animaux dont le cervelet est rudimentaire et n'exerce aucune influence appréciable sur les mouvements

(1) Voy. ci-dessus, p. 142 et suiv.
(2) Voy. ci-dessus, p. 132 et suiv.
(3) Vulpian, *Leçons sur le système nerveux*, p. 601.
(4) Un fait non moins important à noter et dont on doit la connaissance à MM. Brown-Séquard et Martin Magron, c'est que l'arrachement du nerf facial provoque également le tournoiement et le roulement.

Ces auteurs ont trouvé que, chez le Lapin, l'arrachement du nerf facial d'un côté détermine un mouvement de manége dirigé du côté lésé, et que l'arrachement du même nerf des deux côtés est suivi d'un mouvement de roulement. L'expérience ne réussit pas sur les Chiens, parce que, chez ces Animaux, le nerf se déchire dans le rocher (a).

(a) Martin Magron et Brown-Séquard, *Du tournoiement, etc. (Comptes rendus de la Soc. de biologie*, 1849, t. I, p. 133).

généraux, on ne saurait attribuer à un trouble dans les fonctions coordinatrices de ce dernier organe les phénomènes qui se manifestent.

M. Onimus a vu que, si l'on pique ou si l'on lèse profondément des deux côtés l'isthme encéphalique, certaines parties de l'appareil musculaire sont excitées de façon à se contracter d'une manière intermittente, et par conséquent mettent en jeu les leviers locomoteurs correspondants, tandis que d'autres muscles, stimulés d'une manière plus intense, sont mis dans un état de contraction spasmodique continu, et deviennent ainsi tantôt des instruments inutiles, tantôt même des obstacles au mouvement progressif. De là une inégalité dans les impulsions imprimées aux deux moitiés de l'appareil locomoteur, et de là aussi lenteur ou immobilité d'un côté pendant que l'autre côté avance avec plus ou moins d'impétuosité.

Ainsi, M. Onimus a vu que ces blessures pratiquées des deux côtés déterminent une contraction tonique ou continue des muscles de l'un et l'autre côté du corps ; les quatre membres restent ramassés contre le tronc, et lorsque l'Animal est placé dans l'eau, il tombe au fond, où il reste immobile. Mais, si l'on pratique la lésion d'un seul côté seulement, cet effet ne se produit que sur les muscles du même côté ; ceux-ci, tout en n'étant pas paralysés, sont limités dans leurs mouvements, tandis que ceux du côté opposé continuent à obéir pleinement aux incitations de la volonté ou des actions excito-motrices réflexes, et par conséquent impriment à ce côté du corps un mouvement énergique, tandis que le côté opposé ne se déplace que par suite du jeu des muscles du côté sain : inégalité dont résulte un roulement de l'Animal sur lui-même (1).

(1) Le travail de M. Onimus est accompagné de figures qui représentent les positions prises par les Grenouilles sous l'influence de telle

Dans beaucoup d'expériences analogues faites sur des Mammifères, on a remarqué, sinon la contraction permanente ou tétanique d'une partie du système musculaire du côté entravé, tout au moins une certaine roideur qui devait produire, à un moindre degré, des effets analogues, et qui démontre une continuité dans l'action de la force excito-motrice. Nous devons donc penser que, dans ces circonstances, de même que dans les expériences de M. Onimus, le centre excito-moteur, stimulé par les effets de la blessure de la partie lésée de l'encéphale, comme il aurait pu l'être dans l'état normal par la volonté ou par des actions nerveuses réflexes, se développe d'une manière intermittente d'un côté de l'encéphale, et détermine dans la moitié de l'appareil moteur placée sous l'empire de cette partie un travail efficace, tandis que de l'autre côté la même force excito-motrice se développe d'une manière presque continue et détermine ainsi, dans certains muscles ou portions de muscles, un état de contraction permanente incompatible avec leur fonctionnement utile (1).

§ 11. — Les perturbations musculaires déterminées par les blessures des corps striés, paraissent devoir être expliquées de la même manière. Les corps striés se relient à la partie antérieure de la moelle allongée par l'intermédiaire des fibres conductrices dont se composent essen-

Explication d'autres perturbations.

ou telle lésion, et qui rendent faciles à suivre les perturbations déterminées de la sorte (a).

(1) M. Schiff s'est souvent occupé de l'étude de ces divers mouvements anormaux, et il les attribue, pour la plupart, à la paralysie partielle ou complète de certains groupes de muscles, qui coïnciderait avec une forte excitation d'autres parties de l'appareil de la locomotion; ses vues à ce sujet ont été discutées attentivement par M. Vulpian et ne me paraissent pas être satisfaisantes (b).

(a) Onimus, *Recherches expérimentales sur les phénomènes consécutifs à l'ablation du cerveau et sur les mouvements de rotation (Journal d'anat. et de physiol.* de Robin, 1871, p. 669 et suiv.).

(b) Vulpian, *Leçons sur la physiol. du système nerveux,* p. 593.

tiellement les couches optiques, et l'on conçoit qu'une force nerveuse, développée dans ces organes par une irritation locale, pourrait de la sorte agir comme stimulant sur des parties de l'appareil excito-moteur constitué par la moelle allongée.

Cette hypothèse, relative au mode de production des mouvements rotatoires et des autres phénomènes du même ordre, nous permet également de comprendre comment des effets de ce genre, qui ne diffèrent pas essentiellement entre eux, peuvent être déterminés par des lésions excitantes dont les siéges varient beaucoup (1). Or, le bulbe rachidien, les pédoncules qui relient au cervelet la partie supérieure ou dorsale de ce bulbe et les corps striés qui sont situés assez loin en avant de son extrémité antérieure, le pont de Varole et les nerfs auditifs, ne sont pas les seuls organes encéphaliques dont les lésions stimulantes puissent causer l'apparition de mouvements de manége ou de mouvements rotatoires. Ainsi que nous l'avons déjà vu, des effets analogues peuvent être produits par des lésions unilatérales des couches optiques, des tubercules quadrijumeaux ou lobes optiques, des hémisphères cérébraux et des nerfs optiques, ainsi que de points très-variés de la moelle allongée; or, toutes ces parties de l'axe cérébro-spinal sont en relations plus ou moins intimes avec le foyer excito-moteur dont l'action provoque directement la mise en jeu des muscles locomoteurs, et par conséquent on conçoit facilement que le développement de force nerveuse, déterminé dans l'une quelconque d'entre elles, puisse agir

(1) M. Brown-Séquard a constaté que l'irritation produite sur la substance grise du myélaxe par le contact de l'air suffit pour déterminer chez les Oiseaux, dans les mouvements locomoteurs, des désordres analogues à ceux causés par les lésions graves du cervelet (a).

(a) Brown-Séquard, *Experimental researches*, p. 79.

comme stimulant sur une partie correspondante de l'appareil excito-moteur céphalo-rachidien, et développer dans celui-ci les actions propres à faire contracter, plus ou moins énergiquement, certains muscles déterminés (1).

Ces considérations sont également applicables à l'explication des perturbations résultant des plaies faites au cervelet ou aux pédoncules par l'intermédiaire desquels cet organe communique avec le foyer excito-moteur situé dans le bulbe rachidien. Par conséquent, l'hypothèse de l'existence d'un pouvoir coordinateur spécial dans le cervelet, proposée par Flourens, paraît être inutile, et toute hypothèse inutile doit être abandonnée.

La coordination des mouvements est subordonnée à certaines relations entre la puissance excito-motrice et l'action arrestative. § 12. — Je suis donc porté à croire que la puissance régularisatrice des mouvements locomoteurs et préhenseurs n'est pas localisée dans le cervelet; que les effets attribués à cette force spéciale, loin de dépendre d'une cause unique, peuvent être dus à un défaut d'harmonie entre l'excitabilité de parties diverses de la région excito-motrice de la moelle allongée et le degré d'excitation produite sur ces foyers par les parties circonvoisines de l'encéphale. Le bon gouvernement du travail moteur effectué par le système musculaire est une résultante dont les facteurs principaux sont l'excitabilité du foyer excito-moteur, la puissance nerveuse apte à mettre cette excitabilité en jeu, et le pouvoir arrestateur, également de source nerveuse, qui est susceptible de déterminer le ralentissement du travail producteur de force excito-motrice, ou de contre-balancer les effets de cette force.

J'ajouterai que les causes déterminantes de ces divers

_____

(1) Des vues très-judicieuses relatives aux phénomènes de cet ordre ont été publiées dès 1852 par M. Brown-Séquard (a).

(a) Brown-Séquard, *Experimental researches applied to physiology*, p. 19.

mouvements anormaux paraissent avoir beaucoup d'analogie avec celles dont dépendent les sensations de vertige, et que plusieurs physiologistes les considèrent comme étant une conséquence de phénomènes de ce genre ou d'impressions inconscientes du même ordre. Mais cette hypothèse ne me satisfait pas, et je ne crois pas nécessaire de m'y arrêter ici (1).

§ 13. — En résumé, les mouvements locomoteurs et préhensifs résultent des contractions coordonnées simultanément ou successivement d'un ou de plusieurs groupes de muscles, contractions qui sont provoquées par l'activité fonctionnelle des nerfs moteurs. Résumé.

Dans l'état normal de l'organisme, l'activité fonctionnelle de ces nerfs est à son tour déterminée par une puissance nerveuse excito-motrice développée dans certains foyers d'innervation, dont le plus important, chez les Vertébrés, est situé dans la portion post-cérébrale de l'axe cérébro-spinal, et acquiert le plus d'importance dans la partie antérieure ou bulbaire de cet axe.

La coordination normale, ou gouvernement des mouvements déterminés par ce foyer excito-moteur, dépend de la grandeur relative de plusieurs forces nerveuses dont

____

(1) Henle, puis Gratiolet et Leven ont attribué le mouvement de rotation et les autres mouvements analogues à des troubles dans le sens de la vue causés par les lésions de l'encéphale (a), et M. Cyon les considère comme étant dus à une espèce de vertige d'un autre genre. Pour plus de détails à ce sujet je renverrai à l'un des ouvrages de M. Vulpian, et au travail de M. Cyon que j'ai déjà eu l'occasion de citer (b).

(a) Gratiolet et Leven, *Sur les mouvements de rotation sur l'axe que déterminent les lésions du cervelet (Comptes rendus de l'Acad. des sc.,* 1860, t. LI, p. 917).

(b) Vulpian, *Leçons sur la physiologie du système nerveux,* p. 595 et suiv.

— Cyon, *De choreâ indoli.* Diss. inang., Berlin, 1864.

— Lussana, *Op. cit. (Journ. de physiol.,* 1862, t. V, p. 438).

— Cyon, *Sur les fonctions des canaux semi-circulaires et sur leur rôle dans la formation de la notion de l'espace (Annales des sciences naturelles,* 1878, t. VI, article n° 8).

l'une est produite sur place par le susdit foyer, tandis que les autres ont leur source dans des parties plus ou moins éloignées du système nerveux et sont de deux sortes, savoir : 1° des forces stimulantes qui tendent à activer le travail vital effectué par l'organe excito-moteur ; 2° une puissance sédative ou restrictive qui tend à arrêter ce travail ou à en contre-balancer les effets.

Les forces nerveuses stimulantes du travail excito-moteur sont : d'une part, les impressions sensitives qui se propagent de la périphérie de l'organisme vers le centre excito-moteur et y déterminent des actions réflexes ; d'autre part, des incitations dont la source est dans des cellules nerveuses en relation avec le susdit centre.

Les stimulants du travail excito-moteur qui sont susceptibles d'exercer cette influence sont la volonté et d'autres puissances nerveuses dont la source principale, chez les Vertébrés, est aussi dans le cerveau ou dans le cervelet (1), mais dont le développement peut avoir lieu d'une manière inconsciente.

Le travail vital dont résulte le développement de l'une de ces forces accélératrices du travail excito-moteur, de même que l'excitabilité de l'organe dans lequel ce dernier travail s'effectue, peuvent être augmentés d'une manière anormale par certains états pathologiques des parties circonvoisines du système nerveux qui sont en relation avec l'un ou l'autre de ces centres.

La force nerveuse restrictive ou suspensive du travail

----

(1) Le *nystagmus*, ou clignement convulsif des yeux, est une conséquence de diverses lésions de l'encéphale peut-être déterminées par la faradisation de l'écorce grise du cervelet (*a*). Dans les expériences traumatiques faites sur ce dernier organe, les mouvements désordonnés des yeux ont été remarqués par beaucoup d'autres physiologistes.

(*a*) Ferrier, *Experimental researches*, p. 65.

excito-moteur peut être développée soit dans le myélaxe, soit dans l'encéphale.

Le bon gouvernement des actions musculaires, c'est-à-dire la coordination de ces mouvements qui les rend aptes à remplir leurs fonctions comme instruments de locomotion, de préhension ou d'expression, dépend de l'existence de certaines relations de grandeur entre les trois puissances nerveuses : productrice, stimulante et restrictive.

La grandeur de la force productive d'un foyer excito-moteur dépend, toutes choses égales d'ailleurs, de son degré d'excitabilité, et cette excitabilité est subordonnée à l'activité du travail nutritif dont la substance constitutive du susdit centre nerveux est le siége, et dont la puissance à son tour dépend en partie de l'abondance du sang vermeil en circulation dans cette substance.

Par conséquent, lorsque l'excitabilité d'un centre excito-moteur est exaltée d'une manière anormale, soit par les effets de l'hyperhémie, soit autrement, l'harmonie entre ces diverses forces et qui est nécessaire à la coordination des mouvements, peut être rompue. Ainsi des contractions, qui, pour être utilisables, doivent être modérées, peuvent être déterminées d'une manière violente par une excitation volitionnelle ou réflexe, dont les effets, dans les circonstances ordinaires ou lorsqu'elle est dirigée sur d'autres foyers excito-moteurs, ne produisent que des mouvements très-faibles.

§ 14. — Dans la précédente leçon, nous avons vu que la puissance nerveuse restrictive est développable dans la moelle allongée (1). Mais elle paraît aussi avoir d'autres sources, et pour nous rendre compte des résultats produits par les blessures de l'appareil cérébelleux, ainsi que des effets déterminés par la section partielle ou complète

Diversité des sources du pouvoir arrestateur.

(1) Voy. ci-dessus, p. 273 et suiv.

des corps striés, ou par la blessure de quelques autres parties de l'encéphale, il faut chercher si ces divers organes sont susceptibles d'exercer sur les foyers excito-moteurs une influence analogue.

Pour le cerveau, cela est présumable. Chacun sait qu'une commotion cérébrale violente peut arrêter non-seulement l'exercice de la volonté et de la faculté de sentir, mais affaiblir ou suspendre l'excitabilité réflexe. Dans certains cas, des accidents de ce genre causent un grand ralentissement des mouvements automatiques et peuvent même suspendre les contractions du cœur. Or, sans l'interruption d'une action sédative de ce genre, lorsque les communications directes entre les lobes cérébraux et les foyers excito-moteurs du mésocéphale ont été rompues en totalité ou d'un côté seulement, par suite de la section complète ou unilatérale des corps striés, il me paraîtrait difficile de comprendre comment ces opérations auraient pu être la cause des mouvements violents et continus de locomotion en apparence involontaire dont les Animaux auxquels Magendie avait divisé ces parties de l'encéphale, nous ont présenté le singulier spectacle. Si ce phénomène dépendait seulement d'une excitation déterminée dans certains foyers excito-moteurs de la moelle allongée par l'irritation morbide des parties de l'encéphale avoisinant la blessure, on devait s'attendre à les voir se manifester avec la même violence lorsqu'on irrite directement les susdits centres; or, ce résultat ne s'obtint pas.

Les désordres dans les mouvements de locomotion qui suivent l'ablation du cervelet me paraissent dépendre principalement de l'irritation de la moelle épinière déterminée par les suites de l'opération (1); mais il est probable que le

_____

(1) M. Vulpian pense que le désordre dans les mouvements qui se font remarquer à la suite des lésions du cervelet dépend non de la perte

défaut d'équilibration de ces actes, dont Flourens fut si vivement frappé, dépend en partie de l'interruption d'une action modératrice exercée par cet organe sur certains centres excito-moteurs de la moelle allongée.

Ces vues sont corroborées par les expériences de M. Lussana, qui parvint à conserver en vie pendant plusieurs mois un Dindon adulte auquel il avait enlevé la presque totalité du cervelet. L'Animal ne pouvait ni se tenir debout, ni utiliser les mouvements de ses membres pour marcher ou pour voler, et les tentatives qu'il faisait parfois pour saisir les aliments montraient qu'il n'était plus le maître de proportionner l'action de ses muscles à l'étendue des mouvements qu'il voulait accomplir (1).

La diversité des causes qui paraissent contribuer à empêcher la coordination normale des mouvements de locomotion et à déterminer soit la rotation, soit d'autres phénomènes analogues, nous aidera à concevoir comment des effets très-différents peuvent résulter parfois de lésions qui intéressent les mêmes parties de l'encéphale, et qui ne présentent entre elles aucune différence appréciable. D'ordinaire, à la suite d'une section unilatérale, soit des corps

d'une faculté régulatrice dont cet organe jouirait, mais d'une irritation morbide déterminée par ces lésions dans les parties adjacentes de l'isthme cérébral qui président aux mouvements de locomotion (a).

(1) M. Lusana fait remarquer que l'altération des fonctions locomotrices et préhensives ne tenait pas à un désordre dans les mouvements, mais à la difficulté extrême que l'Oiseau éprouvait pour les adapter à la réalisation de l'acte que celui-ci voulait réaliser. Il attribue ces accidents et les autres phénomènes du même ordre à la perte de ce qu'il appelle le *sens musculaire*, c'est-à-dire le sentiment de la résistance et la faculté de graduer l'effort musculaire à produire proportionnellement à cette résistance ou à la grandeur de l'effet à produire. Enfin, il pense que le cervelet a principalement pour fonction l'exercice de ce sens musculaire (b).

(a) Vulpian, *Leçons sur le système nerveux*, p. 637.
(b) Lussana, *Leçons sur les fonctions du cervelet* (*Journal de physiologie* de Brown-Séquard, 1862, t. V, p. 421).

striés, soit des pédoncules cérébelleux, l'Animal tourne sur lui-même du côté opposé, et continue à exécuter de la même manière ce mouvement jusqu'à ce que, épuisé par la fatigue, il s'arrête pour recommencer bientôt le même manége soit spontanément, soit sous l'influence stimulante d'une sensation douloureuse ou de toute autre excitation analogue. Mais parfois, au lieu de tourner alors du côté intact, il tourne du côté opposé, de telle sorte que l'effet produit par la blessure de l'encéphale, au lieu d'être croisé, devient direct. Au premier abord ce changement semble inexplicable; mais si l'on prend en considération les différences signalées précédemment dans ce que j'appellerai le mécanisme du phénomène, on peut s'en rendre facilement compte. En effet, lorsque la rotation dépend d'un développement excessif de force excito-motrice dans un centre nerveux situé du côté gauche, le résultat produit peut changer complétement de caractère suivant le degré d'excitation produite de la sorte; si cette excitation ne provoque dans les membres du côté opposé, ou dans l'un de ces membres seulement, que des contractions rhythmiques quoique violentes, les membres de ce côté seront des propulseurs plus puissants que ceux du côté opposé, et l'Animal décrira des courbes dont la concavité sera de ce dernier côté; mais si l'excitation transmise aux mêmes muscles est plus intense, les membres auxquels ceux-ci appartiennent, au lieu d'être des moteurs plus puissants que ceux du côté opposé, deviendront des obstacles à la progression, et la direction du mouvement gyratoire se trouvera renversée. Un résultat analogue pourra être amené par la faiblesse relative de la force excito-motrice développée par la partie de l'encéphale soumise à l'influence de la blessure, faiblesse due à l'insuffisance du repos restaurateur de l'appareil surmené. Des variations de cet ordre n'impliquent donc aucun changement fondamental dans la cause du désordre observé, et il n'y a pas lieu de nous en préoccuper ici.

D'autres variations dans les résultats produits par ce défaut de pondération des forces excito-motrices développées des deux côtés de l'encéphale par un même appareil pair peuvent dépendre de différences dans la structure anatomique des divers points sur lesquels porte le stimulant, différences qui ne sont pas toujours connues de l'expérimentateur. Ainsi, en piquant les couches optiques chez la Grenouille, on a observé tantôt comme d'ordinaire des effets croisés, tantôt des effets directs. Or, M. Shiff a constaté que ces variations dépendaient du point lésé : lorsqu'il retranchait la partie antérieure de l'une des couches optiques, l'Animal tournait du côté blessé, tandis qu'en opérant de la même manière sur le quart postérieur du même organe il déterminait des effets croisés, circonstance que ce physiologiste attribue à la prédominance de fibres entre-croisées dans cette dernière région et à leur infériorité numérique par rapport aux fibres longitudinales dans les trois quarts antérieurs de l'appareil.

Quelques auteurs ont appelé *sens musculaire* la faculté d'apprécier le degré de contraction qui doit être déterminé pour l'obtention du résultat voulu et la faculté de la dépense de force excito-motrice correspondante. M. Lussana attribue cette propriété physiologique au cervelet (1) ; mais les phénomènes dont l'étude vient de nous occuper ont une grande analogie avec ceux observés dans les maladies

(1) Cet auteur, ainsi que je l'ai dit précédemment, a publié des observations intéressantes sur les fonctions du cervelet, mais à mon avis il généralise beaucoup trop les conclusions qu'il en tire (a).

(a) Lussana, *Op. cit.* (*Journ. de physiol.*, 1862, t. V, p. 418).

connues sous les noms de chorée ou danse de Saint-Guy et
dans divers cas d'épilepsie; or, ces affections paraissent consister essentiellement soit en une production excessive de
force nerveuse dans un ou plusieurs foyers excito-moteurs,
soit en une exaltation des propriétés conductrices des nerfs
centrifuges ou connectifs appartenant à ces centres d'innervation. Ils peuvent être produits expérimentalement par
l'électrisation des diverses parties de la couche corticale
du cerveau, et ils sont jusqu'à un certain point comparables
aux convulsions déterminées par l'action de la strychnine
sur la moelle épinière. Dans l'état actuel de nos connaissances, les phénomènes de cet ordre ne peuvent donc nous
fournir la solution des questions relatives à la théorie de la
coordination des mouvements normaux, et au lieu de placer
confiance en des hypothèses hasardées, il me paraît préférable de confesser notre ignorance.

Il est également à noter que des mouvements de manége
se font remarquer aussi chez les Insectes lorsque les connectifs qui unissent les ganglions céphaliques aux ganglions
thoraciques ont été coupés d'un côté du corps, et cependant cette opération n'entraîne aucune paralysie (1).

§ 15. — Pour avancer davantage dans l'étude des forces
vitales qui influent sur la production, la coordination et
l'objet des mouvements affectés par les Êtres animés, il est
nécessaire de prendre en considération d'autres facultés qui,

(1) Yersin a fait sur divers Orthoptères des expériences très-intéressantes sur les effets produits par
la section de l'un des connectifs, soit
entre la tête et le prothorax, soit
plus loin en arrière (a). Des résultats
semblables ont été obtenus sur les
Dytisques par M. Faivre (b) et sur
l'Écrevisse par M. Vulpian (c).

(a) Yersin, *Rech. sur les fonctions du syst. nerveux dans les Animaux articulés*
(*Bulletin de la Soc. vaudoise des sc. nat.*, n° 41).

(b) Faivre, *Du cerveau des Dytisques, considéré dans ses rapports avec la locomo-*
tion (*Ann. des sc. nat.*, 1857, sér. 4, t. VIII, p. 250 et suiv.).

(c) Vulpian, *Leçons sur le système nerveux*, p. 789.

de même que la volonté, sont la conséquence du travail mental, notamment la faculté de sentir ou d'avoir conscience des impressions produites sur l'organisme, soit par les agents extérieurs, soit par le mode de fonctionnement des diverses parties dont cette machine animée se compose. Il nous faudra aussi examiner comment la faculté de penser s'exerce, comment l'intelligence ou l'instinct devient un mobile d'actions mécaniques, et comment les autres opérations de l'esprit se réalisent, se combinent entre elles et donnent des résultats variés, non-seulement dans l'espèce humaine, mais aussi chez les Animaux placés aux différents degrés de l'échelle zoologique. Cette étude sera complexe, longue et ardue, mais elle est nécessaire au physiologiste qui cherche à se former une idée aussi complète que possible de la nature et des propriétés vitales des Êtres animés.

Dans une prochaine leçon nous aborderons cette partie de notre tâche ; mais, avant de passer à l'examen des facultés mentales, il faut que nous nous occupions de la production des décharges électriques effectuées par divers Poissons, phénomènes qui ont beaucoup d'analogie avec les décharges de la puissance excito-motrice développée dans certains foyers de force nerveuse et transmise aux muscles dont elle détermine la contraction.

CENT VINGT-HUITIÈME LEÇON

COMMOTIONS PRODUITES PAR DIVERS POISSONS. — Observations faites à ce sujet sur les Torpilles, les Gymnotes, les Malaptérures, etc. — Preuves que ces phénomènes sont dus à un dégagement d'électricité. — Structure de l'appareil électrique de ces Animaux. — Rôle des nerfs et des centres nerveux dans la production des décharges électriques.

Poissons électriques.

§ 1. — La force excito-motrice n'est pas la seule puissance nerveuse dont les effets se manifestent par l'apparition de phénomènes physiques capables de jouer un rôle important dans les fonctions de relation. Quelques animaux ont la faculté de produire des décharges électriques, et cette propriété, comme la motricité, est subordonnée à l'activité physiologique du système nerveux. Elle est développée à un très-haut degré chez des Poissons qui appartiennent à trois groupes fort dissemblables entre eux : les Torpilles (1), les Gymnotes (2), et certaines Silures (3), animaux auxquels on a

(1) Les Torpilles (a) sont des Poissons cartilagineux à corps déprimé, qui ressemblent beaucoup aux Raies et aux Pastenagues.

(2) Les Gymnotes (b) sont de grands Poissons anguiliformes à peau lisse et gluante, qui habitent les eaux douces des régions chaudes de l'Amérique méridionale. Ils atteignent jusqu'à 2 mètres de longueur.

L'astronome Richer qui, en 1671, les observa aux environs de Cayenne, fut un des premiers à les signaler à l'attention des naturalistes (c), mais il avait été précédé par plusieurs observateurs hollandais (d).

(3) Les Malaptérures ou Silures électriques (e) habitent le Nil (f), le Sénégal et la plupart des autres rivières de l'Afrique. Dès le XVIe siè-

(a) Voyez l'*Atlas du Règne animal*, de Cuvier, *Poissons*, pl. 116.
(b) Voyez l'*Atlas du Règne animal*, POISSONS, pl. 110, fig. 1.
(c) Voy. Du Hamel, *Hist. de l'Acad. des sciences*, 1677.
(d) S'Gravesande, Van der Lott et Francin (Voy. Pringle, *A discourse on the Torpedo*, p. 16; 1771.
(e) Voyez l'*Atlas du Règne animal*, de Cuvier, *Poissons*, pl. 99.
(f) Cuvier et Valenciennes, *Hist. nat. des Poissons*, t. XV, p. 519.

donné, pour cette raison, le nom de *Poissons électriques*, et elle réside dans des appareils particuliers dont la structure ainsi que la position varie ; mais ces organes sont toujours pourvus de nerfs remarquablement gros, et par l'intermédiaire de ces conducteurs ils sont en connexion avec la moelle allongée ou la moelle épinière.

Les Torpilliens constituent dans la grande tribu des Raies une famille particulière que les ichthyologistes modernes ont divisée en plusieurs genres désignés sous les noms de Torpille, de Nacrine, d'Hypnos, de Discopyge, d'Astrape et de Témère (1) ; plusieurs espèces habitent nos mers ; d'autres ne se trouvent que dans l'océan Indien ou sur les côtes de l'Amérique, mais elles ne fréquentent que les régions chaudes ou tempérées ; elles ne sont pas rares sur les côtes du Poitou, et parfois on les rencontre dans la Manche ; mais c'est surtout dans la Méditerranée qu'elles sont communes, et dès la plus haute antiquité elles y avaient fixé l'attention d'abord des pêcheurs puis des naturalistes. Ainsi, du temps d'Aris-

cle (en 1756) quelques voyageurs parlèrent de ces Poissons engourdisseurs (a). Mais Adanson fut le premier à y fixer l'attention des naturalistes (b). Quelques auteurs ont cru devoir donner à ceux de certaines localités des noms spécifiques différents, tels que *M. Beninensis* (c) et *M. affinis* (d), mais ces distinctions ne paraissent pas être motivées (e). Les autres Poissons de la famille

des Siluriens, notamment ceux que l'on appela les Silures proprement dits, ne sont pas électriques.

(1) Pour plus de renseignements relatifs à la classification de ces Poissons, à leurs caractères génériques ou spécifiques et à leur distribution géographique, je renverrai à l'ouvrage d'A. Dumeril sur l'*Histoire naturelle des poissons*, t. I, p. 503 et suivantes (1865).

(a) Broussonnet, *Mém. sur le Trembleur* (*Mém. de l'Acad. des sciences*, 1782, p. 692, pl. 20).
— Geoffroy Saint-Hilaire, *Mém. sur l'anat. comp. des organes électriques de la Raie torpille, du Gymnote engourdissant et du Silure trembleur* (*Ann. du Muséum*, 1802, t. I, p. 392).
(b) Adanson, *Hist. nat. du Sénégal*, p. 134.
(c) Peters, *Naturwissenschaftliche Reise nach Mozambique, Zool.*, t. IV, p. 44.
(d) A. Murray, *On electrical Fishes* (*Edinb. new phil. Journal*, 1855, t. II, p. 49, pl. II).
(e) Gunther, *Catalogue of Fishes* (*British Mus.*, t. V, p. 220).

tote, on les connaissait sous le nom de *Narke*, mot qui signifie torpeur (1), et on savait que ces Poissons avaient la faculté de frapper de stupeur, d'engourdir, de faire trembler les Êtres animés qui s'en approchent (2). Cependant, jusque vers le milieu du siècle dernier, les zoologistes n'avaient que des notions très-vagues, sinon complètement erronées, relativement à la manière dont cette singulière action s'exerce. Les uns se contentaient de dire : la Torpille possède une vertu stupéfiante, d'autres s'imaginaient qu'elle lançait au dehors des corpuscules ténus qui jouissaient de cette propriété, ou bien encore

(1) Ainsi Platon, dans un de ses dialogues, compara en plaisantant Socrate au Narké, à raison de l'influence qu'il exerçait sur son entourage (*a*), et Aristote en parlant de la manière dont les Animaux capturent leur proie, dit en s'autorisant du témoignage des pêcheurs : « Le Narké emploie un autre moyen ; il engourdit par un venin qui lui est propre les Poissons qu'il veut prendre. » L'engourdissement produit ainsi, ajoute Aristote, est assez connu, car le Narké le fait éprouver même aux hommes (*b*). Beaucoup d'autres écrivains de l'antiquité ont parlé également des phénomènes remarquables produits par ces Poissons, notamment Oppien, poète grec du temps de Septime Sévère (*c*). Un littérateur anglais nommé Badham a relevé la plupart des passages dans lesquels ces auteurs en ont fait mention (*d*).

(2) Les noms vulgaires sous lesquels les pêcheurs de divers pays désignent les Poissons électriques sont tous fondés sur l'action engourdissante exercée par ces singuliers Animaux. De là, en effet, non-seulement le nom de *Narké* employé par les Grecs, mais le nom latin de *Torpedo* (qui engourdit, qui donne la torpeur) et les noms modernes de *Torpille*, de *Trembleur*, de *Poisson magicien*, de *Crampfish*, etc. Les Arabes appellent la Torpille, ainsi que le Malaptérure ou Silure électrique, *Raa'ad* ou *Raa'adeh* mot qui d'après quelques auteurs signifie tonnerre (*e*), mais qui paraît correspondre seulement à l'idée d'une chose qui produit un tremblement, tandis que l'expression arabe pour tonnerre serait *Raad* (*f*).

(*a*) Platon, *Dialogue de Menon*.
(*b*) Aristote, *Histoire des animaux*, trad. de Camus, t. I, p. 589 (lib. IX, cap. XXXVII). — *De partibus anim.*, lib. IV, c. XIII.
(*c*) H. Oppianus, *Haliæticus*, lib. II, v. 55.
(*d*) Badham, *Proze Halieutics, or ancient and modern Fish tattle*.
(*e*) Geoffroy Saint-Hilaire, *Mém. sur l'anat. comp. des organes électriques de la Raie torpille, du Gymnote engourdissant et du Silure trembleur* (*Ann. du Museum*, 1802, t. I, p. 406).
(*f*) Wilson, *On the electric Fishes as the earlist Electric Machines employed by Mankind* (*Edinburg new philosoph. Journal*, 1857, N. S., t. II, p. 278).

On attribua soit au froid (1), soit à des causes mécaniques les effets qu'elle produisait (2). Mais cela ne doit pas nous étonner, car avant l'invention de la bouteille de Leyde, qui paraît dater de 1745 (3), on ne pouvait que difficilement avoir quelque idée de ce qui se passe quand une Torpille frappe ses victimes (4). En 1755, l'attention des physiciens fut appelée sur ce sujet par les expériences de Musschenbroek; enfin le 30 octobre 1772, un physicien anglais nommé Walsh, à l'aide d'expériences faites à la Rochelle sur des Torpilles vivantes, mit en évidence la nature électrique de la puissance déployée par ces Poissons lorsqu'ils agissent de la sorte soit sur l'Homme, soit sur d'autres corps (5). Enfin, de nos jours,

Leur action est due de la production de décharges électriques.

(1) Galien crut pouvoir expliquer ce phénomène en l'attribuant à un principe frigorifique, et pour motiver son opinion il argua des bons effets produits par l'emploi de la Torpille en médecine.

(2) Redi et son disciple Lorrenzini qui, à l'époque de la renaissance des sciences naturelles, furent les premiers à étudier la Torpille, supposaient que ce Poisson envoie au loin une quantité de petits corpuscules qui s'insinuent dans la partie dont ils déterminent l'engourdissement et qui sont projetés ainsi par la contraction de deux organes réputés musculaires et appelés à raison de leur forme *musculi falcati* (a). Borelli regarda cette émission de corpuscules stupéfiants comme imaginaire et pensa que la Torpille saisie

elle-même de tremblements violents communique ces mouvements à l'Être qui la touche et détermine ainsi chez celui-ci un engourdissement douloureux (b). Enfin, l'éminent naturaliste Réaumur crut pouvoir expliquer aussi par une cause toute mécanique les commotions que l'on ressent souvent quand on touche un de ces Poissons (c).

(3) Cette invention paraît appartenir à Von Kleist.

(4) Il convient de rappeler cependant que vers le commencement du XVIIIe siècle Kempfer compara aux effets de la foudre les effets produits par l'action de la Torpille (d).

(5) Walsh ne fut pas le premier à assimiler aux décharges de la bouteille de Leyde les phénomènes observés chez les Torpilles et quelques

(a) Redi, *Experimenta circa varias res naturales* (*Opuscula*, t. II, p. 60).
— Lorrenzini, *Observat. intorno alle Torpedine*, 1678, p. 104 et suiv. (trad. dans *Miscell. Acad. nat. Curios. Dec. ann. IX et X.*, obs. 172).
(b) Borelli. *De motu animalium*, p. 256.
(c) Réaumur, *Des effets que produit le Poisson appelé en français Torpille ou Tremble sur ceux qui le touchent ; et de la cause dont ils dépendent* (*Mém. de l'Ac. des sciences*, 1714, p. 344).
(d) Kempfer, *Amœnitat. exotic*, fasc. III, obs. 2, 1712, p. 514.

l'identité de ces forces a été démontrée de la manière la plus complète par un grand nombre d'autres expériences dont les plus importantes sont dues à John Davy, frère du célèbre chimiste, Humphrey Davy, à Matteucci et à Faraday.

Effectivement on a constaté que, si l'expérimentateur est isolé, c'est-à-dire séparé de la terre par un support non conducteur de l'électricité, tel qu'un plateau en verre ou en résine, il ne ressent aucune commotion lorsqu'il touche d'une seule main et sur un seul point le corps d'une Torpille vivante; mais il n'en est pas de même lorsqu'il touche à la fois les deux surfaces opposées du Poisson : alors il éprouve d'ordinaire une sensation analogue à celle produite par la décharge d'une bouteille de Leyde, savoir, une douleur plus ou moins vive, accompagnée d'engourdissement et suivie

autres Poissons engourdisseurs. La pensée en était venue à Musschenbroek (a), et en 1775, Allamand, professeur de physique et d'histoire naturelle à Leyde, s'était prononcé formellement à ce sujet en parlant de la puissance paralysante du *Sidder-Vis* ou Gymnote de l'Amérique méridionale, Poisson dont S'Gravesand avait, à sa demande, étudié les singulières propriétés (b). La même opinion avait été émise par Vander Lott, ainsi que par Bancroft (c), et précédemment Adanson avait interprété de la même manière les commotions produites par le Malap-térure ou Silure électrique du Sénégal (d). Mais Walsh fut le premier à donner des preuves scientifiques du fait en démontrant expérimentalement que la force engourdissante déployée par la Torpille se transmet comme l'électricité par les corps conducteurs de celle-ci et se trouve arrêtée au passage par les corps isolants. Sa découverte annoncée d'abord dans la *Gazette de France* du 30 octobre 1772, fut communiquée bientôt après à Franklin et publiée avec toutes les preuves à l'appui dans un mémoire adressé à la Société royale de Londres (e).

(a) Musschenbroek, *Observ. sur le Poisson électrique de Surinam* (*Hist. de l'Ac. des sciences*, 1760, p. 60).
(b) Allamand, *Van de nitwerkzelen welke ein Americaans Vis veroorzaakt op de geenen, die Nem aanraaken* (*Mém. de Harlem*, t. II, p. 372).
(c) Van der Lott, *Bericht von den Congu-Aal* (*Mém. de l'Acad. de Harlem*, t. VI, p. 87).
— Bancroft, *An Essay on the natural History of Guyana*, 1769.
(d) Adanson, *Hist. nat. du Sénégal*, p. 435 (1757).
(e) Walsh, *Of the Electric Property of the Torpedo* (*Phil. Trans.*, 1773, p. 461 et suiv.).

d'un tremblement musculaire. Lorsque ni l'expérimentateur ni la Torpille ne sont isolés de la sorte et que la communication de l'électricité de l'un à l'autre peut s'établir
par l'intermédiaire de la terre, le double contact n'est pas
nécessaire pour l'obtention du choc; l'expérimentateur
peut l'éprouver en touchant la Torpille sur un seul point, car
le circuit, au lieu d'être constitué seulement par les deux
Êtres vivants, comme dans le premier cas, est complété par
l'eau dont le Poisson est entouré, et par la terre qui est en
relation, d'une part avec ce liquide, d'autre part avec les
pieds de l'homme dont l'une des mains touche le générateur
électrique.

Il est non moins facile de constater que l'influence engourdissante de la Torpille peut se faire sentir à distance, si les
relations entre ce Poisson et l'expérimentateur, au lieu de
s'établir directement par contact, sont réalisées par l'intermédiaire d'une tige métallique ou de tout autre corps bon
conducteur de l'électricité, l'eau salée par exemple, ou une
corde mouillée (1). C'est aussi de la sorte que la commotion
ressentie par la personne en communication avec la Torpille peut se transmettre à une autre personne qu'elle
tient par la main, et ainsi de proche en proche dans toute la
longueur d'une chaîne constituée par un nombre plus ou
moins considérable d'individus.

Dans toutes ces circonstances, la Torpille se comporte
donc comme le ferait une machine électrique ou une pile de
Volta, et de même que le développement de l'électricité est

(1) On voit par un passage de
Plutarque que les pêcheurs de l'antiquité avaient remarqué la transmission de l'influence engourdissante de
la Torpille par l'intermédiaire du
filet dans lequel ce Poisson a été
capturé et Athenée nous apprend
qu'Aristote dans son livre sur les Animaux venimeux parle du passage de
cette influence de la Torpille jusqu'à
la main du pêcheur au moyen d'un
bâton tenu par celui-ci (a).

(a) Voy. Pringle, *Discourse on the Torpedo. Royal Society*, 1775.

subordonné à l'existence de frottements dans le premier de ces appareils et à la réalisation d'actions chimiques dans le second, le dégagement de la force engourdissante de ce Poisson est dépendant de l'existence du mouvement vital dans l'organe électrogène de cet Animal. La mort entraîne la cessation de toute production de force de ce genre, et le cadavre d'un Poisson électrique ressemble aux cadavres des autres Animaux. L'observation la plus vulgaire ainsi que les expériences des physiciens prouve également aussi que la puissance engourdissante de la Torpille, du Gymnote et des autres Poissons électriques s'affaiblit à mesure que l'activité vitale de l'Animal diminue ; qu'elle s'épuise par toute dépense excessive, et que dans l'état normal de l'organisme elle peut se rétablir par le repos. Ces êtres singuliers peuvent donner coup sur coup plusieurs décharges, mais l'intensité des commotions produites ainsi diminue progressivement, et il arrive un moment où ils deviennent complétement inoffensifs.

Dans les pays où vivent les Gymnotes ou Anguilles électriques, ce fait est bien connu du vulgaire et a donné lieu à un singulier procédé de pêche, dont Humboldt a tracé un tableau fort animé (1). Afin de pouvoir saisir impunément

---

(1) Le récit d'Alexandre von Humbold est si remarquable que je n'hésite pas à le rapporter ici.

« Pendant que notre hôte nous expliquait cette manière étrange de prendre le Poisson dans ce pays, la troupe de Chevaux et de Mulets arriva. Les Indiens en avaient fait une sorte de battue et en les serrant de tous les côtés on les força d'entrer dans la mare. Les Indiens, munis de joncs très-longs et de harpons, se placent autour du bassin ; quelques-uns d'entre eux montent sur les arbres, dont les branches s'élancent au-dessus de la surface de l'eau : tous empêchent par leurs cris et la longueur de leurs joncs, que les Chevaux n'atteignent le rivage. Les Anguilles étourdies du bruit des Chevaux se défendent par la décharge réitérée de leurs batteries électriques. Pendant longtemps elles ont l'air de remporter la victoire sur les Chevaux et les Mulets ; partout on en vit de ces derniers qui, étourdis par la fréquence et la force des coups électriques, disparurent sous

les Gymnotes vivants, les Indiens font entrer, dans les ruis-
seaux ou mares où ces Poissons se trouvent en grand nombre,

l'eau. Quelques Chevaux se relevèrent et, malgré la vigilance active des Indiens, gagnèrent le rivage, exténués de fatigue et les membres engourdis par la force des commotions électriques; ils s'y étendirent par terre tout de leur long ; j'aurais désiré qu'un peintre habile eût pu saisir le moment où la scène était le plus animée. Ces groupes d'Indiens entourant le bassin ; ces Chevaux qui, la crinière hérissée, l'effroi et la douleur dans l'œil, veulent fuir l'orage qui les surprend ; ces Anguilles jaunâtres et livides qui, semblables à de grands serpents aquatiques nagent à la surface de l'eau et poursuivent leurs ennemis; tous ces objets offraient sans doute l'ensemble le plus pittoresque. Je me rappelai le superbe tableau qui représente un Cheval entrant dans une caverne et effrayé à la vue d'un Lion. L'expression de la terreur n'y est pas plus forte que celle que nous vîmes dans cette lutte inégale. En moins de cinq minutes, deux chevaux étaient déjà noyés. L'anguille ayant plus de cinq pieds de long, se glisse sous le ventre du cheval ou du mulet : elle fait dès lors une décharge dans toute l'étendue de son organe électrique ; elle attaque à la fois le cœur, le ventre et surtout le plexus des nerfs gastriques. Il ne faut donc pas s'étonner que l'effet que le Poisson produit sur un grand Quadrupède surpasse celui qu'il produit sur l'homme qu'il ne touche que par une des extrémités. Je doute cependant que le Gymnote tue immédiatement les chevaux ; je crois plutôt que ceux-ci, étourdis par

les commotions électriques qu'ils reçoivent coup sur coup, tombent dans une léthargie profonde. Privés de toute sensibilité ils disparaissent sous l'eau ; les autres Chevaux et Mulets leur passent sur le corps et peu de minutes suffisent pour les faire périr. Après ce début, je craignais que cette chasse ne finît bien tragiquement. Je ne doutais pas de voir noyés peu à peu la plus grande partie des Mulets. On n'en paye un qu'à raison de 8 francs si le maître en est connu. Mais les Indiens nous assurèrent que la pêche serait bientôt terminée et que ce n'est que le premier assaut des Gymnotes qu'il faut redouter. En effet, soit que l'électricité galvanique s'accumule par le repos, soit que l'organe électrique cesse de faire ses fonctions lorsqu'il est fatigué par un trop long usage, les anguilles, après un certain temps, ressemblent à des batteries déchargées. Leur mouvement musculaire est encore également vif ; mais elles n'ont plus la force de lancer des coups bien énergiques. Quand le combat eut duré un quart d'heure, les Chevaux et les Mulets parurent moins effrayés ; ils ne hérissaient plus leur crinière ; leur œil exprimait moins la douleur et l'épouvante. On n'en vit plus tomber à la renverse. Aussi les anguilles nageant à mi-corps hors de l'eau, et fuyant les chevaux au lieu de les attaquer, s'approchèrent elles-mêmes du rivage. Les Indiens nous assuraient qu'en mettant les Chevaux deux jours de suite dans une mare remplie de Gymnotes, aucun Cheval n'est tué le

une troupe de chevaux sauvages sur lesquels ils lancent leurs décharges ; épuisant ainsi leur électricité, ils deviennent inoffensifs.

C'est sous l'influence de la volonté que les Torpilles de même que les autres Poissons électriques donnent ces commotions (1). Lorsque ces Animaux ne sont pas irrités, on peut souvent les toucher sans ressentir aucune secousse ; mais quand ils sont en repos et qu'on pique une partie sensible de leur corps, une décharge a presque toujours lieu au bout de quelques instants.

La force excitante développée ainsi par une Torpille ou un autre Poisson doué des mêmes propriétés, agit sur les muscles d'un Animal vivant comme le ferait un courant électrique produit par une pile voltaïque ou par une machine d'induction. Elle les fait contracter, et lorsqu'on met en contact avec le corps d'un de ces Poissons le nerf et les muscles d'une Grenouille préparée à la façon de Galvani, on en voit aussitôt les membres s'étendre brusquement.

Autres preuves de l'identité des décharges de la Torpille et de l'électricité. § 2. Pour donner une démonstration complète de l'identité de la force déployée ainsi par la Torpille ou par le Gymnote et de l'électricité, il ne suffisait pas d'en étudier les effets sur les Êtres animés, il fallait constater qu'elle jouit de toutes les propriétés physiques et chimiques de ce dernier agent, et l'on y est parvenu peu à peu.

second jour. Il faut à ces Poissons électriques du repos et une nourriture abondante pour produire ou pour accumuler une grande quantité d'électricité galvanique. Plus loin Humboldt ajoute : Les Anguilles fuyant vers le rivage sont prises avec une grande facilité (a).

(1) Des observations faites par Faraday sur les allures du Gymnote lorsque cet animal s'apprête à frapper sa proie ne peuvent laisser aucun doute relativement au caractère volitionnel de cet acte (b).

(a) Humboldt, *Observ. sur l'Anguille électrique (Gymnotus electricus) du nouveau continent (Voyage aux régions équatoriales du nouveau continent. Partie zoologique.* t. I, p. 91 et suiv.).

(b) Faraday, *op. cit. (Phil. Trans.,* 1839, p. 10).

Ainsi, en expérimentant sur ces Poissons dans des conditions favorables, on a pu en tirer des étincelles électriques comme d'une bouteille de Leyde (1).

La force développée par les organes électriques de la Torpille agit sur l'aiguille aimantée comme le font les courants galvaniques. Ce fait fut constaté en 1827 à la Rochelle par Blainville et Florian de Bellevue (2). Peu de temps après, John Davy, frère de l'illustre chimiste, H. Davy, obtint le même résultat en appliquant les deux extrémités du fil d'un multiplicateur sur les surfaces opposées de l'organe électrique d'un de ces Poissons : à chaque décharge l'aiguille fut agitée d'une manière violente. Ce physicien constata aussi que l'électricité dégagée par la Torpille est capable d'aimanter une aiguille d'acier (3). Enfin Faraday constata d'une manière non moins nette l'existence de ce pouvoir magnétique chez le Gymnote (4).

(1) La production d'une étincelle, ou tout au moins d'une lueur, au moyen de la décharge des Poissons électriques fut observée sur le Gymnote vers la fin du siècle dernier par Walsh. (*Op. cit.*)

Mais ensuite elle fut révoquée en doute par J. Davy, qui attribua non à l'action propre de la Torpille, mais à la présence d'animalcules phosphorescents adhérents à la peau de l'animal, les apparences lumineuses qu'il avait aperçues dans quelques-unes de ses expériences. Néanmoins, la production d'une étincelle au moment de la rupture du circuit ou du frottement des deux extrémités du fil conducteur parcouru par le courant électrique développé par ce Poisson fut bien constatée dans plusieurs cas par Faraday (*loc. cit.*, p. 5).

(2) Ces observateurs ayant enfoncé dans l'organe électrique d'une Torpille les aiguilles dont étaient armées les deux extrémités du fil d'un multiplicateur de Schweigger, virent aussitôt l'aiguille aimantée de l'instrument éprouver une déviation considérable (*a*).

(3) Ces expériences furent faites à Malte en 1831 (*b*). Plus récemment elles furent répétées maintes fois et variées de diverses manières par Matteucci ainsi que par d'autres physiciens (*c*).

(4) Les expériences de Faraday furent faites en 1838 (*d*). Plus ré-

(a) Voy. Pouillet, *Elém. de physique*, t. I, p. 773.
(b) J. Davy, *Anatomical and physiological Researches*, t. 1, p. 6.
(c) Matteucci, *op. cit.*, p. 44 et suiv.
(d) Faraday, *Experimental Researches on Electricity*. 5th série, *Notice of the character and direction of the electric force of the Gymnotus* (*Phil. Trans.*, 1839, p. 4).

Les décharges de la Torpille produisent, comme les courants galvaniques, des effets thermiques (1). L'électricité développée par la Torpille ou par le Gymnote peut également opérer des décompositions chimiques. J. Davy fut le premier à s'en assurer ; en expérimentant sur le premier de ces Poissons, non-seulement il vit de l'amidon mêlé à de l'iodure de potassium bleuir sous l'influence de cet agent, phénomène qui indiquait la mise en liberté de l'iode, mais Faraday parvint à opérer ainsi la décomposition de l'eau (2).

Enfin il a été également constaté qu'au moment de la décharge les deux régions opposées du corps de ces Poissons sont dans des états électriques différents. Chez la Torpille, la surface dorsale est positive et la surface ventrale est négative, tandis que chez le Gymnote les pôles sont situés vers les deux extrémités du corps.

Il ne saurait donc y avoir aucune incertitude relativement à la nature de la force développée par ces Animaux et susceptible d'être retenue dans leur intérieur à l'état latent ou mis en liberté sous l'influence de la volonté : elle ne diffère en rien de l'électricité, et l'on peut affirmer hardiment que c'est de l'électricité.

Variations dans la grandeur de la puissance électrique, etc.

§ 3. — La grandeur de la puissance électrique du Gymnote, de la Torpille et des Malaptérures n'est pas la même: le premier de ces Poissons est capable de donner des commotions beaucoup plus violentes que ne le peut le second; et le

cemment des expériences analogues faites par MM. Miranda et Paci ont conduit aux mêmes résultats (a).

(1) Faraday constata ce fait à l'aide du thermo-électromètre de Harris, mais l'élévation de température produite de la sorte est fort difficile à observer (b).

(2) Dans ces expériences, l'iode fut précipité autour du conducteur en connexion avec la surface dorsale de l'appareil électrique (c).

(a) Miranda et Paci, *Exp. sur le Gymnote électrique* (*Archives de l'électricité*, 1845, t. V, p. 496).
(b) Faraday, *op. cit.* (*Phil. Trans.*, 1839, p. 5).
(c) J. Davy, *op. cit.*, t. I, p. 15.

Malaptérure est moins bien doué sous ce rapport que ne le sont les deux précédents, mais néanmoins ses coups peuvent être très-douloureux pour l'Homme et fort redoutables pour les Poissons de petite taille.

Sous ce rapport, il y a aussi des différences individuelles très-considérables chez des Poissons de même espèce, et, toutes choses égales d'ailleurs, ce sont les plus grands qui sont les plus redoutables.

Quelques auteurs ont avancé que tous ces Poissons avaient non-seulement la faculté de produire à volonté leurs décharges électriques, mais aussi d'en déterminer la direction. Les expériences de Matteucci tendent à établir qu'il n'en est pas ainsi pour la Torpille (1), et rien ne prouve que cette opinion soit mieux fondée en ce qui concerne les Gymnotes et les Silures (2). Il est seulement à noter que les Gymnotes ne restent pas immobiles comme les Torpilles, lorsqu'ils se préparent à frapper leur victime, mais tournent vers celui-ci le flanc, se courbent en arc, de façon à l'encercler en partie, manœuvre qui peut faire supposer que chaque décharge ne met en action que l'une des moitiés de leur appareil électrique (3).

Lorsque les Torpilles sont vigoureuses, elles peuvent

(1) Matteucci se prononce formellement à ce sujet (a).

(2) MM. Miranda et Paci pensent que le Gymnote peut à volonté donner à sa décharge une direction déterminée (b), mais De la Rive s'est assuré qu'il ne possède pas cette faculté (c).

(3) Faraday ayant eu l'occasion d'observer à loisir les allures d'un Gymnote qui a vécu pendant plusieurs mois dans un aquarium à Londres, a noté cette manœuvre dont l'utilité s'explique facilement, puisque les deux pôles de la batterie constitués par chaque moitié de l'appareil électrique sont situés l'un à la tête, l'autre à la queue, et que c'est l'eau ambiante comprise entre ces deux points qui complète le circuit (d). Un animal

(a) Matteucci, op. cit., p. 147.
(b) Mirana et Paci, Expériences sur le Gymnote électrique (Archives de l'Électricité, 1845, t. V, p. 496).
(c) De la Rive, Traité d'électricité, t. III, p. 76.
(d) Faraday, op. cit. (Phil. Trans., 1839, p. 9).

donner des secousses par tous les points de leur surface ; mais quand elles sont affaiblies par la répétition des décharges ou par toute autre cause, le choc ne se fait sentir que si l'on touche soit l'un ou l'autre côté de la tête, soit la région antérieure du corps (1), et c'est là, en effet, que se trouvent les appareils comparables à des batteries électriques d'où les commotions partent.

Organes électriques des Torpilles.

§ 4. — Ces organes sont très-volumineux, ils occupent toute l'épaisseur de l'animal, de façon à être en contact immédiat avec la peau du côté dorsal aussi bien que du côté ventral de ces Poissons, dont la forme ovalaire rappelle un peu celle d'une raquette. Ils sont limités du côté externe par un prolongement de la grande nageoire pectorale qui est disposée à peu près de même que chez les Raies ordinaires et qui s'avance jusqu'au bord frontal de la tête ; en arrière, ils s'étendent jusque vers le milieu de la région abdominale (2).

situé entre ces points devra en effet être placé de la manière la plus favorable pour être fortement influencé par le courant.

(1) Matteucci s'en est assuré en plaçant sur différentes parties de la surface du corps d'une Torpille des Grenouilles préparées à la façon de Galvani et irritant l'animal de manière à lui faire donner une secousse. Lorsque la Torpille était affaiblie, les Grenouilles qui se contractèrent étaient seulement celles posées sur les organes électriques, tandis que lorsque l'expérience était faite sur un Poisson vigoureux, les mêmes effets se produisaient partout. Des résultats

semblables furent obtenus en promenant un galvanomètre sur les diverses parties du corps de la Torpille (a).

(2) La position et la conformation générale des organes électriques de la Torpille ont été grossièrement figurées par Lorrenzini qui, à l'exemple de Redi, supposait que ceux-ci étaient constitués par des faisceaux musculaires et les appelait les *musculi falcati* (b). Réaumur les représenta beaucoup mieux tout en se méprenant également au sujet de leur nature prétendue musculaire (c). Hunter fut le premier à en donner une description anatomique passable (d), et de nos jours ils ont été observés

(a) Matteucci, *Traité des phénomènes électro-physiologiques*, p. 147.
(b) Lorrenzini, *op. cit.* (*Miscell. Acad. nat. curios. Am. X*, obs. 172).
(c) Réaumur, *op. cit.* (*Mémoire de l'Acad. des sciences*, 1714, p. 344, pl. XIII).
(d) Hunter, *Anat. Observ. on the Torpedo* (*Phil. Trans.*, 1773).

Chacun de ces organes est réniforme, très-épais et revêtu d'une tunique fibreuse, mince, translucide et brillante. Ils adhèrent à la peau par leur surface supérieure aussi bien que par leur surface inférieure, et par leur bord interne ils recouvrent un faisceau de gros nerfs qui se ramifient dans leur profondeur et qui jouent un grand rôle dans la constitution de leurs parties essentielles. Leur consistance est molle et ils sont subdivisés en une multitude de prismes, en général hexagonaux, placés verticalement les uns à côté des autres et très-serrés entre eux, de façon à rappeler la disposition des colonnes du basalte et à ressembler à ces gâteaux de cire à structure alvéolaire que les abeilles construisent pour y élever leurs jeunes ou pour y emmagasiner leur miel. Ces prismes basaltiformes, ou petites colonnes, dont la tranche est visible à travers la tunique commune, sont en général au nombre de plus de 400, et parfois même d'environ 1000 dans chaque organe électrique (1). Ils sont délimités latéralement par des cloisons membraneuses verticales qui naissent de l'enveloppe dont je viens de parler, et ils sont subdivisés transversalement en une série de couches

encore plus attentivement par Savi et par quelques autres naturalistes (a); mais c'est seulement depuis quelques années que leur structure intime a été étudiée attentivement, comme nous le verrons ci-après.

(1) Hunter compta 470 prismes dans un de ces organes (b); mais chez un autre individu de très-grande taille il en trouva 1182 (c);

suivant Delle Chiaje leur nombre resterait stationnaire pendant toute la durée de la croissance de l'animal et ils ne feraient que grossir (d); mais cette opinion n'est pas admissible et on voit par les recherches récentes de M. de Santis que chez l'embryon les colonnes élémentaires ou prismes sont d'abord très-peu nombreuses (e).

(a) P. Savi, *Études anatomiques sur le système nerveux et sur l'organe électrique de la Torpille* (dans l'ouvrage de Matteucci, *Sur les phénomènes électro-physiologiques des animaux*, 1844).
(b) Hunter, *op. cit.*, et *Œuvres*, t. IV.
(c) Hunter, *Œuvres*, t. IV, p. 515, note.
(d) Delle Chiaje, *Anatomische disamine sulle Torpedine*, p. 5.
(e) De Santis, *Embryogenia degli organi elettrici delle Torpedine*, 1872.

minces et parallèles, superposées comme les feuillets d'un
livre posé à plat, ou plutôt comme les disques d'une pile
voltaïque à colonne. Ces prismes columellaires sont semi-
transparents, un peu rosés et d'aspect gélatineux; mais on
y distingue facilement deux substances qui alternent régulièrement entre elles et qui sont, l'une semi-fluide, l'autre
membraniforme, et disposée horizontalement de manière
à représenter autant de cloisons secondaires. Les cloisons
intercolumellaires sont d'un blanc mat et ne sont pas
de simples prolongements membraniformes de la tunique
fibreuse générale, comme on le supposait jadis; les observations histologiques de M. Ranvier prouvent que chacune
d'elles se compose de trois couches dont la médiane,
épaisse et lamelleuse, est constituée par de gros faisceaux
de tissu conjonctif, associés à un réseau élastique en connexion avec la tunique générale de l'organe électrique.
Les deux autres feuillets des cloisons sont fournis par
les tuniques propres ou gaînes internes des prismes columellaires contiguës, et les diaphragmes dont ces prismes
se composent y sont unis par leurs bords. Ces diaphragmes
reçoivent chacun un nerf qui y pénètre par leur surface
inférieure (1). Malgré leur extrême minceur, ils ont une
structure encore plus complexe que celle des cloisons verticales (2), et l'on peut distinguer : 1° une lamelle dorsale

(1) Les deux surfaces de ces diaphragmes sont par conséquent dissemblables entre elles. Pacini a
insisté avec raison sur cette disposition et il a cru y voir un nouveau
motif pour assimiler ces lames à des
couples voltaïques (a).

(2) Un naturaliste italien dont j'ai
déjà eu l'occasion de citer divers
travaux, P. Savi, fut le premier à étudier la structure microscopique de
ces parties et à y rechercher le mode
de terminaison des nerfs électriques. Il
ne poussa pas très-loin ses observa-

(a) Pacini, *Sur la structure intime de l'organe électrique de la Torpille, du Gymnote et d'autres Poissons, sur les conditions électro-motrices de leurs organes électriques et leur comparaison respective avec la pile thermo-électrique et la pile voltaïque* (Biblioth. univ. de Genève, 1853, t. XXIV, p. 313).

formée par une couche mince de tissu conjonctif ; 2° une couche intermédiaire qui s'épaissit et se coude en forme de

tions ; cependant il acquit la conviction que ces nerfs ne pénètrent dans l'intérieur des prismes qu'à l'état de fibres élémentaires ; que ces fibres se rendent à chacun des diaphragmes dont les colonnes prismatiques se composent et qu'elles y affectent une disposition réticulaire (a). Il est du reste à noter que les mailles de ce réseau, telles que Savi les représente, ne donnent aucune idée de la véritable structure de la plaque nerveuse par laquelle les fibres en question se terminent. Les recherches faites ultérieurement sur l'anatomie microscopique de l'appareil électrique de la Torpille par R. Wagner, Pacini, M. Remak, M. Kölliker, M. Robin, M. Max Schulze, M. Boll, M. Ciaccio, M. Ranvier et quelques autres anatomistes ont ajouté successivement de nouveaux faits d'une grande importance à ceux constatés par les devanciers de ces savants (b);

mais il existe entre ces auteurs de grandes divergences d'opinion relativement à plusieurs des points les plus importants de l'histoire histologique des diaphragmes intra-columellaires de ces organes. Ce désaccord dépend principalement de la difficulté que l'observateur éprouve pour distinguer entre elles les diverses parties constitutives de ces lames, sans le secours d'agents chimiques variés, aptes à modifier d'une manière spéciale chacune de ces parties et à la différencier des parties adjacentes. Jusque dans ces derniers temps, les anatomistes avaient trop généralisé les faits particuliers qu'ils avaient observés, et de la sorte, tout en restant dans le vrai au sujet de ces faits, ils s'étaient formé des idées fausses relativement à l'ensemble parce qu'ils ne tenaient compte que de ce qu'ils avaient vu et négligeaient ce qui avait été aperçu par les autres histo-

(a) Savi, op. cit., p. 318 et suiv., pl. 1, fig. 3.

(b) R. Wagner, Ueber den feinern Bau des electrischen Organs in Zitterrochen, 1847.

— Pacini, Sulla struttura intima del organo elettrico del Gimnoto et di altri Pesci elettrici (Gacetta medica italiana, 1852, p. 305). — Sur la structure intime de l'organe électrique de la Torpille, etc., (Biblioth. universelle de Genève, 1853, t. XXIV, p. 313).

— Remak, Ueber die Enden der Nerven im electrischen Organ der Zitterrochen (Müllers Arch. für Anat. u. Physiol., 1856, p. 467).

— Kölliker, Ueber die Endigungen der Nerven im electrischen Organ der Zitterrochen (Verhandl. der phys. math. Gesellschaft in Würzburg, 1858, t. IV, p. 2).

— Schultze, Zur Kenntniss des electrischen Organs der Fische, 2e Abtheil., 1859 Rech. sur les Poissons électriques (Comptes rendus de l'Ac. des sc., 1859, t. LVIII, p. 185, et Ann. des sc. nat.. 1859, s. 4, t. XI, p. 376).

— Boll, Structur der electrischen Platten von Torpedo (Arch. für microscop. Anat., 1875, t. X, p. 101).

— Ciaccio, Intorno al finale destribuemento di nervi nell' organo elettrico della Torpedine (Arch. per la Zool., 1870). — Nuove observ. intorno all ultima tessetura dell' organo elettrico (La Spallanzani' Rivista de sc. Med. e anatom. 1875). — Della Somiganza fra la piastra elettrica, e ecotomotoria delle Torpidene (Acad. de Bologna, 1875).

— Sihleanu, De Pesci elettrici e pseudoelettrici, fig. 1. Napoli, 1876.

talon dans sa partie périphérique, là où elle s'unit à la surface interne de la gaîne ; 3° une lame inférieure ou ventrale constituée principalement par la portion terminale des
filaments nerveux, et désignée d'ordinaire sous le nom de
lame électrique. Cette lame repose sur une couche mince
de substance muqueuse qui la sépare du diaphragme suivant et qui a été comparée aux rondelles de drap humide
qui, dans la pile voltaïque à colonne, alternent avec les couples métalliques (1). La plaque électrique rappelle l'empâ-
tement terminal des nerfs moteurs découvert par Doyère
dans l'intérieur des fibres musculaires et paraît être constituée
essentiellement par des divisions du cylindre axe des branches
subterminales du nerf électrique. Elle présente d'ordinaire
l'apparence d'une réticulation à mailles régulières et microscopiques, et la plupart des histologistes la considèrent comme
étant effectivement un réseau nerveux ; mais on a constaté à
sa surface l'existence d'une multitude de prolongements verticaux et claviformes disposés en manière de bâtonnets ou de
palissades, et M. Ranvier, qui donne à ces appendicules le
nom de *cils électriques*, attribue l'aspect réticulaire de l'or-

logistes au moyen de méthodes d'investigation différentes. Récemment
M. Ranvier a repris d'une manière
comparative l'examen de toutes les
questions en litige, et il me paraît avoir
résolu d'une manière satisfaisante la
plupart d'entre elles. Cet auteur a
fait aussi un exposé historique très-
complet et un examen critique fort
lumineux des travaux de ses devanciers ; aussi pour plus de détails à ce
sujet je me contenterai de renvoyer
le lecteur à son ouvrage (*a*).

(1) Cette couche muqueuse et les
parties molles adjacentes dont il est
difficile de la séparer ont été désignées par quelques anatomistes sous
le nom de parenchyme électrique ou
tissu électrogène (*b*) ; mais la partie
qui joue le principal rôle dans le
dégagement de l'électricité paraît
être la plaque nerveuse.

(*a*) Ranvier, *Sur les terminaisons nerveuses dans les lames électriques de la Torpille*
(*Comptes rendus de l'Ac. des sc.*, 1875, t. LXXXI, p. 1276. — *Leçons sur l'histologie
du système nerveux*, t. II, p. 90 et suivantes).
(*b*) Blainville, *Cours de physiologie générale*, t. II, p. 446.
— Robin, *Dict. de médecine*, p. 498.

ganite au rapprochement des sommets de ces appendices, et non à l'existence d'anastomoses des divisions terminales des conducteurs nerveux. Dans l'état actuel de nos connaissances, il me paraîtrait difficile de me prononcer sur l'interprétation de l'image en question, mais quoi qu'il en soit à cet égard, nous devons considérer comme bien démontré que l'expansion désignée sous le nom de plaque électrique et logée dans chacun des compartiments des prismes verticaux de l'appareil électrique de la Torpille, est constituée par des divisions terminales du cylindre-axe d'un filament nerveux spécial, dépourvu de myéline ou substance corticale (1).

Les nerfs dont ces ramuscules naissent, pénètrent, ainsi que je l'ai déjà dit, dans la profondeur de l'organe électrique par le bord interne de celui-ci, et s'y ramifient en s'avançant entre les prismes columnaires. Ils y arrivent en longeant le bord dorsal des arcs branchiaux, et ils proviennent tous de la moelle allongée; les uns, au nombre de trois paires, sont évidemment les analogues des nerfs pneumogastriques des Vertébrés supérieurs, mais les autres sont des branches des trijumeaux. Enfin, il est aussi à noter que la portion de la moelle allongée dont ils sortent présente en-dessus une

(1) M. Ranvier distingue dans la couche nerveuse des diaphragmes électriques deux portions superposées : l'une superficielle, caractérisée par les arborisations subterminales des fibres nerveuses ; l'autre profonde et constituée par la juxtaposition des cils électriques ou divisions terminales des mêmes fibres décrites par M. Remak sous le nom de bâtonnets, et considérées par M. Boll comme étant des ponctuations. Il est également à noter que les fibres nerveuses de la première de ces couches sont de deux sortes (a) : les unes étant pourvues d'un revêtement de myéline ou substance corticale ; les autres pâles et constituées par le cylindre-axe, revêtues seulement de la gaîne de Schwan, ou peut-être même en partie complétement nues (b).

(a) Remak, op. cit. (Müller's Archiv, 1856).
(b) Boll, op. cit. (Arch. f. microsk. Anat., 1875, t. X).
(b) Ranvier, op. cit., t. II, p. 117 et suiv.

paire de renflements lobiformes très-volumineux et fort remarquables, qui sont situés immédiatement derrière le cervelet et qui remplissent le sinus romboïdal (1).

Les vaisseaux sanguins de l'appareil électrique ne sont ni gros, ni nombreux, mais on peut en apercevoir les ramifications jusque dans l'intérieur des alvéoles (2).

§ 5. — Les appareils électriques des Gymnotes et des Malaptérures diffèrent beaucoup de ceux de la Torpille par leur position ainsi que par leur conformation générale, mais ils leur ressemblent par leur structure intime. Chez tous ces Poissons, ils consistent en un assemblage d'alvéoles contenus dans une gaîne fibreuse adhérente à la face interne de la peau, et ils sont composés essentiellement d'une multitude de petits disques, en connexion avec l'extrémité des filets ultimes d'un nerf centrifuge par l'une de leurs surfaces, offrant à leur surface opposée une structure différente, et renfermés chacun dans une loge spéciale à parois membraniformes. De même que chez la Torpille, tous les disques, chez les Poissons dont nous avons à nous occuper maintenant, sont orientés d'une manière semblable, c'est-à-dire que chez tous le nerf afférent y pénètre par la même face, mais leur direction commune diffère de celle qui existe chez la Torpille, car au lieu d'être empilés verticalement, ils sont placés de champ (3).

Appareil électrique du Gymnote.

(1) Ces lobes, dont l'existence paraît avoir été signalée pour la première fois, en 1810, par Jacobi, ont été étudiés attentivement par Savi qui les désigna sous le nom de lobes électriques (a).

(2) Ces vaisseaux sont des divisions des artères afférentes des branchies; ils accompagnent les nerfs et leurs ramuscules, et ils forment de nombreuses anastomoses sur les cloisons des colonnes électriques. Les veines qui en naissent suivent également les troncs nerveux et passent entre les branchies pour se rendre à l'oreillette du cœur (b).

(3) M. Max Schultze fut le premier à mettre bien en évidence l'analogie

(a) Savi, op. cit., p. 294, pl. 1, fig. 1, et pl. III, fig. 1-4.
(b) Hunter, op. cit. (Œuvres, t. IV, p. 516).

Chez le Gymnote les appareils électriques sont plus grands que chez les Torpilles ; ils forment environ les deux tiers du volume de l'animal, et ils s'étendent dans presque toute la longueur du corps. De chaque côté il y en a deux, disposés parallèlement l'un sur l'autre, au-dessous des muscles latéraux, et ils sont subdivisés en un nombre considérable de couches horizontales par une série de cloisons membraneuses très-délicates superposées et s'étendant d'une extrémité de l'organe à son extrémité opposée (1). Les espaces ainsi délimités sont les analogues des colonnes basaltiformes de la Torpille, et, de même que chez ce dernier Poisson, ils sont subdivisés en une multitude de cellules par des cloisons secondaires ; seulement ces diaphragmes, au lieu d'être empilés en séries verticales, sont dirigés perpendiculairement et forment des séries longitudinales (2). Les nerfs qui s'y rendent proviennent directement de la moelle épinière et leurs branches se rendent exclusivement à la face postérieure des diaphragmes. La surface opposée de ces cloisons secondaires est recouverte par une couche épaisse de tissu granulé divisé en lobules et analogue aux plaques électriques des Torpilles ; enfin, une couche de substance muqueuse est interposée entre la surface libre de cette couche probable-

de structure de l'appareil électrogène chez les divers Poissons électriques (op. cit. Mém., de Halle, 1859).

(1) La conformation générale des organes électriques du Gymnote a été fort bien décrite et figurée, il y a un siècle, par J. Hunter. L'organe supérieur est beaucoup plus gros que l'organe inférieur sur lequel il repose, et de même que celui-ci, il est séparé de son congénère par une cloison fibreuse verticale. Extérieurement ces organes adhèrent à la peau (a).

(2) Knox a compté 31 de ces cloisons dans le grand organe et 16 dans le petit organe. Il évalue à 140 le nombre de diaphragmes secondaires par pouce, soit environ 56 par centimètre (b).

(a) Hunter, An account of the Gymnotus electricus (Phil. Trans., 1775, t. LXV, p. 395 ; Œuvres, t. IV, p. 518, pl. LXI et LVII).
(b) Knox, Obs. on the general anat. of the Gymnotus electricus (Edinb. Journ. of Science, 1824, t. I, p. 96).

ment nerveuse et la surface postérieure du diaphragme suivant, qui est composé principalement de tissu conjonctif et de fibres élastiques (1).

Appareil électrique des Silures.

§ 6. — Chez le Malaptérure ou Silure électrique, l'appareil dont l'étude nous occupe ici est fort mince, mais très-étendu ; il est situé de chaque côté du corps, immédiatement sous la peau à la face interne de laquelle il adhère (2) ;

(1) M. Max Schultze, qui a étudié très-attentivement la structure intime de ces organes, y assigne les dispositions indiquées ci-dessus (a). Mais je dois ajouter que, d'après M. Pacini (b) il y aurait entre la lame basilaire ou postérieure des diaphragmes et la plaque électrique un espace occupé par un liquide dans lequel plongeraient des prolongements de cette plaque.

(2) La position et la conformation extérieure de cet appareil ont été indiquées vers le commencement du siècle actuel par E. Geoffroy Saint-Hilaire ; Rudolphi ajouta quelques faits anatomiques nouveaux à ceux précédemment constatés par le naturaliste que je viens de citer, et en 1839 Valenciennes assura y avoir trouvé, indépendamment de la tunique fibreuse externe observée par Geoffroy et d'une seconde lame membraneuse décrite par Rudolphi, une série de feuillets superposés (c). En 1846, la structure intime de ces organes fut beaucoup mieux étudiée par Pacini qui y reconnut l'existence de subdivisions alvéolaires dans l'épaisseur des couches sus-mentionnées (d). Enfin, plus récemment M. Bilharz en a fait l'objet d'un travail très-important qui a puissamment contribué à l'avancement de nos connaissances relatives aux caractères anatomiques les plus essentiels, non-seulement de l'appareil en question, mais aussi des organes électriques en général. Jobert (de Lamballe) fit, en 1858, une publication sur le Silure ainsi que sur les autres Poissons électriques, mais sans jeter aucune lumière nouvelle de quelque importance sur leur structure anatomique ou sur leur histoire physiologique (e).

(a) Max Schultze, Zür Kenntniss der electrischen Organe der Fische ; erste Abtheil. (Abhandlungen der naturhist. Gesellsch. zu Halle, 1858, t. IV, p. 313, pl. II, fig. 1-4).
(b) Pacini, op. cit., fig. 4 (Bibl. univ. de Genève, 1853).
(c) E. Geoffroy Saint-Hilaire, Mémoire sur l'anat. comp. des organes électriques (Annales du Muséum, 1802, t. 1, pl. XXVI, fig. 4).
— Rudolphi, Ueber den Zitterwels (Abhandl. sc. der Ac. der Wissenhaften zu Berlin, 1824).
— Valenciennes, Nouvelles rech. sur l'organe électrique du Malaptérure électrique (Arch. du Muséum, 1841, t. II, fig. 43, pl. IV).
— Pacini, Sopra l'organo elettrico del Siluro elettrico del Nilo, fig. 1 et 2 (Annali delle scienze naturali, 1846).
(d) Bilharz, Das electrische Organ des Zitterwelses, 1857.
(e) Jobert (de Lamballe), Des appareils électriques des Poissons électriques, in-8, avec atlas in-folio.

une lame aponévrotique en occupe les deux faces (1), et il reçoit ses nerfs d'un gros tronc nerveux qui parcourt d'avant en arrière la portion moyenne de sa face interne et qui naît de la partie antérieure de la moelle épinière (2). L'espace compris entre les deux tuniques fibreuses est subdivisé en une multitude d'alvéoles par des cloisons se portant obliquement de la région dorsale à la région ventrale, et unies à une série de diaphragmes disposés normalement à la surface de ces rubans qui représentent les cloisons intercolumellaires de l'appareil électrique de la Torpille. Enfin, chacune des loges circonscrites de la sorte contient une plaque électrique en forme de disque (3), dont l'une des surfaces est en relation avec le filet nerveux correspondant et dont l'autre surface présente une apparence réticulée (4).

§ 7. — La Raie commune n'a pas le pouvoir de nous faire sentir des commotions, comme le font la Torpille, le Gym-

Organe électrique de la Raie commune.

(1) Ces aponévroses constituent par leur réunion marginale une paire de sacs très-aplatis qui se joignent entre eux le long de la ligne médiane de façon à entourer complétement le corps du Poisson.

(2) Ce tronc nerveux, qui naît entre les nerfs spinaux de la seconde et de la troisième paire d'une énorme cellule ganglionnaire (a), présente un mode d'organisation particulier. Au lieu d'être composé comme d'ordinaire d'un faisceau de filaments, il n'est constitué que d'une seule fibre primitive de taille colossale.

(3) Ce fut chez les Mélaptérures que l'existence des plaques électriques proprement dites fut d'abord con-

statée, et cette découverte, due à M. Bilharz, devint le point de départ des recherches sur le mode de terminaison des nerfs chez les autres Poissons électriques dont j'ai parlé précédemment.

(4) M. Bilharz, qui a fait connaître l'existence et le mode d'organisation de ces disques électriques, avait vu le filet nerveux se rendre à leur face postérieure; mais M. Max Schultze a constaté que ce filet traverse de part en part le diaphragme et pénètre dans la lame électrique par sa face antérieure (b). Or, ce fait a une importance considérable, comme je le montrerai bientôt en parlant de la polarité de ces organites.

(a) Markusen, *Mittheilung ueber das electrische Organ des Zitterwelses.* (*Bullet. des sc. de Saint-Pétersbourg*, 1854, t. II, p. 203).

— Bilharz, *op. cit.*, pl. II.

(b) Max Schultze, *op. cit.*, pl. I, fig. 1-4.

note et le Malaptérure, mais elle est pourvue d'un appareil particulier qui ressemble extrêmement aux organes électriques du premier de ces Poissons. C'est un corps fusiforme situé de chaque côté dans la portion basilaire de la queue, et composé essentiellement de séries longitudinales d'alvéoles qui renferment chacune une plaque ou disque en connexion avec l'extrémité périphérique d'un filet nerveux. Les propriétés physiologiques de cet appareil sont obscures et ont été méconnues par beaucoup d'auteurs qui, à raison de cette circonstance, l'appellent un organe pseudo-électrique (1); mais des expériences faites en 1865 par M. Robin ne devraient laisser aucune incertitude à cet égard. Effectivement en employant comme galvanoscope soit des Grenouilles préparées à la manière ordinaire, soit un galvanomètre de Gourgeon très-délicat, cet auteur obtint, dans le premier cas, des contractions musculaires, dans le second cas des déviations très-fortes de l'aiguille aimantée (2).

Mormyres. § 8. — Chez les Mormyres, on trouve aussi à la base de la queue deux paires d'organes qui, par leur conformation générale ainsi que par leur structure intime, ressemblent beaucoup aux organes électriques de la Raie commune (3).

(1) La découverte de cet organe est due à un anatomiste écossais nommé Stark, mais M. Robin fut le premier à en étudier attentivement la structure intime et à bien mettre en évidence son analogie avec les organes électriques de la Torpille (a).

(2) Des expériences analogues faites d'abord par J. Müller, puis par Matteucci n'avaient donné que des résultats négatifs. Mais M. Robin constata d'une manière très-nette le dégagement de l'électricité chez la Raie ronce ainsi que chez la Raie bouclée (b).

(3) Ces organes sont revêtus d'une

(a) Stark, *On the existence of an electrical apparatus in the Flapper-skate and other Rays* (*Proceed. of ther R. Soc. of Edinburgh*, 1841).
— Robin, *Recherches sur un appareil qui se trouve sur les Poissons du genre des Raies et qui présente les caractères anatomiques des organes électriques* (*Ann. des sc. nat.*, 1847, série III, t. VII, p. 193, pl. III et IV).
(b) Robin, *Mémoire sur la démonstration de la production d'électricité par un appareil propre aux Poissons du genre des Raies* (*Journ. d'anat. et de physiol.*, 1865, p. 589 et suiv.).

et il est probable qu'ils jouissent de propriétés analogues ; mais jusqu'ici la production de décharges électriques n'a pas été constatée chez ces Poissons.

Le Gymnarque du Nil, poisson qui ressemble beaucoup au Mormyre, est pourvu d'un organe particulier que les anatomistes considèrent comme devant être un appareil électrique, mais on ne sait rien concernant ses propriétés physiologiques (1).

Gymnarques.

La faculté de donner des commotions électriques a été attribuée aussi à un Poisson du genre Trichiure (2) et à un Tétrodon (3). On a rapporté à la même cause cer-

Autres Animaux réputés électriques.

---

enveloppe fibreuse et divisés en de nombreux compartiments par des diaphragmes verticaux disposés en séries longitudinales. Chacun de leurs alvéoles contient une plaque nerveuse analogue aux plaques électriques des Raies (a).

(1) Cet organe, découvert par Erdl, est situé sous la colonne vertébrale ; il s'étend depuis la tête jusque dans la plus grande partie de la queue, et il consiste en quatre paires de tubes membraneux et translucides renfermant une série de corps prismatiques à trois faces disposées de façon à ressembler aux grains d'un chapelet, et contenant un liquide ainsi que des tubes microscopiques, composés de divisions cellulaires oblongues et renfermant une matière jau-

nâtre coagulable par l'alcool (b) ; mais on n'a fait, que je sache, aucune observation relative aux relations de ces parties avec le système nerveux, et il me paraît fort douteux qu'elles soient en réalité des organes électriques.

(2) Le Poisson désigné sous le nom de *Trichiurus electricus* par Lacépède, appartient à la famille des Scombéroïdes et habite les mers de l'Inde, mais c'est seulement sur une phrase fort obscure de Neuhof que l'on s'est fondé par le considérer comme donnant des commotions électriques, et Cuvier pense que même le passage en question s'applique à un Malaptérure plutôt qu'à un Trichiure (c).

(3) Le Tétrodon dit électrique a été rencontré aux îles Comores (d).

(a) Marcusen, *Ueber die Familie der Mormyren (Bulletin de l'Acad. des sc. de Saint-Pétersbourg*, 1854, t. XII, p. 1).
— Ecker, *Ueber das electrische Organ von Mormyris dorsalis (Freiburg-Berecht.*, 1855, t. I, p. 176 ; 1858, p. 472).

(b) Erdl, *Ueber eine neue Form electrischen Apparates bei Gymnotus niloticus.* (*München Gelehrt Anz.*, 1847, t. XXIV, p. 585 ; *Sur une nouvelle forme d'appareil électrique (L'Institut, journ. univ. des sciences et des soc. sav.*, 1847, t. XV, p. 341).

(c) Cuvier et Valenciennes, *Hist. des Poissons*, t. VIII, p. 247.

(d) Paterson, *An account of new electrical fish. (Phil. Trans.*, t. LXXVI, p. 382, pl. III).

taines sensations produites par des Insectes et des Mollusques (1); mais les observations sur lesquelles on s'est fondé sont trop vagues pour inspirer confiance, et il me paraît probable que, dans ces cas, on a confondu des actions urticantes avec des décharges électriques.

Enfin, je rappellerai que quelques naturalistes considèrent les phénomènes lumineux dont les Noctiluques nous offrent le spectacle comme étant dus à la production d'une série de petites étincelles électriques par ces animalcules sarcodaires; mais, ainsi que j'ai eu l'occasion de le dire précédemment, cette hypothèse ne me paraît pas admissible (2).

Résumé.
En résumé, nous voyons donc que la faculté de donner des secousses électriques n'a été bien constatée que chez un très-petit nombre de Poissons, et que tous les Animaux chez lesquels cette faculté existe, l'exercent à l'aide d'un appareil spécial composé d'une multitude d'éléments, dans chacun desquels un filament nerveux va se terminer, à peu près de la même manière que les nerfs excito-moteurs se terminent dans les fibres élémentaires des muscles susceptibles de se contracter sous l'influence de la volonté.

---

(1) Le *Reduvius serratus* est un des Insectes auxquels cette propriété a été attribuée, mais à tort suivant toute probabilité (a). Marcgrave a fait mention de secousses ressenties dans tout le corps lorsqu'on touche une espèce de Mante qui habite le Brésil (b). Molina et Vidaure parlent d'une sensation d'engourdissement ressentie quand on saisit avec la main une Seiche des côtes du Chili (c). Treviranus parle d'une sensation analogue à celle produite par une commotion électrique qui serait déterminée par l'*Alcyonum bursa*, de la mer du Nord (d); mais j'ai souvent manié ces corps (qui ne sont pas des Animaux) sans jamais rien ressentir de ce genre.

(2) Voyez tome VIII, p. 115.

(a) Kirby and Spence, *Introduction to entomalogy*, t. I, p. 112 (1815).
(b) Marcgrave, *Historia Rerum naturalium Brasiliæ* (1648).
— Vidaure, *Compendio della storia geogr. naturale e civile del Chile*, 1776.
(c) Molina, *Essai sur l'hist. nat. du Chili*.
(d) Treviranus, *Biologie*, t. V, p. 144.

§ 9. — La ressemblance entre les organes électriques et les muscles à contraction brusque s'étend aussi au mode d'action de ces appareils (1). De même que le muscle est paralysé lorsque son nerf excito-moteur a été coupé, de même l'organe électrique de la Torpille cesse de donner, sous l'influence de la volonté de l'Animal, des commotions lorsque ses nerfs ont été divisés ou seulement liés, et son activité fonctionnelle se manifeste lorsqu'on excite mécaniquement le tronçon périsphérique du nerf qui est resté en connexion avec lui (2). Ce phénomène peut se produire lors même que l'organe électrique a été séparé du corps de l'animal vivant, et l'intégrité de cet organe n'est pas nécessaire à son action,

(1) Plusieurs physiciens, de même que des anatomistes et des physiologistes, ont été frappés des ressemblances qui existent entre l'appareil électrique des Poissons et les muscles de la vie animale (a). Plus on a fait de progrès dans l'étude de la structure intime des deux espèces d'appareils et des phénomènes dont ils sont le siège ou la cause, plus la similitude est devenue évidente.

(2) Galvani et Spallanzani ont constaté qu'en coupant les nerfs de l'un des organes électriques on détermine la cessation des décharges du côté où l'opération a été pratiquée, mais que ces décharges peuvent continuer à avoir lieu du côté opposé (b). Matteucci s'est assuré aussi que la section de l'un quelconque des quatre troncs nerveux de l'organe, rend inactive la portion de l'appareil dans laquelle ce tronc se ramifie, mais n'empêche pas les autres parties du même appareil de donner des décharges. Pour mettre bien en évidence cette indépendance fonctionnelle des diverses parties du même organe électrique, ce physicien pratiqua l'expérience suivante. Ayant, sur une Torpille bien vivante, séparé un organe avec ses quatre nerfs en place, et ayant bien séché la peau dont cet organe était recouvert, il plaça sur celle-ci plusieurs Grenouilles préparées à la façon de Galvani, et il vit telle ou telle de ces Grenouilles sauter suivant qu'il excitait tel ou tel nerf, tandis que les autres Grenouilles restaient en repos (c).

(a) Voyez à ce sujet :
— De la Rive, op. cit., t. III, p. 70 et suiv.
— Gavarret, Poissons électriques (Journal des Progrès, 1858, t. II, p. 403).
— Marey, Mém. sur la Torpille (Annales sc. de l'École normale, 1872, série 2, t. 1, p. 85). — Sur la décharge électrique de la Torpille (Physiologie expérimentale, 1877, t. III, p. 1).
(b) Spallanzani, Lettere ad Sig. Lucchesini (Opuscoli scelti sulli scienze, 1873, t. VI, p. 73).
(c) Matteucci, op. cit., p. 167 et 168.

car on peut obtenir des décharges de ses deux moitiés après les avoir séparées entre elles, et l'on peut en détruire une grande partie sans rendre impuissant le fragment restant, pourvu que celui-ci ait conservé son nerf (1).

Il importe également de noter que ces nerfs excito-électriques sont complétement insensibles. Ils sont inaptes à transmettre à l'encéphale des incitations propres à faire naître des sensations ou propres à produire des actions excito-motrices réflexes (2); mais leur fonctionnement comme organes électrogènes peut être provoqué par tous les agents qui mettent en jeu les nerfs excito-moteurs, par exemple les courants électriques (3), et les incitations nerveuses aussi bien que les stimulants mécaniques.

Lorsque, au lieu d'agir directement sur l'un des nerfs électriques de la Torpille, on excite le lobe encéphalique dont ces conducteurs émanent, on produit les mêmes effets; on provoque dans l'organe électrique correspondant une décharge, et lorsqu'on détruit ces lobes on anéantit dans cet organe la faculté de produire des commotions (4).

(1) Ainsi Matteucci a coupé l'organe électrique de ces Poissons par moitié, soit horizontalement, soit verticalement; puis il a séparé par une lame de verre les deux tranches obtenues de la sorte, et il a constaté ensuite que l'un et l'autre de ces fragments pouvaient continuer à fonctionner; des fragments encore plus petits continuaient aussi à donner des décharges, à la condition d'être en connexion avec une branche nerveuse (a).

(2) M. A. Moreau s'est assuré de ce fait expérimentalement en coupant un de ces troncs nerveux et en irritant mécaniquement le tronçon resté en connexion avec l'encéphale. Cette excitation ne donna lieu à aucune réaction appréciable (b).

(3) Nobili fut le premier à montrer que les nerfs électriques de la Torpille, soumis à l'action des courants d'une pile, provoquent des décharges électriques dans les conditions où les nerfs moteurs provoquent des mouvements (c).

(4) Ayant mis à découvert l'encéphale sur une Torpille très-vigou-

(a) Matteucci, op. cit., p. 165.
(b) Moreau, Rech. physiol. sur la Torpille électrique (Mémoires de physiologie, 1877, p. 93).
(c) Voy. Marey, op. cit. (Ann. de l'École normale, série 2, t. I. p. 93).

Cette portion post-cérébelleuse de l'axe cérébro-spinal est donc le siége d'un foyer d'action nerveuse excito-électrique, comparable aux foyers excito-moteurs dont nous avons déjà reconnu l'existence dans diverses parties du même axe céphalo-rachidien. C'est par son intermédiaire que les incitations de la volonté déterminent les décharges électriques, comme elles provoquent les contractions musculaires en mettant en action un foyer excito-moteur, et c'est également par son aide que les excitations sensitives développées dans les diverses parties périphériques de l'économie se transforment en excitations électro-motrices à la façon des actions nerveuses réflexes ordinaires (1).

Les expériences de Matteucci prouvent également que l'électricité dégagée par l'appareil électrique est développée sur place dans l'intérieur de celui-ci et ne provient pas de l'encéphale, ainsi que le supposent quelques physiciens (2) ;

reuse, Matteucci constata qu'il pouvait tailler, piquer et couper le cerveau proprement dit, sans provoquer aucune décharge électrique; mais qu'en stimulant les parties sensibles du système nerveux en connexion avec les lobes du quatrième ventricule, on détermine aussitôt une forte décharge ; enfin que toutes ces parties, à l'exception des lobes susmentionnés, peuvent être enlevées ou détruites sans qu'il en résulte l'abolition de la faculté électrogène, tandis que cette faculté s'éteint dès que les renflements de la moelle allongé désignés sous le nom de *lobes électriques*, sont désorganisés. Matteucci trouva aussi que l'action de ces deux lobes est directe, c'est-à-dire s'exerce

par l'organe électrique du même côté (*a*).

(1) Effectivement les excitations sensitives produites dans les différentes parties de l'économie provoquent des décharges électriques, lorsque ces parties sont en connexion avec les lobes du quatrième ventricule par l'intermédiaire des nerfs centrifuges et de la moelle épinière ; mais lorsqu'on divise le cordon rachidien sur une Torpille vivante, ces excitations cessent de produire le même effet dans toutes les parties dont les nerfs appartiennent au tronçon de la moelle épinière ainsi séparée de la moelle allongée (*b*).

(2) Notamment M. Becquerel, qui considère l'électricité de la Torpille

(*a*) Matteucci, *op. cit.*, p. 170.
(*b*) Matteucci, *op. cit.*, p. 163.

car les nerfs qui se rendent de la moelle allongée à cet appareil et qui y conduisent la puissance excito-électrique sont sans action sur le galvanoscope, pendant qu'ils fonctionnent de la sorte aussi bien que lorsqu'ils sont en repos (1).

Direction constante du courant électrique.

§ 10. — Un autre fait important à noter, c'est que le courant développé dans l'appareil électrique a une direction constante chez les Poissons de même espèce, mais que cette direction peut varier d'une espèce à une autre espèce, et qu'elle est toujours en rapport avec la position des éléments organiques dont cet appareil se compose. Ainsi chez les Torpilles où ces éléments sont disposés en séries verticales, le pôle positif de

comme étant élaborée dans le quatrième lobe encéphalique de ce Poisson, et transmise aux deux organes électriques par l'intermédiaire des nerfs (a).

(1) Matteucci s'en est assuré en enfonçant dans la profondeur d'un de ces nerfs, à 2 ou 3 centimètres l'une de l'autre, les deux extrémités du fil d'un galvanomètre très-sensible, puis en déterminant des décharges par l'excitation mécanique des lobes de la moelle allongée. En effet, lorsque cette expérience était bien faite, le galvanomètre ne donnait jamais aucun signe de courant (b).

M. A. Moreau est arrivé à la même conclusion au moyen d'un autre procédé expérimental. Il coupa sur une Torpille vivante tous les nerfs qui se rendent à un des appareils électriques, et en excitant au moyen d'un faible courant l'extrémité périphérique des nerfs ainsi coupés, il détermina des décharges répétées et

de plus en plus faibles. Après avoir ainsi épuisé l'organe électrique et bien constaté que l'on ne pouvait plus obtenir de décharges, même très-faibles, M. Moreau replaça la Torpille dans l'eau de mer. Au bout de quelques heures, l'animal fut repris et l'excitation du bout périphérique des nerfs électriques coupés détermina de nouveau des décharges fortes et répétées (c).

Pour établir que les nerfs électriques sont des conducteurs centrifuges seulement, on peut aussi invoquer l'expérience suivante. Lorsque sur une Torpille bien vivante on incise l'organe électrique de façon à mettre à découvert les ramifications de l'un de ces nerfs, on en excite l'une des branches terminales, on provoque des décharges dans les prismes auxquels cette branche se distribue ; mais les prismes dont les nerfs naissent en amont du point excité restent inactifs.

(a) Becquerel, *Traité de physique considérée dans ses rapports avec la chimie et les sciences naturelles*, t. II, p. 629 (1844).

(b) Matteucci, *op. cit.*, p. 151.

(c) Moreau, *Mémoires*, p. 109.

l'appareil est à sa surface dorsale et le pôle négatif est du côté ventral (1) ; tandis que chez le Gymnote électrique où les séries d'éléments sont dirigées longitudinalement, le pôle positif se trouve du côté de la tête et le pôle négatif du côté de la queue (2). Chez le Malaptérure, la direction des courants est également parallèle à l'axe du corps, mais pendant la décharge la tête est négative et l'extrémité caudale positive (3) ; or, ces différences coïncident avec les différences anatomiques que j'ai signalées précédemment dans la structure intime des éléments organiques de ces appareils. En effet, les deux surfaces des plaques nerveuses logées dans l'intérieur des alvéoles représentent les deux pôles d'un couple voltaïque, et c'est toujours celle de ces deux surfaces où se distribue le nerf excitateur qui est négative (4).

§ 11. — L'analogie qui existe entre l'action nerveuse excito-motrice sur les fibres musculaires et les phénomènes

Autre analogie entre les actions nerveuses excito-électriques et excito-motrices.

(1) Cela est également vrai pour les parties intermédiaires de l'appareil et pour chacun de ses éléments en particulier : les parties dorsales sont toujours positives par rapport aux parties ventrales (a).

(2) Faraday a constaté ce fait sur le Gymnote dont j'ai déjà parlé comme ayant vécu pendant fort longtemps dans un aquarium à Londres (b).

(3) Pacini a constaté l'horizontalité du courant, mais sans pouvoir déterminer si le pôle positif se trouve à la partie antérieure ou à la partie postérieure de l'animal (c), et ce sont des expériences faites plus

récemment par M. Ranzi et par M. Dubois-Reymond, qui ont mis en évidence l'état négatif de la partie antérieure de l'appareil, par rapport à la partie postérieure qui est à l'état positif (d).

(4) M. Max Schultze a montré que cette règle ne souffre pas d'exception. Au premier abord on avait pu penser qu'elle n'était pas applicable aux Malaptérures, mais le mode de distribution exceptionnel du nerf dans la plaque électrique indiquée ci-dessus a fait disparaître cette exception apparente. (Voyez ci-dessus, p. 345, note 4.)

(a) Matteucci, *op. cit.*, p. 149.
(b) Faraday, *op. cit.* (*Phil. Trans.*, 1839, p. 6).
(c) Pacini, *op. cit.*, p. 9. (*Extr. de la Bibl. universelle de Genève*, 1853).
(d) Ranzi, *Experienze sulla scarica electrica dell Siluro del Nilo* (*Nuovo umento*, 1855, t. II, p. 447). *Arch. für Physiol. und Anat.*, 1859, p. 210.
— Dubois-Reymond, *Monatsbericht der Acad. der Wissensch. zur Berlin*, 1857, p. 424.

déterminés par l'action stimulante des nerfs électriques de la Torpille vient d'être mise encore plus en évidence par des expériences très-intéressantes faites l'année dernière à Naples par M. Marey à l'aide de la méthode graphique dont ce physiologiste fait un si heureux usage. En effet, M. Marey est parvenu à constater qu'une décharge de la Torpille n'est pas un courant continu, mais résulte d'une série de flux électriques de même sens qui s'ajoutent les uns aux autres, de la même manière que dans les contractions musculaires une série de secousses ajoutées les unes aux autres et pour ainsi dire fusionnées constituent le tétanos (1).

Il y a aussi une grande similitude entre les influences que les conditions physiologiques exercent sur le travail du système musculaire et sur le travail de l'appareil électrique. Ainsi que nous l'avons déjà vu de part et d'autre, la répétition à court délai du même acte amène la fatigue, l'affaiblissement des résultats obtenus, enfin l'épuisement de la force agissante, et temporairement l'incapacité fonctionnelle de l'appareil ; tandis que le repos en rétablit la puissance.

(1) Les expériences de M. Marey établissent que chaque excitation du bout périphérique du nerf électrique séparé de l'encéphale par la section, donne lieu à un flux ou décharge unique, et que le temps qui s'écoule entre le moment auquel l'excitation est produite sur le nerf et le moment où ses effets se manifestent par la production d'une décharge (temps que l'on appelle le *retard* ou la période d'excitation latente), est à peu près le même que pour l'action nerveuse excito-motrice, savoir environ 0,01 de seconde. La durée d'un flux de Torpille est aussi sensiblement la même que celle d'une secousse musculaire chez la Grenouille ; et, lorsque cette durée excède notablement celle des intervalles qui séparent les flux successifs les uns des autres, ces flux s'additionnent. Leur addition est d'autant plus complète que ces flux sont plus fréquents, et par conséquent, toutes choses égales d'ailleurs, la décharge devient d'autant plus intense, de même que dans le tétanos musculaire l'intensité des contractions augmente avec la fréquence des secousses (a).

(a) Marey, *Sur la décharge électrique de la Torpille (Physiologie expérimentale. École pratique des hautes études*, 1877, t. III, p. 2 et suiv.).

Le fait suivant est non moins digne de remarque.

La strychnine, substance qui exalte à un haut degré la puissance nerveuse excito-motrice et qui détermine dans le système musculaire des contractions spasmodiques, agit d'une manière analogue sur le travail accompli par l'appareil électrique de la Torpille (1). Sous l'influence de ce poison il y a même, dans certains cas, production de décharges électriques sans intervention d'aucun stimulant extrinsèque, phénomène qui rappelle les contractions spasmodiques spontanées dont j'ai signalé précédemment l'existence dans des cas d'intoxication par la strychnine (2).

Des relations analogues à celles que nous avons vu exister entre l'activité respiratoire et l'activité musculaire (3) se manifestent entre la combustion physiologique et le déploiement de la puissance électrique (4).

(1) Cet effet a été constaté par Matteucci, et récemment les phénomènes déterminés par l'action de la strychnine sur l'appareil électrique de la Torpille ont été étudiés d'une manière plus approfondie par M. Marcy (a).

(2) Voyez ci-dessus, p. 154.

(3) Voyez tome X, p. 495 et suiv.

(4) Matteucci a examiné comparativement la composition de l'air en dissolution dans de l'eau de mer contenue dans deux vases de même capacité et renfermant chacun une Torpille dont l'une était restée en repos et l'autre avait donné de nombreuses décharges : il a trouvé la proportion d'acide carbonique notablement plus grande dans le bain contenant ce dernier individu; la proportion d'oxygène était au contraire plus grande dans l'eau de l'autre vase (a).

Humboldt signale aussi l'activité respiratoire des Gymnotes électriques qui, dit-il, viennent souvent humer l'air atmosphérique à la surface de l'eau (c); mais cette remarque perd de son importance depuis que M. Jobert a constaté l'existence d'une respiration aérienne complémentaire chez plusieurs autres Poissons de l'Amérique tropicale (d). Humboldt a constaté aussi que chez le Gymnote électrique il y a entre les deux organes électrogènes une vessie aérienne très-grande, tandis que chez

(a) Matteucci, op. cit., p. 161.
— Marcy, op. cit., p. 55.
(b) Matteucci, op. cit., p. 160.
(c) Humboldt, op. cit., p. 100.
(d) Jobert, Rech. pour servir à l'hist. de la respiration chez les Poissons. (Ann. des sc. nat., 1877, série 6, t. IV, art. 8).

Enfin la température influe beaucoup sur la puissance de l'appareil électrique de la Torpille (1).

Composi-
tion
chimique
des
organes
électriques. § 12. — La composition chimique des organes électriques de la Torpille et des matières qui y sont contenues n'est encore que très-imparfaitement connue, mais elle tend aussi à prouver leur analogie avec les muscles. Effectivement on y a trouvé beaucoup de syntonine, de la créatinine et d'autres matières azotées (2); mais les réactions qui peuvent s'effectuer entre les fluides nourriciers de l'Animal et la substance constitutive de ces organes ne paraissent pas devoir exercer une influence directe bien notable sur le développement de l'électricité dans l'intérieur de ceux-ci, car les décharges ont lieu à peu près comme d'ordinaire, lors même que la circulation du sang dans ces parties a été complétement arrêtée, ainsi qu'après l'écoulement des liquides con-

une autre espèce du même genre (le *G. æquilabiatus*), qui ne donne pas de commotions, ce réservoir pneumatique est extrêmement réduit (*a*).

(1) Matteucci a fait sur cette question des expériences très-décisives. En plaçant des Torpilles dans de l'eau à 10 ou 12 degrés, il les vit s'engourdir et cesser de donner des décharges, mais sans perdre d'une manière permanente la faculté d'en produire, car il suffisait d'élever la température du bain à 20 degrés pour les rendre aptes à donner de nouveau de fortes secousses (*b*). La chaleur portée au delà de 36 degrés altère promptement la substance de l'organe. Il résulte des expériences de M. Moreau, qu'à la température de 45 degrés, la fonction électrique est détruite et l'excitabilité des nerfs éteinte. M. Marcy pense que pour éteindre complétement le développement de l'électricité, la température de l'organe doit être abaissée à 0 degré, ainsi que cela a lieu pour l'extinction de la contractilité musculaire (*c*).

(2) Les organes électriques de la Torpille ont une réaction acide et ils contiennent en abondance des substances muqueuses particulières; ils contiennent aussi beaucoup d'urée, substance dont la présence semble indiquer une combustion active de matières organiques azotées (*d*).

(*a*) Humboldt, *Obs. sur les Anguilles électriques*, p. 106.
(*b*) Matteucci, *Traité des phénomènes électro-physiologiques*, p. 156.
(*c*) Marcy, *op. cit.*, p. 57.
(*d*) Schultze, *loc. cit.*, p. 380.
— Schlenau, *De Pisci electrici*, p. 37.

tenus dans les alvéoles. M. Moreau a constaté expérimentalement ces deux faits (1).

§ 13. — Ainsi que j'ai eu l'occasion de le dire précédemment, les Poissons électriques, au moment où ils donnent une décharge, quelque forte que soit celle-ci, n'éprouvent eux-mêmes aucune commotion notable, et par conséquent les physiologistes ont dû se demander quelle pouvait être la cause de cette immunité. Au premier abord on devait supposer que cela dépendait de l'existence d'une enveloppe isolante qui aurait séparé l'appareil électrique des parties circonvoisines de l'organisme, tout en laissant le passage libre du côté de la peau avec laquelle cet appareil est toujours en connexion intime ; mais l'expérience a prouvé que tous les tissus de ces êtres singuliers sont bons conducteurs de l'électricité (2), et il y a tout lieu de croire que si d'ordi-

Les décharges n'affectent pas l'Animal qui les produit.

(1) Ainsi, ce physiologiste ayant, au moyen d'une injection de suif dans la portion radiculaire de l'aorte ventrale, complétement obstrué les artères efférentes des branchies et arrêté de la sorte toute circulation du sang dans l'appareil électrique, constata que l'excitation des nerfs de cet appareil pouvait encore y déterminer des décharges (a). On savait d'ailleurs qu'un morceau de l'organe électrique détaché du corps de l'animal, et par conséquent ne recevant plus de sang, peut continuer à fonctionner lorsque son nerf est excité. Pour s'éclairer au sujet du rôle qui peut être rempli par les fluides incolores fournis aux organes électriques par le sang et accumulés dans leurs alvéoles, M. Moreau traversa de part en part avec un instrument vulnérant les diaphragmes d'un certain nombre de prismes, opération qui détermina l'écoulement de la totalité du liquide contenu dans ces organes, et il trouva que la portion de l'appareil ainsi mise à sec pouvait encore donner des décharges électriques lorsqu'on en stimulait le nerf (loc. cit.).

(2) Pour bien élucider cette question, il serait utile d'examiner comparativement les propriétés conductrices des parties de l'appareil électrique qui en occupent la circonférence, et des parties qui en recouvrent les deux surfaces polaires, lesquelles sont constituées, comme nous l'avons vu précédemment, par la peau seulement. Or, à ma connaissance, cette évaluation n'a été faite par aucun expérimentateur.

Puisque j'ai été amené à parler ici des propriétés de la peau de ces animaux, je rappellerai une observation

(a) Moreau, Mémoires de physiologie, p. 111 et suiv.

naire l'écoulement de cette force se fait au dehors au lieu de s'opérer par les parties circonvoisines de l'organisme et de traverser ainsi les muscles, cela tient à ce que ces parties sont de moins bons conducteurs que ne l'est le liquide dans lequel l'animal est plongé. Effectivement, dans diverses circonstances on a pu constater des indices de l'action excito-motrice de la décharge sur les muscles de l'Animal qui produit cette décharge, et les contractions provoquées de la sorte se manifestaient surtout lorsque le passage de l'électricité au dehors était moins facile que d'ordinaire, condition qui se trouve réalisée quand le Poisson, au lieu d'être plongé dans de l'eau, se trouve entouré par de l'air (1).

En voyant les Gymnotes vivre en nombre considérable dans un même étang, s'y rencontrer fréquemment et n'éprouver aucune influence appréciable des décharges au moyen desquelles ces Poissons mettaient en convulsion ou paralysaient d'autres animaux qui se trouvaient à proximité, des Chevaux par exemple (2), ou des Poissons

faite jadis par Broussonnet, savoir que non-seulement tous les Poissons électriques sont dépourvus d'écailles, mais que leur peau est toujours lubrifiée par une matière muqueuse sécrétée dans un appareil spécial dont le développement est très-remarquable (a). Chez les Torpilles, cet appareil se compose d'une multitude de longs tubes terminés en ampoule du côté de l'organisme, et s'ouvrant librement au dehors par leur extrémité opposée dans le voisinage immédiat des organes électriques (b).

(1) Faraday a remarqué que lors-qu'il touchait le Gymnote avec la main, l'animal donnait des décharges coup sur coup, mais que si on le touchait avec un corps non conducteur, une baguette de verre par exemple, il donnait une ou deux commotions, mais qu'il arrêtait aussitôt, comme si le manque de voies d'écoulement le décourageait (c). Or, Matteucci attribue cet arrêt à la sensation déterminée par le courant qui, ne s'échappant pas librement au dehors, se répandrait dans l'intérieur de l'économie (d).

(2) Voyez ci-dessus, p. 330.

(a) Broussonnet, op. cit. (Mém. de l'Acad. des sc., 1782).
(b) Voy. tome X, p. 81.
(c) Faraday, op. cit. (Phil. Trans., 1839, p. 10).
(d) Matteucci, op. cit., p. 191 et suiv.

non électriques (1), les physiologistes ont dû se demander aussi comment ces Gymnotes, de même que les Torpilles et les Malaptérures, pouvaient être préservés de leurs atteintes mutuelles. Mais, dans l'état actuel de nos connaissances on ne peut faire à cette question aucune réponse satisfaisante, et il est seulement à noter que ces animaux paraissent être peu sensibles aux courants dont leur corps peut être traversé (2).

§ 14. — Les lobes dits électriques, qui jouent un si grand rôle dans le fonctionnement de l'appareil électrique de la Torpille, n'existent ni chez les Gymnotes ni chez les Malaptérures ; mais il est probable que chez tous ces Poissons il y a dans le cordon rachidien un centre nerveux spécial préposé à l'excitation de cet instrument électrogène. Il est regrettable que des expériences analogues à celles pratiquées sur le système nerveux de la Torpille n'aient pas été faites sur les Gymnotes, et je signalerai particulièrement ce sujet de recherches aux physiologistes qui peuvent se trouver dans les contrées habitées par ces singuliers Animaux.

§ 15. — En résumé, nous voyons que l'appareil électrique des Poissons ressemble beaucoup à une pile galvanique ; qu'il se compose d'une multitude d'éléments comparables à autant de couples électrogènes dont les produits s'ajoutent les uns aux autres, et que chacun de ces couples

[margin note:] Absence de lobes spéciaux chez les Gymnotes, etc.

[margin note:] Résumé.

(1) M. Moreau cite l'exemple d'un Turbot qui, au contact d'une Torpille, est entré dans un état de contraction des plus violentes (a).

(2) M. Dubois-Reymond a vu un Malaptérure nager librement dans l'eau où la main de l'expérimentateur était douloureusement impressionnée par des courants électriques ; l'animal paraissait n'en souffrir nullement, mais il prenait avec persistance une orientation telle, que l'axe de son corps était normal à la direction du courant, et que par conséquent celui-ci le traversait là où son épaisseur était la moindre.

(a) Moreau, *op. cit.*, *Mém.*, p. 90.

est constitué par la plaque nerveuse associée aux parties adjacentes, contenues dans les cellules ou alvéoles ; en sorte que, toutes choses égales d'ailleurs, la décharge est d'autant plus forte que le nombre des alvéoles électriques dont elle provient est plus considérable (1). Mais comment concevoir des alternances d'activité et de repos dans une pile dont les parties constitutives conservent toujours les mêmes relations et ne subissent aucun changement appréciable ni dans leur température ni dans leurs propriétés chimiques, qui serait mise en action ou rendue impuissante par une influence nerveuse, par un acte de la volonté ? Il y a là un mystère que je ne saurais expliquer (2). Les phénomènes dont les organes électriques des Poissons nous offrent le spectacle ressemblent singulièrement à ceux de la contraction musculaire, et tout nous porte à croire qu'ils sont du même ordre (3) ; mais comment l'ébranlement nerveux en arri-

(1) Cette proportionnalité a été rendue manifeste par beaucoup d'expériences, mais je me bornerai à en citer une seule, qui est due à de la Rive et Matteucci. Ces physiciens ont mesuré comparativement la puissance des décharges obtenues d'un Gymnote, lorsque le circuit, établi à l'aide d'un conducteur, embrassait la totalité de l'organe ou n'en comprenait que la moitié, et ils ont constaté que dans le premier cas elle était deux fois plus grande que dans le second cas (a).

(2) D'après M. Moreau, le développement de l'électricité dans les organes électrogènes des Poissons dépenderait probablement d'un phénomène d'induction (b). Je serais disposé à partager son opinion, mais alors il nous resterait encore à expliquer comment la force volitionnelle peut développer dans la moelle allongée la force nerveuse excito-électrique, et comment, par induction, cette dernière force développerait de l'électricité dans l'espèce de pile constituée par l'appareil électrogène.

(3) L'éminent physicien génevois, A. de la Rive, a fait de cette question un examen attentif, et il a été ainsi conduit à penser que la source de l'électricité développée par ces Poissons est dans les nerfs, et que les décharges dépendent de ce que dans l'appareil spécial de ces animaux la distribution de ces nerfs est telle, que

(a) De la Rive, *Traité d'électricité*, t. III, p. 76.
(b) Moreau, *Mémoires de physiologie*, p. 114.

vant à l'organe électrogène y développe-t-il de l'électricité libre, comme il développe dans la fibre musculaire un mouvement de contraction, un travail mécanique ? Sera-ce par une transformation de la force nerveuse en une force d'un ordre différent, transformation comparable à la transmutation de la chaleur en puissance motrice, de l'électricité en chaleur, ou de la chaleur en lumière ? Je n'oserai présenter à ce sujet aucune conjecture (1). Si nous n'étions en présence que de forces physiques dont l'action se manifeste dans les corps bruts comme dans les corps vivants, j'inclinerais à croire qu'il en est ainsi ; mais dans les actes physiologiques dont l'étude vient de nous occuper, c'est une force mentale, c'est la volonté qui met la machine en jeu, et je ne conçois pas mieux la transformation de la pensée en électricité ou en chaleur que je ne conçois la production de la pensée au moyen de l'électricité. Dans l'état actuel de nos connaissances il me semblerait donc inutile de chercher à donner la théorie de ces phénomènes.

Par conséquent, je ne m'étendrai pas davantage sur ce

la force ainsi produite s'y accumule sans changer de nature, tandis que dans les autres parties du système nerveux périphérique elle se transforme en contractions, en actions chimiques, etc. (a).

(1) Faraday, en parlant des décharges volontaires du Gymnote, s'exprima dans les termes suivants il y a quarante ans : « Seebeck nous a appris comment la chaleur peut être transformée en électricité, et plus récemment, Peltier nous a montré la réciproque, en transformant l'électricité

en chaleur. Oersted nous a montré comment l'électricité peut être convertie en force magnétique, et j'ai eu le bonheur de pouvoir ajouter un nouvel exemple de ces relations en transformant la force magnétique en force électrique. Peut-être aussi dans ces organes où la nature a donné à l'Animal le moyen de convertir la force nerveuse en force électrique, parviendrons-nous à faire plus que le Poisson ne saurait effectuer, et transformerons-nous l'électricité en force nerveuse (b). »

(a) De la Rive, *op. cit.*, t. III, p. 81.
(b) Faraday, *op. cit.* (*Phil. Trans.*, 1839, p. 11).

sujet, et dans la prochaine leçon j'aborderai l'étude d'un autre groupe de phénomènes qui dépendent également de l'activité vitale du système nerveux, mais qui sont d'un ordre plus élevé et moins accessibles à nos investigations, savoir les phénomènes par lesquels la puissance mentale se manifeste chez les divers êtres dont se compose le règne Animal.

CENT VINGT-NEUVIÈME LEÇON

ÉTUDE DES FONCTIONS MENTALES. — La psychologie est en réalité une branche de la physiologie animale. — Perception consciente des impressions sensitives et des opérations de l'esprit. — Volition. — Action de cette force sur le travail mental ainsi que sur le travail nerveux excito-moteur. — La faculté de sentir ou d'avoir conscience des impressions centripètes et la faculté de vouloir sont-elles nécessairement dépendantes de l'activité fonctionnelle d'un organe spécial, ou d'un mode d'arrangement particulier de la matière vivante? — Localisation de ces facultés dans le cerveau chez l'Homme. — Dissémination croissante de ces facultés mentales chez les Animaux inférieurs. — Les actes accomplis par les Animaux les plus inférieurs sont-ils automatiques seulement, ou sont-ils déterminés tantôt par des excitations nerveuses réflexes, tantôt par une puissance volitionnelle? — Preuves de l'existence de la volonté chez divers Êtres appartenant aux classes les plus inférieures du Règne animal. — Conséquence qu'il en faut tirer relativement aux relations des facultés mentales avec le mode d'organisation des instruments physiologiques par l'action desquels ces facultés se manifestent. — Emprunts et substitutions physiologiques; l'organisation est une conséquence du déploiement de la force vitale plutôt qu'elle n'en est la cause. — Division croissante du travail nerveux chez les animaux de plus en plus parfaits. — Localisation des facultés mentales dans le cerveau proprement dit chez l'Homme, etc. — Conditions physiologiques dont la réalisation est nécessaire au fonctionnement de cet organe; influence du sang et du travail nutritif. — Localisation de la perception des différentes impressions sensitives dans des parties diverses du cerveau: expériences de M. Ferrier.

§ 1. — Pendant longtemps les hommes adonnés à l'étude de ce qui les entoure ou de ce qui est en eux, et appelés d'abord les *sages*, puis les *philosophes* (1), ou amis du savoir,

La psychologie est une branche de la physiologie.

(1) Par suite d'une de ces transformations que les idées dominantes à diverses époques font souvent subir à la signification des mots, cette expression n'a plus sa valeur primitive comme au temps de Pythagore et d'Aristote, et n'est employée de nos jours que pour désigner les hommes qui dans la recherche des principes et des causes emploient le raisonnement et l'imagination plutôt que l'observation et l'expérimentation, ou bien encore des hommes qui se montrent indifférents aux vicissitudes de la vie, aux intérêts mondains. Mais ce changement me paraît regrettable et

se sont accordés avec le vulgaire pour considérer l'investigation des phénomènes dont les Êtres animés nous offrent le spectacle, comme étant du domaine de deux sciences complétement distinctes : la *physiologie*, ou histoire des actes accomplis par les organes dont le corps vivant se compose, et la *psychologie*, ou histoire des facultés intellectuelles et morales réputées indépendantes de ces organes. Au premier abord, ces distinctions pouvaient paraître motivées non-seulement par les caractères des phénomènes dont on avait à s'occuper, mais aussi par la différence des méthodes employées dans ces deux genres de recherches; car les psychologistes s'appliquaient exclusivement à acquérir par la méditation et le raisonnement la connaissance des facultés mentales et affectives, considérées d'une manière abstraite, des relations que ces facultés peuvent avoir entre elles, et de l'analyse des résultats dus à leur exercice, sans se préoccuper des instruments vivants par l'intermédiaire desquels leur puissance se manifeste; tandis que les physiologistes négligeaient d'ordinaire les considérations de cet ordre pour s'attacher à l'examen de la constitution et du jeu des diverses parties de l'organisme. Mais aujourd'hui on commence à comprendre de part et d'autre qu'une pareille séparation est nuisible aux progrès de la science, et que le biologiste, laissant de côté ces destinations scolastiques, doit chercher à se rendre compte de tout ce qui se passe dans l'Être vivant ainsi que de tout ce qui y existe ; il reconnaît que ses connaissances relatives à la nature de ces Êtres seraient bien incomplètes s'il négligeait les phénomènes dépendant de l'exercice de la volonté, de la conscience, de l'intelligence et des autres propriétés du même ordre, et pour s'éclairer, il met à contribution l'analyse mentale aussi bien que l'ob-

j'aimerais à voir nos professeurs de philosophie reprendre les habitudes d'esprit de leurs illustres devanciers.

servation objective, la psychologie ainsi que l'anatomie, l'expérimentation psychologique et l'étude comparative des facultés chez les diverses espèces zoologiques dont l'organisation varie.

C'est ce qui m'a déjà déterminé à sortir plus d'une fois du domaine des faits observables par les sens, et à mesure que nous avancions dans l'étude des fonctions du système nerveux, les excursions de ce genre dans ce qu'on appelle communément la *psychologie* deviendront nécessairement plus fréquentes et plus longues. Mais en examinant les facultés mentales et les opérations de l'esprit, je chercherai toujours à constater les relations qui peuvent exister entre ces manifestations de la puissance vitale et l'activité fonctionnelle des diverses parties de l'économie animale.

Dans les leçons précédentes nous n'avons considéré la volition, ou faculté de vouloir, que dans ses relations avec la force nerveuse excito-motrice ; mais son influence peut s'exercer aussi sur d'autres fonctions qui sont comme elle dépendantes de la puissance mentale, et elle a des relations intimes avec la faculté de sentir ou d'avoir conscience des impressions produites sur l'organisme par les stimulants de toutes sortes. Au lieu de chercher à isoler ces forces, afin d'en étudier plus facilement les caractères, ainsi que je me suis appliqué à le faire jusqu'ici, il nous faut donc, pour en prendre une idée plus complète, en observer l'action combinée et prendre également en considération les phénomènes produits par le travail de l'intelligence ainsi que les dispositions de l'esprit, innées ou acquises, qui portent les Êtres animés à agir diversement.

§ 2. — Les modifications invisibles, mais cependant manifestes, que produisent dans l'économie animale les actions des agents extérieurs ou qui résultent du mode de fonctionnement de ses parties constitutives, peuvent, ainsi que je l'ai

Perception consciente des impressions

déjà dit, demeurer inaperçues par l'Être animé qui les
éprouve, ou bien donner naissance soit à des sensations, soit
à des idées, ou, en d'autres mots, être aperçues par l'esprit,
cette puissance intérieure que l'on appelle aussi le *moi*, la
conscience, l'*âme* (1).

Nous n'avons aucun moyen de prouver expérimentalement
que la faculté de connaître ainsi ce qui se passe dans l'organisme existe chez les Animaux les plus inférieurs; cependant,
par induction on peut présumer que, tout en étant fort
réduite chez les espèces zoologiques les moins bien douées,
elle ne fait complétement défaut chez aucun Être animé apte
à exécuter des mouvements volontaires, et nous avons vu précédemment que chez tous ces Êtres des mouvements spontanés de cet ordre paraissent exister. Or, l'exercice de la
volonté suppose un choix, une préméditation, un jugement
implicite ou explicite, un certain travail mental, et, d'autre
part, ce travail implique à son tour l'aptitude à connaître,
faculté dont la sensibilité proprement dite est une dépendance, mais dont le rôle n'est pas limité à la perception des
impressions sensitives, car elle peut s'exercer aussi sur les
impressions mentales et donner ainsi naissance à des idées.

La volonté et la conscience sont deux facultés pour ainsi
dire primaires et nécessaires pour l'accomplissement des
fonctions de relation. Elles paraissent exister à divers degrés
de puissance chez tous les Êtres animés, et en général elles
s'y trouvent associées à une troisième faculté, en quelque
sorte élémentaire : la mémoire, ou aptitude à conserver
dans un état latent les idées produites par les impressions

_____

(1) Je n'emploie pas ici ce mot
dans le sens théologique, en l'appliquant au principe immatériel et im-
mortel que presque tous les hommes
croient instinctivement exister en eux,
mais pour exprimer l'ensemble des
facultés intellectuelles et morales,
acception qui est sanctionnée par les
lexicographes les plus éminents, tels
que M. Littré.

que reçoit le système nerveux et de les raviver par un acte de la volonté. Elles fournissent au travail mental des éléments ou matières premières, indispensables pour l'obtention de résultats d'un ordre plus élevé, par exemple les idées fournies par le raisonnement, par le jugement, et le physiologiste doit chercher à se rendre compte des instruments à l'aide desquels ces forces se manifestent, ainsi que des conditions biologiques dont l'influence est nécessaire au fonctionnement de ces organes.

§ 3. — Chez l'Homme, la perception consciente des impressions sensitives ainsi que des résultats du travail intellectuel est toujours manifeste quand la vie s'exerce d'une manière normale ; mais elle peut être suspendue ou perdue sans que mort s'ensuive (1), et en étudiant les circonstances dans lesquelles on la voit disparaître, les physiologistes ont pu constater que chez tous les Êtres animés pourvus d'un système nerveux bien développé, sa manifestation est liée à l'activité vitale des parties centrales de ce système (2).

Siége de la perception consciente chez l'Homme.

Chez l'Homme, par exemple, la perceptivité mentale, ou consciente, de même que la volition, est subordonnée au fonctionnement du cerveau. Lorsque cette partie du système nerveux cesse de travailler, soit par suite de sa désorganisation, de l'insuffisance de l'irrigation nutritive effectuée dans son intérieur, ou de toute autre cause, l'Homme cesse d'être apte à sentir, à penser et à vouloir ; il perd connaissance et n'agit plus qu'à la façon d'un automate. L'inactivité physiologique de la moelle épinière ou des parties périphériques du système nerveux n'entraîne pas la même incapa-

(1) C'est donc à tort que quelques philosophes ont dit : Nous n'existons que parce que nous sentons ; nous n'existerions pas si nous ne sentions pas (a). » Jamais la faculté de vivre n'est dépendante de la faculté de sentir.

(2) Voyez ci-dessus, pages 166 et suivantes.

(a) Destutt de Tracy. *Principes de logique*, p. 9 (1817).

cité, et ce que je viens de dire de la sensibilité et de la volition est également vrai pour l'intelligence et pour les opérations mentales quelconques. En étudiant la sensibilité nous avons déjà vu qu'il en est de même chez les Vertébrés supérieurs (1), et des faits nombreux prouvent que chez les Oiseaux ainsi que chez les Mammifères (2) les actions psychiques sont intimement liées à l'accomplissement du travail nutritif dont cet organe est le siége.

Le cervelet paraît n'exercer aucune influence ni sur la perceptivité consciente ni sur les autres facultés mentales. Ainsi Flourens a reconnu que chez divers Oiseaux l'ablation de cette partie de l'encéphale n'entraîne la perte ni des facultés sensitives ni des facultés intellectuelles, malgré le trouble que cette mutilation peut déterminer dans les mouvements

(1) Lamarck considérait la faculté de sentir, ainsi que les autres facultés psychiques, comme étant des propriétés appartenant exclusivement aux organes qui en sont les interprètes, chez les Animaux supérieurs, et par conséquent il supposa que ni la sensibilité ni la volition ne pourraient exister chez les Êtres animés privés d'un système nerveux. Or, on n'a pu découvrir aucun indice de l'existence de ce système chez beaucoup de Zoophytes, et Lamarck en conclua que ces Animaux ne pouvaient être aptes ni à sentir ni à vouloir, et il les appela pour cette raison des *Animaux apathiques*. Ces considérations le portèrent à repousser la définition physiologique de l'Animal généralement adoptée, savoir que celui-ci est un Être vivant

doué de sensibilité et pouvant exécuter des mouvements volontaires, mais les vues de cet auteur ne sont pas admissibles (a).

(2) Flourens constata qu'un *Pigeon* dont les deux hémisphères cérébraux avaient été enlevés ne voyait plus quoique les pupilles se contractassent sous l'influence de la lumière. Cet animal restait ordinairement dans un état d'assoupissement et ne faisait aucun mouvement volontaire; il n'entendait pas et lorsqu'en le pinçant, en le piquant ou en le brûlant, on le déterminait à s'agiter ou même à marcher, il ne savait plus fuir et ne donnait aucun indice d'intelligence ou de spontanéité.

La même opération détermina les mêmes changements dans les allures de plusieurs autres Oiseaux (a).

(a) Lamarck, *Histoire des animaux sans vertèbres*, t. I, p. 22 et suiv.
(b) Flourens, *Recherches expérimentales sur le système nerveux*, p. 30, 124 et suiv. (1824).

de l'animal (1). Il a constaté les mêmes faits chez divers Mammifères (2). Beaucoup de médecins ont pensé que des lésions de cette partie de l'encéphale étaient une cause de paralysie générale, mais les phénomènes pathologiques qu'ils attribuaient aux altérations subies par cet organe paraissent dépendre de la compression consécutive de la moelle allongée située au-dessous (3).

§ 4. — Dans l'espèce humaine, la localisation complète de la conscience et de la volonté dans le cerveau proprement dit est rendue encore plus évidente par les phénomènes pathologiques qui se manifestent lorsque cet organe est mis hors de service par les effets d'une compression, d'une commotion, d'un certain ramollissement de son tissu, ou d'autres accidents plus ou moins analogues. Le malade tombe alors dans un état d'engourdissement profond appelé *coma complet*; il n'a plus conscience de ce qu'il peut éprouver; il cesse de sentir, de penser, de vouloir; ses membres sont paralysés; il continue à exécuter des mouvements automatiques, à peu près comme dans l'état ordinaire, mais tout indice d'activité mentale fait complétement défaut ; et lorsque cet état persiste jusqu'au moment de la mort, on constate que la cause

Effets de la désorganisation du cerveau.

_____

(1) Flourens a constaté ces faits sur le Dindon, le Pic, l'Hirondelle, le Moineau, l'Effraye, le Coq, le Canard, etc. (a).

(2) Ainsi un Lerot dont le cervelet avait été enlevé conserva ses sens et son intelligence ainsi que ses passions, car il donnait des signes évidents de colère lorsqu'on le tourmentait. L'ablation du cervelet ne produisit pas plus d'effets appréciables sur les facultés sensitives et intellectuelles chez la Taupe, le Chien ou le Chat (b).

(3) Voyez, au sujet des paralysies d'origine présumée cérébelleuse, les écrits de Serres, de Longet, etc. (c). M. Vulpian a fait une critique très-judicieuse des explications données par ces auteurs (d).

(a) Flourens, *Recherches expérimentales sur le système nerveux*, p. 137 et suiv.
(b) Flourens, *op. cit.*, p. 143 et suiv.
(c) Serres, *Anatomie comparée du cerveau*, t. II, p. 613 et suiv.
— Longet, *Anat. et physiol. du système nerveux*, t. I, p. 735 et suiv.
— Ollivier et Loven, *Rech. sur la physiol. et la pathol. du cervelet* (Arch. gén. de méd.*, 1862, série 5, t. XX).
(d) Vulpian, *Leçons sur la physiologie du système nerveux*, p. 607.

la plus ordinaire de cette cessation des fonctions mentales est une compression du cerveau causée par une hémorrhagie, par un épanchement séreux, ou par l'enfoncement d'une portion des parois de la boîte crânienne (1).

§ 5. — Nous avons vu dans une précédente leçon (2) que, chez les Oiseaux, les hémisphères cérébraux ont également un rôle prépondérant dans l'exercice des facultés mentales.

Cette localisation n'est pas toujours complète.

Cependant déjà chez ces Animaux la sensibilité et la volition paraissent être moins complétement dépendantes de l'activité vitale de cette partie de l'encéphale; car un Pigeon, par exemple, après avoir été privé de son cerveau et plongé, par l'effet de cette ablation, dans une sorte de léthargie, peut être tiré momentanément de son assoupissement par des excitations sensitives, et exécuter même parfois des mouvements qui me paraissent avoir les caractères de mouvements volontaires.

Transformation possible des mouvements volontaires en mouvements automatiques.

§ 6. — Pour bien saisir la signification des phénomènes dont le physiologiste est témoin dans les expériences de ce genre, il faut tenir grand compte des effets de l'habitude qui semblent pouvoir, dans beaucoup de circonstances, transformer des actes volitionnels en actes automatiques dont la continuation, sinon la mise en train, s'obtient sans aucune intervention appréciable de la volonté ou de toute autre puissance mentale dont l'Être animé a conscience. Mais en ce moment une pareille étude nous détournerait trop du sujet principal de cette leçon et, par conséquent, je préfère laisser de côté ces cas et choisir mes exemples là où le doute me paraît impossible, et ces exemples je les trouve sans quitter l'embranchement des Vertébrés.

Effectivement, dans une précédente leçon, nous avons vu

---

(1) On donne communément le nom d'*apoplexie cérébrale* à ces accidents morbides.

(2) Voyez ci-dessus, p. 168.
(3) Voyez ci-dessus, p. 170.

que chez quelques Poissons, tels que le Gardon, l'ablation des deux lobes cérébraux peut être pratiquée sans qu'il en résulte aucun changement notable dans les allures de l'animal ; il continue à nager comme d'ordinaire, à voir les obstacles placés sur sa route et à les éviter (1). Je rappellerai également qu'une Grenouille privée de cerveau peut donner des signes non moins évidents de la perception de sensations tactiles et de choix dans la direction imprimée à son corps par des mouvements qu'on ne saurait distinguer de ceux déterminés chez l'animal intact par les incitations de la volonté (2). Or, ces actes impliquent l'exercice de la volonté, un choix dans l'emploi des influences excito-motrices, la conscience de certaines impressions sensitives, enfin un travail mental, fort simple il est vrai, mais nettement caractérisé, et, puisque les facultés manifestées par ces phénomènes ne sont pas anéanties par la destruction du cerveau, nous en pouvons conclure que d'autres parties du système nerveux sont susceptibles d'en être les instruments.

Je ne reviendrai pas sur ce que j'ai eu l'occasion de dire précédemment sur les mouvements exécutés par des Insectes décapités et même par des tronçons du corps de quelques-uns de ces animaux (3). Mais pour résoudre la question générale dont l'étude nous occupe en ce moment, il me paraît utile d'examiner plus attentivement que nous ne l'avons fait jusqu'ici les caractères de divers actes accomplis par des animaux dont le système nerveux a été divisé, ainsi que par des animaux dans l'organisme desquels ce système paraît faire complétement défaut.

§ 7. — Nous savons que chez les Hydres d'eau douce, ou Polypes à bras, il n'y a aucun organe qui puisse être assi-

Diffusion
des facultés
mentales
chez
les Hydres.

(1) Voyez ci-dessus p. 186.
(2) Voyez ci-dessus p. 184.

(3) Voyez ci-dessus, pages 193 et suivantes.

milé au cerveau des animaux supérieurs; cherchons donc si chez ces Polypes toutes les facultés dont l'exercice est dépendant du cerveau de l'Homme ou des autres Mammifères font aussi complétement défaut; si tous leurs actes sont purement automatiques et peuvent être considérés comme des conséquences d'influences analogues aux actions nerveuses réflexes, ou si, au contraire, quelques-uns de leurs mouvements ne présenteraient pas les caractères propres aux mouvements volontaires, et n'impliqueraient pas la faculté de sentir, en d'autres mots, d'avoir conscience de certaines impressions venant du dehors, et ne supposeraient pas le pouvoir de choisir, par conséquent de faire un certain travail mental, travail très-faible et très-obscur, peut-être, mais du même ordre que le travail d'une perfection extrême accompli par les Êtres animés les mieux doués (1).

D'ordinaire, ces Polypes restent sédentaires, suspendus à quelque corps étranger, tel qu'une plante aquatique, par l'extrémité postérieure de leur corps, et, si l'eau dont ils sont entourés est tranquille, ils demeurent parfois ainsi en repos pendant fort longtemps; mais parfois aussi, sans que rien ait changé autour d'eux, on les voit se raccourcir et se ramasser en forme de boule ou s'allonger au point de devenir filiformes, se fléchir de côté ou se redresser, mouvoir leurs bras ou tentacules dans tous les sens, isolément ou plusieurs à la fois, et les contourner de mille manières; d'autres fois l'animal se courbe et va appliquer son extrémité antérieure sur un point du corps solide auquel il est fixé; on le voit ensuite détacher de celui-ci son extrémité basilaire, la rapprocher de son extrémité orale et prendre avec elle un nouveau point d'appui, puis détacher son extrémité anté-

(1) Les mœurs de ces animalcules ont été observées et décrites avec une rare perspicacité par Trembley (*Hist. des Polypes*, t. I, 1744).

rieure et s'étendre de nouveau; recommencer la série de manœuvres que je viens de décrire et, en les renouvelant, progresser lentement, en rampant à peu près comme le ferait une Chenille arpenteuse ou une Sangsue. Tous ces mouvements ont un caractère de spontanéité des plus évidents. Les mouvements des bras ne ressemblent aussi en rien à des mouvements automatiques, et lorsque l'un de ces appendices vient à rencontrer une Daphnie ou quelque autre animalcule nageant dans le liquide ambiant, le Polype change aussitôt d'allures, il enroule cet appendice autour de cette proie, la porte à sa bouche et la pousse dans son estomac. C'est également en rampant de la sorte que ces Animaux vont au loin chercher les lieux bien éclairés (1). Ils se comportent donc comme des Êtres jouissant d'une volonté propre, ayant conscience des impressions qu'ils reçoivent du monde extérieur et variant de diverses manières leurs mouvements de façon à atteindre un but déterminé. Nous ne pouvons donc nous refuser à admettre qu'ils possèdent, au moins à un faible degré, les facultés mentales dont les phénomènes analogues dépendent chez les Animaux mieux doués, plus élevés sous le rapport physiologique, et puisqu'ils ont ces facultés sans avoir ni cerveau, ni rien qui y ressemble, nous sommes forcés d'admettre aussi que ces attributs de l'animalité ne sont pas nécessairement une propriété de cet instrument.

§ 8. — L'observation des mœurs de beaucoup d'autres Animaux inférieurs nous fournit la connaissance de faits analogues. Ainsi, au premier abord, aucun Être animé ne semble plus dépourvu d'intelligence que l'Huître, et cependant on découvre chez ce Mollusque acéphale des indices de certaines facultés mentales. Effectivement il semble être

Aptitudes analogues chez d'autres animaux inférieurs.

apte à profiter, dans certaines limites, des leçons de l'expérience, il est susceptible d'une certaine éducation, et, par conséquent, il faut lui supposer non-seulement la sensibilité et une volonté, mais aussi d'autres facultés psychiques, notamment quelque chose d'analogue à la mémoire, au jugement et à la raison (1).

Les facultés mentales sont-elles toujours nécessairement dépendantes d'un organe déterminé.

§ 9. — Lorsque, voulant entrer plus profondément dans l'étude des Êtres animés, on demande aux physiologistes pourquoi telle partie du système nerveux est propre au développement d'une certaine puissance vitale, telle que la volonté, la faculté d'avoir conscience des impressions reçues, l'intelligence ou la raison, tandis que d'autres parties du même système servent exclusivement au développement de la force excito-motrice réflexe, on reçoit toujours comme réponse que cela dépend du mode d'organisation de ces parties, et, effectivement, cela est présumable. Mais les moyens d'investigation dont nous disposons n'ont permis de découvrir jusqu'ici, dans le mode de conformation de ces instruments,

---

(1) A une époque où les communications entre les côtes de la Manche et Paris étaient moins rapides qu'elles ne le sont aujourd'hui, on faisait subir aux Huîtres une sorte d'éducation pour leur apprendre à garder leur coquille fermée pendant le temps nécessaire pour faire ce voyage, et à conserver ainsi dans leur intérieur la petite provision d'eau de mer qui s'y trouve au moment où on les expose à l'air et qui est très-utile pour les maintenir en vie. Dans ce but, on les retirait de l'eau tous les jours et on les laissait à sec pendant un temps de plus en plus long. Cette opération que j'ai vu pratiquer à Courceuille, en 1827, était, m'ont assuré les propriétaires des parcs à Huîtres, indispensable pour empêcher une grande mortalité de se produire pendant les trois ou quatre jours qui s'écoulaient d'ordinaire entre l'expédition de leur marchandise et sa consommation. Or, l'habitude produite de la sorte me semble ne pouvoir être expliquée qu'en supposant une certaine force de volonté chez l'Huître, qui, au lieu de laisser bâiller sa coquille promptement comme dans les circonstances ordinaires, la maintient fermée en contractant volontairement le muscle adducteur des valves. J'ignore si aujourd'hui que les chemins de fer permettent de faire voyager les Huîtres très-rapidement, on emploie encore ce procédé préparatoire. Mais le fait dont j'ai été témoin il y a cinquante ans me semble important à noter.

aucun signe visible de cette aptitude spéciale, aucun caractère anatomique qui l'accompagne constamment et qui fasse défaut là où cette aptitude n'existe pas.

Ainsi, je viens de dire que chez l'Homme et chez les Animaux qui lui ressemblent le plus, les facultés mentales sont l'apanage du cerveau proprement dit, ou, en d'autres mots, d'une portion du système nerveux en continuité de substance avec la moelle épinière et caractérisée anatomiquement par sa position, sa forme et une certaine structure intérieure. Or, les Vertébrés, comme je l'ai déjà rappelé, sont seuls à posséder un organe caractérisé de la sorte, et chez les Insectes, ainsi que chez tous les autres Invertébrés, il n'y a pas de centre nerveux conformé de même (1). Faut-il en conclure que les Insectes, les Mollusques et les autres Animaux dont le mode d'organisation est analogue sont dépourvus de toutes ces facultés mentales, et faut-il, à l'exemple de Lamarck (2), diviser les Animaux à système nerveux distinct en deux groupes, dans l'un desquels il y aurait à la fois la faculté de sentir et des facultés intellectuelles, tandis que dans l'autre ces dernières manqueraient et il n'y aurait que de la sensibilité? Aucun zoologiste habitué à observer les actes des Insectes et les actes des Poissons n'admettra que ceux-ci possèdent des facultés mentales dont les premiers seraient dépourvus ; mais alors de deux choses l'une : l'organe nerveux qui est désigné

---

(1) Voy. tome XI, pages 230 et suivantes.

(2) Lamarck divisait le Règne animal en trois groupes primaires : les *Animaux apathiques*, qui, disait-il, ne sentent pas et ne se meuvent que par leur irritabilité excitée ; 2° les *Animaux sensibles* (Animaux invertébrés) pourvus d'un système nerveux,

qui sentent, mais sont dépourvus de facultés intellectuelles ; 3° les *Animaux intelligents*, qui sentent, acquièrent des idées conservables, exercent avec elles des opérations mentales et sont intelligents à divers degrés : savoir les Animaux vertébrés (a). Mais ces distinctions psychologiques ne reposaient sur rien

(a) Lamarck, *Histoire naturelle des animaux sans vertèbres*, t. I, p. 378 et suiv.

sous le nom de cerveau chez les Animaux vertébrés n'est pas le seul instrument physiologique qui soit apte à sentir, à vouloir et à penser; ou si l'on veut donner le nom de cerveau à tout organe susceptible d'exécuter ces fonctions, cette faculté n'est liée à aucune particularité anatomique constante et visible; car, les ganglions nerveux qui, chez les Animaux invertébrés, peuvent remplacer physiologiquement le cerveau des Vertébrés, ne possèdent pas en commun des caractères anatomiques qui les distinguent des centres nerveux dont les fonctions sont différentes : on n'aperçoit, ni dans la conformation de ces parties, ni dans le mode d'arrangement de leurs matériaux constitutifs, ni dans la structure ou dans la forme de leurs éléments histologiques, rien qui paraisse être lié d'une manière invariable à leurs propriétés physiologiques spéciales et qui fasse défaut là où ces propriétés n'existent pas. Je viens de montrer d'ailleurs que les facultés psychiques ne manquent pas complétement chez des Animaux dans l'organisme desquels on n'a pu découvrir aucune trace d'un système nerveux quelconque. Il en résulte qu'attribuer ces propriétés à une disposition matérielle ou à un mode d'organisation que l'on ne voit pas, c'est se payer de mots seulement et se contenter d'une vue de l'esprit, d'une hypothèse qui ne repose sur aucun fait, et, à mon avis, mieux vaut avouer franchement notre ignorance. Je ferai également remarquer que les foyers d'innervation qui, chez un Vertébré et chez un Insecte, se suppléent fonctionnellement, varient entre eux par les qualités physiques; par conséquent, ces qualités visibles ne sauraient être considérées comme étant la cause de leurs propriétés physiologiques spéciales.

Résumé. § 10. — En résumé, nous voyons que les deux facultés mentales les plus importantes, les plus fondamentales, pour toute opération de l'entendement, la faculté de sentir ce qui se passe dans l'économie, d'en avoir conscience (1), et la faculté de choisir entre l'action et le repos, ainsi qu'entre les divers genres d'activité que l'Être vivant est susceptible d'exercer, ou, en d'autres mots, la volition, paraissent être des propriétés communes à tous les Animaux, mais dont le degré de développement varie beaucoup, suivant les espèces. Or, les différences qui existent à cet égard sont énormes, et elles coïncident généralement avec la spécialisation plus ou moins grande des instruments physiologiques au moyen desquels ces facultés s'exercent.

Le principe du perfectionnement par la division du travail trouve donc ici une nouvelle application, et il ressort également des faits dont je viens de parler que des résultats similaires peuvent être obtenus par le fonctionnement d'instruments divers. Par conséquent la fonction ne dépend pas nécessairement et partout de l'activité physiologique d'un même organe. La force vitale qui préside à l'organisation de l'Être en voie de formation et qui en détermine le mode

(1) Un des psychologistes les plus éminents de l'époque actuelle, Stuart Mill, considère le mot *sentir* comme étant l'équivalent de l'expression *avoir conscience* (a); mais je crois préférable de n'employer le premier de ces mots que pour désigner la connaissance d'une impression mentale déterminée par l'activité fonctionnelle des organes des sens ou de leurs équivalents physiologiques, tandis que le mot conscience a une signification plus générale, car il s'applique à l'acte mental en vertu duquel le moi connaît d'une opération de l'esprit aussi bien que d'une excitation nerveuse centripète. Dire que l'on *sent* une pensée parce que l'on a conscience de la naissance ou de la reproduction de cette chose, présente, à mon avis, beaucoup d'inconvénients, car cela fait perdre au mot *sentir* la signification précise et limitée que le physiologiste a besoin de lui conserver. Quelques auteurs, qui aiment les néologismes, ont jugé utile d'appeler *noésie* la faculté de connaître ou d'avoir conscience d'une impression ou d'une idée (b); mais je préfère ne faire usage que du langage ordinaire qui me paraît suffire.

(a) J. Stuart Mill, *Elements of Logic*, t. I, p. 54.
(b) Ferrier, *op. cit.*, p. 294.

de structure, tend toujours à doter l'économie animale d'organes propres à l'accomplissement des actes dont l'étude vient de nous occuper, mais elle y arrive en employant des procédés divers : là où le résultat doit être faible et obscur, elle emploie le même agent à divers usages et les agents fonctionnant d'une manière similaire sont aptes à se suppléer réciproquement dans le travail effectué par l'ensemble de l'appareil ; mais là où les facultés sont destinées à être plus grandes, plus parfaites, les spécialités se prononcent et la division du travail réalisée de la sorte arrive au plus haut degré dans l'espèce humaine. Chez les Animaux les plus inférieurs les facultés mentales, pour ainsi dire rudimentaires, peuvent s'exercer au moyen d'une partie quelconque de l'organisation ; chez des Êtres moins imparfaits elles deviennent la propriété des foyers nerveux qui d'ailleurs restent à peu près similaires entre eux et qui sont constitués par les ganglions disposés d'anneau en anneau, ainsi que cela se voit chez les Lombrics et les Naïs; puis certains de ces foyers deviennent sous ce rapport prédominants sans que les autres foyers d'activité nerveuse soient complétement déchus de leur pouvoir psychique, et ce sont les parties céphaliques de l'appareil dont l'importance grandit de la sorte. Enfin, chez les représentants les plus élevés de l'animalité, c'est dans une seule partie de l'axe nerveux céphalo-rachidien, dans le cerveau proprement dit, que les facultés mentales se concentrent, et cette partie de l'encéphale ne peut être suppléée dans ses fonctions par aucun autre instrument physiologique.

Conditions dont dépend l'accomplissement du travail mental.

§ 11. — Laissant de côté ces considérations générales, cherchons maintenant à préciser les conditions physiologiques dont la réalisation est nécessaire pour que les organes à l'aide desquels le travail mental s'opère accomplissent leurs fonctions.

En étudiant les effets de l'hémorrhagie et les effets de la transfusion du sang chez les Vertébrés supérieurs, nous avons déjà vu des preuves de la subordination des manifestations de la puissance mentale à l'action du fluide nourricier sur la substance constitutive de l'encéphale (1), et en examinant de plus près les phénomènes de cet ordre, on aperçoit l'existence de relations intimes entre la quantité de travail accompli par l'esprit et la quantité de matières combustibles et comburantes dont la transformation est effectuée dans l'intérieur de l'Être animé. Les résultats de cette connexité entre ces deux ordres de phénomènes, les uns invisibles, insaisissables et impondérables, les autres appréciables par la balance, par des réactions chimiques ou par le déploiement des forces physiques, sont souvent marqués par des effets analogues dus à d'autres causes, mais on parvient quelquefois à les en distinguer nettement et à les découvrir en suivant des voies même fort détournées. Ainsi, non-seulement la quantité des produits de la combustion physiologique réalisés sous la forme d'acide carbonique varie avec la quantité de travail mental comme avec la quantité de travail mécanique effectué par la contraction musculaire (2); mais des relations analogues existent entre le degré d'action psychique et l'abondance d'autres produits du même ordre. En voici des preuves. Les matières excrémentitielles expulsées de l'économie animale par les voies urinaires sont en grande partie des produits de la combustion respiratoire, et la quantité de certains de ces produits augmente notablement sous l'influence de l'activité mentale, de même que la quantité d'autres substances éliminées également par les glandes rénales augmente sous l'influence du travail musculaire (3).

(1) Voy. tome I, pages 319 et suivantes.

(2) Voy. tome II, p. 526 et suiv.

(3) Il résulte des expériences de M. Byasson que l'activité de la pensée est accompagnée d'une augmen-

Est-ce à dire que la pensée soit une sécrétion, un produit analogue aux produits pondérables que les glandes salivaires, le foie et les reins élaborent ou séparent du fluide nourricier? Quelques physiologistes semblent le croire (1); mais je ne saurais partager leur opinion à ce sujet. À mesure que nous avancerons dans l'étude des manifestations de la puissance mentale, nous verrons de plus en plus clairement que la force vitale n'est jamais une propriété, une dépendance de la substance pondérable dont l'organisme se compose, ni du mode d'arrangement moléculaire de cette matière, mais qu'elle leur est associée, et que ces instruments physiologiques pour

tation de la production de l'urée, des phosphates et des sulfates alcalins, tandis que l'activité musculaire est accompagnée d'une production plus abondante d'urée, d'acide urique et de chlorure de sodium (a). Je rappellerai à ce sujet que la substance cérébrale est riche en matières phosphorées (b).

(1) Descartes, en expliquant comment il concevait le mode d'accomplissement du travail vital, s'exprima dans les termes suivants :

« Pour ce qui est des parties du sang qui pénètrent jusqu'au cerveau, elles n'y servent pas seulement à nourrir et entretenir sa substance, mais principalement aussi à y produire un certain vent très-subtil, ou plutôt une flamme très-vive et très-pure qu'on nomme les *Esprits animaux*. Car il faut savoir que les artères qui les apportent du cœur, après s'être déversées en une infinité de petites branches, et avoir composé ces petits tissus qui sont étendus comme des tapisseries au fond des concavités du cerveau, se rassemblent autour d'une certaine petite *glande* (c), située environ au milieu de la substance du cerveau, tout à l'entrée de ses concavités, et ont en cet endroit-là un grand nombre de petits trous par où les parties les plus subtiles du sang qu'elles contiennent se peuvent envoler dans cette glande, mais qui sont si étroits, qu'ils ne donnent aucun passage aux plus grossières (d). »

Cuvier, sans s'expliquer relativement aux différences qui peuvent exister entre la puissance nerveuse en général et la puissance mentale, considéra la première comme étant une sécrétion effectuée par la substance médullaire, et il supposa que les matériaux consécutifs de ce produit sont fournis par le sang (e).

(a) Byasson, *Etude sur la relation qui existe à l'état physiologique entre l'activité et la composition des urines (Journal d'anatomie* de Robin, 1869, t. VI, p. 557).
(b) Voy. tome XI, p. 151.
(c) La *glande pinéale* XI, p. 302.
(d) Descartes, *L'Homme (Œuvres*, t. IV, p. 345).
(e) Cuvier, *Le Règne animal*, t. I. p. 26 (édit. de 1829).

être aptes à remplir leur rôle dans cette association doivent remplir certaines conditions dont la plus importante est un état d'activité nutritive qui a pour conséquence la production des substances excrémentitielles sus-nommées. Effectivement, la force vitale domine la matière tangible dont elle détermine le mode d'arrangement, et c'est seulement par l'intermédiaire de cette matière qu'elle peut manifester sa puissance, mais elle n'est pas une conséquence de son organisation.

§ 12. — Dans une des précédentes leçons (1) nous avons vu que le cerveau, contrairement à l'opinion soutenue par Flourens et adoptée jusqu'en ces derniers temps par presque tous les auteurs du siècle actuel, n'est pas une unité physiologique ; que certaines parties de cet organe sont aptes à exercer une influence sur les muscles de la vie animale lorsqu'on les excite galvaniquement, tandis que d'autres parties se montrent indifférentes à cet agent ; que la région irritable du cerveau est à son tour un asssemblage d'instruments dont les rôles ne sont pas les mêmes, et que chacun de ces instruments provoque l'activité fonctionnelle d'un muscle particulier ou d'un certain groupe de muscles.

Expériences de Ferrier sur les localisations de la faculté de voir.

M. Ferrier a cherché si une division du travail analogue n'y existerait pas pour la perception consciente des impressions sensoriales. Ses expériences laissent encore subsister beaucoup d'obscurité autour de cette question dont l'importance est extrême pour la physiologie mentale, mais elles méritent néanmoins la plus sérieuse attention.

Les investigations de M. Ferrier portèrent d'abord sur le lieu où s'effectue la perception consciente des impressions visuelles que les nerfs optiques transmettent à l'encéphale.

On sait depuis longtemps que ces impressions, en agissant

(1) Voy. ci-dessus, p. 234 et suiv.

sur les tubercules quadrijumeaux ou lobes optiques et sur les
parties adjacentes du mésencéphale appelées les couches optiques, peuvent déterminer deux ordres de phénomènes : une
action excito-motrice réflexe qui met en jeu les fibres contractiles de l'iris ainsi que les muscles du globe oculaire, et
des sensations particulières dont l'Être animé qui les perçoit
a conscience et dont son intelligence tire profit pour l'utilisation de ses mouvements locomoteurs et préhenseurs (1).
Les expériences de Flourens sur les effets de l'ablation
des hémisphères cérébraux prouvent que chez les Oiseaux,
comme chez les Mammifères, l'activité fonctionnelle de ces
lobes encéphaliques et de leurs dépendances est indispensable à la réalisation de cette perception, ou, en d'autres
mots, à l'exercice du sens de la vue (2); mais on devait
encore se demander si cette faculté perceptive spéciale
appartenait à la totalité des hémisphères cérébraux, ou
était localisée dans une portion circonscrite de ces organes
nerveux. Or, les expériences de M. Ferrier tendent à établir
que chez les Vertébrés les plus perfectionnés cette localisation
existe, et que l'aptitude à avoir conscience des impressions
produites par la lumière sur les organes de la vue et à transformer ces sensations en idées, réside en réalité dans la
portion de l'écorce grise du cerveau dont nous avons vu la
galvanisation provoquer des mouvements des yeux ainsi que
certains mouvements de la tête (3). Effectivement, M. Ferrier
nous apprend que chez les Singes la destruction du pli
courbe de l'un des hémisphères est suivie de la cécité dans
l'œil du côté opposé. Lorsqu'il pratiqua l'opération des deux
côtés du cerveau, la cécité devint complète et permanente (4);

(1) Voy. tome XII, p. 391 et suiv.
(2) Voy. tome XII, p. 393.
(3) Voy. ci-dessus, p. 237 et suivantes.

(4) Les effets indiqués ci-dessus
furent constatés de la manière suivante : Sur un Singe convenablement
anesthésié, M. Ferrier détruisit le pli

mais lorsque cette portion des couches corticales de cet organe n'avait été détruite que d'un côté de la tête, la vue ne fut perdue que temporairement dans l'œil du côté opposé et s'y rétablit plus ou moins promptement (1).

Ces faits, constatés expérimentalement, semblent prouver deux choses : savoir, d'une part, que chez les Mammifères supérieurs la perceptivité consciente des impressions visuelles est localisée dans les circonvolutions cérébrales dont je viens de parler (2) ; et, d'autre part, que les centres de sensibilité spéciale constitués de la sorte des deux côtés de l'encéphale, tout en étant chacun principalement en relation avec l'œil du côté opposé, sont susceptibles de se

Phénomène de suppléance.

---

courbe du lobe cérébral gauche et cacha l'œil gauche sous un bandage imperméable à la lumière. L'Animal étant sorti de l'état de léthargie déterminé de la sorte fut laissé en liberté, et ses allures furent observées attentivement. Il se comporta comme s'il était devenu complétement aveugle, mais après une heure de repos, lorsqu'on enleva le bandage placé sur son œil gauche, il regarda autour de lui, courut vers sa cage et parut jouir de tous ses sens ainsi que de tous ses mouvements volontaires. Le lendemain on cacha de nouveau l'œil gauche sous un bandage comme dans la première partie de l'expérience, et alors on reconnut qu'il voyait distinctement à l'aide de l'œil droit, c'est-à-dire à l'aide de l'œil situé du côté où le centre nerveux correspondant avait été détruit (a).

(1) M. Ferrier a constaté que la lésion de la circonvolution angulaire,

quand la blessure est bien circonscrite, affecte de la sorte la vision sans exercer aucune action appréciable sur les autres sens (b) ; mais je dois faire remarquer que la concentration complète de la faculté en question paraît être peu probable, à raison des indices de sensibilité visuelle observés par Longet et par M. Vulpian, chez divers jeunes Mammifères, ainsi que chez des Pigeons dont les hémisphères cérébraux avaient été complétement détruits. Je pense donc que la cécité (c) déterminée par la désorganisation du foyer de puissance nerveuse sur lequel portent les expériences de M. Ferrier, ne paraît être complète que parce que la faculté de voir a été brusquement réduite dans une proportion très-considérable (d).

(2) M. Ferrier a obtenu des résultats analogues en opérant sur des Chats (op. cit. p. 170).

(a) Ferrier, *On the functions of the Brain*, p. 165.
(b) Ferrier, *op. cit.*, p. 164.
(c) Vulpian, *Leçons sur le système nerveux*, p. 668.
(d) Ferrier, *op. cit.*, p. 170.

suppléer mutuellement dans leurs fonctions. Or, nous ne saurions penser que la destruction de l'un de ces centres paires puisse donner à l'autre des propriétés dont celui-ci était dépourvu, dans l'état normal, et, par conséquent, j'incline à penser que, malgré l'apparence contraire, chacun de ces foyers d'activité nerveuse est toujours excitable par les impressions sensitives transmises au cerveau par les deux yeux, mais que dans l'état normal de l'organisme, l'action exercée sur chacun d'eux individuellement par les deux rétines est très-inégale, et que l'excitation dont la source est dans l'œil du même côté est trop faible pour donner naissance à une sensation appréciable, tandis que l'excitation venant de l'autre œil produit facilement ce phénomène. A la suite de la perte de l'un de ces centres d'innervation la suppléance s'établit, parce que par l'effet de l'habitude, de l'exercice, l'organe percepteur restant deviendrait peu à peu plus excitable par les impressions qui arrivent de l'œil correspondant. En d'autres mots, les choses semblent se passer comme si, dans l'état normal, les impressions visuelles produites sur l'une des rétines pouvaient arriver au cerveau par deux voies conduisant l'une à l'hémisphère du côté opposé, l'autre à l'hémisphère du même côté, et, trouvant plus de facilité à passer par le premier de ces chemins que par le second, ne parvenaient au centre nerveux en connexion avec celui-ci qu'en quantité trop faible pour produire une sensation distincte et restaient inaperçues ; tandis qu'après la destruction du centre sensitif opposé, ces impressions étaient dirigées en totalité par cette même voie, en rendaient peu à peu le passage plus facile, et bientôt arrivaient enfin au but en quantité suffisante pour assurer le service de la vision (1).

La faculté de percevoir mentalement les impressions visi-

(1) Voy. tome XII, p. 411 et suiv.

bles paraît être localisée aussi dans une portion des lobes cérébraux chez les Oiseaux (1) ; mais il n'en est certainement pas de même chez les Poissons, car chez ces Vertébrés inférieurs, l'ablation complète de ces lobes n'empêche pas ces Animaux de voir les obstacles placés sur leur chemin et de les éviter (2).

§ 13. — D'autres expériences ont conduit M. Ferrier à penser que la perception consciente des impressions auditives est localisée dans la portion de l'écorce grise des hémisphères cérébraux dont l'excitation par l'électricité détermine le redressement de l'oreille et des mouvements de la tête analogues à ceux d'un Animal qui, frappé d'un bruit inattendu, l'écoute attentivement. Chez le Singe, ce foyer réputé percepteur est situé dans la circonvolution temporo-sphénoïdale, supérieur et la destruction de cette partie de l'encéphale paraît entraîner la perte de l'ouïe dans l'oreille du côté opposé; enfin la même opération pratiquée des deux côtés a paru produire une surdité complète, sans porter atteinte aux autres sens. Mais les preuves de cette infirmité sont moins faciles à constater que ceux de la cécité, et je dois ajouter que des expériences faites sur des Rats par M. Vulpian sont défavorables à l'opinion de M. Ferrier (3).

Expériences relatives à l'audition.

(1) La localisation de la perception visuelle paraît être démontrée, chez les Oiseaux, par les expériences de M. Mackendrick, car le clignement des paupières observé par M. Vulpian lorsqu'il approcha brusquement son doigt de l'œil d'un Pigeon dont les lobes cérébraux avaient été enlevés, me paraissait être attribuable à des actions nerveuses réflexes, et non à une détermination mentale consciente (a).

(2) Des expériences faites sur des Gardons par M. Vulpian, et dont j'ai déjà parlé au commencement de cette leçon (b), me semblent ne pouvoir laisser aucun doute à ce sujet (c).

(3) D'après M. Ferrier, ce serait la

(a) Mackendrick, *Observations and experiments on the corpora striata and cerebral hemispheres of Pigeons* (cité par Ferrier, *op. cit.*, p. 170).
— Vulpian, *Leçons sur la physiol. du syst. nerv.*, p. 669.
(b) Voy. ci-dessus, p. 186.
(c) Vulpian, *op. cit.*, p. 669.

Expériences
relatives
à l'olfaction,
etc.

§ 14. — Il est également probable qu'il existe chez les Mammifères supérieurs une localisation analogue dans la faculté de percevoir les impressions olfactives et gustatives, et que cette faculté aurait son siége dans les cornes d'Ammon (1) ou dans quelque partie adjacente des lobes cérébraux, car diverses expériences faites par M. Ferrier tendent à établir que la destruction de ces parties de l'encéphale est suivie de la perte de l'odorat et du goût. Ainsi un Singe chez lequel M. Ferrier avait désorganisé ces parties des deux côtés se montra complétement indifférent aux impressions produites sur sa langue par de la coloquinte, de l'acide citrique ou de l'acide acétique, substances qui lui étaient évidemment très-désagréables lorsqu'il était dans son état normal, et un autre individu de même espèce, chez lequel la lésion n'avait été faite que du côté gauche, parut ne pas avoir perdu l'odorat du côté droit, mais être privé de ce sens du côté gauche.

M. Ferrier en conclut que pour la transmission des impressions olfactives il n'y a pas entrecroisement comme pour les impressions visuelles et auditives, et à ce sujet il rappelle les connexions organiques qui existent entre les racines des nerfs olfactifs et les parties du cerveau dont la désorganisation avait déterminé ces désordres physiologiques, connexions qui sont beaucoup plus évidentes chez les Lapins, les Chats et les Chiens, dont l'odorat est très-

---

circonvolution temporo-sphénoïdale supérieure qui, chez le Singe, serait le siége de la faculté de sentir les impressions auditives (a); mais diverses expériences faites sur des Lapins privés de la totalité des hémisphères cérébraux prouvent que, chez ces Rongeurs l'audition persiste après la destruction de cette partie de l'encéphale qui comprend le foyer percepteur admis par M. Ferrier. M. Vulpian a obtenu des résultats analogues en opérant sur des Rats (b).

(1) Voy. tome XI, p. 317.

(a) Ferrier, *op. cit.*, p. 171 et suiv.
(b) Vulpian, *op. cit.*, p. 667.

fin, que chez les Singes et chez l'Homme où ce sens est peu développé (1). J'ajouterai que M. Ferrier n'a pu distinguer entre elles les parties du cerveau qui influent de la sorte sur le goût et sur l'odorat, sens que l'on sait avoir entre eux des liens étroits. Quant à la perception consciente des impressions gustatives chez les Chiens et chez les Chats, elle ne paraît pas être abolie par l'ablation complète des hémisphères cérébraux (2).

§ 15. — Enfin, diverses observations pathologiques recueillies sur l'Homme et quelques faits constatés expérimentalement chez les Singes, tendent à faire supposer que la perceptivité consciente des impressions tactiles est localisée dans les hippocampes (3) ou dans leur voisinage, et que les cas d'hémianesthésie sont causés par la désorganisation de cette portion de l'encéphale d'un côté, ou par la rupture des communications organiques existant entre celle-ci et la moelle allongée. Effectivement, on sait par les expériences de M. Veyssière, ainsi que par celles de MM. Duret et Carville, que la perte de la sensibilité dans l'une des moitiés du corps est toujours une conséquence de la section de la colonne de fibres nerveuses qui du côté opposé s'étend du pédoncule cérébral à la voûte de l'hémisphère correspondant, en passant entre les couches optiques et le corps strié (4).

Expériences relatives à la sensibilité tactile.

(1) A l'appui des conclusions qu'il tire de ces expériences, M. Ferrier cite divers cas pathologiques dans lesquels des lésions de la région postérieure du crâne ont été suivies d'anosmie et d'agueurie (a), et à ce sujet il insiste avec raison sur la distinction qu'il est nécessaire de faire entre la sensibilité ordinaire dont est douée la membrane pituitaire et la perte de la sensibilité olfactive.

(2) M. Vulpian a vu que de jeunes Chiens et de jeunes Chats privés de leur cerveau font encore des efforts pour repousser la coloquinte que l'on introduit dans leur bouche (b).

(3) Voy. tome XI, p. 317.

(4) Les fibres terminales des pé-

(a) Ferrier, op. cit., p. 190.
(b) Vulpian, op. cit., p. 668.

Résumé.   § 16. — D'après l'ensemble de faits dont je viens de rendre compte, il paraît probable que chez l'Homme et les autres Animaux les plus parfaits, les impressions produites sur chacun des organes sensoriels et transmises à l'encéphale, pour donner naissance à une idée, doivent agir sur une partie spéciale du cerveau jouissant de la perception consciente et apte à transformer ces impressions en sensations ou en idées dont les caractères varient avec les propriétés vitales du percepteur. Ainsi, la nevricité périphérique ou sensorielle, mise en jeu par un même agent, l'électricité par exemple, donnerait naissance à une sensation visuelle, à une sensation auditive, ou à une sensation gustative, suivant que, transmise à l'encéphale par le conducteur nerveux qui relie ce foyer d'innervation à la partie impressionnée, elle exercerait son influence stimulante sur tel ou tel groupe de névrites de différentes natures. Nous savons d'ailleurs

doncules du cerveau qui montent vers les hémisphères cérébraux pour s'y irradier en manière d'éventail (a), forment deux couches à la face interne desquelles se trouvent les deux amas gangliformes de substance grise désignés sous les noms de couches optiques et de noyau caudé du corps strié, tandis qu'en dessous et en dehors, ces expansions sont en rapport avec le noyau lenticulaire ou portion principale du corps strié. Au-dessus de ces centres nerveux, ces fibres en éventail constituent ce que les anatomistes ont appelé la *couronne rayonnante de Reil,* et elles donnent naissance à une sorte de voûte, dite *capsule interne,* dont la cavité forme le ventricule latéral du cerveau. Or, les fonctions de ces fibres ne sont pas les mêmes dans toutes les parties de leur longueur, et lorsqu'on les sectionne en avant, entre le noyau caudé et le noyau lenticulaire, on produit constamment une hémiplégie complète du côté opposé, tandis que leur division pratiquée plus en arrière, entre le noyau lenticulaire et la couche optique, entraîne une hémianesthésie du côté opposé. Ces deux portions de l'expansion pédonculaire sont par conséquent en relation essentielle, l'une avec les foyers excito-moteurs, l'autre avec les centres perceptifs des hémisphères cérébraux (b).

(a) Voy. tome XI.
(b) Duret et Carville, *op. cit.* (*Arch. de physiol.,* 1875, p. 466).
— Veyssière, *Sur l'hémianesthésie de cause cérébrale;* thèse, Paris, 1874. — *Recherches expériment. à propos de l'hémianesthésie* (*Arch. de physiol.,* 1874, t. II, p. 288).

que la névricité périphérique, tout en étant excitable par certains stimulants partout où elle existe, n'est pas susceptible d'être développée dans tous les organes sensoriaux par chacun des stimulants extérieurs, et que dans chacun de ces instruments elle peut être mise en jeu par un agent incapable d'exciter le fonctionnement des autres instruments du même ordre. Par conséquent, les impressions mentales déterminées par l'exercice des différentes facultés sensoriales, tout en dépendant essentiellement des propriétés spéciales de l'organe encéphalique auquel l'impression sensitive est transmise, sont susceptibles de varier aussi avec la nature du stimulant extérieur qui les cause, puisque la plupart de ces excitations ne peuvent exercer une influence appréciable que sur les nerfs périphériques en relation avec un seul de ces percepteurs conscients qui les transforme en sensations d'un ordre particulier. Or, dans l'immense majorité des cas, les stimulants qui mettent en jeu la névricité centripète ou sensitive sont des excitants spéciaux, tels que la lumière, le son, les odeurs, ou la puissance mécanique, et non un excitant commun, tel que l'électricité. Par conséquent, presque toujours il existe des relations directes et intimes entre les propriétés organoleptiques des objets extérieurs dont émane la force stimulante et la sensibilité spéciale que cette force met en action ; de sorte que l'Être animé peut connaître de ces propriétés par les sensations qu'il éprouve, et acquérir ainsi des notions dont son intelligence profite. Mais ces relations entre les causes et les effets n'existent pas toujours, et il peut en résulter des jugements faux que l'on appelle vulgairement des erreurs des sens. Nous en avons vu un exemple remarquable lorsque, en nous occupant de l'étude de la vision, nous avons constaté qu'une même sensation peut être produite par l'excitation mécanique de la rétine, par l'excitation de cet organe au moyen de l'électricité, ou par le mouvement vibratoire de l'éther cosmique ou lumière.

Lorsque nous étudierons le travail mental dont résulte le jugement, nous aurons à revenir sur ce sujet, et en ce moment je me bornerai à l'indiquer.

Divers
degrés dans
la division
du travail
mental.

§ 17. — La division du travail sensorial dont nous venons de constater l'existence chez les Êtres animés les plus parfaits, et particulièrement chez l'Homme, n'existe pas au même degré chez tous les Animaux ; et probablement la distinction entre les différentes sortes de sensations correspondantes aux divers stimulants extérieurs s'efface à mesure que la localisation des divers pouvoirs percepteurs diminue. Ainsi, chez les Animaux les plus inférieurs, tels que les Hydres ou Polypes d'eau douce, Êtres chez lesquels on n'aperçoit aucune trace de système nerveux, il est présumable que les sensations provoquées par la lumière ou par la chaleur ne diffèrent pas des sensations tactiles, et qu'elles peuvent être développées indifféremment dans toutes les parties de l'organisme. Il me paraît également très-probable que la même confusion existe chez certains Vers dont le système ganglionnaire est conformé d'une manière similaire dans chacun des zoonites ou anneaux du corps, et peut être divisé en plusieurs fragments, sans que la faculté de sentir disparaisse dans aucun des tronçons ainsi isolés. Ces Êtres n'auraient donc que des idées vagues, des idées incomplètes.

Mais l'aptitude des differents ganglions nerveux ou de leurs équivalents physiologiques à agir comme percepteurs conscients des impressions sensitives cesse bientôt d'exister au même degré dans toutes les parties de l'organisme, et chez la plupart des Animaux articulés elle paraît se concentrer de plus en plus dans la portion antérieure du système nerveux. Le rôle spécial des ganglions céphaliques dans cette partie du travail mental, comme dans le développement de la puissance volitionnelle, devient de plus en plus prépondérant à mesure que les facultés de l'Être se perfectionnent, et il paraît y avoir sous ce rapport entre la localisation des facultés constatables chez les Vertébrés supérieurs et la diffusion des propriétés nerveuses chez les Invertébrés les plus inférieurs, une multitude de degrés intermédiaires. En étudiant les propriétés excito-motrices de l'encéphale, nous avons déjà vu des preuves de la division croissante du travail physiologique chez les Poissons et les Batraciens, chez les Reptiles, chez les Oiseaux et chez divers Mammifères (1). Il en est de même pour les instruments à l'aide desquels le travail mental s'accomplit, et à mesure que nous avancerons davantage dans l'étude de ce travail, nous rencontrerons maints exemples de ce genre de perfectionnement graduel.

§ 18. — La longue série de faits que nous avons passés en revue dans cette étude des fonctions nerveuses vient corroborer l'opinion que je professe depuis cinquante ans relativement à l'individu zoologique. Au début de ce cours (2), de même que dans divers écrits publiés en 1827, j'ai dit que tout Être vivant était une association d'individus physiologiques comparables à autant d'ouvriers qui, dans les rangs inférieurs du Règne animal, exécutent tous les mêmes actes, mais se partagent de plus en plus le travail à mesure que l'organisme se perfectionne, et arrivent ainsi à avoir chacun une spécialité d'autant plus marquée que l'Espèce à laquelle ils appartiennent est plus parfaite. Mais cette affectation de ces divers travailleurs à l'une des fonctions exercées d'abord cumulativement par chacun d'entre eux ne s'opère pas brusquement, et avant d'être spécialisé ainsi d'une manière complète, l'organite s'approprie de plus en plus à l'accom-

Progression dans la division du travail mental.

_____

(1) Voy. ci-dessus pages 184 et 239, et suivantes, etc.

(2) Voy. tome I, pages 16 et suivantes.

plissement de l'une des parties des ses fonctions multiples, en même temps qu'il devient moins propre à remplir activement les autres parties de sa tâche primitive.

Par l'effet de l'exercice, de l'accoutumance, d'une sorte d'éducation pratique dont la direction est déterminée, cette spécialisation peut, dans certaines limites, s'opérer chez un individu déjà constitué, et l'instrument physiologique peut acquérir ainsi des aptitudes qu'il n'avait pas primitivement, mais d'ordinaire ce résultat n'est obtenu que par le développement d'une propriété préexistante qui grandit de façon à devenir prédominante, et la disposition en vertu de laquelle cette prédominance s'établit est en majeure partie une particularité innée, un caractère héréditaire.

Les suppléances physiologiques, ainsi que beaucoup de différences spécifiques dont le Règne animal nous offre le spectacle varié, s'expliquent facilement par cette tendance au perfectionnement des organismes au moyen de la division du travail accompli par l'individu zoologique ; mais le mode d'obtention de cette spécialisation croissante des fonctions n'est pas facile à découvrir, et nous devons être très-réservés quant aux hypothèses à l'aide desquelles on chercherait à s'en rendre compte.

Il résulte également des faits dont nous venons de nous occuper qu'il peut y avoir dans l'outillage de la puissance psychique des *équivalents*, comme il y a dans l'organisme des Êtres animés des équivalents mécaniques et des équivalents chimiques. Cette équivalence fonctionnelle n'est pas subordonnée à la similitude morphologique; elle est une conséquence d'une similitude qui se manifeste seulement par l'analogie des propriétés psychiques, et les dissemblances du même ordre ne coïncident d'une manière constante avec aucune particularité visible ou tangible, avec aucun caractère anatomique ou morphologique constatable à l'aide des

Suppléances physiologiques et équivalents fonctionnels

moyens d'observation dont nous disposons. Cependant, comme je ne conçois pas la possibilité d'un effet sans une cause, je n'en conclus pas à l'absence réelle de différences de cet ordre ; je dis seulement que, dans l'état actuel de la science, ces différences fonctionnelles paraissent devoir être dépendantes de quelque autre chose, et que cette chose, nous ne la connaissons pas.

§ 19. — La perceptivité consciente (1), qui est une des propriétés de la puissance physiologique appelée le *moi* par beaucoup de psychologistes, l'*âme* par d'autres (2), ne s'exerce pas seulement sur les impressions nerveuses reçues par les organes des sens ou produites par l'activité des parties de l'organisme douées de sensibilité ; elle est susceptible d'être mise en jeu aussi par les résultats du travail mental qui revêtent la forme d'idées, de désirs, d'émotions ou de résolutions.

La perception mentale peut s'exercer de diverses manières.

Il est aussi à noter que cette faculté s'exerce avec divers degrés de puissance suivant l'état dans lequel l'appareil mental se trouve. Lorsque, par suite de son fonctionne-

(1) Il importe de ne pas confondre avec ce phénomène mental la perception inconsciente d'une impression nerveuse qui, en étant reçue par un centre excito-moteur, peut donner lieu à une action automatique réflexe ; mais ce sont, dans l'un et l'autre cas, des transformations de la force vitale qui, en se manifestant de proche en proche dans l'appareil nerveux, change de caractère suivant les propriétés spéciales de l'organe percepteur, et met en jeu la pensée dans l'organe où le travail mental s'accomplit, comme elle provoque une contraction dans les fibres d'un muscle locomoteur.

(2) M. de Quatrefages, par exem-ple, désigne d'une manière générale, sous ce nom, la cause inconnue de l'aptitude des Êtres animés, non pas à vivre comme vivent les plantes, mais à sentir, à connaître, à vouloir, facultés dont il admet l'existence chez tous les Animaux.

Par conséquent il pose en principe qu'il y a une *âme* chez les Bêtes aussi bien que chez les Hommes ; seulement il croit devoir établir une distinction radicale entre l'âme des bêtes, qu'il appelle l'*âme animale*, et l'*âme humaine* (a). Dans une prochaine leçon j'indiquerai les caractères psychiques sur lesquels cet auteur base cette distinction.

(a) Quatrefages, *L'espèce humaine*, p. 10.

ment ou par toute autre cause, l'action de celui-ci se ralentit et que la fatigue s'y fait sentir, l'aptitude de l'esprit à connaître des impressions produites sur l'organisme, soit par les excitants externes, soit par le jeu des instruments de la pensée, diminue plus ou moins : il y a d'abord somnolence, la volonté perd de son empire sur le travail mental et l'attention devient de plus en plus difficile ; puis à un degré de plus il y a incapacité de sentir les actions faibles exercées sur les organes des sens, et cette incapacité, en augmentant, isole, pour ainsi dire, le *moi* de tout ce qui entoure l'Être animé ; mais l'état de repos qui en résulte peut ne pas s'étendre aux relations du moi avec l'état de l'appareil affecté au service d'autres opérations de l'esprit, et parfois la perception consciente des résultats de ces opérations mentales s'effectue malgré la suspension temporaire de la sensibilité sensoriale. C'est ce qui a lieu dans le rêve. Faut-il en conclure qu'il y a chez cet Être deux facultés perceptives, l'une lui faisant connaître ce qui lui arrive du dehors, l'autre s'informant de ce qui se passe dans son organisme ? Non, tout cela s'explique par l'indépendance des conducteurs existant, d'une part, entre l'organe percepteur et les organes des sens, d'autre part, entre ce même agent et les instruments dont l'activité fonctionnelle produit les pensées. En ce moment je n'insisterai pas davantage sur ce sujet, mais j'y reviendrai quand je m'occuperai de l'étude du sommeil.

Je dois faire remarquer aussi que l'aptitude de l'Être animé à connaître des impressions produites sur son organisme par des excitants quelconques, se modifie sous l'influence de la répétition de ces actions, et que, par les effets de l'habitude, la perception de celles-ci peut cesser d'être consciente, c'est-à-dire ne pas exciter l'attention et passer inaperçue par le *moi*.

La puissance perceptive est également susceptible d'être exaltée ou d'être affaiblie par la manière dont le travail nutritif s'effectue dans le cerveau ou dans l'équivalent physiologique de cet organe, par l'état de sommeil ou par l'état d'excitation mentale, par l'action de diverses substances dont le sang peut être chargé, telles que les narcotiques ou les stimulants, et par d'autres circonstances dont l'étude serait superflue ici.

Enfin, la faculté en vertu de laquelle un Être pensant est averti de ce qui se passe entre lui et le monde extérieur, ou entre les différentes parties de son organisme, constitue la base essentielle de toute puissance mentale, et il nous faut examiner maintenant quelles sont les relations de cette faculté avec les autres aptitudes psychiques dont cet Être peut être doué. Dans la prochaine leçon j'aborderai l'étude de cette question.

CENT TRENTIÈME LEÇON

Aucune
des
principales
facultés
mentales
n'appartient
uniquement
à l'espèce
humaine.

§ 1. — L'Homme, fier de sa supériorité sur le reste de la
Création et guidé par un sentiment d'orgueil dont on trouve
la trace dans beaucoup de croyances très-généralement répandues, s'est considéré souvent comme étant d'une nature
différente de celle des autres Animaux, et comme étant seul
en possession des facultés mentales qui caractérisent l'intelligence (1). Mais il n'en est pas ainsi. Aucune des facultés

(1) Descartes, conduit par des
idées métaphysiques relatives aux
rôles du corps et de l'âme dans les
opérations mentales, refuse aux Animaux la faculté de sentir, ainsi que
la faculté de penser (a). Buffon ne va
pas si loin : il convient que les Animaux ont, comme nous, le sentiment, et que chez eux la faculté de
sentir est parfois plus parfaite que
chez l'Homme ; il admet aussi qu'ils
ont la conscience de leur existence
actuelle ; mais il suppose qu'ils ne
sont capables ni de penser ni de
réfléchir ; qu'ils ne peuvent avoir
aucune idée des temps, aucune connaissance du passé, aucune notion
de l'avenir ; qu'ils n'ont pas de mémoire proprement dite, pas d'entendement ; qu'ils ne peuvent comparer
entre elles leurs sensations ni porter
des jugements. Mais si l'on examine
les motifs de cette croyance, on trouve
qu'elle repose tout entière sur les
propositions suivantes : l'Homme
ne pense et ne réfléchit qu'en vertu
des propriétés de son âme immaté-
rielle ; les Animaux n'ont pas d'âme
et, par conséquent, ils ne peuvent
avoir la faculté de penser. Buffon
cherche donc à expliquer tous leurs
actes, toutes leurs facultés en apparence mentales, par l'intervention d'un
sens interne, ou sens cérébral, ana-

(a) Descartes, *Discours sur la méthode*, 5ᵉ partie. — *Lettres* (Œuvres, t. VII,
p. 398, édit. de Cousin).
— Voyez aussi à ce sujet : Delachambre, *Traité de la connaissance des Animaux*,
où tout ce qui a été dit pour et contre le raisonnement des Bêtes est examiné (1664).

principales qui existent chez l'Homme ne fait complétement défaut partout ailleurs, quoique beaucoup d'Êtres animés en soient presque entièrement privés, et que, suivant toute probabilité, il n'en est aucun qui soit capable d'avoir conscience de son existence et de concevoir nettement l'idée de son individualité, l'idée du *moi*. Ainsi il y a beaucoup d'Animaux qui ont, comme nous, le pouvoir de se former des idées, c'est-à-dire des représentations mentales de choses ou de sensations ; qui sont doués de mémoire, qui ont la faculté de comparer entre elles les notions acquises par l'observation, de remonter par la pensée des effets aux causes, de porter des jugements, de raisonner, de réfléchir, qui sont aptes à profiter des leçons de l'expérience ; qui peuvent exprimer ce qu'ils pensent et qui peuvent comprendre la signification de manifestations de cet ordre lorsqu'elles viennent d'autrui. L'Homme est capable d'acquérir des connaissances qu'aucun Être vivant, si ce n'est lui, ne saurait obtenir, de s'élever à des conceptions plus hautes, d'exécuter des opérations intellectuelles plus difficiles et d'en tirer des résultats plus grands ; mais toutes les facultés essentielles, fondamentales de l'esprit qu'il possède, se rencontrent à un moindre degré chez tel ou tel Animal d'un rang plus ou moins inférieur. La différence entre ces Êtres et nous consiste dans le degré de puissance de facultés mentales communes (1).

logue aux sens externes de la vue et de l'audition, etc., dont le fonctionnement serait purement automatique et radicalement différent de celui des opérations de l'esprit chez l'Homme (*a*). Les idées de Buffon ont été très-bien exposées et réfutées

par Flourens, qui fait également ressortir les contradictions qui existent entre ce que cet auteur dit à ce sujet quand il parle de la nature des Animaux en général et quand il décrit les mœurs du Chien (*b*).

(1) Cette opinion n'est pas nou-

(*a*) Buffon, *Discours sur la nature des Animaux.*
(*b*) Flourens, *op. cit. (Ann. des sc. nat.*, 2ᵉ série, t. XII, 1837, p. 240 et suiv.).— *De l'instinct et de l'intelligence des Animaux*, 1 vol. in-8, 1845.

Nous en aurons la preuve lorsque nous étudierons successivement chacune de ces propriétés de l'esprit dans l'ensemble du Règne animal.

velle; on l'aperçoit nettement dans les écrits de Salomon (a), ainsi que dans ceux d'Aristote (b), et, dans les temps modernes, elle a été professée d'une manière formelle par plus d'un grand esprit. Montaigne et Charron ont été même plus loin, car ils ont dit l'un et l'autre : il y a plus de différence d'homme à homme que de bête à homme (c). Leibnitz a dit aussi : « Il y a une différence excessive entre certains Hommes et certains Animaux bruts; mais si nous voulons comparer l'entendement et la capacité de certains Hommes et de certaines Bêtes, nous y trouvons si peu de différence, qu'il sera bien malaisé d'assurer que l'entendement de ces Hommes soit plus net et plus étendu que celui des Bêtes. » Ailleurs il ajoute : Nous ne saurions nier que les bêtes n'aient la raison dans un certain degré (d). Mais Descartes et les autres philosophes de son école eurent à ce sujet des vues complétement opposées : à leurs yeux, ainsi que je viens de le dire, les Bêtes n'étaient que des automates, des machines, n'ayant en réalité ni sensibilité, ni mémoire, ni intelligence, et n'agissant que par l'action exercé sur leurs ressorts intérieurs par des agents extérieurs. Buffon adopta une hypothèse à peu près semblable, et pendant la plus grande partie du XVIIe siècle et du siècle suivant, les questions soulevées de la sorte donnèrent lieu à beaucoup de publications dont on trouve l'indication dans l'intéressant ouvrage de Bouillier sur l'histoire et la philosophie cartésienne (e). Même de nos jours, un zoologiste éminent, Isidore Géoffroy Saint-Hilaire, a soutenu que la faculté de penser n'existe que chez l'Homme, et que pour cette raison il convenait de classer les Êtres vivants, non pas en deux Règnes (le Règne végétal et le Règne animal), ainsi qu'on le fait ordinairement, mais en trois groupes primaires d'égale valeur dont l'un, le Règne humain, ne serait composé que de la famille humaine (f). M. de Quatrefages ne va pas si loin, il admet que beaucoup d'Animaux pensent et que leur intelligence est de la même nature que la nôtre (g); cependant, d'après

(a) Salomon dit formellement que l'Homme n'a rien de plus que la Bête, et il parle de l'âme des Bêtes comme il parle de l'âme humaine (Ecclesiaste, chap. III, versets 19-21).

(b) Aristote, Hist. des Animaux, trad. de Camus, t. I, liv. VIII, p. 431.

(c) Montaigne, Apologie de Raymond de Sebonde.
— Charron, De la sagesse, liv. I, chap. VIII.

(d) Leibnitz, Nouveaux essais sur l'entendement humain, liv. IV, chap. XVI (Opera philosophica, édit. d'Erdmann, p. 391), et liv. II, chap. XI, § II (loc. cit., p. 237).

(e) F. Bouillier, Histoire de la philosophie cartésienne, 3e édit, t. I, chap. VII, p. 147 et suiv. (1868).

(f) Isidore Geoffroy Saint-Hilaire, Histoire naturelle générale des Règnes organiques, t. II, p. 260 et 261 (1859).

(g) A. de Quatrefages, L'espèce humaine, p. 10 (1877).

Attention.

§ 2.— La conscience, ou perception mentale, dont l'étude nous a occupé dans la dernière leçon, est en quelque sorte le point de départ, la base de tout travail de l'esprit. Ainsi que

lui, les Bêtes n'ayant pas toutes les aptitudes mentales que nous avons, ne doivent pas être classées dans le même Règne, opinion dont la discussion serait prématurée dans cette leçon, mais que je n'accepte pas.

D'autres auteurs non moins respectables sont tombés dans un excès contraire. Ainsi, faute d'avoir distingué suffisamment ce qui, dans les actes des Animaux, est dû à l'instinct et ce qui est attribuable à l'entendement, plusieurs observateurs, tels que Réaumur, Condillac, Dupont de Nemours et Ch. G. Leroy, ont beaucoup exagéré les facultés mentales des Bêtes ; mais les faits dont ils arguèrent n'en sont pas moins importants à connaître et j'aurai souvent l'occasion de les citer (a). Raimarus, dont les écrits sont fort peu connus bien qu'ils datent de 1760, paraît avoir été le premier à distinguer nettement chez les Animaux l'instinct de l'intelligence (b). Parmi les ouvrages plus modernes, où il me faudra également puiser, je signalerai de préférence ici les écrits de Lamarck, de Georges Cuvier, de son frère Frédéric Cuvier, de Dugès, de Flourens et de quelques auteurs plus récents (c).

(a) Réaumur, *Mémoires pour servir à l'histoire des Insectes.*
— Condillac, *Traité des Animaux*, 1755.
— Dupont de Nemours, *Quelques mémoires sur différents sujets, la plupart d'histoire naturelle, sur l'instinct* (Mém. lu à l'Institut en 1806). Ce livre, publié sans nom d'auteur, parut en 1807 ; j'en cite ici la deuxième édition qui est de 1813.
— G. Leroy, *Lettres philosophiques sur l'intelligence, la perfectibilité des Animaux*, 1808.
(b) Raimarus, *Observations physiques et morales sur l'instinct des Animaux, leur industrie et leurs mœurs;* trad. française par Remacerie de la Tache, 1770 (cité par Flourens, *Journal des savants*, 1845, p. 202).
(c) G. Cuvier, *Le Règne animal*, t. I, p. 51 et suiv. (édit. de 1817).
— Fréd. Cuvier, article INSTINCT du *Dictionnaire des sc. nat.*, t. XXXIII, p. 528 et suiv. (1822).
— Dureau de la Malle, *Mém. sur le développement des facultés intellectuelles des Animaux* (*Ann. des sc. nat.*, 1831, t. XXII, p. 388).
— Dugès, *Traité de physiologie comparée*, t. I, p. 408 et suiv. (1838).
— Leuret et Gratiolet, *Anat. comparée du système nerveux*, t. I, p. 85, 205, 301, 457, etc.
— Flourens, *op. cit.* (*Ann. des sc. nat.*, 2ᵉ série, t. XII, 1839, p. 235). — *De l'instinct et de l'intelligence des Animaux*, 1845.
— Lesson, *Mœurs, instincts et singularités de la vie des Animaux mammifères*, 1 vol. in-12.
— H. Spencer, *Principes de psychologie*, t. I, p. 462 et suiv.
— Alb. Lemoine, *L'habitude et l'instinct. Études de physiologie comparée*, 1875.
— Ch. Lévêque, *L'instinct et la vie* (*Revue des deux mondes*, 1876, t. XVI, p. 326).
— Je ne cite pas l'ouvrage de Toussenel intitulé : *L'esprit des Bêtes, ou Le monde des Oiseaux, ornithologie passionnelle* (3 vol. in-8, 1853), parce que l'imagination de l'auteur a joué un trop grand rôle dans la composition de ce livre.

je l'ai déjà dit, elle peut être mise en action, soit par des impressions sensoriales, soit par des stimulants intérieurs d'un ordre analogue, et cette aptitude à connaître ce qui se passe dans l'organisme sous l'influence d'agents extérieurs ou internes peut se manifester d'une manière passive ou être excitée et dirigée vers un objet spécial, soit par la volonté, soit par des associations d'idées. Lorsqu'elle est concentrée de la sorte elle constitue ce qu'on désigne sous le nom d'*attention*.

Rien ne nous autorise à penser que chez les Animaux les plus inférieurs la volonté puisse exercer une influence de ce genre sur la sensibilité, et c'est chez l'Homme que cette faculté précieuse est développée au plus haut degré ; mais elle existe aussi, avec plus ou moins de puissance, non-seulement chez la plupart des Animaux qui sont pourvus d'un cerveau comparable au nôtre, mais aussi chez divers Animaux invertébrés où les équivalents physiologiques de cet organe en diffèrent considérablement et ne consistent qu'en ganglions plus ou moins similaires entre eux, distribués dans diverses parties du corps.

Pour se convaincre de l'existence de cette faculté mentale chez les Oiseaux et chez les Quadrupèdes, il suffit d'observer la manière dont un Pic explore l'écorce de l'arbre qu'il parcourt dans tous les sens (1), ou les allures d'un Chat qui guette

---

(1) Le nom d'*Investigateurs* donné par quelques auteurs à un groupe ornithologique comprenant la plupart des Grimpeurs et quelques autres Oiseaux insectivores, indique très-bien la manière attentive dont ces Animaux explorent les arbres sur esquels ils cherchent leur nourriure. Les Pics examinent avec soin chaque crevasse de l'écorce qu'ils parcourent et qu'ils frappent de leur bec à coups redoublés ; ils enfoncent leur langue dans toutes les crevasses, dans tous les trous qu'ils y aperçoivent et qui peuvent recéler les larves d'Insectes dont ils font leur nourriture (*a*). Les Mésanges sont également remarquables par l'attention

a) Brehm, *La vie des Animaux*, t. IV, p. 50.

une Souris, ou d'une Vache qui regarde les passants. L'Oiseau de proie qui plane dans l'atmosphère à la recherche d'une victime et se précipite sur elle dès qu'elle se montre, est évidemment très-attentif à ce qui se passe à la surface de la terre, et le Serpent à sonnettes qui, immobile au pied d'un arbre, fixe du regard un Écureuil posé sur une branche voisine et de la sorte l'effraye au point de le faire tomber à sa portée, est non moins capable d'attention. La même faculté est également manifeste chez certains Mollusques, tels que les Poulpes, et elle se montre d'une manière non moins claire chez diverses Araignées qui guettent tranquillement une Mouche jusqu'à ce que l'Insecte soit à leur portée, et sautent sur leur proie dès qu'elle s'est rapprochée suffisamment (1). Ces Invertébrés, dont le système nerveux ne ressemble en rien au nôtre, font cependant, dans cette circonstance, preuve non-seulement d'attention, mais aussi de prévoyance et de jugement.

qu'elles mettent à explorer les arbres dans l'écorce desquels elles cherchent les Insectes. Elles se montrent également attentives à éviter les dangers qui peuvent les menacer (a).

(1) Ainsi les Altes ou Saltiques qui sont des Araignées chasseresses ont des allures comparables à celles d'un Chat qui guette un petit Oiseau pour s'en emparer. L'Alte, quand elle voit une Mouche sur la muraille où elle se tient, y fait grande attention; elle s'en approche tout doucement et à petits pas jusqu'à ce qu'elle soit à portée de s'en emparer en sautant dessus, et alors elle s'élance pour s'en saisir (b).

D'autres Animaux de la même classe qui, à l'aide de leurs toiles, tendent des piéges pour s'emparer de leur proie, en guettent aussi tous les mouvements de la manière la plus attentive.

Les preuves de l'existence de cette faculté chez divers Insectes nous seront fournies en abondance lorsque nous étudierons les mœurs des Abeilles, des Fourmis et d'autres espèces sociales; ici je me bornerai à ajouter que les manifestations de l'attention deviennent des plus faciles à observer chez les Fourmis qui, ayant été privées de leurs antennes, ne peuvent se conduire que difficilement et sont obligées pour trouver leur chemin de tâtonner avec leurs pattes antérieures et leurs palpes (c).

(a) Brehm, op. cit., t. III, p. 778.
(b) De Geer, Mém. pour servir à l'histoire des Insectes, t. VII, p. 289.
(c) A. Forel, Les Fourmis de la Suisse, p. 119 (1874).

Chez l'Homme et probablement aussi chez les divers Animaux dont je viens de parler, l'attention exerce une grande influence sur la perception consciente des sensations. Beaucoup d'impressions produites sur nous par des causes externes ou par le fonctionnement de nos organes passent souvent inaperçues quand l'attention est engagée ailleurs (1), mais donnent naissance à des sensations dès que l'organisme est disposé à les recevoir, par exemple lorsqu'on écoute, au lieu d'être apte à entendre d'une manière passive; et, toutes choses égales d'ailleurs, certaines impressions éveillent l'attention beaucoup plus facilement que d'autres; ainsi, souvent une mère se réveille au moindre cri de son enfant, mais continue à dormir au bruit du tonnerre. Il est également à noter que le pouvoir de fixer volontairement l'attention pendant longtemps sur un même objet ou sur une même idée est très-inégal chez les différents individus : chez les mathématiciens cette faculté est portée très-loin, tandis qu'en général chez les femmes et les enfants toute contention d'esprit amène bientôt un sentiment de fatigue insupportable.

Dans la plupart des cas, l'attention est déterminée par la volonté; mais lorsque les sensations ont une certaine intensité, elles peuvent exciter de la même manière la perception mentale et rendre même la volonté impuissante à diriger cette faculté vers d'autres objets. Des associations d'idées produisent souvent des effets analogues; et, sous l'influence de certaines impressions, l'attention peut se porter involontairement sur des souvenirs qui l'absorbent complétement.

(1) M. Vulpian fait remarquer avec raison que l'espèce de distraction produite par les contentions d'esprit sur un sujet spécial n'empêche pas complétement la perception mentale des excitations sensoriales, mais en rend la perception confuse et obscure (a).

(a) Vulpian, *Leçons sur la physiologie du système nerveux*, p. 672.

L'attention peut donc être tantôt intentionnelle, d'autres fois involontaire ou automatique, et ce dernier mode d'exercice de la faculté mentale en question est plus commun que le précédent chez les jeunes enfants ainsi que chez les Bêtes.

Diverses considérations ont conduit M. Ferrier à penser que chez l'Homme et les autres Mammifères l'attention est une conséquence de l'activité fonctionnelle de la portion antérieure des lobes cérébraux, portion dont l'excitation galvanique ne provoque pas de mouvements musculaires ; mais cette hypothèse ne me paraît reposer sur aucune base solide (1).

Siége présumé de cette faculté.

§ 3.—Les sensations produites par les excitants extérieurs ou par les opérations mentales ne persistent que fort peu de temps après que leur cause déterminante a cessé d'agir. Ainsi nous avons vu que la durée d'une sensation visuelle n'est que d'environ 1/10 de seconde, et que la persistance d'une sensation de cet ordre suppose le renouvellement de l'excitation qui la cause (2). Mais les impressions produites de la sorte sur l'esprit ou sur les organes dont l'activité fonctionnelle a pour résultat le travail mental, ne s'évanouissent pas de la même manière ; comme chacun le sait, elles laissent après elles des traces plus ou moins profondes dont le *moi* peut avoir de nouveau conscience lorsque l'attention s'y porte volontairement ou involontairement ; l'idée qui y correspond peut y être conservée à l'état occulte et redevenir perceptible sous l'influence de certaines conditions physiologiques ou psychologiques ; elle peut impressionner

Mémoire.

---

(1) Pour discuter ici l'opinion de cet auteur (a), il me faudrait anticiper sur ce que j'aurai à dire lors-que dans la cent trente-cinquième leçon je parlerai de l'aphasie.

(2) Voy. tome XII, p. 343.

(a) Ferrier, *The functions of the Brain*, p. 284 et suiv. (1876).

de nouveau l'esprit, et cette aptitude à retrouver en quelque sorte les effets produits par une sensation ou une idée passée, à en avoir souvenance, constitue la faculté appelée la *mémoire*. Ce n'est pas la sensation première qui se trouve reproduite (1), mais la conscience d'une certaine impression reçue antérieurement, le souvenir de cette impression et le retour de l'idée qu'elle a fait naître; c'est la pensée qui est révivifiée et non la sensation (2).

(1) Quelques auteurs pensent que la sensation elle-même peut être reproduite par l'action de la mémoire, et à ce sujet, on cite souvent les sensations de dégoût, les nausées et même les vomissements qui peuvent être déterminés par le souvenir du mal de mer ou d'autres accidents analogues. Mais dans les cas de ce genre, la sensation primitive n'est pas la conséquence directe d'une impression sensorielle, et résulte d'un certain état nerveux qui peut être causé soit par un trouble dans le mode de circulation du sang, soit par des actions mentales; la sensation éprouvée est un phénomène secondaire lors de sa première production aussi bien que lors de sa réapparition par les effets du travail mémorial ou d'une association d'idées. Les cas dans lesquels on dit que ces sensations olfactives ou la sensation d'une saveur ont été la conséquence d'un souvenir ne m'inspirent aucune confiance (a).

M. Bain a insisté avec raison sur la différence essentielle qui existe entre la sensation et la reproduction de l'idée à laquelle cette sensation a donné naissance (b).

(2) Gratiolet, qui possédait à un haut degré l'art de bien parler et de bien écrire, a publié quelques pages remarquables sur la mémoire. « Se souvenir, dit-il, c'est retrouver dans l'esprit, et suivant un certain ordre, les traces des sensations, des volontés et des idées passées; c'est compter en quelque sorte les anneaux d'une chaîne; c'est parcourir à reculons les feuillets d'un livre. Ainsi la mémoire complète ne réveille pas seulement l'idée de faits pris au hasard, mais de séries de faits.... On se souvient de deux manières par accident ou par réflexion. La réflexion suit l'enchaînement des effets et des causes; elle retrouve par une sorte de calcul les termes au premier abord oubliés d'une série dont elle a repris le fil. On se souvient par accident, quand de deux impressions qui ont affecté simultanément l'âme, l'une rappelle l'idée de l'autre à laquelle le hasard l'a associée. En eux-mêmes les souvenirs peuvent être simultanés ou successifs; mais dans les deux cas ils seront d'autant plus faciles qu'ils appartiendront à un ensemble mieux défini, à une série plus régulière et

(a) Carpenter, *Principles of mental physiology*, p. 432.
(b) Bain, *The senses and intellect*. (édit. de 1864).

L'espèce d'image gravée ainsi dans l'organisme de l'Être pensant est en général d'autant plus nette et plus facile à retrouver, qu'elle a été produite par une sensation plus vive ou par la répétition plus fréquente d'une même impression perçue par l'esprit ; mais l'intensité de l'excitation mentale n'est pas la seule condition qui influe sur la profondeur de cette sorte de gravure physiologique : si au moment où elle se produit l'attention a été portée ailleurs, elle peut ne laisser aucune trace dans la mémoire, ou n'y déposer qu'une impression plus ou moins fugace, et il est aussi à noter que l'aptitude à recevoir les impressions de cet ordre varie, d'une part, avec l'état de l'organisme, d'autre part, avec la nature des stimulants.

Sous ce dernier rapport, les différences individuelles sont si grandes, qu'il semble y avoir plusieurs sortes de mémoires indépendantes les unes des autres : ainsi, chez telle personne les souvenirs laissés par la vue des lieux nouveaux que celle-ci visite peuvent être nets et durables, tandis que la mémoire des nombres ou des mots peut être difficile, et telle autre personne retiendra facilement des dates ou des noms et oubliera très-vite les images visuelles. Je pourrais arguer de mon expérience personnelle à cet égard : je me souviens parfaitement de la configuration de diverses localités que je n'ai vues qu'une ou deux fois, il y a environ soixante-dix ans, quand j'habitais la Belgique, tandis que j'ai presque entière-

plus intelligible. C'est ainsi que des sons disposés en séries musicales se gravent plus facilement dans la mémoire que des bruits incohérents. De même, des mots enchaînés de manière à exprimer dans une phrase un sens intelligible, seront retenus plus facilement que des mots sans suite et sans liaison. On pourrait expliquer de la même manière comment des idées exprimées en vers, en vers rimés surtout, entrent dans la mémoire plus facilement que la prose (a). »

(a) Leuret et Gratiolet, *Anat. comp. du syst. nerveux, considéré dans ses rapports avec l'intelligence*, t. II, p. 458 et suiv.

ment oublié la langue flamande que je parlais facilement dans mon enfance. Chez d'autres personnes, notamment chez les gourmets et les dégustateurs, la mémoire des saveurs est portée à un haut degré de perfection, sans qu'il en soit de même pour la faculté de se rappeler des nombres, des mots ou des objets (1).

Il y a aussi des personnes qui apprennent par cœur avec une facilité extrême, mais qui, tout en sachant dessiner, ne peuvent faire un portrait ressemblant sans avoir le modèle devant les yeux. En un mot, il y a une grande diversité dans l'aptitude de l'esprit à retenir l'image mentale de choses d'ordres différents, et l'on sait aussi que parfois, à la suite de quelques lésions cérébrales, la mémoire de certaines de ces choses se perd temporairement ou d'une manière perma-

---

(1) Souvent les personnes qui accordent beaucoup d'attention aux particularités de saveur et d'arome caractéristiques de différents vins, en conservent si bien la mémoire, qu'ils savent reconnaître d'une manière sûre non-seulement le cru, mais aussi l'âge de ceux qu'on leur sert. Un des grands personnages du temps du dernier empire (le duc de M...y) était également remarquable par sa mémoire des saveurs : Un de ses voisins de table le vit un jour réfléchir à plusieurs reprises en dégustant les premières cuillerées du potage qu'on venait de placer devant lui; puis on l'entendit dire à la maîtresse de maison placée à sa gauche : Madame, vous avez un excellent cuisinier ; ce doit être X... qui était autrefois à mon service, car je ne connais pas un autre qui soit capable de faire une bisque aussi bonne ; » et effectivement il avait deviné juste. Mais ce fin gourmet ne passait pas pour avoir sous d'autres rapports des facultés mentales remarquables.

Je pourrais beaucoup multiplier les exemples d'une aptitude particulière à garder la mémoire de certaines impressions de préférence à d'autres. Ainsi il y a beaucoup d'hommes qui reconnaissent facilement au timbre de la voix des personnes avec lesquelles ils ne se sont trouvés que rarement et dont ils ont oublié la figure ainsi que le nom ; d'autres qui peuvent dessiner de mémoire la forme d'objets qu'ils n'ont vus qu'une ou deux fois, et qui ne sauront apprendre par cœur une douzaine de vers, et si, conformément à l'hypothèse de Gall, chaque espèce de mémoire avait pour enregistreur un organe spécial, il faudrait non pas seulement trois ou quatre de ces instruments physiologiques, comme le voulait cet auteur, mais un nombre extrêmement considérable de ces agents sensoriaux différents.

nente, sans que les autres facultés mentales aient été notablement affaiblies (1). Ces faits semblent indiquer que dans l'espèce humaine la mémoire n'est pas une faculté unique, mais qu'il y a autant de genres de mémoires qu'il y a de sortes d'impressions sensoriales. Un savant célèbre du commencement du siècle actuel, Gall, a cru pouvoir aller même beaucoup plus loin et assigner à certaines de ces mémoires des siéges déterminés dans la portion antérieure des lobes cérébraux : ainsi il prétendait expliquer le talent du calculateur par le développement de la partie de ces organes qui se trouvent en arrière de l'angle orbitaire extrême, il attribuait la mémoire des mots à la circonvolution cérébrale correspondante à la voûte de l'orbite, et ainsi de suite pour d'autres aptitudes analogues (2) ; mais les emplacements assignés à ces localisations n'étaient motivés par rien qui fût digne de confiance, et il me paraît même très-probable qu'une pareille division du travail mental n'existe pas. La mémoire ne me semble pas devoir être une chose indépendante de la perception

(1) L'*amnésie*, c'est-à-dire la perte ou l'affaiblissement de la mémoire, peut être générale ou spéciale, complète ou incomplète, et cette infirmité temporaire ou permanente peut être déterminée par beaucoup de causes très-diverses, telles que des émotions morales, des lésions locales ou un état pathologique général. Pour plus de détails à ce sujet, je renverrai à un article de M. Falleret, inséré dans le *Dictionnaire encyclopédique des sciences médicales*, t. III, de la première série, p. 725.

(2) Gall, en rendant compte de l'origine de ses vues relatives à la diversité des facultés mentales et à la localisation de chacune d'elles dans une partie déterminable de l'encéphale, s'est beaucoup étendu relativement à la coïncidence qu'il avait cru constater entre le degré de puissance de la mémoire des mots et la conformation du cerveau, qui détermine dans le plafond des orbites une disposition telle que les yeux sont très-saillants (a). Je reviendrai sur ce sujet dans une prochaine leçon, lorsque j'examinerai d'une manière générale la question de la localisation des différentes aptitudes mentales dans des parties distinctes du cerveau.

(a) Gall, *Anatomie et physiologie du système nerveux en général et du cerveau en particulier*, t. I, p. 11 et suiv. (1810).

mentale et ayant son siége ailleurs que là où les diverses
sensations se transforment en idées, ou plutôt y donnent
naissance. J'imagine que chaque excitation dont l'esprit a
conscience produit dans une partie déterminée de l'encéphale une certaine modification, que cette modification
laisse des traces dans la partie affectée, et que ces traces,
lorsqu'elles sont suffisamment fortes, sont appréciables
par la puissance mentale toutes les fois que celle-ci excite le
mouvement vital dans le point où cette espèce d'enregistrement a été effectuée (1). La remémoration d'une sensation

(1) Cette vue de l'esprit a beaucoup d'analogie avec l'interprétation
de la faculté de remémoration donnée
par Brodie (a). Les mêmes pensées
se trouvent aussi en partie dans la
théorie de la mémoire donnée par
Gratiolet. Pour simplifier l'exposé
de ses vues, cet auteur prend en
considération une seule cellule (ou
organite) de la substance cérébrale,
et il s'exprime de la manière suivante : « Supposons qu'il s'agit
d'une première impression et que
notre cellule est pour la première
fois modifiée. Cette modification implique évidemment un changement
momentané dans son état intérieur ;
mais la cause ayant cessé d'agir,
l'impression s'efface peu à peu et la
cellule revient graduellement à un
certain équilibre..... Or, de deux
choses l'une : ou bien la cellule centrale revient absolument à son état
primitif, à sa virginité, si je puis
ainsi dire, ou bien de l'impression
première il est resté une modification persistante. Dans ce cas, la cellule en revenant au repos est absolument telle qu'elle était auparavant; elle est à certains égards quelque chose de nouveau pour un temps
ou pour toujours. L'expérience oblige
de conclure dans le sens de cette
seconde hypothèse. Il est certain
qu'il reste dans la cellule nerveuse
quelque chose de l'impression première, et de la modification qu'a
amenée cette impression résulte une
certaine tendance à la subir de nouveau. Supposons maintenant que le
nouvel équilibre étant acquis, une
nouvelle impression différente de la
première soit reçue. La cellule sera
de nouveau excitée et modifiée ; mais
cette modification, portant sur une
chose déjà modifiée, différera évidemment de ce qu'elle eût été si la
cellule n'avait subi aucune modification antérieure. Ainsi, dans la modification nouvelle il y aura quelque
chose de la première et ainsi de
suite ; en sorte que, dans une modification présente, la série entière des
modifications entières, des modifications antérieures, est à certains égards
réalisée et vivante... Il semble presque impossible de décider comment
s'accomplit le passage de l'excitation

(a) Brodie, *Psychological inquiries*, p. 55.

ou la réviviscence d'une idée serait donc une conséquence de quatre choses distinctes : 1° de la modification de l'organe percepteur au moment où l'esprit a conscience de l'impression produite par le stimulant; 2° de la persistance partielle de cette modification après qu'elle a cessé de se faire sentir et que la partie modifiée est rentrée dans l'état de repos; 3° de l'aptitude de cette partie à reprendre ultérieurement un certain degré d'activité fonctionnelle sous l'influence de certaines excitations nerveuses, telles qu'une action vaso-motrice amenant une accélération de la circulation du fluide nourricier dans ce même point; 4° l'exercice d'un pouvoir volitionnel, ou autre, susceptible de produire ce changement local. Mais ce sont là de pures hypothèses qui manquent de bases solides, et par conséquent je n'y insisterai pas (1).

au repos; *à priori* cependant il doit y avoir un ordre dans ce retour, car rien dans la nature n'arrive sans cause. Mais quel sera cet ordre?... L'observation semble démontrer que cette tendance se manifeste par une suite d'oscillations en raison desquelles la série entière des modifications antérieurement éprouvées est parcourue en sens alternativement opposé. Ainsi, toute modification de l'être sensible, c'est-à-dire toute excitation sollicitant une réaction corrélative, il en résulte une tendance nécessaire à la reproduction des actes antérieurs. C'est à ce phénomène automatique qu'on donne essentiellement le nom d'*habitude*. Mais en tant qu'il est perçu par l'esprit, et se traduit par des idées corrélatives, il reçoit le nom de *mémoire* (a). »

(1) Lorsqu'on veut analyser les aptitudes dont la réunion constitue la mémoire, il peut être utile de distinguer la rétentivité mentale ou facile de conserver à l'état sensible ou à l'état latent l'impression correspondante à une idée (b), et le pouvoir de révivifier à volonté cette impression, pouvoir qui souvent se perd temporairement sans que la rétentivité ait disparu. Sir William Hamilton a fait sur ce sujet des remarques très-judicieuses. Il considère la rétentivité mentale, ou mémoire proprement dite, comme étant une faculté complétement distincte de l'aptitude de l'esprit à reconquérir la conscience de ce qui a été retenu de la sorte, ou, en d'autres mots, à retransformer en une pensée l'impression latente laissée par une pensée antérieure (c).

(a) Gratiolet, *op. cit.*, t. II, p. 469.
(b) Sir W. Hamilton, *Lectures on metaphys.*, t. I, p. 239.
(c) Faculté que les physiologistes anglais appellent *Retentiveness* et qu'ils distinguent de *Recollection*. (Bain, *op. cit.*, p. 327).

§ 4. — L'âge influe beaucoup sur l'aptitude de l'organisme à enregistrer dans l'esprit les impressions et les idées qui y correspondent. La mémoire, comme chacun le sait, est beaucoup plus puissante dans la jeunesse qu'à l'âge mûr, et dans la vieillesse cette faculté s'affaiblit de deux manières : elle devient de plus en plus rebelle à l'introduction d'idées nouvelles, et cette espèce de vue mentale baisse de façon à apercevoir de moins en moins facilement les traces laissées par les impressions anciennes. Le premier de ces changements dépend en partie de ce que les sensations nouvelles produisent sur l'organisme des effets plus grands que ne le font celles qu'on a coutume d'éprouver, ou, en d'autres mots, que la sensibilité s'émousse par la répétition des mêmes excitations à des intervalles plus ou moins grands. Le second est une conséquence de l'affaiblissement de la faculté d'investigation mentale au moyen de laquelle l'esprit aperçoit les traces laissées par les impressions plus ou moins anciennes. Cette faculté, comme la puissance musculaire, est développée par l'exercice, elle décroît par les effets de l'inaction, ainsi que par les progrès de l'âge; et elle finit par devenir de plus en plus difficile à être mise en jeu par l'influence de la volonté (1).

Il est également à noter qu'une impression mentale peut s'être effacée au point de ne laisser dans l'esprit aucune trace de sa présence, et cependant ne pas avoir cessé d'y exister, tandis que d'autre part on peut avoir conscience de l'existence d'un souvenir sans pouvoir à volonté le retrouver; chacun

---

(1) Il importe aussi de noter que ces inégalités dans la rétentivité mentale coïncident avec des différences dans les degrés d'activité de la circulation capillaire dans l'organe récepteur des impressions nerveuses; cela est reconnu maintenant non-seulement par les physiologistes, mais aussi par beaucoup de psychologistes (a).

(a) Herbert Spencer, *Principes de psychologie*, t. I, p. 239.

de nous a eu maintes fois l'occasion de constater sur lui-même des faits de ce genre.

Parmi les causes qui peuvent ramener à l'esprit le souvenir d'impressions passées, il faut mentionner en première ligne les sensations synchroniques dont naît l'association des idées. Dans une multitude de circonstances, les choses se passent comme si des actions nerveuses réflexes s'établissaient entre les parties qui avaient été impressionnées simultanément, et comme si la remise en activité fonctionnelle de l'une des parties dont l'état physiologique avait été modifié d'une manière permanente par une sensation, était susceptible de renvoyer sur son associé l'action nerveuse exercée sur elle par la volonté ou par tout autre excitant (1). Ce phénomène mental ressemble beaucoup à l'association des mouvements synchroniques dont j'ai parlé dans une précédente leçon, et j'aurai à y revenir lorsque je m'occuperai de l'association des idées en général.

Influence des associations d'idées.

(1) Abercrombie a rapporté un exemple très-remarquable de l'influence de l'association des impressions sur la mémoire. Une dame, parvenue à la dernière période d'une maladie chronique, fut transportée à une maison de campagne où sa fille, enfant de trois ans, fut conduite une seule fois pour lui faire une très-courte visite, puis, aussitôt, ramenée à Londres. Cette dame mourut quelques jours après, et sa fille perdit bientôt tout souvenir d'elle. Mais, parvenue à l'âge mûr, cette personne alla par hasard à la maison mortuaire qu'elle ne connaissait pas, et en entrant dans une des pièces avec une vieille amie, elle fit tout à coup un geste de surprise, et sa compagne lui ayant demandé pourquoi elle faisait ce mouvement, celle-ci répondit qu'elle se rappelait distinctement d'y être déjà venue et d'y avoir vu dans un coin une dame malade qui s'était penchée sur elle et qui l'avait embrassée. Effectivement c'était là qu'elle avait vu jadis sa mère pour la dernière fois, et la vue de la chambre rappela à son esprit l'idée de cette femme qu'elle avait complétement oubliée depuis sa plus tendre enfance (*a*).

M. Carpenter, qui a cité ce fait, rapporte d'autres exemples de réminiscences qui sont non moins propres à montrer qu'une idée conservée à l'état latent dans l'esprit pendant un grand nombre d'années peut revenir

(*a*) Abercrombie, *Intellectual powers*, p. 120.

§ 5. — La mémoire est une faculté mentale qui n'existe pas seulement chez l'Homme ; la plupart des Animaux la possèdent à des degrés divers, et chez plusieurs d'entre eux elle est, à certains égards, plus développée que chez nous (1). Ainsi chez les Chevaux, la mémoire des lieux est d'une puissance qui nous étonne : c'est à raison de cette qualité que ces Animaux apprennent facilement à connaître le chemin qu'ils doivent suivre et qu'ils sont disposés à s'arrêter aux endroits où ils se sont arrêtés précédemment. On connaît beaucoup de faits qui mettent en évidence la force de leur mémoire ; mais de même que chez les Hommes, le degré de développement de cette faculté varie beaucoup suivant les individus.

Il y a des relations étroites entre le degré d'acuité de l'un des sens et la mémoire des impressions qui arrivent à l'esprit par cette voie. Ainsi les Chiens, animaux dont l'odorat est d'une finesse extrême, conservent d'une manière surprenante le souvenir des odeurs. C'est de la sorte seulement que je m'explique comment ces Animaux peuvent suivre à la piste pendant très-longtemps leur maître sur une route où il les a devancés de beaucoup, et reconnaître au flair les objets qu'il a touchés (2).

à la mémoire sous l'influence de la vue d'un objet dont l'image, non moins complétement oubliée en apparence, avait été primitivement associée à celle de la chose en question (a).

(1) Buffon, ainsi que je l'ai déjà dit, soutient que les Animaux n'ont pas de mémoire et que les phénomènes attribués généralement à cette faculté chez le Chien, le Cheval, etc., ne consistent pas, comme chez l'Homme, en la perception d'une idée introduite préalablement dans l'économie,

mais sont la reproduction de la sensation même qui a été déterminée précédemment par l'action d'un excitant extérieur (b). Cette distinction subtile n'a été évidemment inventée que pour le besoin de la cause soutenue par Buffon, et si l'interprétation qu'il donne de la mémoire chez les Animaux était vraie, elle le serait également pour la mémoire chez l'Homme.

(2) J'ai eu l'occasion d'observer un exemple très-remarquable de cette

(a) Carpenter, *Principles of mental physiology*, p. 430.
(b) Buffon, *Discours sur la nature des Animaux* (Œuvres, éd. in-8, t. X, p. 55).

Chez certains Oiseaux la mémoire des lieux est également remarquable ; aussi, cette faculté, jointe à une vue extrêmement longue, paraît être la principale cause de l'aptitude des Pigeons voyageurs à retrouver leur demeure après en avoir été éloignés à une distance énorme (1). Enfin la mémoire des sons est aussi très-developpée chez divers Animaux de la même classe ; on peut s'en convaincre par la facilité avec laquelle les Perroquets apprennent à répéter des mots, et les Oiseaux chanteurs les airs qu'on leur fait entendre.

Les Reptiles, les Batraciens et les Poissons ne donnent que peu de signes de mémoire ; cependant chez quelques-uns de ces derniers Animaux, des preuves évidentes de l'existence de cette faculté nous sont fournies par quelques espèces voyageuses, telles que le Saumon, qui sait retrouver la rivière où il a l'habitude de venir frayer, et par des Carpes que l'on est parvenu à apprivoiser (2).

faculté chez un Chien terrier avec lequel un de mes petits-fils avait l'habitude de jouer. Ce Chien savait parfaitement qu'il ne devait jamais déchirer ni même prendre le moindre objet m'appartenant ou appartenant à la plupart des autres personnes de ma maison, mais il ne respectait pas de la même manière la propriété de l'enfant dont il était le camarade, et toutes les fois qu'il pouvait s'emparer d'un joujou ou d'un livre que celui-ci avait manié, il ne manquait pas de le mettre en pièces ; il ne se trompait jamais au sujet du propriétaire de ce qu'il trouvait traînant dans la maison. Il reconnaissait aussi, par l'odorat, les amis dont il avait été séparé pendant plusieurs mois.

(1) En Belgique et dans le département du Nord, on s'occupe beaucoup de l'élevage des Pigeons voyageurs, et M. Delezenne (de Lille) a donné des renseignements très-intéressants sur la manière dont on fait l'éducation de ces Oiseaux, qui ont la vue très-longue et la mémoire des lieux très-développée. Si on les transportait tout de suite à une grande distance de leur colombier, ils ne sauraient trouver leur chemin pour retourner au gîte, mais on gradue les distances de façon qu'ils puissent, s'élevant très-haut dans l'atmosphère, apercevoir des points de repère dont ils conservent le souvenir (a).

(2) L'existence de la mémoire chez les Cyprins est démontrée par la

(a) Delezenne, Les Pigeons voyageurs (Mém. de la Société des sciences de Lille, 1861). — La Perre de Roo, Le Pigeon messager, p. 174 (1877).

Chez quelques Insectes, notamment les Abeilles, les preuves de mémoire abondent. Ainsi, lorsque ces petits Animaux ont été butiner au loin dans la campagne, on les voit revenir au logis à tire d'ailes et rentrer sans hésitation dans leur ruche, sans jamais se tromper en la confondant avec celles qui peuvent être placées dans le voisinage (1).

Il est donc évident, ce me semble, que beaucoup d'Animaux ont des idées, c'est-à-dire des représentations mentales de choses extérieures à leur être ou même de choses d'ordre intellectuel; que ces mêmes Animaux sont, comme nous, doués de mémoire, c'est-à-dire de la faculté de conserver à l'état latent ces idées et de les revoir mentalement lorsque leur attention s'y porte de nouveau par un effet de la volonté ou sous l'influence d'autres idées auxquelles les premières se trouvent liées. Il nous sera également facile de constater que beaucoup d'Animaux sont aptes à utiliser les souvenirs acquis de la sorte, comme nous les utilisons dans un grand nombre de circonstances, et cependant la conformation générale du système nerveux qui est l'instrument à l'aide duquel la mémoire s'exerce, varie beaucoup chez les Êtres dont les facultés sont similaires. Il en résulte que les propriétés physiologiques de ce système doivent dépendre de la nature occulte de ses parties élémentaires, plutôt que du mode

possibilité de leur apprendre à venir chercher de la nourriture au son de certains bruits. Ainsi Yarrell assure qu'en Chine les pisciculteurs ont l'habitude de les rassembler de la sorte au son d'une cloche, et que le naturaliste J. Banks employait le même genre de signal pour les faire accourir au bord du bassin quand il voulait leur jeter du pain (a). Bradley a été témoin de faits analogues (b), et Pline rapporte que de son temps, à Rome, on avait appris à divers Poissons à venir quand on les appelait par leur nom (c).

(1) Voyez, à ce sujet, les observations de Huber et de plusieurs autres naturalistes (d).

(a) Yarrell, *Hist. of British Fishes*, t. I, p. 372.
(b) Blanchard, *Poissons d'eau douce*, p. 329.
(c) Pline, *Hist. nat.*, liv. X, chap. LXXIX.
(d) F. Huber, *Nouv. observ sur les Abeilles*, t. II, p. 366.

de groupement de ces parties ou de la forme des organes constitués par leur réunion.

§ 6. — L'attention ne se porte que très-difficilement en même temps sur deux sensations ou deux idées diffé- Effets de la distraction. rentes : elle est d'ordinaire absorbée par l'impression la plus forte ou par celle qu'on veut connaître, mais elle peut se diriger alternativement de l'une à l'autre ; et cette sorte d'examen successif peut se faire avec une grande rapidité. Il en résulte qu'à l'aide de la mémoire, l'esprit peut opérer sur les idées ou représentations mentales laissées par ces impressions, à peu près comme si elles se présentaient simultanément à lui avec une égale intensité, réfléchir à leur signification, les bien comparer entre elles et tirer de cette comparaison des conclusions ; enfin porter sur elles des jugements. Par conséquent, la réminiscence, c'est-à-dire le pouvoir de rappeler à l'esprit les idées nées des impressions passées, est une faculté dont l'intervention est nécessaire à l'accomplissement de tout travail intellectuel dont résulte une comparaison, un jugement, un choix, une détermination volontaire, ou toute autre manifestation de la puissance mentale dont dépend l'entendement, sujet dont l'étude va maintenant nous occuper.

§ 7. — En résumé, il me paraît donc probable que la mé- Résumé. moire ne résulte pas de l'action d'un agent mental unique et spécial, d'une faculté psychique particulière, mais du concours de deux choses distinctes, dont l'une est variable et l'autre constante. Le premier de ces facteurs serait la production d'une certaine modification plus ou moins durable dans l'état de tout organe sensitif, lorsque cet instrument reçoit une impression dont résulte une idée (1) ; la

(1) Ces modifications paraissent être liées à l'accomplissement du travail nutritif dans l'organe récepteur au moment où celui-ci est impressionné, et ce travail étant plus actif dans le jeune âge que chez l'individu adulte,

seconde, l'aptitude de la puissance consciente, ou, en d'autres mots, du *moi*, à connaître de l'état de tous ces récepteurs impressionnables et indépendants dont les rôles seraient divers. Les changements effectués de la sorte seraient proportionnels à l'activité vitale de l'instrument qui transforme l'excitation en une pensée, et ils seraient en quelque sorte les objets sur lesquels la perceptivité consciente, l'attention, s'exercerait. Or, nous avons vu dans la dernière leçon que probablement chez l'Homme, ainsi que chez les autres animaux supérieurs, le travail mental suscité par chaque genre d'excitation sensorielle s'accomplit dans une partie spéciale du cerveau, et s'il en est ainsi pour la perception des impressions d'origine extérieure, on concevrait facilement qu'il pourrait en être de même pour les parties de l'encéphale affectées au service de la production des idées d'origine mentale. La grandeur de l'aptitude à fonctionner de la sorte, possédée par chacun de ces divers récepteurs, serait par conséquent une des conditions dont dépendraient, d'abord la grandeur de l'effet produit sur lui par un excitant, puis, secondairement, la facilité avec laquelle cet effet pourrait être aperçu par l'intelligence. Cela nous permettrait de comprendre comment le même individu peut avoir une excellente mémoire pour des idées d'un certain ordre, et n'avoir qu'une mémoire très-mauvaise pour des idées d'un autre genre; comment certaines lésions cérébrales locales peuvent causer la perte d'une espèce particulière de mémoire, sans affaiblir les autres facultés du même ordre (1);

et surtout chez le vieillard, on conçoit donc que par cela seul l'enregistrement mental des idées doit être d'ordinaire le plus facile pendant l'enfance. Cette hypothèse relative à la cause de la mémoire donne aussi l'explication de l'influence que l'attention exerce sur le degré de facilité avec laquelle les idées se gravent dans l'esprit, puisque cette puissance volitionnelle active le fonctionnement des organes cérébraux sur lesquels elle s'exerce.

(1) Comme exemples de la perte

enfin, comment certains états anormaux de l'encéphale peuvent faire perdre temporairement à cet appareil l'aptitude à conserver le souvenir des impressions qu'il éprouve, bien que celles-ci aient produit des idées au moment de leur perception, ainsi que cela a souvent lieu quand le travail mental est troublé par l'action de l'alcool (1).

§ 8. — Les actions mentales au moyen desquelles l'Être animé acquiert conscience des impressions produites sur son organisme par des stimulants extérieurs ou par le jeu de quelques-unes de ses parties constitutives, en conserve des traces, dirige à volonté son attention sur celles-ci et les rappelle à son esprit, ou, en d'autres mots, se les remet en mémoire, sont des plus simples et ressemblent beaucoup aux phénomènes nerveux excito-moteurs qui mettent en mouvement le système musculaire ; mais le travail psychique se complique davantage lorsque cet Être raisonne, c'est-à-dire lorsqu'il compare entre elles les idées acquises, qu'il tire de cette comparaison des conclusions et qu'il obtient ainsi des idées nouvelles. Ce travail nécessite l'intervention d'un pouvoir d'ordre supérieur : l'*intelligence* (2), et les résultats qu'il donne sont d'autant plus importants que cette

Entendement.

partielle de la mémoire par suite de lésions locales du cerveau, je citerai divers cas rapportés par Brodie. Ce physiologiste a insisté aussi sur l'influence que l'état d'activité perceptive déterminé par l'attention exerce sur l'aptitude du cerveau à conserver les impressions mémoriales (a). J'aurai à revenir sur ce sujet lorsque je m'occuperai de l'aphasie.

(1) Dans la période d'excitation déterminée par l'ivresse, le travail mental dont résulte la production des idées est souvent fort actif sans qu'il en résulte aucun effet appréciable par la mémoire après le retour à la raison.

(2) Le mot intelligence est souvent employé dans des acceptions très-différentes ; ici je m'en sers pour désigner la faculté de concevoir, de comprendre les relations, la signification, les conséquences des choses, et de tirer des conclusions des notions acquises de la sorte.

(a) Brodie, *Psychological inquiries* (3ᵉ édit.), p. 55 et suiv. (1856).

faculté, la faculté de comprendre, est plus grande. Or, sous ce rapport, l'inégalité est extrême non-seulement entre les diverses espèces zoologiques, mais aussi entre les différents individus d'une même espèce lorsque celle-ci occupe dans le Règne animal un rang élevé.

Chez certains Hommes l'entendement conduit à des conceptions d'une grandeur merveilleuse; chez la plupart des Animaux il ne conduit pas loin, mais, dans tous les cas, les opérations de l'esprit considérées dans leurs caractères essentiels et non par rapport à leur grandeur, à leurs produits, à leur degré de perfection, à leur valeur, sont similaires et supposent chez tous les Êtres pensants certaines qualités mentales du même genre.

Discernement. § 9. — Les premières facultés mentales dont l'exercice est nécessaire à l'accomplissement d'un travail de l'intelligence sont l'aptitude à comparer et à discerner, à reconnaître si les impressions perçues par l'esprit sont similaires ou différentes, et à les distinguer entre elles à raison de ces différences (1).

En étudiant le toucher et la vue nous avons constaté que le pouvoir de séparer entre elles les impressions déterminées sur les parties sensibles par les agents extérieurs, dépend d'abord du mode de constitution des organes des sens et de l'indépendance plus ou moins grande des points récepteurs de ces impressions qui, par l'intermédiaire des conducteurs nerveux spéciaux, sont en communication avec l'appareil par l'action duquel la perception mentale, la conscience, s'exerce. Les impressions sensoriales de même caractère, qui sont produites sur un même récepteur élémentaire, se confondent,

(1) M. Bain a insisté avec raison sur le rôle fondamental de la faculté de discernement (*discrimination*) et de *recognition* ou aptitude à avoir conscience soit des différences, soit de la similitude qui peuvent exister entre deux ou plusieurs objets, sensations ou idées (Bain, *op. cit.*, 328).

tandis qu'elles peuvent devenir distinctes lorsqu'elles ont leur siége dans des récepteurs sensitifs différents (1). Or, ce qui a lieu dans la portion périphérique du système nerveux, paraît avoir lieu également dans les parties centrales de ce même système où les excitations doivent arriver pour agir sur l'esprit, sur le *moi*, ou plutôt sur l'instrument à l'aide duquel la perception consciente s'accomplit. Là, comme dans les organes des sens, plus la division du travail est poussée loin, plus le discernement semble devoir être parfait.

Sous ce double rapport, sous le rapport de la finesse des sens et de la finesse des appréciations mentales, il existe de grandes différences, non-seulement suivant les espèces zoologiques, mais aussi suivant les individus de même espèce, les parties de l'organisme qui sont mises en action ou les conditions dans lesquelles ces parties fonctionnent. Il en résulte que les idées produites par ces impressions peuvent être tantôt confuses, vagues, d'autres fois claires, nettes et bien définies.

Le discernement, ou diagnose psychique, s'exerçant sur les sensations, est la première source des connaissances relatives au *moi* et au *non-moi*. Cette faculté mentale paraît exister, à un degré plus ou moins grand, chez presque tous les Êtres animés; car nous les voyons se comporter différemment lorsque l'une de leurs parties sensibles est stimulée par le contact d'un corps étranger ou par le contact d'une autre partie de leur propre organisme. Les Hydres d'eau douce, si bien étudiées par Tremblay, aperçoivent ces dissimilitudes, et elles se comportent même d'une manière différente lorsque leurs tentacules en s'agitant viennent à rencontrer un corps inerte ou un Animalcule

(1) Voy. tome XI, p, 417 et suivantes; tome XII, p. 313, etc.

vivant dont le Zoophyte peut faire sa proie. Ces Polypes à bras, qui sont au nombre des Animaux les plus inférieurs, semblent donc être doués d'une certaine puissance mentale qui ne paraît pas différer de la faculté de discernement chez les Êtres animés les plus parfaits, si ce n'est par son faible degré de développement, par son extrême petitesse. Nous verrons bientôt que l'exercice de cette faculté a une influence très-considérable sur la délicatesse des résultats fournis par son action; mais pour le moment je laisserai de côté l'examen de ce sujet pour m'occuper de quelques autres propriétés intellectuelles.

Causalité. § 10. — La faculté de discerner, ou, en d'autres mots, l'aptitude à bien apprécier les ressemblances et les différences entre des choses, ou entre des idées, suppose la faculté de comparer les impressions mentales et de tirer de cette comparaison certaines conclusions, ou, en d'autres mots, le pouvoir de juger, et tout jugement suppose à son tour la faculté d'accomplir un raisonnement, soit simple ou en quelque sorte élémentaire, soit plus ou moins complexe. Tout Être qui sait distinguer entre elles les sensations produites en lui par des causes différentes est donc un Être qui raisonne, et tout Animal qui raisonne est un Animal ayant de l'entendement. Or, presque tous les Animaux donnent des signes de discernement, et par conséquent j'en conclus que presque tous sont doués d'un certain degré d'intelligence. Mais la grandeur de cette puissance mentale varie suivant les espèces zoologiques, et se trouve réduite presque à rien chez les Animaux les plus inférieurs, tandis que chez l'Homme elle peut devenir immense.

Une des notions les plus facilement acquises par la comparaison des sensations simultanées ou successives, par la réflexion mentale et par les raisonnements s'exerçant sur les idées nées des opérations de l'esprit, est celle de la *causalité,* c'est-à-dire la notion de l'existence de tels rapports entre deux choses, que l'une de ces choses est une conséquence de l'autre. Chez les Bêtes, ainsi que chez l'Homme, soit en vertu d'une disposition originelle, soit par suite des leçons de l'expérience, l'esprit est porté à juger par analogie, et lorsque deux choses se suivent toujours ou presque toujours dans le même ordre, le raisonnement tend à faire penser que la seconde est une dépendance de la première, ou, en d'autres mots, que celle-ci est la cause de la seconde et cette dernière un effet dû à la première. Ces idées d'existences corrélatives s'acquièrent très-rapidement par la coïncidence ou la succession d'impressions reçues par des voies différentes, telles que le sens du toucher et le sens de la vue, et les notions de cet ordre constituent les premiers acquêts de l'intelligence.

L'opération mentale accomplie de la sorte, soit avec réflexion, avec préméditation, soit d'une manière presque inconsciente, ressemble à un calcul de probabilités, et lorsqu'elle repose sur un grand nombre d'observations concordantes elle ne trompe que rarement; mais à raison même de la fréquence de son exactitude on est porté à y attribuer parfois trop de valeur, et, dans les argumentations scolastiques, on a été jusqu'à dire : *post hoc, ergo propter hoc ;* ce qui, dans beaucoup de cas, est complétement faux (1).

_____

(1) Une des notions les plus simples, les plus vite acquises par l'enfant nouveau-né qui commence à penser, et des plus généralement répandues chez les Animaux, est celle de certaines relations nécessaires entre les choses qui se succèdent ou se présentent simultanément à l'intellect. L'idée de causalité est la conséquence d'un certain raisonnement qui fait attribuer à une chose préexistante d'autres choses dont la première est toujours ou ordinairement suivie. Lorsque deux sensations différentes sont toujours associées entre elles dans le même ordre, l'esprit s'accoutume vite lorsqu'il perçoit la première à prévoir l'arrivée de la seconde, et à considérer celle-ci comme une conséquence de son prédécesseur, comme un effet dont celui-ci est la cause. Ce raisonnement peut

C'est par des opérations mentales de ce genre que l'Être pensant, quel qu'il soit, acquiert les premières notions de l'existence des choses situées en dehors de lui, que les idées objectives naissent dans son esprit, qu'il apprend à distinguer entre eux les corps dont les propriétés organoleptiques sont différentes, et qu'il s'accoutume à considérer comme simulaires ou identiques les corps dont l'action sur ses sens produit sur lui les mêmes effets. Or, pour en arriver là, il faut qu'il ait à un certain degré, non-seulement la faculté de sentir, d'avoir conscience des impressions produites sur son organisme et de s'en souvenir, mais aussi la faculté de comparer entre elles ses sensations et les idées qui en naissent, et de porter des jugements sur ces idées ainsi que sur leurs producteurs.

Le travail mental accompli de la sorte est un acte de l'intellect, une manifestation de l'entendement; et par conséquent tout Animal qui sait apprécier les ressemblances et les différences est un Animal en possession d'une certaine

---

manquer de justesse, mais il est si souvent vérifié par l'expérience, que l'intelligence ne tarda pas à l'accepter, à y avoir confiance, et à en considérer la conclusion comme une vérité acquise. Les conclusions déduites de la sorte ne s'obtiennent d'abord que par la réflexion, c'est-à-dire par l'examen mental, soit des impressions actuelles ou de celles dont les idées sont restées gravées dans la mémoire, soit des pensées auxquelles ces impressions ont donné naissance; mais bientôt, par l'effet de l'habitude, l'intellect simplifie ses opérations, supprime les raisonnements intermédiaires et associe, en quelque sorte automatiquement, l'idée de l'effet à l'idée de la cause, ou *vice versâ*, de façon à déduire l'une de l'autre. Il me paraît même évident que ces habitudes de l'esprit peuvent devenir héréditaires et amener ainsi la formation de ce que les anciens psychologistes appelaient des *idées innées;* mais en ce moment je laisserai de côté l'examen des questions de cet ordre, et je me bornerai à ajouter que tout Animal apte à profiter des leçons de l'expérience pour se procurer une jouissance ou pour éviter une sensation douloureuse, me semble devoir posséder la faculté de raisonner, bien que cette faculté puisse être fort limitée et n'être susceptible de donner naissance qu'à des idées extrêmement simples.

puissance intellectuelle, et l'aptitude à ne pas confondre des choses dissemblables paraît exister chez tous les Êtres animés qui sont pourvus de sens spéciaux. Par conséquent, nous pouvons présumer que tous ces Êtres sont plus ou moins aptes à penser, à réfléchir, à raisonner, à juger (1).

Toute cette série d'opérations mentales est encore plus évidente dans certaines circonstances chez des Chiens dont l'intelligence a été perfectionnée par leur commerce avec l'Homme. Ainsi un de ces Animaux devenu le compagnon familier de Dureau de la Malle aimait à s'établir dans le cabinet de travail de ce savant, à côté de son maître qui était très-matinal, et qui, longtemps avant le jour, allumait sa lampe pour se livrer à ses lectures favorites. Son Chien

(1) En parlant ici de la *réflexion* comme étant une faculté commune à beaucoup d'Animaux, je dois expliquer ce que j'entends par ce mot, car plusieurs physiologistes, notamment Flourens, disent que l'Homme est le seul être animé en possession de cette aptitude mentale. Cette divergence d'opinion est plus apparente que réelle, et dépend en majeure partie de l'acception dans laquelle on emploie ce terme. Flourens entend par *réflexion* la faculté qu'a l'esprit de l'Homme de se replier sur lui-même et de s'étudier (a); tandis que j'y attache un sens plus large, et que je m'en sers pour désigner l'aptitude à fixer l'attention sur la valeur, la signification des impressions mentales, à méditer sur les idées et à obtenir par cet examen des idées nouvelles. La réflexion, telle que Flourens la définit, est une investigation psychologique dont beaucoup d'Hommes sont incapables, et l'aptitude à s'y livrer ne me semble pas constituer un caractère propre à différencier l'espèce humaine des autres espèces animales. Quant à la faculté de réfléchir sur leurs impressions et d'arriver ainsi à prévoir même les conséquences éloignées de certains faits, Flourens ne la refuse pas aux Bêtes; il reconnaît formellement que beaucoup d'entre elles possèdent, jusqu'à un certain point, ce pouvoir mental (b), et de mon côté, je ne prétends en aucune façon que le Chien ou toute autre Bête ait comme nous une intelligence capable de se considérer elle-même, de se voir pour ainsi dire, ou, en d'autres mots, de se connaître. Sur ce point, je suis dans une ignorance complète, mais il me paraît très-probable qu'aucun de ces Êtres, plus ou moins intelligents, ne s'occupe d'idées de cet ordre et ne serait capable d'y penser.

(a) Flourens, *De l'instinct et de l'intelligence des Animaux*, p. 56.
(b) Flourens, *op. cit.*, p. 55.

passait la nuit dans le jardin, posté sous les fenêtres de cette pièce, et restait parfaitement tranquille tant que l'obscurité y régnait; mais dès qu'il y apercevait la lumière de la lampe, il se mettait à geindre d'un ton plaintif jusqu'à ce qu'il fût parvenu à se faire ouvrir par celui-ci. Il avait donc appris la signification de l'éclairage du cabinet de son maître, et il avait tiré partie des connaissances acquises de la sorte pour arriver à ses fins. Or, pour se conduire de cette façon, il avait dû non-seulement observer, conserver le souvenir de ce qu'il avait vu, combiner dans sa pensée les faits qu'il constatait avec la notion de choses qu'il ne voyait pas, raisonner sur les conséquences qu'il en pouvait tirer, et prévoir l'utilité de la manifestation de ses désirs (1).

Instruction progressive. § 11. — Ce n'est pas de prime abord que l'Homme ou tout autre Animal peut attacher à une sensation une signification quelconque; c'est par l'observation et par l'expérience, par des raisonnements fondés sur les résultats obtenus ainsi, par induction ou par analogie, que les impressions sensorielles peuvent être interprétées de la sorte et utilisées par l'entendement.

La faculté d'apprécier, de juger, grandit par l'exercice; la gymnastique mentale tend à la rendre plus délicate dans ses opérations en même temps qu'elle en augmente la force. et les résultats fournis par son fonctionnement sont en majeure partie dépendants de l'éducation qu'elle a reçue, éducation qui chez l'enfant commence dès que celui-ci fait

---

(1) Ce compte rendu très-bref des observations de Dureau de la Malle ne suffirait pas pour établir que l'interprétation des faits dont ce savant écrivain parle est fondée, mais les détails dans lesquels il entre prouvent que la manière d'agir du Chien en question était déterminée par un travail mental dans lequel le raisonnement jouait un rôle important (a).

(a) Dureau de la Malle, *Mémoire sur le développement des facultés intellectuelles des Animaux sauvages et domestiques* (Ann. des sc. nat., 1831, t. XXII, p. 405).

usage de ses sens, et qui peut se prolonger jusque dans l'âge le plus avancé.

Ce que l'on appelle d'ordinaire l'éducation des sens est essentiellement une certaine éducation de l'esprit qui apprend à interpréter les sensations déterminées par l'action fonctionnelle des instruments sensoriaux, et les prétendues erreurs des sens sont, presque toujours, des erreurs de jugement concernant la signification des impressions ressenties par l'organisme. En observant ce qui se passe chez l'enfant nouveau-né qui apprend peu à peu à connaître ce qui l'entoure, le psychologiste acquiert des notions assez exactes de cette espèce d'éducation primaire de l'intelligence, mais on a pu s'en former une idée plus complète par l'analyse des pensées que la vue du monde extérieur a fait naître chez des aveugles de naissance dont le sens de la vision a été rétabli à un âge où ces personnes pouvaient rendre exactement compte de ce qu'elles éprouvaient.

Un cas de ce genre a été étudié et décrit par un chirurgien anglais du siècle dernier, Cheselden. Dans les premiers temps qui suivirent l'acquisition de ce nouveau sens, le jeune homme ne distinguait pas les impressions visuelles des impressions tactiles ; il crut que les objets dont il voyait l'image touchaient ses yeux, et ce fut seulement en trouvant qu'il ne pouvait y atteindre avec ses mains que l'idée de leur éloignement lui vint ; il fut assez longtemps à comprendre la signification des images produites par les corps en relief, et plus longtemps encore à reconnaître par la vue les choses qu'il distinguait très-bien au toucher ; en un mot il a dû apprendre à interpréter les sensations que la vue lui causait (1).

(1) D'après le nom donné par Cheselden à l'opération pratiquée sur cet aveugle (a), ce devait être une cataracte ou opacité du cristallin qui

(a) *Couching*, c'est-à-dire opération de la cataracte par abaissement.

La mémoire joue un grand rôle dans l'accomplissement du travail mental dont je viens de parler. Les Êtres animés qui possèdent, à des degrés divers, les facultés mentales dont l'examen vient de nous occuper, qui sont doués d'intelligence, qui sont aptes à former des raisonnements et à porter des jugements sur ce qu'ils sentent ou sur ce qu'ils pensent, ne se bornent pas à prendre en considération les impressions actuelles et les impressions de même espèce que celles-ci dont les traces sont conservées dans leur mémoire; ils comparent les idées obtenues de la sorte à d'autres idées qui y ressemblent, ou qui en diffèrent; ils apprécient plus ou moins bien ces rapports, ils s'accoutument à distinguer entre elles les choses qui ne sont pas semblables, et à rapprocher dans leur esprit les idées similaires; enfin ils apprennent à connaître la signification des sensations qu'ils éprouvent, à juger par analogie et à prévoir l'avenir par le passé. Par l'exercice, par l'expérience acquise, notre esprit se perfectionne de la sorte, notre jugement devient plus sûr, et ce qui se passe en nous avec une grandeur incomparable peut aussi se produire dans des proportions réduites chez des Animaux plus ou moins inférieurs à l'Homme. En effet, pour peu que l'on examine attentivement les actions de certaines Bêtes et que l'on analyse ces manifestations de leurs facultés, on acquiert la conviction que beaucoup d'entre elles raisonnent comme nous par analogie, et que, pour juger, comme elles le font, des causes de leurs sensations et des choses extérieures, il

l'avait privé de la vue. Il distinguait vaguement que certaines couleurs différenciaient entre elles; mais il n'avait aucune notion de la forme des objets dont l'existence lui était révélée par le sens du toucher (a).

(a) Cheselden, *An account of some observations made by a young gentleman, who was born blind or lost his sight so that he had no remembrance of ever having seen and was couched between 13 and 14 years of age* (Phil. Trans., 1727, t. XXXV, p. 447).

leur faut, dans maintes circonstances, des connaissances acquises aussi bien qu'un certain degré d'entendement et d'intelligence. Les raisonnements qu'ils font sont en général très-simples ; mais il me paraît évident que dans quelques cas ils exécutent des opérations mentales assez compliquées pour nous faire supposer chez eux la possession de facultés intellectuelles d'un ordre élevé.

Nous sommes donc conduits à nous demander jusqu'à quel degré leur puissance mentale peut s'élever, et si, sous ce rapport, l'Homme ne diffère des autres Animaux que par la grandeur de son entendement, ou si ces derniers manquent complétement de quelques-unes des facultés intellectuelles qui existent chez tous les membres de la famille humaine.

§ 12. — Les faits nombreux dont je viens de parler démontrent l'inadmissibilité de l'opinion de ceux qui refusent à tout Être animé, sauf l'Homme, la faculté de penser, opinion qui a été soutenue il y a peu d'années par Isidore Geoffroy Saint-Hilaire (1). M. de Quatrefages, qui a examiné avec plus d'élévation dans les vues la question de la nature particulière de l'Homme, n'hésite pas à reconnaître, non-seulement que l'Animal pense et qu'il est, jusqu'à un certain degré, intelligent, mais aussi que son intelligence est de la même nature que la nôtre ; qu'il y a en lui, comme en nous, une cause inconnue de puissance mentale désignée d'ordinaire sous le nom d'*âme* (2). A cet égard je suis complétement d'accord avec mon savant confrère, et la loi de continuité admise par Leibnitz ne me paraît pas être en défaut ;

---

(1) Voy. ci-dessus p. 398.

(2) Après avoir rappelé que nous retrouvions chez les Animaux tout ce que nous voyons chez les Végétaux, M. de Quatrefages ajoute : « De plus que le Végétal, l'Animal exécute des mouvements partiels ou de totalité, parfaitement indépendants des lois de la gravitation et de l'éthérodynamie. La cause déterminante de ces mouvements est évidemment en lui : c'est la *volonté*. Mais la volonté elle-

mais la science ne me montre pas entre les opérations de l'entendement chez l'Homme et chez certaines Bêtes des différences assez radicales pour me permettre d'affirmer, comme l'affirme M. de Quatrefages, que l'âme de ces dernières est d'une nature différente de celle de l'âme humaine (1).

Quoi qu'il en soit à cet égard, l'intelligence des Bêtes, sans être développée au même degré que celle de l'Homme, et quelque faible qu'on veuille la supposer, est en général susceptible de conduire ces Êtres non-seulement à la connaissance des choses qui existent autour d'eux et de celles dont ils ont conservé le souvenir, mais aussi à la prévision de certaines choses qui n'existent pas encore. En raisonnant par analogie, la notion d'un effet futur peut naître de la constatation d'un fait actuel que l'on sait, par expérience ou par tradition, avoir d'ordinaire pour conséquence l'effet en ques-

même est intimement liée à la *sensibilité* et à la conscience. Pour qui juge des Animaux par ce que chacun de nous trouve en lui-même, l'expérience personnelle et l'observation comparative attestent que l'Animal *sent, juge* et *veut*, c'est-à-dire qu'il *raisonne* et, par conséquent, qu'il est *intelligent.* »... « A mes yeux, l'Animal est intelligent, et pour être *rudimentaire*, son intelligence n'en est pas moins de *même nature* que celle de l'Homme (a).

(1) M. de Quatrefages admet que les Animaux peuvent avoir la conscience de leurs actes, ou ce que plusieurs psychologistes appellent le *sens intime*, et il fonde la distinction essentielle entre l'intelligence humaine et l'intelligence des autres Animaux

sur l'aptitude de l'Homme à avoir :

1° La *notion du bien et du mal moral*, indépendamment de tout bien-être ou de toute souffrance physique ;

2° La croyance à des Êtres supérieurs pouvant influer sur sa destinée (ou faculté de la *religiosité*) ;

3° La *croyance à la prolongation de son existence après cette vie.* C'est sur cette base que M. de Quatrefages établit la séparation entre le *Règne animal* et le *Règne humain* (b). J'aurai peut-être l'occasion de revenir sur ce sujet dans une prochaine leçon, mais ici l'examen en serait prématuré, car nous ne pourrions l'aborder utilement qu'après avoir étudié les limites de l'intelligence des Bêtes.

(a) Quatrefages, *L'espèce humaine*, p. 10.
(b) Quatrefages, *Rapport sur les progrès de l'anthropologie*, p. 76 et suiv. (1867). — *L'espèce humaine*, p. 16.

tion; et de là peuvent naître dans l'esprit des désirs, des craintes, des déterminations volitionnelles, et d'autres phénomènes psychiques qui constituent la prévoyance et qui à leur tour peuvent provoquer des actions d'un autre genre.

Mais ces aptitudes mentales et ces opérations de l'entendement sont-elles les seules directrices des actes exécutés soit par l'Homme, soit par des Animaux inférieurs dont l'intelligence est plus ou moins rudimentaire? Non, ni la raison, ni le désir d'atteindre un but prévu, ne sont les seuls mobiles des actions des Êtres animés; ces actions, tout en étant provoquées par la volonté, sont souvent dirigées par un travail mental d'un autre ordre, par un travail inconscient qui ressemble davantage à un phénomène automatique et qui dépend des facultés dites *instinctives*. Actes
instinctifs.

L'*instinct* est une disposition mentale qui rend divers Animaux aptes à accomplir certains actes sans avoir appris à le faire, sans que l'entendement puisse les guider dans ces opérations, et sans qu'ils aient les données indispensables pour permettre à l'intelligence d'en comprendre l'utilité. C'est une impulsion en quelque sorte aveugle dont les effets peuvent s'associer à ceux déterminés par le raisonnement, mais peuvent aussi en être complétement indépendants. Ainsi que l'a fort bien dit Flourens et beaucoup de ses devanciers, tout dans l'intelligence résulte de l'expérience et de l'instruction (1); tandis que l'instinct peut se passer de toute lumière de ce genre, et permet à certains Êtres animés de faire du premier coup, sans assistance mentale de la part d'autrui, sans traditions et sans avoir des exemples à suivre, des choses que l'Homme ne pourrait faire qu'après l'avoir appris.

Prochainement je reviendrai sur l'étude de cette ma-

---

(1) Flourens, *De l'instinct et de l'intelligence des Animaux*, p. 47.

nière d'agir automatiquement; en ce moment je me bornerai à en indiquer l'existence.

§ 13. — Dans le cours de cette leçon j'ai affirmé plus d'une fois que beaucoup d'Animaux, sans avoir toute l'intelligence de l'Homme, ne sont pas dépourvus d'entendement; mais en science les affirmations ne suffisent jamais; il faut démontrer la vérité des assertions que l'on avance, et jusqu'ici je n'ai pas donné des preuves suffisantes de l'aptitude des Bêtes à raisonner, à juger et à agir en conséquence des déterminations mentales fondées sur des résultats obtenus de la sorte. Avant de passer à l'étude d'un autre sujet, il me faut donc combler cette lacune.

Preuves de l'entendement chez divers Animaux.

Pour mettre en évidence l'existence de facultés intellectuelles chez les Animaux qui ressemblent le plus à l'Homme, il me suffira de rapporter ici quelques faits observés chez des Singes vivant en pleine liberté ou placés dans des circonstances où ils ne se trouvent jamais naturellement et où par conséquent l'instinct ne pouvait pas les guider dans leurs actions. Les voyageurs nous racontent que fréquemment les Orangs-Outangs, ainsi que les Mandrilles, lancent du haut des arbres des fragments de branches, des fruits divers ou d'autres corps analogues, sur les personnes dont la présence leur déplaît (1), et pour en agir ainsi il faut que ces Animaux comprennent la conséquence de leurs mouvements, calculent, pour ainsi dire, la direction à donner à leurs projectiles, coordonnent leurs actes en vue du résultat à obtenir, et comprennent l'utilité de leurs manœu-

Chez les Singes.

(1) M. Wallace a été plusieurs fois témoin de faits de ce genre. Les Orangs femelles étant juchées sur des arbres, en cassaient des branches et arrachaient les fruits pour les lancer sur les personnes dont le voisinage les inquiétait (a).

(a) Wallace, *The Malay archipelago; the land of the Orang-Utan and the Bird of Paradise*, t. 1, p. 87.

ᵛʳes; ils font preuve, par conséquent, d'observation, de jugement, de raisonnement et d'une certaine prévoyance, en un mot, d'intelligence.

Je citerai également comme preuve de l'existence de ces facultés mentales chez les Singes, les manœuvres exécutées par un jeune Orang-Outang qui était retenu captif dans une chambre à la ménagerie du Muséum et qui a su profiter de l'exemple de son gardien pour inventer le moyen d'ouvrir la porte de son logement fermé par une serrure, et cela, non pas en copiant servilement ce qu'il avait vu faire, mais en combinant spontanément, d'une manière particulière, des actes analogues à ceux qu'il avait vu exécuter dans un autre but par l'Homme dont il était devenu le compagnon et l'élève (1).

(1) Voici ce que j'en disais dans une conférence sur l'instinct et l'intelligence des Animaux, faite jadis à la Sorbonne :

« Nous avions il y a quelques années au Jardin des Plantes un Orang-Outang qui était moins malade que ne le sont d'ordinaire ces Singes des régions tropicales tenus en captivité sous notre vilain climat, et qui par conséquent agissait plus conformément à sa nature. Cet animal, encore jeune, aimait singulièrement la société, surtout celle de son gardien. Celui-ci en avait un grand soin, le couchait dans sa chambre, en faisait son compagnon. Le matin, quand il avait à vaquer à ses occupations ordinaires, ne pouvant pas emmener l'Orang-Outang avec lui, il le renfermait au logis en donnant un tour de clef à la serrure. Le pauvre Orang-Outang se désespérait, jetait alors des cris affreux, s'arrachait les cheveux, se frappait la tête. Il poussa d'abord la porte pour l'ouvrir, mais il vit que c'était impossible. Réfléchissant peut-être à ce qui l'empêchait de céder à ses efforts et observant comment le gardien s'y prenait pour l'ouvrir, il ne tarda pas à reconnaître qu'il y avait une serrure et un bouton, et qu'il fallait tourner ce bouton; mais il était trop petit pour y atteindre. Un jour, ayant vu son gardien prendre une chaise pour avoir quelque chose hors de sa portée, il ne se lamenta pas comme d'ordinaire lorsqu'il se vit enfermé; il s'empressa d'aller au fond de la chambre, de prendre une chaise, de la porter près de la porte, de grimper dessus, de tourner le bouton et d'ouvrir ainsi la porte; il y avait bien là un raisonnement assez compliqué, car il a dû se dire dans son langage particulier : « Ce qui m'empêche de sortir, c'est d'abord une porte qui est fermée. En poussant je n'arrive pas à l'ouvrir; mais mon gardien l'ouvre en tournant le bouton, il faut que je le tourne aussi. » Après avoir cherché inutilement à atteindre ce bouton, il semble avoir dû se dire ensuite : « Si j'étais

L'intelligence de certains Chiens est non moins évidente
et les rend aptes à exécuter spontanément des opérations

plus grand, peut-être pourrais-je y
arriver. » Et alors, par une suite
d'idées, de raisonnements, il a pensé
à prendre une chaise et à s'en servir
comme d'un marchepied pour obtenir le résultat voulu. Il y avait donc
là certainement un raisonnement intelligent (a). »

Flourens a été témoin de manœuvres analogues exécutées par ce
Singe intelligent, et souvent j'ai vu
des Chimpanzés (b), lorsqu'ils souffraient du froid, prendre une couverture de laine qui était placée à leur
portée et s'en revêtir avec soin, actes
qui supposent, de leur part, de l'observation, du raisonnement et l'aptitude à profiter des leçons de l'expérience. Des faits analogues et d'autres
traits indicatifs de l'intelligence de
l'Orang-Outang ont été enregistrés
par plusieurs auteurs et reproduits
en majeure partie par M. Brehm (c).

Comme preuves de l'intelligence
de quelques Animaux du même ordre,
je citerai les faits suivants qui ont
été également recueillis à la ménagerie du Muséum. Un jeune Mandrille
privé de l'usage de l'un de ses bras,
mais pouvant néanmoins grimper

assez bien, se tenait en l'air suspendu à une corde, lorsqu'un de ses
compagnons, un petit Singe vert,
voulant le tourmenter, vint secouer
le bout inférieur de la corde. Le
Mandrille descendit, prit entre ses
dents l'extrémité de la corde et, remontant avec elle, ôta au Singe vert
le moyen de lui être désagréable.
Un Babouin ne pouvant, en passant ses
bras entre les barreaux de sa cage,
atteindre à des friandises qu'on lui
jetait, prit dans l'une de ses mains le
bout de sa queue et s'en servit comme
d'un balai pour amener à lui les
objets dont il convoitait la possession (d). Or, pour agir de la sorte,
l'un et l'autre de ces Singes avaient
dû raisonner, combiner leurs actes et
comprendre l'utilité de ce qu'ils se
proposaient de faire.

Ce n'est pas seulement lorsqu'ils
sont en captivité que les Singes font
preuve d'entendement et varient leur
manière d'agir suivant les circonstances dans lesquelles ils se trouvent. Ainsi, je ne puis attribuer qu'au
raisonnement l'usage que parfois ils
font de l'élasticité d'une branche
d'arbre, lorsqu'en sautant ils veu-

(a) Milne Edwards, De l'instinct et de l'intelligence des Animaux (Annuaire philosophique, 1867, t. IV, p. 31).
— Wallace, The Malay archipelago, t. I, p. 79.
(b) Flourens, De l'instinct et de l'intelligence des Animaux, p. 12 (1845).
(c) Fréd. Cuvier, Description d'un Orang-Outang, et observations sur ses facultés intellectuelles (Ann. du Muséum, 1810, t. I, p. 56 et suiv.).
— Clarke Abel, Some account of on Orang-Outang (Anatic Researches, 1825, p. 285).
— J. Jeffries, Observations on the habits and general structure of the Orang-Outang (Edinb. journ. of scienc., 1826, t. V, p. 166).
— F. Cuvier et Geoffroy Saint-Hilaire, Hist. nat. des Mammifères, t. I.
— Brehm, La vie des Animaux, t. I, p. 34 et suiv.
(d) Gratiolet et Leuret, Anat. du syst. nerv., t. II, p, 649 et p. 654.

mentales plus compliquées, ainsi qu'ils le font parfois lorsque leur maître ou un Animal auquel ils s'intéressent leur paraît être en danger et qu'ils vont au loin chercher du secours (1). La plupart des physiologistes refusent à ces Animaux la faculté de réfléchir; mais beaucoup de faits bien constatés me semblent incompatibles avec cette hypothèse (2). Ainsi, je ne saurais admettre que les Mammi-

lent atteindre un point trop éloigné pour être accessible au moyen d'un saut ordinaire. A Ceylan on voit souvent les Gibbons calculer la distance qu'ils ont à franchir et, en cas de besoin, se servir de l'espèce de ressort dont je viens de parler, comme nos bateleurs se servent d'un tremplin pour exécuter leurs sauts périlleux (a).

(1) Voici un fait très-significatif que j'ai eu l'occasion de constater il y a une quarantaine d'années : Le cocher d'un de mes parents (le général T.) logeait au haut de la maison de son maître, dont les chevaux étaient dans une écurie au rez-de-chaussée, et il avait un Chien caniche qui couchait avec eux dans ce dernier local. D'ordinaire cet Animal y restait parfaitement tranquille; mais une fois il alla réveiller son maître au milieu de la nuit, en grattant à sa porte et en grognant d'un ton plaintif. Le cocher se leva pour lui ouvrir, et voyant qu'il donnait des signes d'inquiétude et paraissait vouloir redescendre tout de suite, cet homme le suivit. Le Chien conduisit son maître à l'écurie, et là celui-ci vit que l'un de ses chevaux s'était détaché et maltraitait son voisin. Il rétablit l'ordre, et aussitôt le Chien alla se coucher dans

son coin ordinaire et ne s'occupa plus de ce qui se passait dans l'écurie. Évidemment, dans ce cas, le Chien avait compris que les choses n'allaient pas bien, que l'intervention de son maître serait utile pour rétablir l'ordre, qu'il y avait intérêt à l'aller quérir, qu'en grattant à sa porte et en l'appelant à sa manière il le ferait descendre; en conséquence, il monta à sa chambre et s'en fit suivre en retournant à l'écurie. Le Chien raisonna juste et s'acquitta intelligemment de ses fonctions de gardien.

(2) Les faits suivants, dont je suis journellement témoin, impliquent l'existence de la faculté de raisonner chez le Chien. Un Caniche, dont l'éducation a été très-soignée par mon fils et dont l'intelligence n'a jamais été troublée par de mauvais traitement, aime beaucoup à m'accompagner lorsque je sors dans le Jardin des Plantes, et aussitôt que j'ouvre la porte de ma maison il se précipite au dehors; mais l'expérience lui a appris que je tourne à droite pour gagner la ménagerie, tandis que d'autres fois je me dirige à gauche pour me rendre à mon laboratoire, et ne sachant pas d'avance où je vais aller, mon Chien s'arrête toujours au bas du perron jusqu'à ce qu'il ait vu la direction que

(a) Tenant, *Sketches of the nat. hist. of Ceylan*, p. 9.

fères ou les Oiseaux soient incapables de tout travail mental de ce genre et ne puissent même profiter de leurs connaissances acquises pour modifier leur façon d'agir selon les circonstances dans lesquelles ils vivent. Au premier abord, le sentiment de la peur, la méfiance, la prudence semblent être la conséquence d'une disposition primordiale de l'esprit, d'un instinct et non d'un raisonnement ; mais lorsqu'on observe les mœurs des Animaux qui habitent des îles où l'Homme ne s'est pas encore établi, où il n'y a pas de Carnassiers susceptibles de nuire notablement à la population zoologique de la localité, et où par conséquent celle-ci ne connaît pas le danger, on voit que les Oiseaux ne s'effrayent pas de notre voisinage ; ils se laissent approcher de si près, que les voyageurs nouveaux débarqués peuvent souvent les abattre à coups de bâton ; mais bientôt ils apprennent que l'Homme est un Être nuisible ; ils deviennent méfiants et ils fuient dès qu'ils voient quelque objet reconnu dangereux ou d'ap-

je veux suivre ; mais dès qu'il est éclairé à cet égard, il prend les devants sans hésitation et me précède dans l'une ou l'autre de ces parties de l'établissement. Or cela suppose de sa part de la réflexion et de la prévoyance, aussi bien que du jugement.

On trouve dans divers ouvrages d'histoire naturelle un grand nombre d'observations propres à mettre en évidence les facultés mentales des Chiens (a), et chacun sait combien quelques-uns de ces Animaux dont les facultés sont spécialement appliquées à un ordre d'occupation, comme c'est le cas pour les Chiens-bergers et pour les Chiens du mont Saint-Bernard, deploient d'intelligence dans l'exercice de leurs fonctions. Buffon a fait un grand éloge des sentiments, des facultés et de l'éducabilité des Chiens, quoique systématiquement il leur refuse la faculté de penser (b).

(a) Leroy, Lettres philosophiques sur l'intelligence et la perfectibilité des Animaux (édit. de 1802), p. 91 et suiv.
— Fréd. Cuvier, Observations sur le Chien des habitants de la Nouvelle-Hollande (Ann. du Muséum, 1808, t. XI, p. 458).
— A. de Hore, Les Animaux raisonnent ; organisation, mœurs et faits les plus intéressants de leur histoire, p. 181 et suiv. (in-8, 1844).
— Jesse, Researches into the history of the British Dog, 1866 (2 vol. in-8).
— Megnin, Le Chien : histoire, hygiène, médecine, 1877.
— Brehm, La vie des Animaux, t. I, p. 343 et suiv.
(b) Buffon, Hist. nat.

parence étrange. Les leçons de l'expérience leur profitent, et l'espèce d'éducation que les circonstances leur donnent suppose la mémoire, l'induction et le raisonnement par voie d'analogie; en un mot, toute une série de facultés mentales caractéristiques de l'intelligence.

Chez nous, les Loups donnent des preuves des mêmes aptitudes de l'esprit. Dans le jeune âge, confiants dans leurs forces physiques qui les rendent supérieurs aux Quadrupèdes de la même contrée, ils se montrent audacieux, le voisinage de l'Homme ne leur inspire aucune crainte et ils rôdent autour de leur proie partout où ils l'aperçoivent. Dans les grandes forêts où ils n'ont pas d'ennemis puissants à redouter, ils conservent les mêmes mœurs en vieillissant; mais lorsque l'Homme s'est établi dans leur voisinage et qu'ils ont appris à le craindre, leurs allures changent; ils deviennent prudents et ne s'aventurent guère dans les lieux découverts situés à proximité de nos fermes. Leurs facultés mentales leur permettent donc de régler leurs actions suivant les circonstances et sous ce rapport ils se montrent perfectibles (1).

Chez le Loup et le Renard.

Les ruses que le Renard emploie pour se soustraire aux poursuites des chasseurs et qu'il varie suivant les circonstances dans lesquelles il se trouve, prouvent aussi qu'il possède des facultés mentales d'un ordre assez élevé (2). Pour

(1) Leroy, qui, à raison de ses fonctions dans l'administration des chasses et des forêts royales sous Louis XV, eut souvent l'occasion d'étudier de fort près les mœurs de ces Animaux, et qui était très-bon observateur, a tracé de leurs facultés mentales un tableau très-intéressant (a).

(2) Les ruses variées et intelligentes employées par les Renards pour se soustraire aux dangers dont ils sont menacés, ou pour s'emparer de leur proie, sont des plus remarquables : il y a eu souvent beaucoup d'exagération dans ce qui en a été dit, mais les preuves de prudence, d'observation, de jugement et même d'in-

(a) Leroy, *Lettres philosophiques*, p. 14 et suiv.

se convaincre de son intelligence, il suffirait d'analyser ses actions (1) ; mais cela m'entraînerait trop loin, et d'ailleurs ce que j'avance ici est bien connu depuis l'antiquité la plus reculée ; je ne m'y arrêterai donc pas.

Chez l'Éléphant. L'Éléphant est depuis longtemps célèbre pour son intelligence (2), et il mérite sa vieille réputation (3), mais il ne

vention, rapportées par une foule de témoins oculaires de leurs actes, sont, à mon avis, décisives. Pour plus de détails à ce sujet, je renverrai aux publications suivantes (a).

(1) Chez le Renard, l'influence des conditions biologiques sur les tendances de l'esprit et sur le développement de certaines dispositions mentales paraît être encore plus grande que chez le Loup. Leroy a donné sur ce point beaucoup de renseignements très-instructifs (b).

A l'appui de ce que Leroy nous dit de la perfectibilité mentale du Renard, je citerai les faits suivants. En France, on ne chasse guère cet animal que pour le détruire, et par conséquent les dangers qu'il court quand il est poursuivi de la sorte ne profitent guère à son éducation intellectuelle. En Angleterre, au contraire, cette chasse est tenue en haute estime par les grands propriétaires, comme amusement, et le Renard forcé par les chiens est rarement tué, afin de pouvoir servir de nouveau dans d'autres occasions. Or,

l'espèce d'éducation effectuée de la sorte paraît avoir rendu les Renards d'Angleterre plus rusés que les nôtres. Voici sur quoi je me fonde. Il y a quelques années, ayant à la ménagerie du Muséum un nombre trop considérable de ces Carnassiers, je proposai à un des marchands d'animaux, à Londres, nommé Jamrack, auquel les chasseurs s'adressent souvent pour s'en procurer, de prendre les miens et de les échanger pour d'autres objets plus intéressants. Il y consentit avec empressement ; mais peu de temps après il renonça à s'en faire envoyer, parce que ses clients refusaient d'acheter des Renards de France, disant qu'ils ne savaient pas se faire chasser aussi bien que les Renards de leur pays.

(2) Voyez à ce sujet le livre publié vers le commencement du siècle dernier par G. C. Petri de Hartinfelts, et intitulé : *Elephantographia curiosa* (un vol. petit in-4, 1715).

(3) Pour prouver que les Éléphants d'Asie ont les facultés intellectuelles nécessaires pour observer et inter-

(a) Leroy, *Lettres sur l'intelligence des Animaux*, p. 26 et suiv.
— Blyth, *On the psychological distinction between man and all other Animal* (*Charlesworth's Mag. of nat. hist.*, 1837, t. I, p. 5 et suiv.). — *On the counterfiting of Death as a means to escape from danger in the Fox and other Animals* (*op. cit.*, t. I, p. 566).
— Weissinborn, *On the Habits and Economy of the common Fox* (*Charlesworth's Mag.*, t. I, p. 507).
— Brehm, *La vie des Animaux*, t. I, p. 510 et suiv.
(b) Leroy, *op. cit.*, p. 26 et suiv.

fait pas des combinaisons mentales plus compliquées ou plus élevées que le Chien, seulement l'organe de préhension

prêter les actes qu'ils voient faire par l'Homme, pour combiner entre elles les idées acquises de la sorte, pour en tirer des conclusions et pour utiliser à leur profit les notions ainsi obtenues, il me suffira de citer la manière dont un de ces Animaux, tenus en captivité à la ménagerie du Muséum d'histoire naturelle, ouvre à volonté la porte de son écurie afin de s'avancer jusqu'à la barrière qui limite de ce côté son domaine. Cette porte est une grille en fer que l'on maintient fermée au moyen d'un écrou à vis, et lorsque le cornac veut entrer dans l'écurie, avant d'ouvrir les battants de la porte, il tourne la vis de gauche à droite jusqu'à ce qu'il l'ait séparée de l'écrou. Or, l'Éléphant en question, en voyant journellement son gardien exécuter cette petite manœuvre, n'a pas tardé à en comprendre l'utilité, et au lieu de pousser contre la grille qui l'empêchait de sortir, il s'est mis à dévisser tranquillement avec sa trompe cette espèce de serrure, et, ce résultat obtenu, il a repoussé l'obstacle devenu mobile. Il a donc appris à connaître la signification des mouvements que son gardien fait avec la main pour ouvrir l'enclos, et à imiter ce mouvement lorsqu'il veut s'affranchir de l'obstacle opposé à son passage ; par conséquent il a observé, réfléchi, raisonné et profité de l'expérience d'autrui pour obtenir un résultat prévu.

Souvent on attribue à l'instinct de l'Éléphant des actes qui ne peuvent être expliqués que par l'existence d'une certaine intelligence : ainsi Armandi, l'auteur d'un ouvrage très-intéressant sur l'emploi de ces Animaux dans les armées chez les anciens, rapporte qu'ils ont l'instinct d'arracher les palissades dont sont entourées les places fortifiées contre lesquelles on les conduit, et qu'ils abattent de la même manière les palmiers dont ils veulent manger les fruits (a). Ce dernier mode de procéder pourrait être la conséquence d'une impulsion instinctive et non d'un raisonnement ; mais il serait difficile de supposer que l'Éléphant ne sait pas ce qu'il fait lorsqu'il arrache des palissades pour arriver à l'ennemi contre lequel son cornac l'excite ; il y a évidemment, dans ce cas, intervention de l'intellect.

Il me serait également impossible d'expliquer autrement que par l'exercice de l'entendement, divers actes exécutés par des Éléphants dressés à faire des travaux de force et utilisant spontanément leurs talents acquis pour l'obtention d'un résultat déterminé. On trouve dans un article de M. Gordon, sur les services rendus à l'armée anglaise par ces Animaux pendant l'expédition en Abyssinie, plusieurs faits de ce genre qui sont très-significatifs (b), mais c'est dans les récits relatifs au rôle des Éléphants apprivoisés dans les manœu-

(a) Armandi, *Histoire militaire des Eléphants*, p. 346 (1843).
(b) Gordon, *Les Eléphants à la guerre; de leur emploi dans les armées modernes* (Revue des Deux Mondes, 1874, t. IV, p. 494 et suiv.).

constitué par sa trompe lui donne une adresse que ce dernier animal ne possède pas.

Chez les Ruminants. Les Ruminants sont des Animaux fort peu intelligents; cependant ils nous donnent souvent des preuves de la faculté de faire quelques raisonnements simples, de porter des jugements et de profiter de leur expérience personnelle (1).

vres employées à Ceylan pour effectuer la capture des troupes d'Éléphants sauvages, que l'on trouve les preuves les plus irrécusables de l'intelligence de ces Animaux. Un naturaliste observateur qui a beaucoup étudié leurs mœurs dans leur pays natal, et qui a publié sur ce sujet un travail fort intéressant, résume son opinion sur leurs facultés mentales en disant qu'ils semblent toujours comprendre quel est l'objet du travail auquel on les applique, et s'être formé une opinion sur les moyens les plus convenables à employer pour obtenir le résultat donné (a). Mais je dois ajouter que, d'après les observations personnelles de M. Sanderson, il y aurait dans cette conclusion beaucoup d'exagération (b). L'Éléphant d'Afrique paraît ne pas avoir l'entendement aussi développé que l'Éléphant de l'Inde, mais cependant c'est aussi un Animal très-remarquable par son intelligence et son éducabilité. On peut s'en convaincre par les récits d'Anderson et de plusieurs autres voyageurs (c).

(1) Je citerai à ce sujet un fait dont j'ai été témoin dans la ménagerie du Muséum. Plusieurs Cerfs d'Aristote étaient placés dans une écurie s'ouvrant sur un parc qui était divisé en deux parties par un ruisseau trop large pour être facile à franchir en sautant, et pour permettre à ces animaux de profiter de tout l'espace dont ils peuvent disposer, je fis établir sur ce cours d'eau une passerelle en bois. Pendant quelque temps aucun de mes Cerfs n'osa s'y aventurer, mais enfin l'un de ces Animaux, après avoir beaucoup hésité et regardé souvent avec le désir évident de gagner la rive opposée, pesa sur ce pont avec ses pieds de devant et sentant que tout était solide sous lui, il allongea davantage une de ses pattes et tâta de la même manière les planches suivantes, sans oser cependant se fier complétement à la voie qui lui était ouverte. Il recommença souvent la même manœuvre jusqu'à ce qu'il fût arrivé à portée de la rive opposée sur laquelle il s'élança alors sans hésitation, et ayant reconnu de la sorte l'utilité de la passerelle, il n'hésita plus à s'en servir chaque fois qu'il

(a) Emerson Tennent, *Sketches of the natural history of Ceylan, etc., including a monograph of the Elephant*, 1861, p. 217.

(b) Sanderson, *Thirteen years among the wild Beasts of India*, p. 78 et suiv. (1878).

(c) C. J. Anderson, *The Lion and the Elephant*, in-8, 1873.

— Voyez aussi : Corse, *Observ. on the manners, habits and nat. hist. of the Elephant* (*Phil. Trans.*, 1799, t. XXXIX, p. 31).

Chez les Rongeurs et les autres Mammifères dont le cerveau est lisse (c'est-à-dire dépourvu de plis ou circonvolutions), les actions, quelle qu'en puisse être la complication, sont déterminées par l'instinct plus que par le raisonnement, et l'intelligence est en général presque nulle (1). Cependant quelques-uns de ces Animaux font des combinaisons mentales qui supposent l'entendement, les Rats par exemple. En effet, je ne saurais expliquer autrement certaines opérations exécutées par ces Animaux pour obvier à des inconvénients tout à fait insolites. Pour les empêcher de pénétrer dans une des volières du Jardin des Plantes où ils avaient l'habitude de s'introduire en creusant des galeries souterraines et où ils commettaient de grands dégâts, j'avais fait établir, sur un lit épais de fragments de verre à vitre et de tessons de bouteilles, cette cage construite entièrement en fer et posée sur des parpaings en pierres de taille bien assemblées et n'offrant aucune ouverture apte à leur livrer passage. Pendant plusieurs mois ce mode d'exclusion réussit parfaitement bien, aucun Rat ne put parvenir dans l'intérieur de la volière ; mais plus tard le faisandier chargé de donner des soins aux Oiseaux renfermés dans cette cage constata que les Rats y pénétraient, et au bout de quelques années ils s'y montraient en aussi grand nombre qu'avant la pose de la couche de tessons, entre lesquels ils ne pou-

voulait gagner la seconde partie de son parc, et son exemple fut suivi presque aussitôt par les Biches et les Faons avec lesquels il vivait. Le premier de ces animaux a donc su profiter de son expérience personnelle et les suivants ont été guidés par son exemple.

(1) Ainsi que l'a fait remarquer Frédéric Cuvier, les Rongeurs sont au nombre des Mammifères les moins intelligents ; en général, ils ne sont pas même capables de distinguer d'un autre homme, le gardien qui leur donne journellement à manger (a).

(a) F. Cuvier, *Essai sur la domesticité des Mammifères* (*Ann. des sc. nat.*, 1826 t. IX, p. 318).

vaient passer sans se blesser grièvement. Je fis alors démolir la construction et je reconnus que les nombreux fragments de verre cassé dont le sol avait été formé, n'y existaient plus ; ils étaient remplacés par des débris de matières organiques, des tas de terre espacés au milieu desquels se trouvaient des galeries semblables à celles que les Rats ont coutume de creuser. Peu de fragments de verre se trouvaient dans le voisinage de la volière, et il faut que les Rats, les prenant un à un entre leurs dents, les aient retirés du tas et transportés au loin pour déblayer le chemin qu'ils voulaient suivre. Or, un pareil travail suppose la connaissance de son utilité, la prévision du résultat à obtenir, en même temps que beaucoup d'adresse et non moins de persévérance.

Chez les Oiseaux. Les Oiseaux dont les facultés instinctives et affectives sont en général très-développées ne donnent que peu de signes d'intelligence, et sous ce rapport, les Reptiles et les Batraciens sont encore plus mal partagés. Chez les Poissons ainsi que chez la plupart des Animaux invertébrés, on n'aperçoit que de faibles indices de l'existence de facultés mentales de cet ordre ; l'éducabilité est une qualité qui leur fait presque entièrement défaut, et leur compréhension est ordinairement des plus obscures ; mais chez certains Insectes, au contraire, on ne saurait révoquer en doute l'aptitude à faire des raisonnements, à porter des jugements et à agir en conséquence de ces actes de l'esprit. Souvent un travail mental de ce genre est associé aux impulsions instinctives et en modifie les manifestations ; la ligne de démarcation entre ces deux ordres de phénomènes est très-difficile à tracer, et je ne pourrai en parler utilement qu'après avoir étudié les caractères des actions déterminées par les instincts, sujet dont je m'occuperai dans une prochaine leçon. Cependant il y a des cas dans lesquels l'inter-

vention d'un raisonnement, d'un choix, d'actes intentionnels, est tellement évidente que je crois devoir en citer ici
quelques exemples.

§14. — Ainsi que je le ferai voir bientôt, la plupart des
remarquables travaux exécutés par les Abeilles sont la conséquence d'une impulsion mentale d'un autre ordre. Ce ne
peut pas être en prévision de l'obtention d'un résultat déterminé que ces Insectes agissent comme ils le font; ils ne
savent évidemment ni ce qu'ils font, ni pourquoi ils travaillent de telle ou telle façon, car dans les conditions où ils
se trouvent, rien ne pourrait les éclairer à ce sujet, et par
conséquent leur intelligence, quelque grande qu'on voudrait
la supposer, ne pourrait les diriger efficacement; mais dans
certaines circonstances, cette faculté mentale intervient
comme mobile de leurs actions, et d'ailleurs, lorsque nous
étudierons les moyens à l'aide desquels les Êtres animés se
communiquent mutuellement leurs idées, nous verrons que
les Abeilles, de même que d'autres Insectes, comprennent
la signification de certaines impressions et se conduisent
en conséquence. On ne saurait donc admettre qu'ils soient
dépourvus d'intellect; mais, à défaut d'autres preuves, les
faits suivants suffiraient pour montrer qu'ils sont capables
de raisonner, de juger ce qui leur sera bon, et de régler
leurs actions en prévision du résultat qu'ils estiment utile
à obtenir.

Les Abeilles, comme chacun le sait, demeurent dans l'intérieur d'une ruche ou de quelque autre réduit analogue qui
ne communique au dehors que par une ouverture étroite, et
dans l'intérieur de cette loge elles font pendant la belle saison
des provisions de miel destiné à leur servir de nourriture
pendant l'hiver; mais parfois leurs magasins sont pillés par
des ennemis venus du dehors et elles ont beaucoup à souffrir de ces déprédations. En 1804, un naturaliste suisse

Chez les Abeilles.

des plus habiles, Huber (l'ancien), fut témoin d'un de ces désastres qui d'ordinaire amènent la perte de la ruche livrée ainsi au pillage. Les envahisseurs étaient des Lépidoptères crépusculaires, des Sphynx tête de mort, qui ont le corps beaucoup plus gros que celui des Abeilles et qui se montraient en nombre inaccoutumé. Or, pour se mettre à l'abri des visites de cet intrus, les habitants de la ruche s'appliquèrent à crépir, en quelque sorte, les bords de leur porte, de façon à la rétrécir au point de rendre le passage impraticable pour ces ennemis. Cela leur réussit fort bien ; mais une porte si petite était fort incommode pour ces Insectes industrieux qui ont souvent besoin de sortir en foule pour aller recueillir leur miel et leur cire et qui rentrent chargés de butin ; aussi, dès que la saison pendant laquelle les Sphynx se montraient fut passée, les Abeilles s'empressèrent de rendre à l'entrée de leur demeure ses dimensions premières et tout rentra dans l'ordre accoutumé. L'été suivant il n'y eut dans cette localité que peu ou point de Sphynx et les Abeilles ne changèrent rien à leur habitation ; mais au bout de deux ans ces gros Lépidoptères revinrent en nombre très-considérable, et alors Huber vit ses Abeilles murer encore une fois à moitié l'entrée de leur ruche et la laisser dans cet état tant que les Sphynx se trouvaient dans leur voisinage. Or, ces travaux faits exceptionnellement, en présence 'un danger qui n'est pas ordinaire, et si bien conçus en vue du résultat à obtenir, ne pouvaient être expliqués autrement qu'en admettant chez ceux qui les exécutèrent la faculté de concevoir ce qu'il était utile de faire, de raisonner sur leur situation, d'inventer des moyens propres à les préserver du danger dont ils comprenaient la cause ; ces Abeilles firent donc acte d'intelligence (1).

(1) Les observations dont je viens de parler sont consignées dans l'ouvrage de Huber, intitulé: *Nouvelles* *observations sur les Abeilles*, t. II, p. 299.

Je pourrais multiplier beaucoup ces exemples d'actions électives accomplies soit par les Abeilles, soit par les Fourmis et par quelques autres Insectes ; mais cela me paraîtrait superflu, car je me proposais seulement de prouver que les principales facultés mentales dont les Vertébrés supérieurs sont doués existent aussi chez des Insectes, et dans une des prochaines leçons j'aurai à revenir sur ce sujet.

§ 15. — En poursuivant l'étude des fonctions mentales, nous aurons maintes occasions de voir qu'aucune des principales facultés intellectuelles n'appartient exclusivement à l'Homme. Pour le moment, je n'insisterai pas davantage sur ce point, car ici il me suffit d'avoir démontré que beaucoup d'Animaux sont aptes à penser, à réfléchir, à raisonner et à agir avec préméditation et avec prévision, en vertu de jugements qu'ils portent; mais ils font aussi une foule de choses d'une manière automatique, d'une façon telle qu'il nous est impossible de supposer logiquement qu'ils calculent leurs actions en vue d'un résultat à obtenir, qu'ils savent ce qu'ils font, ni pourquoi ils travaillent; dans ces cas ils agissent par une sorte de routine, et ils sont guidés principalement par une impulsion innée que l'on nomme *l'instinct*.

C'est faute d'avoir distingué entre eux les actes instinctifs et les actes rationnels que la plupart des philosophes et des naturalistes des temps passés sont tombés dans des erreurs graves, au sujet de la nature des facultés des Bêtes (1) ; les uns leur refusaient toute intelligence, tandis que d'autres

L'entendement n'est pas la seule faculté directrice des Êtres animés.

---

(1) Flourens a traité cette question d'une manière très-judicieuse et fort instructive dans un article publié en 1839 dans les *Annales des sciences naturelles* (2ᵉ série, *Zool.*, t. XII, p. 235). On doit aussi à M. A. Joly un travail remarquable sur ce sujet (*a*).

(*a*) A. Lemoine, *L'habitude et l'instinct. Étude de psychologie comparée*, 1875.

leur supposaient une intelligence merveilleuse. Il nous importe donc beaucoup d'être bien fixés sur les caractères de ces deux modes de manifestation de la puissance mentale, et, pour nous éclairer à ce sujet, il me paraît utile d'examiner plus attentivement que nous ne l'avons fait jusqu'ici les premiers mobiles des opérations psychiques automatiques, aussi bien que des mouvements volontaires simples ou compliqués exécutés par les Êtres animés.

CENT TRENTE ET UNIÈME LEÇON

§ 1. — Le travail mental et les actions qui en sont la con-séquence ne sont pas déterminés et guidés seulement par l'intelligence et la raison ; ce travail subit aussi l'influence de certaines tendances de l'esprit qui ne sont pas raisonnées, et ces actes peuvent dépendre des sensations que l'Être animé éprouve, ainsi que de ses besoins, et de certaines impulsions dites instinctives qui semblent être le résultat nécessaire du mode de fonctionnement de son organisme, et qui ont, par conséquent, un caractère automatique (1). *Dispositions mentales. Sentiments.*

Les sentiments de malaise ou de satisfaction (2), la douleur et le plaisir qui résultent soit de la manière dont le jeu des organes s'opère, soit des pensées dont l'esprit s'occupe, peuvent être aussi des mobiles d'action et exercer de l'influence sur la plupart des opérations de l'entendement.

---

(1) Voy. ci-dessus p. 429.

(2) Si la concision était une qualité indispensable de la langue scientifique, j'emploierais volontiers pour désigner ces deux états opposés de l'Être animé, les mots *euphoria* et *dysphoria* dont quelques auteurs se servent pour désigner l'état de bien-être et l'état de malaise (a), mais je préfère me contenter du langage de tout le monde, qui est plus facilement intelligible, et, peut-être aussi, plus correct.

(a) Laycock, *Mind and Brain*, t. II. — Ferrier, *op. cit.*, p. 261.

Examinons donc comment naissent ces sentiments, ces tendances, ces penchants, quels en sont les caractères et quel peut en être le rôle dans la production des phénomènes psychiques dont les Êtres animés nous offrent le spectacle.

Influence du bien-être et du malaise, du plaisir et de la douleur.

§ 2. — Nous savons déjà par l'expérience personnelle de chacun de nous et par des observations innombrables faites sur une foule d'Animaux, que toute excitation sensitive devient ou tend à devenir une cause de souffrance, de douleur, lorsqu'elle arrive à un certain degré d'intensité; et presque toujours nous voyons les impressions de ce genre déterminer dans l'organisme de ces Êtres une certaine réaction qui parfois produit la suspension de tout mouvement apparent (1), mais qui, d'ordinaire, provoque des contractions musculaires dont le résultat est en général de faire rétracter la partie excitée, ou de repousser les corps qui peuvent se trouver en contact avec elle et d'éloigner ainsi ce que l'intelligence peut considérer comme étant la cause du mal. Ces actes défensifs peuvent être purement automatiques et dépendre exclusivement d'une excitation nerveuse réflexe de l'ordre de celles dont nous avons vu une multitude d'exemples en étudiant le pouvoir excito-moteur (2) ; mais en général ils sont dirigés et même combinés comme si l'Être qui les exécute en comprenait l'utilité et les coordonnait en vue de l'obtention d'un résultat désiré, ce qui supposerait un certain degré de prévoyance en même temps que de la réflexion et du jugement. Le sentiment de la crainte, la peur,

(1) Comme cela a lieu chez certains Animaux qui lorsqu'on les saisit font le mort, et chez nous quand la douleur amène l'état de syncope. La larve de l'Hydrophile est très-remarquable sous ce rapport : dès qu'elle se sent saisie elle devient complètement molle et flasque, de façon à ressembler à un cadavre. D'autres Insectes simulent également la mort en se contractant et en restant rigides malgré toutes les excitations qu'on leur fait éprouver (a).

(2) Voy. ci-dessus p. 374 et suiv.

(a) Voy. Lacordaire, *Introduction à l'Entomologie*, t. II, p. 473.

et des idées de prudence naissent ainsi, et le travail mental provoqué de la sorte, en s'associant à des opérations de l'intelligence, peut conduire à des résultats fort remarquables.

Chez la plupart des Animaux, même les plus inférieurs, on en aperçoit les effets, et l'on en peut conclure que ces Êtres ont les facultés mentales nécessaires pour les rendre capables de profiter des leçons de l'expérience, ou jouissent de propriétés automatiques susceptibles de tenir lieu de l'entendement et de l'éducation.

Pour se convaincre de l'existence de propriétés psychiques de cet ordre chez des Êtres vivants qui habitent la mer fixés à la surface d'un rocher ou de quelque autre corps étranger, qui ne possèdent aucun organe sensoriel spécial et qui, au premier abord, ne semblent être aptes qu'à se nourrir et à se reproduire, il suffit d'observer la manière dont se comporte un de ces petits Polypes désignés par les zoologistes sous les noms de Flustres et d'Echarres, et appartenant à la classe des Bryozoaires. Lorsque tout est calme autour de l'animalcule, il s'allonge le plus possible, déploie la couronne de longs tentacules filiformes dont la base entoure sa bouche, les dispose en manière d'entonnoir, met en mouvement les cils vibratiles dont les bords de ces appendices sont garnis, et par le jeu de ces cils il détermine dans l'eau où il est plongé des courants qui servent à l'entretien de sa respiration et qui amènent à l'entrée de son tube digestif les particules de matières organisées en suspension dans ces liquides et susceptibles de lui servir d'aliments ; mais vient-on à toucher un de ces tentacules, aussitôt le polype rapproche ces espèces de panaches et se contracte de façon non-seulement à les faire rentrer dans une sorte de gaîne constituée par l'invagination de la partie antérieure de son corps, mais à faire descendre celle-ci dans l'espèce de loge formée par la partie basilaire ou abdominale

de son organisme; puis il ferme l'opercule comparable
à un volet qui est en connexion avec le bord de l'orifice
de cette cellule tégumentaire, et qui est muni de muscles
particuliers destinés à le rabattre dans les moments de
danger (1). L'Animal reste pendant quelque temps contracté et, pour ainsi dire, caché en lui-même ; mais lorsque
l'impression de la crainte s'est dissipée, le petit Être se
déploie de nouveau au dehors et recommence à faire jouer
ses cils vibratiles. Or, la durée de cette espèce de réclu-
sion varie suivant les circonstances, et lorsque le Polype a
été inquiété de la sorte plusieurs fois de suite, il reste contracté beaucoup plus longtemps que d'ordinaire.

Effets
de
l'expérience
personnelle.
Peu d'Animaux paraissent être moins intelligents que les
Huîtres, et cependant, dans certaines circonstances, ces
Mollusques se comportent comme si les leçons de l'expérience ne leur étaient pas inutiles. J'en ai acquis la conviction en étudiant l'espèce d'éducation que jadis on faisait
subir à ces Animaux pour les mettre en état de supporter
la privation d'eau respirable, pendant le temps nécessaire
pour les faire arriver des côtes du Calvados à Paris.

Sentiment
du besoin,
désirs,
etc.
Chez les Animaux qui peuvent changer de place, le sentiment d'inquiétude causé par une sensation vive et soudaine,
tel qu'un bruit inattendu, la vue d'un objet nouveau, ou
celle d'un corps qui se rapproche rapidement de l'Être qui
l'aperçoit, a ordinairement pour effet de mettre celui-ci en
fuite ; et lorsque la mémoire se développe et que le jugement
se perfectionne de manière à rendre cet Être capable de
saisir les relations entre les effets et les causes, il arrive souvent que des associations d'idées s'établissent entre certaines
sensations désagréables ou même douloureuses et d'autres
impressions, associations dont la conséquence est une sorte

(1) Voy. ci-dessus, p. 374.

d'antipathie ou de haine pour la cause présumée de ces dernières. Chez les Animaux supérieurs les plus voisins de l'Homme, et surtout chez celui-ci, les tendances mentales de ce genre acquièrent souvent une grande force et exercent parfois une influence presque irrésistible sur les actes qui, dans d'autres circonstances, sont complétement sous le contrôle de la volonté. Nous reviendrons bientôt sur les phénomènes de cet ordre lorsque nous étudierons les effets de l'habitude, et ici je me bornerai à ajouter que les actions provoquées par ces dispositions mentales sont en général peu compliquées. Dans certains cas, néanmoins, le sentiment d'aversion dont je viens de parler peut prendre le caractère d'une passion irrésistible, d'une haine violente, et être la cause d'actions très-complexes, telles que les combats acharnés que les Abeilles reines se livrent entre elles dès qu'elles se rencontrent dans une même ruche.

Des sentiments d'un caractère opposé peuvent naître de sensations agréables, et des relations analogues s'établissent souvent entre les idées correspondantes à ces sensations et leur cause présente, de telle sorte que ces associations deviennent la source de dispositions affectives envers certaines choses ou certaines personnes de préférence à d'autres. A l'exception des Êtres animés les plus inférieurs qui prennent et avalent indifféremment tous les corps dont le volume est proportionné aux dimensions de leur bouche, il n'est guère d'Animaux qui n'aiment certains aliments tandis que d'autres leur déplaisent, et qui ne choisissent en conséquence leur nourriture. Or, pour la plupart d'entre eux, la recherche de ces matières nutritives préférées est, dans ce cas, un des principaux mobiles indirects des actes volontaires.

Lorsque l'Être pensant a appris par son expérience personnelle le bien qui peut être la conséquence de tel ou tel acte,

Besoin d'activité.

on conçoit facilement comment sa mémoire peut le guider dans la détermination volontaire de répéter cet acte et faire naître en lui le désir d'obtenir de nouveau la satisfaction, le plaisir déjà éprouvé. Mais il est moins facile d'expliquer comment l'appétit, le désir peut naître avant la jouissance et devenir le mobile d'actions non encore exécutées. Néanmoins, cette sorte d'aspiration mentale pour des choses inconnues se manifeste chez beaucoup d'Animaux même très-inférieurs aussi bien que dans l'espèce humaine, et semble résulter de besoins innés en relation avec le mode de fonctionnement des instruments physiologiques dont l'organisme se compose. L'accumulation d'une matière ou d'une force produite par le travail vital d'un instrument physiologique semble appeler l'emploi de cette matière ou de cette force, provoquer des réactions nerveuses propres à déterminer cette dépense, et constituer un besoin naturel, ou un désir dont la réalisation est une satisfaction, un plaisir, une jouissance, soit sensitive, soit mentale. Je ne conçois pas autrement la cause des mouvements que le fœtus du Mammifère exécute dans le sein de sa mère, lorsque son corps, flottant dans un liquide dont la température est constante, ne saurait recevoir du dehors des impressions variées, ni du besoin d'exercice musculaire qui se manifeste si clairement chez presque tous les jeunes Animaux, ou des désirs vénériens qui dès l'époque de la puberté commencent d'ordinaire à se faire sentir, et, sans avoir été assouvis, acquièrent parfois dans la suite une puissance considérable. Enfin, le sentiment d'ennui qui résulte d'un repos trop prolongé des facultés sensitives ou mentales me semble être encore un phénomène du même ordre, et les impressions produites par cette sorte de plénitude peuvent, en acquérant un certain degré d'intensité, de puissance, réagir sur les parties du système nerveux dont l'activité fonctionnelle a pour effet la production d'actions excito-motrices ou la détermination d'opérations mentales. Si l'ancienne hypothèse d'idées innées est inacceptable, il n'en est pas de même de celle de désirs naturels, de besoins psychiques dont la source est intérieure et dont le développement est susceptible de mettre en action d'autres facultés mentales.

§ 3. — La curiosité, ou désir d'éprouver des sensations nouvelles, de remonter par la pensée des effets à leurs causes, en un mot, de connaître ce qui est encore inconnu, est aussi un besoin naturel de l'intelligence, un résultat nécessaire de l'activité fonctionnelle de certaines facultés mentales dont le travail à vide ne procure à l'esprit aucune satisfaction. Plus la puissance intellectuelle est grande, plus elle trouve plaisir à s'exercer, à acquérir des idées nouvelles, à découvrir les relations des choses entre elles, à comprendre et à agrandir le domaine de la pensée. Ainsi l'Homme, qui est l'Être le plus intelligent que nous connaissions, est aussi l'Être le plus curieux, le plus investigateur; il voudrait tout savoir, et par le raisonnement il s'élève à la conception de l'existence de choses dont il ne peut cependant avoir aucune idée, telles que l'espace infini, le temps sans commencement ni fin, la puissance régulatrice universelle qui donne des lois aux mouvements des astres et qui a doué l'Insecte ou la Monade des aptitudes qu'ils possèdent. Mais ce besoin mental ne se manifeste pas seulement dans l'espèce humaine, où, d'ailleurs, sa grandeur varie excessivement; il ne fait pas défaut chez beaucoup d'Êtres animés plus ou moins inférieurs à nous; pour nous en convaincre, il suffit d'observer les allures de quelques-uns de nos Animaux domestiques, le Chien par exemple (1).

Curiosité.

(1) Le Caniche dont j'ai parlé précédemment, emploie souvent des heures entières à regarder tranquillement par la fenêtre ce qui se passe au dehors, et il prend évidemment intérêt au spectacle qu'il a ainsi de-

Il peut y avoir beaucoup d'autres sentiments, d'autres besoins intellectuels, d'autres désirs, d'autres dispositions mentales dont la connaissance est importante en psychologie, mais ici je n'ai voulu prendre en considération que quelques exemples dont la connaissance facilitera l'examen des autres impulsions mentales non rationnelles dont nous avons à nous occuper en ce moment, et je passerai tout de suite à l'étude de faits d'un ordre un peu différent, bien qu'ils aient avec les précédents une certaine analogie, et qu'ils soient aussi relatifs aux facultés dites instinctives.

Effets
de
l'habitude

§ 4. — Nous avons eu déjà l'occasion de constater que la répétition fréquente des mêmes actes volitionnels en rend l'accomplissement plus facile et plus rapide; mais elle produit aussi dans ces phénomènes psychiques une modification plus considérable : elle tend à rendre inconsciente la série des opérations mentales nécessaires pour l'obtention du résultat, et à établir entre elles des relations telles que la réalisation volontaire de l'un des termes de cette série ait pour conséquence la réalisation automatique des termes suivants; elle tend aussi, par l'effet d'une simple coïncidence entre des actes qui primitivement n'avaient entre eux aucune connexion, à faire que l'un de ceux-ci puisse devenir une cause déterminante de l'autre, et elle peut même disposer si bien l'Être animé à exécuter un certain travail mental, que, pour en déterminer l'accomplissement involontaire et inconscient, il suffise d'une émotion, d'une excitation mentale quelconque. Parfois l'Homme fait ainsi, sans prémédi-

vant les yeux. Au moment où j'écris ces lignes il est occupé de la sorte. Chacun a pu remarquer aussi que très-souvent le Chat domestique se comporte de la même façon, Boucher de Perthes a insisté avec raison sur ces indices de curiosité chez divers Mammifères (a).

(a) Boucher de Perthes, *Des idées innées, de la mémoire et de l'instinct*, p. 68 (1867).

tation, sans réflexion, sans le savoir, ce que dans le principe il ne pouvait faire qu'en voulant fortement et en calculant pour ainsi dire tout ce qu'il devait effectuer pour arriver au but désiré; il acquiert une faculté automatique qu'il ne possédait pas originellement, et il vérifie le proverbe populaire : « l'habitude est une seconde nature. » Cela est également vrai pour beaucoup d'Animaux, et cette aptitude de l'esprit constitue la propriété mentale appelée l'*éducabilité*. Ces Êtres sont susceptibles d'apprendre à faire des choses qui primordialement leur étaient inconnues, des choses qu'ils étaient incapables de produire, et de la sorte leur pouvoir augmente : ils se perfectionnent.

Chez l'Homme, l'influence de l'habitude sur le mode d'accomplissement de nos actes est manifeste dans une foule de circonstances, et elle tend toujours à substituer de plus en plus des impulsions nerveuses automatiques à l'effort vo-litionnel. Ainsi, lorsque le jeune enfant apprend à marcher, il a besoin de faire beaucoup d'attention à tous ses mouvements, d'en mesurer la grandeur, d'en calculer les conséquences, d'en combiner les effets, tant pour conserver son corps en équilibre que pour le faire avancer et le bien diriger; mais du moment où il a appris à agir de la sorte, il peut marcher sans songer à la manière dont il fait mouvoir ses membres; il a acquis une faculté qui, dans le principe, nécessitait de la réflexion et du raisonnement, mais qui peut désormais s'en passer; pour que la locomotion s'effectue, il suffit même, dans la plupart des cas, que la mise en train de la machine motrice ait été déterminée par la volonté, et que la série des actes provoqués de la sorte ne soit pas interrompue par une autre action mentale. L'organisme est devenu apte à exécuter tous ces actes machinalement, sans calcul, presque sans le savoir, et ce qui est chez nous le résultat de l'éducation peut se produire chez certains

Animaux sans préméditation, sans leçon, sans expérience acquise. Le Poulain, par exemple, sait courir en naissant; sous ce rapport il fait instinctivement ce que nous faisons pour avoir appris à le faire, soit en profitant des leçons qui nous sont données par nos semblables, soit en tirant parti de notre expérience personnelle. Il semble donc y avoir deux phénomènes mentals du même ordre qui, sans l'intervention nécessaire de la volonté, dirigent les actions des Êtres animés : des instincts primordiaux, innés, héréditaires, et des actions nerveuses d'origine volitionnelle mais devenues automatiques par habitude, et comparables à des instincts acquis et personnels.

§ 5. — Pour mettre mieux en évidence cette sorte de transformation d'actes électifs en actes automatiques, Frédéric Cuvier, qui a été l'un des premiers à insister sur les phénomènes psychiques de cet ordre, argue de l'influence de l'habitude et de l'éducation sur l'art de l'équitation; dans le principe, l'exercice de cet art nécessite une attention soutenue de la part du cavalier, mais, à la longue, il peut lui devenir tellement familier que les mouvements du corps de celui-ci semblent se mettre spontanément en harmonie avec ceux de sa monture (1).

L'habitude peut amener des perfectionnements analogues dans les associations d'idées d'ordres différents, par exemple celles qui sont causées par les impressions visuelles

Transformations d'actes intentionnels en actes automatiques.

_____

(1) Lorsqu'un Homme, après avoir bien conçu et bien gravé dans sa mémoire les principes de l'équitation, essaye pour la première fois d'exercer cet art (a), il ne saura pas gouverner ses mouvements de façon à rester en équilibre sur son cheval, et il lui faudra beaucoup de réflexion ainsi que beaucoup de pratique pour devenir bon cavalier; mais dès qu'il aura acquis cette qualité, il n'aura plus besoin de songer à ce qu'il fait pour se bien tenir sur sa monture. Frédéric Cuvier a très-bien exposé ces faits et les conséquences psychologiques qu'on en doit tirer.

(a) F. Cuvier, art. INSTINCT (*op. cit.*, t. XXIII, p. 542).

et celles qui produisent dans le bras des mouvements particuliers, comme dans l'exercice de l'escrime (1).

Les exemples de transformation d'actions contingentes,
volontaires et électives, en actions automatiques et inconscientes dont je viens de parler, sont la conséquence d'opérations mentales très-simples, et diffèrent beaucoup des actions
variées dont l'enchaînement est nécessaire pour l'obtention
de beaucoup de résultats auxquels l'instinct inné de certains
Animaux conduit ces Êtres ; mais il est facile de reconnaître
chez l'Homme d'autres phénomènes du même genre qui
sont fort complexes et qui, par l'effet de l'habitude, se font
sans réflexion, avec une précision non moins grande que le
travail exécuté par les Abeilles, lorsque ces Insectes construisent leurs alvéoles. Ainsi quand le musicien, avant
d'être devenu habile dans son art, joue du violon, il ne sait
où les doigts de sa main gauche doivent presser sur telle ou
telle corde pour que celle-ci, mise en vibration par les mouvements qu'il imprime à l'archet tenu dans sa main droite,
rende le son que l'on désigne sous le nom de *fa*, et lorsqu'il
aura appris lentement à exécuter les mouvements indispensables pour la production des diverses notes que le violon
peut rendre, et que, guidé par le sens de l'ouïe, il sera de-

(1) Le débutant dans l'art de l'escrime ignore complétement quels
sont les mouvements qu'il faut faire
pour parer les coups de son adversaire et il se laisse toucher à chaque passe, tandis que le maître
d'armes, ainsi que le fait remarquer
F. Cuvier, n'a plus besoin de réflexion
pour accomplir les mouvements propres à écarter le fleuret de cet adversaire, quelque variés et rapides
qu'en soient les changements de position ; il suit, de son fleuret, le fleuret
qui est opposé au sien, et ce sont les
mouvements à peine commencés de
son adversaire qui provoquent et règlent ceux qu'il exécute, presque
sans l'intervention de son jugement,
si ce n'est pour deviner ce que l'adversaire va faire, et du moment où
il a acquis cette notion, il n'a besoin
d'aucun calcul mental, d'aucun raisonnement pour exécuter avec son
arme le mouvement défensif correspondant (*a*).

(*a*) F. Cuvier. *op. cit.* (*Dict. des sc. nat.*, t. XXIII, p. 541).

venu capable de jouer toujours parfaitement juste, il pourra être encore très-ignorant dans l'art de lire les signes musicaux; mais par des exercices prolongés il s'établit dans son esprit des relations telles entre chacun de ces signes et les actes à accomplir pour la production de la note correspondante, que, par la simple vue de chacun d'eux, il peut faire sans effort mental, sans calcul aucun, et même sans fixer son attention sur les mouvements qu'il va exécuter, toute la série des actes qui a pour résultat la production de tel ou tel son particulier déterminé préalablement par le compositeur. Il lui suffira d'un coup d'œil rapide jeté sur le signe placé en tête d'une série de ces notes écrites, pour lui faire attacher une signification particulière à chacun des points noirs dont cette écriture se compose, et pour le déterminer à faire, sous l'influence de la sensation visuelle produite par un de ces points dont la position ne change pas, des mouvements différents, suivant qu'il joue dans la clef de *sol*, dans la clef d'alto, ou dans la clef de basse. Dans le principe, il se trompera souvent, il fera beaucoup de fausses notes et il ne pourra jouer que très-lentement; une grande contention d'esprit sera nécessaire à l'établissement des relations voulues entre les impressions visuelles et la production des mouvements volontaires dont le résultat doit être l'établissement de vibrations sonores en tel ou tel nombre dans les cordes du violon; mais peu à peu ce travail mental lui deviendra facile, et en général il arrivera à exécuter à première vue des morceaux de musique très-compliqués, et cela avec une rapidité vertigineuse; il pourra même acquérir la faculté de graver promptement dans sa mémoire toute cette série d'actes de façon à ne plus avoir besoin de regarder la musique écrite, et que l'idée attachée à tel ou tel morceau le rende apte à exécuter volontairement et sans effort mental appréciable ce même morceau. L'intervention de l'entendement est indispensable pour la réalisation de cette sorte d'éducation mentale ; mais pour être excellent musicien exécutant, il n'est pas nécessaire d'être plus intelligent que ne le sont les personnes ordinaires, il suffit d'une intelligence médiocrement développée.

L'observation journalière nous apprend que le degré d'aptitude à acquérir un talent de ce genre varie beaucoup suivant les individus, et que chez certaines personnes le résultat dont je viens de parler ne peut jamais être obtenu d'une manière complète, tandis que chez d'autres il est produit presque sans travail préliminaire ; il y a des enfants qui semblent être nés musiciens, tant ils apprennent vite à jouer d'un ou de plusieurs instruments et à déchiffrer rapidement la musique écrite, tandis que d'autres personnes, malgré des efforts longtemps prolongés, ne parviennent jamais à la lire à première vue. Il faut donc que, sous ce rapport, il y ait, suivant les individus, des différences mentales très-considérables, et si l'on admet que les modes de fonctionnement de l'organe mental soient en relation avec sa conformation ou sa structure intime, on est conduit à penser, d'une part, que l'habitude d'agir d'une certaine façon doit amener des modifications correspondantes dans l'état de cet organe ; d'autre part, que des particularités semblables à celles produites de la sorte peuvent exister originairement dans ce même instrument, et que par conséquent il peut y avoir des dispositions innées aussi bien que des dispositions acquises.

Aptitudes innées.

Dans quelques cas les aptitudes particulières acquises par habitude ne sont pas seulement individuelles, elles se transmettent par hérédité des parents à leurs descendants, et alors elles ne se distinguent en rien des facultés naturelles appelées *instincts*. Un de mes anciens amis, feu M. Roulin, à qui l'on doit beaucoup d'excellentes observations sur les mœurs

Transmission héréditaire d'aptitudes acquises.

des Animaux de l'Amérique méridionale, a constaté un fait de ce genre dont l'importance est considérable, c'est la production d'un instinct nouveau chez les Chiens d'origine étrangère acclimatés depuis fort longtemps dans la vallée de la Magdalena et employés à la chasse des Pecaris (1). Du reste, l'influence que les qualités acquises par l'éducation chez nos Chiens exercent sur les facultés de leurs descendants est si bien connue, que l'on dit proverbialement : « Bon chien chasse .de race (2). »

§ 6. — Se basant sur des faits de cet ordre et tenant compte de l'influence que la sélection naturelle peut exercer sur le développement progressif des particularités individuelles lorsque celles-ci contribuent à augmenter la puissance physiologique d'un Être animé et ses chances de vie, M. Darwin a donné des instincts en général une théorie qui ne diffère guère de l'hypothèse indiquée avec réserve par F. Cuvier, et qui paraît être, dans beaucoup de cas, l'expression de la vérité, mais qui ne satisfait pas à toutes les conditions du problème et laisse sans explication plausible les facultés instinctives les plus remarquables.

Hypothèse de Darwin.   M. Darwin pense que l'instinct, au lieu d'être une pro-

(1) Roulin, *Remarques sur quelques changements observés dans les Animaux domestiques transportés de l'ancien dans le nouveau continent* (*Ann. des scien. nat.*, 1829, t. XVI, p. 27 et suiv.). — *Hist. nat. et souvenirs de voyage*, p. 61.

(2) Des observations intéressantes sur ce sujet ont été faites par T. A. Knight, sur des jeunes Chiens de races différentes qui avaient été élevés ensemble sans avoir aucune communication avec leurs ascendants respectifs, et qui cependant, arrivés à l'âge adulte, firent preuve des aptitudes particulières propres à ceux-ci (*a*).

Divers faits recueillis par Weissenborn prouvent aussi que la prudence devient instinctive chez les Outardes lorsque ces Oiseaux habitent une contrée où les chasseurs sont nombreux (*b*).

(a) Knight, *On the hereditary instinctive propensities of Animals* (*Phil. Trans.*, 1837, p. 365).
(b) Weissenborn, *Transmission of experience in Birds, in the form of instinctive Knowledge* (Charlesworth's *Magazine of nat. History*, 1838, t. II, p. 50).

priété primordiale de l'espèce zoologique, est la conséquence d'une habitude acquise, ou de quelque autre particularité de cette espèce, transmissible par voie d'hérédité, qui procure à un des individus une certaine supériorité sur ses semblables, et qui a pour conséquence de lui donner en même temps une influence plus grande comme reproducteur. La génération issue de cet individu et tenant de lui par hérédité la particularité organique dont sa supériorité dépendait, se trouverait à son tour dans des conditions plus favorables à la prépondérance de son rôle comme procréateur, et ainsi de suite de génération en génération. Si en même temps la cause déterminante de la particularité propre à l'individu souche continue d'agir, l'action de cette cause devra être plus efficace sur la seconde génération que sur la précédente, puisque les jeunes, issus de l'individu modifié, auront déjà subi un commencement de modification semblable à celle que la susdite cause devra déterminer en eux. Peu à peu, très-graduellement, le changement s'accentuera donc de plus en plus avec le temps, et la qualité acquise de la sorte pourra devenir à la longue une particularité commune à tous les individus de l'espèce ; car la race prépondérante pourra, par le fait même de la sélection naturelle, se substituer au reste de la population issue de la souche dont provenait l'ancêtre dont je viens de parler (1).

(1) Ces vues ingénieuses et séduisantes ont été exposées avec détail par M. Darwin, dans le célèbre ouvrage de ce savant, *Sur l'origine des espèces*, publié en 1859 (a).

J'ajouterai qu'elles ressemblent beaucoup à celles que j'ai exposées il y a vingt-cinq ans dans mes *Éléments de Zoologie* relativement aux effets de la sélection économique sur la constitution et les qualités que divers de nos Animaux domestiques apportent avec eux en naissant. Voici en quels termes je m'exprimais à cet égard en 1834 :

« Une loi physiologique généralement reconnue, est cette tendance

(a) Ch. Darwin, *On the origin of species by means of natural selection, or the preservation of favoured races in the struggle for life*, chap. VII, 1859 (p. 207 et suiv.).

Ce raisonnement est fort juste, et je pense que dans beaucoup de cas les instincts réputés primordiaux et inhérents à la nature spécifique de l'Animal sont en réalité des pro-

qu'ont les Animaux à ressembler à leurs parents, non-seulement d'une manière générale, mais aussi par les particularités qui peuvent distinguer ces derniers. Dans l'espèce humaine, par exemple, les influences héréditaires se manifestent dans une foule de circonstances ; conformation, facultés, caractère, infirmités même se lèguent de génération en génération, et pour les Animaux chez lesquels moins de circonstances étrangères viennent agir sur les individus et occasionner des perturbations dans cette répétition des mêmes formes et des mêmes qualités, la tendance des petits à ressembler aux auteurs de leurs jours est encore plus évidente. Or, tous les individus d'une même espèce ne possèdent pas au même degré les qualités physiologiques, morales et intellectuelles dont chacun d'eux est doué, et par l'exercice ou par l'influence des conditions physiques, nous pouvons, en l'exerçant, développer telle ou telle faculté et augmenter par conséquent ces différences. Il s'ensuit que l'Homme peut, dans certaines limites, modifier à volonté les races, car il est maître de choisir ou même de produire des différences individuelles transmissibles par hérédité, et de régler la succession des générations de façon à en écarter tout ce qui tendrait à éloigner la race du type qu'il veut produire et à agir sur les qualités hé-

réditaires des petits comme il l'a fait sur celles de leurs parents. Il en résulte qu'à chaque génération nouvelle il fait un pas de plus vers le but qu'il s'était proposé, car il agit sur des individus déjà modifiés par suite des modifications imprimées à leurs parents (a). En s'attachant à développer, de génération en génération telle ou telle particularité physique, nous pouvons donc la porter bien plus loin qu'il ne nous aurait été possible de le faire dans le principe, et nous pouvons créer des races artificielles dont les caractères ne s'effaceront que lorsque des circonstances opposées à celles qui ont déterminé ces particularités viendront en détruire les effets. C'est ainsi que nous faisons lorsqu'un intérêt puissant donne de la persévérance à nos efforts. De nos jours, on a produit ainsi des races de Moutons, de Bœufs et de Chevaux, caractérisées par des particularités des plus remarquables, et c'est probablement par des moyens analogues qu'on a obtenu les races variées de Chiens dont les formes et les qualités sont si différentes, qu'au premier abord on a peine à croire qu'ils appartiennent à une même espèce (b). »

L'addition importante faite à ces considérations par M. Darwin, consiste dans l'idée de l'intervention de la lutte pour l'existence, comme devant amener une sélection naturelle.

(a) Comme exemple j'ai cité là en note l'influence de l'éducation individuelle des Chiens de chasse de la vallée de la Magdalena, sur leurs qualités héréditaires et le développement d'un nouvel instinct chez ces Animaux de souche européenne.

(b) Milne Edwards, *Éléments de zoologie*, p. 315 et suiv. (1re édit., 1834).

priétés acquises par les effets de l'habitude, transmises héréditairement et enracinées ainsi que développées par le fait de la répétition. Mais peut-on, de la sorte, se rendre compte de toutes les facultés de cet ordre? Je ne le pense pas; cependant pour en juger, il faut examiner comment les connaissances nécessaires à l'accomplissement des actes en apparence automatiques déterminés par l'instinct pourraient être acquises au moyen de l'intelligence, de la raison ou des autres facultés mentales qui nous sont connues.

§ 7. — Les actions volontaires d'un Être animé peuvent être provoquées et guidées par la connaissance des actions d'autrui, ou être la conséquence d'un travail mental qui est propre à l'exécutant et qui est tantôt la répétition de ce que son expérience personnelle lui montre comme conduisant à l'obtention du résultat désiré, d'autres fois la conséquence d'un raisonnement relatif aux moyens propres à le conduire au but prévu et désiré. Dans le premier cas, il y a de la part de cet Être imitation seulement, et les facultés mentales dont l'intervention est nécessaire peuvent être très-faibles et d'un ordre peu élevé; une certaine puissance d'attention, de la mémoire, un peu de discernement et une disposition à faire ce qu'il voit faire par autrui, peut suffire, car l'individu qui copie peut n'avoir aucune idée des effets que ses actes vont produire, et ne pas savoir pourquoi il agit; le travail mental qu'il exécute est donc des plus simples et ne nécessite guère d'intelligence. Dans le second cas, l'intervention du jugement est indispensable; il faut qu'il y ait connaissance acquise des effets produits par certaines opérations, et désir de reproduire ces effets en faisant emploi de moyens similaires. Enfin, dans le troisième cas, les actes électifs sont plus variés, et le raisonnement ainsi que le jugement jouent un rôle plus con-

Mobiles. des actions.

sidérable dans la détermination des actes à accomplir.

§ 8. — La tendance de l'esprit à l'imitation est une disposition psychique dont l'influence est considérable chez
l'Homme aussi bien que chez les Bêtes, et dont les philosophes
ne tiennent pas d'ordinaire assez compte. Dans un grand
nombre de circonstances elle est la cause prochaine d'actes
qui sont cependant volontaires, et elle agit puissamment
sur le moral aussi bien que sur les actions physiques (1).
Dans l'espèce humaine, elle se manifeste dans maintes

(1) Comme exemple de la tendance à l'imitation, même des actes plus ou moins involontaires, je rappellerai un fait vulgaire : le besoin de bâiller qui est si souvent déterminé par la vue d'une personne qui bâille. En imitant le bruit que les Chiens font de la sorte, on peut aussi faire bâiller ces Animaux (a).

La disposition à l'imitation ou, comme disent les phrénologistes, l'*imitativité*, se manifeste d'une part dans la production des actions nerveuses excito-motrices, d'autre part dans les opérations mentales ; et chez l'espèce humaine il y a sous ces deux rapports de grandes différences individuelles. L'aptitude à copier les mouvements expressifs est la première condition pour l'exercice de la mimique, et l'instinct de l'imitation exerce sur les opérations mentales un empire d'autant plus grand que l'esprit est moins investigateur et le jugement plus faible. L'espèce de paresse intellectuelle dont dépend en partie l'influence de cette tendance innée ou acquise, est la cause principale de l'esprit de routine ; elle contraste avec la curiosité et avec les besoins de l'entendement qui, en grandissant, aspire de plus en plus à connaître les causes des choses, et ne veut accorder confiance qu'aux idées approuvées par la raison. Les enfants et les peuples à l'état de barbarie acceptent facilement sans preuves les explications données par les personnes qu'ils considèrent comme leur étant supérieures, et la conviction, la certitude morale est d'autant plus difficile à obtenir que l'entendement est plus puissant, car l'intelligence en grandissant aperçoit de mieux en mieux les causes d'erreur auxquelles nos conclusions mentales peuvent être exposées, et elle devient de plus en plus prudente ou, en d'autres mots, de moins en moins crédule, de plus en plus encline au doute. Chez les Animaux inférieurs, il en est probablement de même et, toutes choses égales d'ailleurs, la routine, l'habitude, l'instinct, exerce sur les actes de l'Être animé une influence d'autant plus considérable que l'intelligence est moins développée.

(a) Dureau de la Malle, *Mém. sur le développement des facultés intellectuelles des Animaux (Ann. des sc. nat.*, t. XXII, p. 416).

circonstances, surtout dans les assemblées nombreuses, et elle est en général d'autant plus forte que les facultés intellectuelles sont moins développées, moins grandes. Elle porte souvent les idiots à commettre des actes de violence dont ils ont été témoins et dont leur faible esprit a été vivement frappé; chez les personnes dont les facultés sont mal équilibrées, telles que les femmes à imagination exaltée, elle produit parfois ce que des médecins aliénistes ont appelé une contagion morale. Chacun sait aussi que l'exemple est un puissant moyen d'éducation pour les enfants et même pour les Hommes d'âge mûr. Il y aurait aussi beaucoup à dire de son rôle dans la formation de nos croyances, dans nos opérations intellectuelles les plus élevées, dans nos investigations scientifiques et dans l'obtention des conceptions mentales les plus abstraites; mais ici je ne dois pas m'occuper de questions de cet ordre qui appartiennent essentiellement à l'histoire particulière de l'esprit humain, et je ne veux prendre en considération la disposition à l'imitation que chez les Animaux où elle semble être aussi la cause déterminante de beaucoup d'actions importantes.

§ 9. — Quelques Singes sont portés à imiter ce qu'ils voient faire, non-seulement par leurs semblables, mais aussi par l'Homme, et cela lors même qu'il n'en peut résulter pour eux aucun bénéfice, aucun plaisir (1). Exemples.

(1) J'ai observé un exemple remarquable de cette tendance mentale chez un jeune Chimpanzé qui a vécu pendant quelques mois à la ménagerie du Jardin des Plantes, il y a une quinzaine d'années. Lorsque cet Animal n'était pas distrait par d'autres pensées et qu'il me voyait mettre mes gants, il m'imitait dès que je lui jetais un de ces objets; il éprouvait d'abord beaucoup de difficulté à y faire pénétrer convenablement ses doigts, mais avec un peu d'exercice il ne tarda pas à devenir assez habile dans cette manœuvre, et à se ganter non moins mal que ne le font la plupart des jeunes enfants; je ne l'encourageais par le don d'aucune friandise ni par des caresses: je me bornais à lui montrer par mon exemple comment

Le bavardage inintelligent des Perroquets et des Pies qui répètent, sans les comprendre, les paroles ou d'autres sons dont leur oreille a été souvent frappée, est aussi une conséquence de cette même disposition à l'imitation (1). C'est un sentiment du même ordre qui porte la plupart des Chevaux à s'élancer quand ils voient courir un autre individu de leur espèce (2), et c'est par l'effet de cette même tendance men-

il fallait s'y prendre. Mais chez ce Singe le talent d'imitation se développait beaucoup plus vite lorsqu'il pouvait en tirer profit. Ainsi, il aimait extrêmement le vin sucré, et son gardien lui donnait souvent de petites quantités de cette boisson qu'il apportait dans un flacon bouché et qu'il versait devant lui dans un verre pour la lui offrir; or, notre Chimpanzé apprit ainsi, par la vue, à se servir lui-même, et lorsqu'on lui remettait le verre et le flacon, il s'empressait de déboucher celui-ci, de se verser à boire et de porter le verre à sa bouche pour le vider comme il avait vu son gardien le faire : puis, son flacon épuisé, il le rebouchait et le rendait à son maître.

Dureau de la Malle a enregistré plusieurs faits qui sont également propres à montrer que chez le Chien la tendance à l'imitation peut exercer beaucoup d'influence sur les actions de cet Animal. Ainsi, il cite des exemples de jeunes Chiens qui, ayant été de bonne heure séparés des individus de leur espèce et élevés en compagnie avec des Chats, en avaient pris spontanément les allures; qui, par exemple, avaient contracté l'habitude de se nettoyer les oreilles avec le bout de l'une de leurs pattes préa-

lablement mouillée en la portant à la bouche à la façon de ces Animaux, chose que, dans les circonstances ordinaires, les Chiens ne font jamais (a).

(1) Je me suis demandé pourquoi, parmi le peuple, on dit souvent bavard comme une Pie borgne, plutôt que de dire bavard comme une Pie quelconque, et je suis disposé à croire que cela est fondé sur ce que ces Oiseaux, lorsqu'ils ont perdu la vue d'un côté, sans être rendus tristes comme ils le seraient par une cécité complète, sont moins sujets à être distraits par les objets d'alentour que s'ils étaient en possession de leurs deux yeux, et que, concentrant alors davantage leur attention sur les sons étrangers qu'ils entendent, ils apprennent plus vite à les répéter. On sait d'ailleurs que divers petits Oiseaux chanteurs, rendus aveugles, apprennent mieux que les individus en possession de tous leurs sens à répéter les mélodies qu'on leur fait entendre au moyen d'une serinette ou de quelque autre instrument analogue.

(2) Ce spectacle ne les porte pas seulement à imiter ce qu'ils voient faire, mais à vouloir faire mieux, à courir plus vite, et souvent il s'établit ainsi entre deux Chevaux une

(a) Dureau de la Malle, *op. cit.* (*Ann. des sc. nat.*, 1831, t. XXII, p. 397).

tale que chez beaucoup d'Animaux la peur semble devenir contagieuse lors même qu'elle n'est motivée par rien d'appréciable pour la plupart des individus qui s'effrayent. Dans la ménagerie du Muséum j'ai souvent vu des paniques de ce genre se répandre de proche en proche.

Ce n'est pas seulement chez les Vertébrés des classes supérieures que la disposition à l'imitation est un des mobiles ordinaires de certaines actions; nous voyons des exemples de cette sorte d'instinct chez des Poissons. Ainsi, dans plus d'une circonstance, ces Animaux se comportent comme si chacun d'eux faisait dans son for intérieur le raisonnement suivant : « Mon voisin fait telle chose; j'ignore pourquoi; mais il pense apparemment qu'il en tirera avantage, par conséquent je veux faire comme lui (1). » Enfin des phénomènes du même ordre nous sont offerts par certains Animaux invertébrés, et, comme nous le verrons quand nous nous occuperons des espèces sociales, l'instinct d'imitation semble jouer un rôle important dans les actions de beaucoup de ces petits Êtres.

La tendance à répéter automatiquement certains mouvements que l'on a déjà faits, bien que ces mouvements puissent ne conduire à rien d'utile, ni résulter d'aucune cause appréciable, détermine souvent ce que, dans le langage vul-

---

sorte de lutte morale qui n'est pas sans analogie avec les effets du sentiment d'émulation et du sentiment d'ambition chez les Hommes.

(1) Les actions imitatives de ce genre sont faciles à observer chez les petits Cyprins qui vivent en troupes nombreuses dans nos eaux douces. Lorsque tout est calme autour d'eux, on les voit nager tranquillement en tous sens sans avoir l'air de s'occuper de ce que font leurs voisins; mais si tout à coup l'un d'eux s'élance rapidement dans une direction pour saisir un aliment qu'il vient de voir tomber dans l'eau à quelque distance de lui, aussitôt toute la bande se précipite dans la même direction, lors même que la cause des mouvements des premiers n'a pu être aperçue par aucun d'entre eux. J'ai été souvent témoin de ce fait en jetant des morceaux de pain à des Carpes ou à des Goujons.

gaire, on appelle des *tics*, et il est à noter que l'habitude de ces actes involontaires peut devenir héréditaire, de même que certaines manières particulières d'exécuter des mouvements volontaires. Nous avons de fréquents exemples de ces transmissions de ressemblance dans les gestes et les allures entre père et fils, lors même que le premier soit mort avant que le second n'ait appris à l'imiter, et l'on conçoit que chez certaines races il puisse en résulter une similitude dans la manière d'agir qui revêt le caractère d'un instinct lorsque celle-ci est utile à ceux qui l'offrent.

Exemples d'actions instinctives qui sont inexplicables par l'entendement.

§ 10. — La répétition d'actes dont l'utilité a été reconnue par l'expérience personnelle de l'Être qui les accomplit, ou par la connaissance acquise de l'utilité d'actes analogues exécutés par d'autres individus, se conçoit facilement et l'on comprend aussi que ces actes, calculés en prévision de l'obtention d'un résultat déterminé, puissent, par les effets de l'habitude, devenir peu à peu automatiques et prendre tous les caractères d'actions instinctives. Par conséquent, dans des circonstances de ce genre, la théorie darwinienne de l'instinct peut suffire à expliquer l'origine de la faculté; mais dans d'autres cas, des actes non moins bien combinés en vue de l'obtention d'un certain résultat sont exécutés par des Animaux qui ne peuvent avoir acquis, soit par leur expérience propre, soit par des relations avec d'autres individus de leur espèce, ou même avec des individus d'espèces différentes, la moindre idée de ce qu'ils ont à faire ni des résultats que donnera le travail auquel ils se livrent; faute d'expérience et d'exemples à suivre, ils ne peuvent agir qu'en aveugles, et cependant leurs actes sont parfaitement appropriés à la satisfaction non-seulement de besoins à venir, mais des besoins de leurs descendants dont l'existence future ne saurait leur être connue. Or, dans de pareilles circonstances, l'hypothèse de M. Darwin est insuffisante pour l'explication des faits, et pour nous rendre compte des impulsions de l'instinct il nous faut chercher d'autres causes.

Voici quelques exemples d'Animaux qui, doués d'une sorte de prévoyance inconsciente, exécutent, sans apprendre à les faire, des travaux variés d'une précision admirable et appropriés à la satisfaction, non des besoins du moment présent, mais des besoins d'un Être qui n'existe pas encore.

§ 11. — Examinons d'abord les actes de l'un de ces gros Insectes noirâtres de l'ordre des Hyménoptères dont les mœurs ont été habilement étudiées par Réaumur : le Xylocope violacé, appelé communément le *Perce-bois* (1). Travaux des Xylocopes.

Cette espèce d'Abeille solitaire arrivée à l'état parfait et prête à pondre, attaque avec acharnement un poteau, une poutre, une planche, ou quelque autre pièce de bois mort, et avec les fortes mandibules coupantes dont sa bouche est armée, elle y creuse un trou rond qu'elle approfondit d'abord dans la direction horizontale, puis en descendant obliquement de façon à pratiquer une longue galerie dont l'extrémité inférieure n'est séparée de la surface externe du bois que par une couche mince de tissu ligneux, mais ne débouche pas au dehors et se termine en cul-de-sac. Ce n'est pas pour s'en nourrir qu'elle ronge ainsi la substance du bois, car elle ne s'alimente que de liquides sucrés qu'elle se procure en léchant avec sa longue languette filiforme et flexible les produits d'une sécrétion végétale déposée au fond de la corolle de di-

(1) Au printemps, le Xylocope violacé (a) est commun dans nos jardins, mais il ne vit pas longtemps après être arrivé à l'état parfait, et avant ce moment il reste caché dans l'intérieur des échalas ou des autres pièces de bois où il a été déposé à l'état d'œuf, par conséquent il ne voit jamais ni sa mère, ni aucun des contemporains de celle-ci (b).

(a) Voy. l'*Atlas du Règne animal: Insectes*, pl. CXXVI, fig. 4.
(b) Réaumur, *Mém. pour servir à l'hist. des Insectes*, t. VI, p. 30 et suiv. (1742).

verses fleurs. Le Xylocope, qui ne pond qu'une seule fois et
qui meurt bientôt après l'achèvement de cette opération, ne
travaille ainsi que pour préparer à sa progéniture future un
gîte convenable; il rejette au dehors, à l'aide de ses pattes,
la poussière ligneuse détachée par ses mandibules, et lorsqu'il a forcé l'espèce de boyau dont je viens de parler, il se
livre à une autre série d'occupations. Il s'élance dans la
campagne avec une activité extrême, va butiner sur les
fleurs et détache de leurs étamines le pollen qui s'y trouve
et qui s'accroche aux poils dont son corps est couvert, puis
se brossant avec ses pattes, il ramasse cette poussière fécon-
dante en boulettes qu'il emporte en volant et qu'il va déposer
au fond de sa galerie. Ce pollen est destiné à nourrir la larve
qui n'est pas encore née, mais qui sortira plus tard d'un œuf
encore renfermé dans le corps de la mère future; le Xylocope renouvelle ces manœuvres jusqu'à ce qu'il ait formé
sur le plancher de sa caverne tubulaire un monceau de
substances alimentaires d'un volume déterminé; alors il
pond sur cet amas de pollen un œuf unique, et changeant
pour la troisième fois le genre de travail auquel il se livre, il
va à terre ramasser la sciure de bois détachée des parois de
son trou, en forme avec sa salive une sorte de pâte molle,
puis rentre dans le boyau et étale cette matière plastique
au-dessus du dépôt de pollen, de façon à fermer complètement la cavité occupée par l'œuf et son magasin de vivres.
Le disque ainsi placé adhère par ses bords aux parois de la
galerie, et constitue de la sorte le plafond d'une première
loge et le plancher d'un second étage. Le travail d'approvisionnement recommence alors; puis la ponte d'un second œuf
a lieu et la clôture de la nouvelle loge est effectuée comme
l'avait été celle de l'étage inférieur. Le Xylocope s'occupe
alors de la préparation d'un troisième nid, et ainsi de suite
jusqu'à ce qu'il ait utilisé de la sorte toute la longueur de la

galerie verticale ; enfin ce résultat obtenu et une série de loges ayant reçu chacune un œuf posé sur un tas de pollen, l'Insecte bouche l'entrée de sa galerie et ne s'en occupe plus pendant le peu d'heures qu'il lui reste à vivre. La mère meurt toujours avant que ses œufs éclosent, et jamais il ne peut s'établir aucune communication entre les jeunes individus qui vont naître dans ces cellules, et leurs parents ou tout autre représentant de leur espèce vivant en même temps que ceux-ci. Ces jeunes sont des larves vermiformes et dépourvues de pattes, qui vivent presque immobiles dans une obscurité profonde, et elles ne peuvent jamais avoir une connaissance quelconque de l'ensemble de leur demeure commune. En effet, lorsqu'ils ont achevé leur développement, l'aîné de la famille, qui se trouve à l'étage inférieur, se fraye directement un chemin au dehors en perforant avec ses mandibules le fond de sa loge ; jamais il n'en ronge le plafond, et c'est seulement après qu'il s'est échappé au dehors que l'habitant de la cellule suivante perfore cette cloison pour suivre le chemin pris par son aîné ; la sortie des autres individus se fait de la même manière, et chez tous les Xylocopes de cette espèce, la série des opérations dont je viens de parler s'accomplit à peu près de la même façon, quoique aucun de ces Insectes n'ait pu voir un de ses prédécesseurs à l'œuvre, ou communiquer avec lui, ni prendre connaissance de ce qu'il a fait.

Plusieurs Hyménoptères de la même famille, mais appartenant à des genres différents, construisent d'une manière analogue des demeures pour leurs descendants qu'ils ne connaîtront jamais, car tous seront morts avant la naissance de ceux-ci. Pour chaque espèce le travail offre certains caractères particuliers et invariables. Ainsi chez les Anthocopes (1)

Instincts analogues de quelques autres Hyménoptères.

(1) L'Anthocope, ou Abeille tapissière, est une espèce d'Abeille solitaire qui prépare pour chacun de ses petits un nid creusé, non dans du bois

et chez les Mégachiles du rosier (1), la galerie, servant de nid, au lieu d'être forée dans du bois est creusée en terre et tapissée avec des morceaux de fleurs ou de feuilles artistement découpés et disposés de façon à constituer un petit godet semblable à un dé à coudre dont l'entrée est bouchée.

Enfin, des faits du même ordre, mais plus ou moins différents, nous sont fournis par l'histoire naturelle de plusieurs autres Hyménoptères nidifiants de la même famille, notamment par les Chélostomes (2), les Osmies (3), les An-

comme celui du Xylocope, mais dans le sol ; c'est un trou cylindrique, vertical, qui doit être tapissé par des morceaux de pétales de pavots que l'Abeille découpe artistement avec ses mandibules, qu'elle porte au fond de cette excavation et qu'elle colle aux parois avec de la salive gluante. L'Anthocope renouvelle souvent cette opération, jusqu'à ce que les parois de son trou soient revêtues de la sorte dans toute leur étendue ; alors il va chercher au loin du pollen qu'il accumule au fond de son nid, de façon à y former un lit épais sur lequel il pond un œuf ; puis il refoule en dedans la partie supérieure de sa tapisserie en manière de tampon, et il bouche l'entrée des trous avec de la terre. Peu de temps après, l'Anthocope meurt, de façon qu'il ne voit jamais la larve apode pour laquelle il a travaillé, et celle-ci devenue insecte parfait n'a pu avoir aucune notion sur les opérations effectuées par sa mère ; cependant elle procède à son tour de la même façon pour préparer les

nids destinés à recevoir sa progéniture (a).

(1) De même que l'Anthocope, le Mégachile établit son nid en terre et le tapisse de produits végétaux, mais il lui donne une direction horizontale, et y forme, avec des morceaux de feuilles de rosier, une série de loges ayant chacune la forme d'un dé à coudre et étant pourvue d'un couvercle en forme de disque qu'il découpe avec une grande habileté. A l'aide de ses mandibules, l'insecte construit ainsi bout à bout quatre ou cinq cellules dans chacune desquelles il renferme, d'abord un dépôt d'aliments composés de miel et de pollen recueilli sur des fleurs, puis un œuf (b).

(2) Les Chélostomes sont, de même que les espèces précédentes, des Abeilles solitaires, mais ils sont de très-petite taille, et ils construisent leurs nids dans le tuyau d'un fétu de paille dont ils crépissent l'intérieur avec de la terre gâchée (c).

(3) Les Osmies construisent leurs

(a) Réaumur, op. cit., t. VI, p. 240, pl. XIII, fig. 1-11.
— Blanchard, op. cit., p. 432, pl. correspondante à la page 433.
(b) Réaumur, op. cit., t. VI, p. 96, pl. IX, fig. 8-19.
— Blanchard, op. cit., p. 429, pl. 430.
c) Blanchard, op. cit., p. 428.

thophores (1) et les Chalicodones des murailles ou Abeilles maçonnes (2).

Les divers Hyménoptères dont je viens de parler approvisionnent ces berceaux avec des substances végétales fort analogues à celles dont ils se nourrissent eux-mêmes; mais d'autres espèces du même ordre, dont le régime est semblable, les Odynères et les Cerceris par exemple (3), préparent pour leurs larves une alimentation plus substantielle, et l'instinct qui les guide dans cette circonstance est réellement merveilleux. Ils placent dans l'intérieur de leur nid, à côté de leur œuf dont une larve va sortir, un certain nombre d'Insectes vivants, mais frappés de paralysie de façon à être pour celle-ci une proie facile et susceptible de se conserver fraîche jusqu'au moment où le jeune Hyménoptère, encore à l'état vermiforme, aura besoin de s'en repaître. Or, l'état de mort apparente dans lequel cette proie

Instinct des Odynères, etc.

nids de diverses manières, suivant les espèces. L'une de celles-ci, qui habite l'Algérie, emploie à cet usage la coquille vide d'un Hélix dont elle divise l'intérieur en loges au moyen d'un mortier composé de terre et de bouse de vache. L'*Anthidium sticticum* des environs d'Oran se comporte à peu près de la même façon (a), tandis que l'Osmie de la Ronce s'établit dans l'intérieur d'une tige de la plante dont elle porte le nom (b).

(1) Cet Insecte construit son nid contre un mur avec de la terre gâchée qu'il rend adhérente au moyen de sa salive gluante; il y dépose un nombre considérable d'œufs logés chacun dans une cellule particulière avec un dépôt de pollen et de miel (c).

(2) Les Anthophores des murailles creusent un trou en terre ou dans les interstices d'un vieux mur, et en garnissent l'entrée d'une sorte de vestibule tubulaire construit avec de la terre gâchée; mais lorsque le réduit ainsi préparé a été approvisionné et que les œufs ont été déposés, ces Insectes démolissent l'espèce de cheminée dont je viens de parler, et en emploient les débris pour boucher l'entrée de ce nid (d).

(3) Ces divers Insectes appartiennent à la famille des Guêpes solitaires; les Cerceris sont des Hyménoptères de la famille des Crabronides.

(a) Lucas, *Insectes de l'Algérie*, t. II, p. 197.
(b) Blanchard, *op. cit.*, p. 427, fig.
(c) Réaumur, *op. cit.*, t. VI, p. 57, pl. VII, fig. 13, etc.
— Blanchard, *op. cit.*, p. 422, fig. de la page 423.
(d) Latreille, *Nouv. Dict. d'hist. nat.*, t. II, p. 153 (1816).

se trouve est déterminé par l'introduction d'une gouttelette de venin dans la substance de la portion thoracique du système nerveux ganglionnaire de la victime, sorte d'inoculation effectuée par l'aiguillon de la pondeuse. Il est impossible de supposer que le Cerceris et l'Odynère aient les connaissances physiologiques nécessaires pour les guider dans l'opération paralysante qu'ils accomplissent au grand bénéfice de leur future progéniture ; ils ne peuvent agir qu'automatiquement, mais leurs actions sont calculées comme si l'Insecte était doué à la fois d'une science profonde et d'une prévoyance innée (1).

Interprétation de ces phénomènes

§ 12. — Comment expliquer ces actes souvent si compliqués et dont le résultat est si bien approprié à la satisfaction des besoins, non de l'Animal qui les accomplit, mais de ses descendants dont il ne saurait prévoir la naissance?

Plusieurs naturalistes ont attribué tous les travaux exécutés par ces Insectes à l'intelligence dont ils seraient doués (2); mais quelque grande que l'on veuille supposer

(1) Ce mode d'approvisionnement du nid de certains Hyménoptères chasseurs a été constaté depuis longtemps par Réaumur, et L. Dufour a fait voir que les victimes amoncelées de la sorte dans les nids de ces Insectes varient suivant les espèces auxquelles la mère pondeuse appartient (a); mais le procédé au moyen duquel celle-ci paralyse sa proie sans la tuer, n'est connu que depuis quelques années, et la découverte en est due à un anatomiste d'Avignon, M. Fabre.

(2) Dupont (de Nemours), qui a fait beaucoup d'observations fines et judicieuses sur les facultés mentales des Bêtes, mais qui s'est laissé entraîné parfois à des exagérations injustifiables, a cru pouvoir expliquer les actes accomplis par les divers Insectes nidifiants, en supposant que ces Animaux, lorsqu'ils sont à l'état de larve, seraient très-intelligents,

(a) Réaumur, op. cit., t. VI, p. 275, pl. XXVII.
— L. Dufour, Obs. sur les métamorphoses et les mœurs du Cerceris Bupresticida (Ann. des sc. nat., 1841, 2ᵉ série, t. XV, p. 353).
— Fabre, Obs. sur les mœurs des Cerceris et sur les causes de la longue conservation des Coléoptères dont ils approvisionnent leurs larves (Ann. des sc. nat., 1855, 3ᵉ série, t. IV, p. 129).

cette puissance mentale, elle serait incapable de guider ces Insectes dans les travaux dont je viens de parler, car les bases des raisonnements qu'ils auraient à faire leur manqueraient complétement.

En effet, quel motif rationnel le Xylocope, par exemple, aurait-il pour perforer le bois, n'ayant jamais pu voir exécuter une opération de ce genre; comment aurait-il appris à donner à sa galerie la direction voulue, à cesser de creuser le bois avant d'être arrivé à la surface? Aucun raisonnement ne pourrait le conduire à prévoir la quantité d'aliments dont aura besoin la larve qui naîtra ultérieurement d'un œuf encore caché dans l'intérieur de son abdomen; l'intelligence ne pourrait même faire naître dans son esprit l'idée de l'existence future de ce nouvel Être; car tous les individus de son espèce, je le répète, ont disparu de la surface du globe avant que l'embryon dont il est le produit ait commencé à se constituer; pour tout ce qu'il fait il n'a ni exemple à suivre, ni expérience personnelle, ni tradition à recueillir, et cependant il se met à l'œuvre sans hésitation, ne tâtonne jamais, et accomplit sa tâche avec une précision parfaite. L'Homme le plus intelligent pourrait-il en faire autant? évidemment non. Le Xylocope ne saurait comprendre l'utilité de ses travaux, en prévoir les résultats, et cependant il se comporte comme si tous

se rendraient bien compte de la nature de leur demeure, et en conserveraient toujours un souvenir si fidèle, qu'après l'achèvement de leurs métamorphoses ils auraient le désir de préparer des demeures semblables pour leurs descendants, et par un effort de raison se conduiraient en conséquence (a). Mais lors même qu'on supposerait à ces larves toute cette puissance d'entendement et cette mémoire prodigieuse, je ne concevrais pas comment cela les éclairerait sur les travaux préalables effectués par leur mère avant leur naissance, travaux qu'il faudrait connaître pour être en état de les imiter.

(a) *Quelques Mémoires sur différents sujets*, p. 247 et suiv. (édit. de 1813).

ces actes étaient calculés de façon à concourir à l'obtention du résultat nécessaire, non à son bien-être personnel, mais à la satisfaction des besoins futurs d'un autre individu au sujet duquel il ne peut avoir aucune notion. Il subit l'influence d'une impulsion aveugle, mais cette impulsion est pour lui un guide plus utile que ne le serait l'entendement, la raison.

D'autre part, pouvons-nous voir dans cette manière d'agir les conséquences d'une faculté acquise, du perfectionnement d'un travail mental différent et originairement plus simple effectué par l'Insecte dont les mœurs auraient changé? Pouvons-nous concevoir l'existence d'un Xylocope dont la mère ne saurait ni construire le nid destiné à servir d'abri à sa progéniture, ni approvisionner convenablement ce berceau, et dont les descendants, en profitant des leçons de l'expérience de leurs ancêtres, auraient appris peu à peu à faire tout cela sans guide? Évidemment non; le jeune Xylocope, en sortant de l'œuf, est, ainsi que je l'ai déjà dit, un Animal vermiforme et apode, ne pouvant ni voir ni changer de place de façon à aller au loin chercher sa nourriture, ni se soustraire à ses nombreux ennemis; il n'a aucun moyen de défense, et si l'œuf dont il naît se trouvait placé à découvert et dans un lieu quelconque où n'existerait pas une provision d'aliments appropriés à son usage, pendant qu'il est à l'état de larve, il périrait infailliblement avant d'être arrivé à l'état de reproducteur. Il faut donc de deux choses l'une : que de tout temps les Xylocopes aient été en possession des instincts dont ils jouissent aujourd'hui, ou que leur mode d'organisation ainsi que leur mode de développement aient subi avec le temps des changements dont nous ne connaissons aucun exemple chez une espèce animale ou végétale quelconque. Les probabilités sont donc en faveur de l'hypothèse de l'existence primordiale de ces instincts, chose comparable à l'existence primordiale du type organique réalisé dans la structure visible du corps de ces Êtres.

§ 13. — Il me semble également impossible d'attribuer à l'entendement, à un raisonnement quelconque ou à des habitudes acquises, les actes dont les Abeilles ouvrières nous offrent souvent le merveilleux spectacle lorsqu'elles ont perdu leur Reine et qu'il n'existe dans leur ruche aucune cellule royale contenant une larve de femelle fertile en voie de développement. Dans ces circonstances, on voit souvent les ouvrières arracher plusieurs larves ordinaires de leurs berceaux, démolir ces alvéoles et bâtir à leur place une grande cellule, puis nourrir d'une manière particulière la larve laissée dans cette loge, et déterminer ainsi dans l'organisme de celle-ci le développement complet de l'appareil reproducteur qui serait resté à l'état rudimentaire si ce jeune Insecte avait été élevé comme le sont les larves des neutres. Or, dans la plupart des cas, toutes les ouvrières qui se comportent de la sorte se trouvent pour la première fois dans une ruche privée de Reine, aucune tradition, aucune expérience acquise, aucun raisonnement ne peut leur apprendre ce qu'elles ont à faire pour remédier au mal, et quelle que soit l'intelligence dont on les supposerait douées, je ne concevrais pas comment cette faculté mentale leur ferait découvrir que les aliments dont elles font d'ordinaire usage pour nourrir les larves de femelles rendront fécondable une larve d'ouvrière (1). Je ne

Conduite des Abeilles qui se trouvent sans une Reine.

---

(1) La constatation de ces faits est due à un apiculteur allemand nommé Schirach, et les observations de F. Huber ne peuvent laisser aucune incertitude quant à leur exactitude (a).

(a) Schirach, *Hist. nat. de la reine des Abeilles, avec l'art de former des Essaims*, 1771.
— Huber, *Nouv. obs. sur les Abeilles*, t. I, p. 132 et suiv.

puis voir dans ces actes que les effets d'un instinct inné, d'une impulsion automatique.

Il me serait facile de multiplier beaucoup les exemples d'actions combinées de façon à donner un résultat utile et accomplies par des Insectes qui n'ont pu avoir ni expérience personnelle, ni instruction, ni notion quelconque relative aux conséquences de leurs manœuvres; mais je me bornerai à montrer comment un jeune animal, qui n'a jamais vu ni ses parents ni aucun individu de son espèce, peut régler instinctivement sa conduite de façon à réaliser les conditions de son bien-être futur.

La larve des Coléoptères du genre Sitaris ne trouve ces conditions réunies que dans l'intérieur du nid souterrain construit par une espèce d'Abeille solitaire, l'Andrenne, et pour y pénétrer, guidée par un instinct inexplicable, elle s'accroche aux poils dont le corps de cet Hyménoptère est garni et se fait ainsi transporter par cet Insecte dans le berceau qu'il a préparé et approvisionné pour sa progéniture. Arrivée dans ce lieu, la larve du Sitaris abandonne l'Andrenne et va se glisser sous l'œuf déposé par cet Insecte sur un lit de miel; avec ses mandibules, elle en entame la coque; elle se nourrit alors du contenu de ce corps; puis elle change de peau et se sert de sa propre dépouille comme d'un bateau pour se maintenir à flot sur le miel sous-jacent dont elle fait sa nourriture pendant la seconde période de son existence. Enfin elle se métamorphose en nymphe, puis en Insecte ailé, et alors celui-ci sort de la caverne qu'il avait usurpée et il s'élève dans l'air pour aller s'y accoupler. La femelle fécondée pond ensuite ses œufs, les abandonne et meurt; mais les larves nées de ces œufs se comportent spontanément comme l'avaient fait leurs parents. En agissant de la sorte elles ne peuvent être guidées ni par un raisonnement quelconque, ni par l'exemple d'autrui, puisqu'il n'existe alors aucun individu de la génération précédente, et elles ne peuvent être inspirées que par un instinct particulier (1).

§ 14. — Mais comment concevoir la cause des facultés mentales de cet ordre?

Les observations de Frédéric Cuvier relativement aux effets de l'habitude, observations dont j'ai déjà eu l'occasion de dire quelques mots (2), jettent sur ce sujet d'utiles lumières. En effet, on peut supposer que si l'habitude de faire une chose rend superflue l'intervention de la volonté, de la raison, de l'intelligence, pour l'accomplissement des actes correspondants, c'est parce que l'organe mental, en subissant souvent la même influence excitante, qui doit être une influence modificatrice, puisqu'elle détermine un changement dans son état, acquière d'une manière permanente la disposition en vertu de laquelle il devenait temporairement la cause déterminante de l'acte en question, et que, de la sorte, par le seul fait de son activité fonctionnelle, il cause la série de phénomènes psychiques dont la manifestation était primitivement subordonnée à l'intervention d'un agent éloigné. Puis, il est également facile de concevoir que la disposition organique acquise de la sorte puisse dépendre du plan préconçu d'après lequel l'embryon se constitue, et par conséquent que les conditions nécessaires à la possession de tel ou tel instinct soient réalisées par l'effet des lois du développement de l'Animal en voie de formation, de la même façon que l'organisme de celui-ci acquiert toute autre particularité de structure caractéristique de son espèce; bien qu'il nous soit impossible d'imaginer pourquoi le fait de sa descendance détermine en lui un mode

(1) C'est principalement à M. Fabre que l'on doit la connaissance de cette série de faits remarquables (a).
(2) Voy. ci-dessus, p. 454.

(a) Fabre, *Mémoire sur les métamorphoses et les mœurs des Méloès* (*Ann. des sc. nat.*, t. VII, p. 299).

de structure semblable au mode de structure propre à ses parents. Tout cela est pour nous mystère, et à cet égard il est plus sage d'avouer notre ignorance que de la dissimuler en nous payant de mots.

Perfectibilité de l'instinct. § 15. — Des faits que nous venons de passer en revue il faut conclure que la différence entre les actes rationnels et les actes instinctifs n'est ni aussi grande ni aussi nettement caractérisée qu'on le suppose communément. L'instinct, c'est-à-dire l'impulsion mentale qui, sans l'intervention de l'entendement et sans prévision du résultat qui sera obtenu, détermine, combine et règle cette action comme si ses effets étaient prévus, peut être inné ou être acquis par l'individu qui le possède, et il peut même être transmis de cet individu à ses descendants comme une sorte d'habitude invétérée devenue héréditaire (1).

Il me paraît également démontré que l'instinct n'a pas la fixité absolue qu'on lui attribue communément; que tout en conservant ses caractères essentiels, il est susceptible de

---

(1) M. Hartmann caractérise très-bien l'instinct en disant : « C'est une activité qui poursuit un but, sans en avoir conscience »... « Celui qui prétend réduire chez les Animaux tous les actes instinctifs, comme on les appelle habituellement, à n'être que la manifestation d'une volonté consciente, celui-là nie en fait l'instinct (a). » Mais lorsque cet auteur ajoute : *L'instinct est un vouloir conscient du moyen propre à réaliser une fin voulue elle-même sans conscience*, il ne me paraît pas avancer beaucoup nos connaissances relatives à la nature de ce phénomène mental. M. Hartmann ajoute que l'instinct est un savoir inconscient et « qu'il faut en chercher le principe dans la détermination de la volonté par un travail de l'inconscient ». Ses vues à ce sujet se lient à l'hypothèse de l'existence possible d'idées dont celui qui les possède n'a pas conscience ; mais ainsi que nous le verrons dans une prochaine leçon, Kant et ses disciples confondent l'idée et la pensée avec l'impression mentale dont celles-ci sont des conséquences ; l'impression peut être inconsciente ou être devenue latente, mais la pensée suppose l'activité mentale et la perception consciente de ce qui se passe dans l'esprit.

(a) Hartmann, *Philosophie de l'inconscient*, t. I, p. 88 et suiv.

subir des changements considérables suivant les conditions biologiques dans lesquelles se trouvent les individus dont il dirige d'une manière générale les actes, et que les variations introduites de la sorte peuvent, en se transmettant héréditairement, imprimer à ce mobile mental des caractères accessoires permanents qu'il n'avait pas dans le principe. Or, ces modifications sont, d'ordinaire, avantageuses pour les Êtres animés qui les présentent, et par conséquent l'instinct est, dans certaines limites, perfectible.

L'histoire naturelle des Hirondelles nous offre divers exemples de phénomènes de cet ordre.

Les Hirondelles sont des Insectivores chasseurs qui poursuivent au vol les petits Insectes ailés répandus dans l'atmosphère, et qui, à cet effet, sont pourvus de longues ailes; mais, à raison de la grandeur de ces rames et de la brièveté de leurs pattes, ces Oiseaux, bons voiliers, ne peuvent que très-difficilement prendre leur essor quand ils sont à terre; et par conséquent, pour se reposer, ainsi que pour couver et pour donner à leurs petits les soins dont ceux-ci ont besoin, ils ont avantage à établir leur demeure sur quelque point élevé où ils peuvent arriver à tire-d'aile et s'élancer dans l'atmosphère avec non moins de facilité; pour protéger leurs jeunes contre la pluie et les autres intempéries de l'air, il leur est également utile de pouvoir placer leur nid sous quelque objet saillant propre à servir de toit. A l'époque préhistorique, lorsque l'Homme ne bâtissait pas encore de maisons et vivait dans des cavernes, les Hirondelles ne pouvaient trouver réunies les conditions dont je viens de parler que sous les anfractuosités de quelque rocher escarpé; et dans les contrées à peine peuplées, telles que les Hautes-Alpes et quelques parties de l'Espagne, c'est encore contre les parois des rochers que les colonies de nos Hirondelles de fenêtre construisent leurs nids; mais ailleurs leur instinct leur fait choisir les réduits analogues et plus commodes qu'elles ne trouvaient pas primitivement et que leur offrent le dessous du bord de la toiture de nos maisons et nos embrasures de fenêtres; toutes bâtissent leurs nids dans les parties extérieures de nos édifices ou de nos demeures, au lieu de hanter les localités sauvages, et elles sont devenues, pour ainsi dire, les commensales de l'Homme civilisé. Une autre espèce du même genre, dont l'organisation diffère notablement de celle de l'Oiseau dont je viens de parler, l'Hirondelle rustique ou Hirondelle de cheminée (1), a dû avoir originairement des instincts analogues à ceux de celui-ci, car dans les temps préhistoriques elle ne faisait probablement pas défaut, et cependant elle ne pouvait trouver refuge que dans les anfractuosités des rochers, tandis que maintenant on ne la voit nicher que dans les cheminées où l'on ne fait pas de feu, dans l'embrasure d'une fenêtre, sous une corniche, dans une grange ou même dans l'intérieur d'une chambre ouverte et inhabitée; toujours maintenant elle prend gîte dans nos demeures ou dans leur voisinage immédiat, où elle a plus de bien-être que dans les lieux déserts; par conséquent ses instincts ont dû se développer en même temps que l'espèce humaine s'est civilisée. Il paraît aussi que le talent architectural devenu inné chez nos Hirondelles alpestres est encore susceptible de se modifier suivant les circonstances dans lesquelles ces Oiseaux se trouvent, car dans certaines localités leurs nids sont conformés d'une manière particulière qui ne se rencontre pas

(1) L'Hirondelle de fenêtre et l'Hirondelle rustique, ou Hirondelle de cheminée, ne diffèrent pas seulement l'une de l'autre par leurs mœurs; elles se distinguent par plusieurs caractères organiques, tels que le mode d'échancrure de la queue et la conformation des doigts, qui sont nus et libres chez la dernière de ces espèces, tandis qu'ils sont emplumés et en partie adhérents chez la première, dont les ornithologistes font aujourd'hui un genre particulier sous le nom de *Chélidon*.

ailleurs et qui était inconnue des naturalistes d'autre-fois (1).

Il est également à noter qu'un instinct fort semblable à celui qui existait probablement chez toutes ces Hirondelles à l'époque préhistorique se retrouve chez une troisième re-présentante du même type générique, notre Hirondelle de rivage, qui établit son nid dans des trous pratiqués dans le flanc des berges escarpées. Or, cet Oiseau est fort ancien, car ses ossements ont été trouvés à l'état fossile, tandis que nous n'avons aucune preuve de l'existence des autres espèces de la même famille dans ces temps reculés (2). Peut-on en conclure que l'Hirondelle de rivage de l'époque préhistorique est l'ancêtre commun des trois espèces ou races actuelles dont je viens de parler, et dont la conformation ainsi que l'instinct architectural se seraient modifiés avec le temps? Cela ne me paraît pas improbable; mais dans l'état actuel de nos connaissances, on ne peut former à ce sujet que des conjectures très-vagues, et ici je ne dois pas aborder les questions de philosophie zoologique étrangères au sujet de mes leçons.

Laissant de côté toutes ces vues de l'esprit, revenons donc à l'étude des faits considérés en eux-mêmes, et, sans nous préoccuper de l'origine, de la cause première des facultés mentales des Êtres animés, observons les caractères de ces aptitudes, et, dans ce but, cherchons à démêler dans les actes des Animaux dont les mœurs nous offrent le plus de particularités intéressantes, quelle peut être la part attri-buable à chacune des principales facultés mentales dont nous

(1) Ce fait a été signalé à l'atten-tion des naturalistes par Pouchet père (a).

(1) L'existence des fossiles de l'Hi-rondelle de rivage a été constatée par M. Alph. Milne Edwards.

(a) Pouchet, *Transformation des nids de l'Hirondelle de fenêtre (Comptes rendus de l'Acad. des sc.*, 1870, t. LXX, p. 492.

venons de constater l'existence ; mais avant de procéder à cette analyse, il faut examiner quels sont les mobiles qui mettent ces facultés en jeu, et quelles sont les dispositions particulières de l'esprit qui sont susceptibles d'influer sur l'aptitude de ces facultés à accomplir leurs rôles respectifs.

Tendances mentales.

§ 16. — Les diverses propriétés mentales, les différentes manières d'agir de l'esprit, exercent sur elles-mêmes des influences réciproques, et le travail que l'intelligence effectue, pour être bon, nécessite l'existence d'une certaine harmonie, d'un certain état d'équilibre entre les facultés quant à leur puissance fonctionnelle et à la grandeur de l'activité déployée simultanément par chacune d'elles en particulier. Nous avons vu précédemment qu'une impression sensorielle dont l'intensité dépasse une certaine limite entrave ou empêche même la perception consciente d'autres impressions, et que toute dépense considérable d'activité mentale d'une certaine nature diminue ou arrête l'aptitude de l'esprit à agir synchroniquement d'une autre manière, comme si le cerveau n'était capable de développer en un temps donné qu'une certaine quantité de force sensoriale, et que l'emploi de cette force dans une direction déterminée ne pouvait s'effectuer qu'aux dépens de son utilisation dans d'autres directions.

Il en est encore ainsi pour le travail cérébral dont dépendent les sentiments et les opérations de l'intelligence. Les divers instruments dont l'activité fonctionnelle détermine ces états de l'esprit et ces actions psychiques ne sont ni également puissants ni également excitables chez les Êtres animés d'espèces différentes, ni même chez tous les individus de même espèce. Il existe à cet égard de profondes dissemblances parmi les Hommes ainsi qu'entre les différentes espèces animales, et un même stimulant physique ou moral pourra produire ainsi des effets très-inégaux, suivant les dispositions individuelles des organismes sur lesquels il agit.

Ces inégalités dans le degré d'excitabilité absolue ou rela- *Caractère.* tive et dans la grandeur de la puissance fonctionnelle de telle ou telle faculté sensoriale déterminent des différences correspondantes dans les effets produits sur l'âme ou chose consciente, par les sensations ou par les pensées; l'organisme est plus ou moins bien disposé pour agir de telle ou telle façon, et de ces différences dépend ce que l'on appelle communément le *caractère* des individus.

Nous avons vu précédemment (1) que les excitations reçues par les organes des sens, de même que les excitations d'origine mentale, les pensées, produisent sur le percepteur conscient, sur le *moi*, des impressions qui peuvent être, suivant leur degré de force et leur nature, agréables ou pénibles, ou bien encore ne produire en lui ni plaisir ni peine et lui rester indifférentes. Or, la disposition de l'esprit à être impressionné, soit d'une manière agréable, soit d'une manière désagréable, par les résultats du travail mental, produit chez les uns une habitude de satisfaction intérieure et de gaieté, chez d'autres des habitudes de tristesse, qui peuvent influer très-fortement sur le jugement et sur l'exercice d'autres facultés mentales.

La raison intervenant dans les opérations psychiques de cet ordre, et faisant prévoir plus ou moins facilement le mal ou le bien, peut donner à l'esprit d'autres tendances et rendre l'Être animé prudent, timide et même peureux, ou, au contraire, confiant et disposé à agir inconsidérément. Ce sont autant de différences de caractère dont nous rencontrons des exemples d'individu à individu parmi les Hommes et souvent aussi chez le même individu, à mesure qu'il avance en âge et

(1) Voy. ci-dessus, p. 445.

que ses dispositions mentales ont été modifiées par les leçons de l'expérience.

Une prédominance analogue de certaines aptitudes sensoriales, ou dispositions de l'esprit à éprouver des impressions sous l'influence d'excitants physiques ou mentals, peut être déterminée temporairement par l'action qu'exercent sur l'organisme certains agents chimiques, tels que les liqueurs alcooliques, l'opium, le haschich et le protoxyde d'azote, désigné par Davy sous le nom de *gaz hilarant*. L'ivresse à son premier degré consiste en un trouble mental de ce genre et varie de caractère suivant les tendances préalables du mode de fonctionnement de l'appareil psychique, car, ainsi qu'on le dit vulgairement, tel homme a le vin gai, tandis que l'autre a le vin triste.

L'aliénation mentale, la folie, est un état analogue, dans lequel certaines dispositions de l'esprit, le travail cérébral, dont résulte la production de certaines pensées, acquièrent une prédominance telle que la faculté de raisonner, la faculté de juger et même la faculté de vouloir deviennent impuissantes à régler les actions de l'Être animé. Cela est surtout manifeste dans les cas de monomanie, et même chez les personnes qui ont ce que l'on appelle une idée fixe.

Émotions mentales.

Il y a une grande ressemblance entre le trouble intellectuel dont je viens de parler et l'état de désordre mental temporaire qui peut être déterminé par une impression sensoriale forte et brusque, et qui caractérise les *émotions*. De même qu'une douleur physique intense peut empêcher le fonctionnement des agents producteurs de la force excito-motrice, des pensées d'un certain ordre peuvent s'emparer de l'esprit avec tant de force que la volonté cesse d'être capable d'en détourner l'attention, que la faculté de raisonner et de juger se trouve suspendue, que le libre arbitre n'existe plus, et que l'Homme semble agir d'une manière automatique, sous l'empire des excitations dont la source serait dans un sentiment aveugle. La surprise peut causer, pendant quelques instants, dans le fonctionnement des divers organes producteurs de la pensée, une rupture d'équilibre du même genre, et la crainte d'un mal, la frayeur, produit parfois avec plus de violence une sorte de folie analogue, et cela avec d'autant plus de facilité que l'intelligence est plus bornée et la puissance volitionnelle plus faible.

La colère est un phénomène psychique du même ordre, dépendant d'un excès d'activité dans un travail mental particulier suscité par le désir de vaincre une résistance morale ou de punir un offenseur. Ce sentiment entrave de la même manière les opérations de l'entendement, rend dominateur l'instinct de la combativité, et ne diffère que peu de la folie furieuse.

L'Homme n'est pas le seul Être animé qui soit susceptible d'éprouver des sentiments impérieux de ce genre et de devenir ainsi plus ou moins incapable d'utiliser l'ensemble des facultés mentales dont il peut être pourvu. Enfin, chez les Bêtes, de même que dans l'espèce humaine, la disposition à subir ces émotions varie suivant les individus, mais elle varie davantage encore suivant les espèces.

La peur est un sentiment qui joue un grand rôle dans les actions de la plupart des Animaux (1). Elle suppose un certain degré d'intelligence, car pour comprendre qu'il y a danger il faut ne pas être tout à fait dépourvu d'entendement; elle détermine en général la fuite, et parfois elle trouble à un

(1) Un voyageur naturaliste belge, M. J. C. Houzeau, a réuni beaucoup de faits intéressants relatifs à l'influence de la peur sur divers Animaux (a).

(a) Houzeau, *Études sur les facultés mentales des Animaux comparées à celles de l'Homme*, t. I, p. 127 (1872).

tel point la faible raison de ces Êtres, qu'elle les empêche
d'apercevoir les obstacles semés sur leur route ou de diriger
leurs mouvements d'une façon utile à leur sûreté. La timi-
dité est en général proportionnée à la fréquence du péril
et à la faiblesse des moyens de défense dont l'Animal peut
disposer, et elle devient facilement héréditaire. La méfiance
prend même très-promptement le caractère d'un instinct
inné, lorsque les conditions dans lesquelles les Animaux se
trouvent les exposent à de nouveaux dangers, et, au contraire, elle se perd peu à peu chez les races qui vivent en
sécurité. Sous ce rapport, l'expérience personnelle acquise
par les parents peut devenir utile aux générations futures,
et, par conséquent, on ne saurait refuser à certaines races
animales un certain degré de perfectibilité mentale.

La colère est une émotion mentale moins facile à expliquer que la peur ; chez certains Animaux elle peut être excitée par la vue d'objets qui leur déplaisent, sans que nous
puissions nous rendre compte du motif, du sentiment excité
de la sorte, et l'irrascibilité ne concorde pas toujours avec
la puissance de nuire. On l'observe parfois chez des Animaux faibles et mal pourvus d'armes offensives : les Din-
dons et les Fourmis par exemple. Parmi les grands Animaux,
elle se manifeste chez les espèces les moins intelligentes, et
elle est plus fréquente chez les mâles que chez les femelles ;
l'excitation causée par l'activité fonctionnelle de l'appareil
de la génération y dispose, et chez quelques Mammifères,
le Cheval et le Bœuf par exemple, la castration détermine
sous ce rapport un changement complet.

En poursuivant nos études de psychologie zoologique
j'aurai souvent l'occasion de revenir sur des faits de cet
ordre, et déjà dans la prochaine leçon il me faudra en tenir
grand compte.

CENT TRENTE-DEUXIÈME LEÇON

SUITE DE L'ÉTUDE DU TRAVAIL MENTAL CHEZ L'HOMME ET CHEZ LES BÊTES. — Mobiles de leurs actions. — Influence des sensations agréables ou pénibles. — Besoins. — Alimentivité. — Sentiment de la faim et de la soif. — Instincts qui s'y rattachent. — Parasitisme. — Animaux chasseurs; parts attribuables à l'instinct et parts attribuables à l'intelligence dans leurs actions. — Autres instincts relatifs à la conservation de l'individu. — Constrictivité. — Mammifères fouisseurs.

§ 1. — Lorsqu'on veut approfondir l'étude des actions d'un Animal, il ne suffit pas de connaître d'une manière plus ou moins complète les facultés à l'aide desquelles ces actes sont accomplis; il faut aussi prendre en considération leur nature et les usages que l'Être animé en fait. Or, que ces actes soient des conséquences d'une opération de l'intelligence, d'un raisonnement et d'un choix, ou d'une impulsion instinctive, ou bien encore du concours de ces deux espèces de puissances mentales, ainsi que cela a lieu souvent, ils peuvent différer entre eux sous le rapport de leur objet, de leur genre d'utilité, et répondre ainsi à des besoins divers; mais tout en étant dissemblables à cet égard, ils peuvent être similaires par leurs caractères propres et par les résultats immédiats qu'ils donnent. Par conséquent, suivant le point de vue où l'on se place, ces phénomènes doivent être classés de différentes manières. Envisagés sous le rapport de leur destination biologique, ils forment trois groupes, selon qu'ils servent à assurer l'existence de l'individu, à maintenir l'existence de sa race, ou à établir des relations mentales entre lui et ses semblables; mais dans chacune de ces catégories il y a production d'actions similaires, et lorsqu'on veut réunir les choses de cet ordre qui

Mobiles des actions automatiques ou rationnelles

se ressemblent, on se trouve conduit à les grouper d'une manière particulière, suivant qu'elles consistent en combats, en services rendus à autrui, en travaux de construction, en voyages ou en actes divers d'un tout autre caractère. Ici je ne m'astreindrai à suivre rigoureusement ni l'une ni l'autre de ces classifications; mais afin d'en faciliter l'étude, je grouperai les faits à raison de leur similitude intrinsèque plutôt qu'en considération de leur but final. Ainsi, pour le moment je laisserai de côté tout ce qui est particulier aux Animaux qui vivent en société et j'examinerai les moyens employés par les Êtres animés pour se procurer isolément, soit pour eux-mêmes, soit pour leur progéniture, non-seulement la nourriture indispensable à leur subsistance, mais aussi un abri nécessaire à leur bien-être.

§ 2. — En étudiant la digestion, nous avons vu que chez les Animaux les plus inférieurs les substances alimentaires sont avalées sans choix préalable, par l'effet du jeu d'un appareil ciliaire dont les mouvements sont à peine soumis à l'empire d'une volonté appréciable (1). Mais bientôt l'ingurgitation devient le résultat d'une série d'actes volontaires suscités et dirigés par un instinct particulier que quelques physiologistes désignent sous le nom d'*alimentivité*, et chez les Êtres animés plus parfaits il y a élection quant aux substances à ingurgiter : l'Animal, guidé probablement par les sensations du goût ou de l'odorat que lui révèlent dans les corps circonvoisins des propriétés organoleptiques dont les unes lui sont agréables, tandis que les autres lui sont désagréables, s'approprie certaines choses et en repousse d'autres (2). Au premier abord on pourrait penser

Instincts relatifs à l'alimentation.

(1) Voy. tome V, pages 291, 328, 341, etc.

(2) Cet instinct électif est telle-

ment puissant et impérieux que certains Animaux se laissent mourir de faim ayant à leur portée des alique cela implique un choix conscient, une volonté prévoyante; mais dans beaucoup de cas cette sélection est probablement automatique seulement, et résulte de certaines actions nerveuses réflexes, variables suivant le mode d'action du stimulant extérieur, lequel est dans ce cas la substance alimentaire amenée près de l'entrée de l'appareil digestif ou à portée des organes préhenseurs affectés au service de cet appareil.

C'est seulement par l'effet d'associations analogues que je conçois l'instinct déterminateur du régime des Êtres animés; instinct qui porte les uns à se nourrir de matières animales, d'autres à ne rechercher que des aliments d'origine végétale, et qui, dans beaucoup de cas, les guide de façon à les empêcher de manger des substances toxiques. Un instinct du même ordre détermine souvent la mère pondeuse à déposer ses œufs dans tel endroit plutôt que dans tel autre; et lorsqu'il est parfois en défaut, comme cela se voit chez la Mouche qui va loger ses œufs dans une fleur fétide au lieu de les placer dans de la chair en putréfaction, cela dépend seulement de ce que les sensations excitatrices produites par ces objets sont similaires, et que l'Insecte procède par analogie (1).

Nous avons vu également que d'ordinaire les sensations déterminantes de cette sélection non raisonnée sont probablement fournies par les organes de l'olfaction plutôt que par les organes du goût, car l'Animal n'introduit pas dans sa bouche les aliments pour se décider à les manger ou à les rejeter; c'est à distance qu'il les apprécie, et il ne prend

ments qui seraient aptes à les nourrir, mais qui ne sont pas de leur goût. Les Vers à soie et beaucoup d'autres Chenilles sont dans ce cas, tandis qu'au contraire la plupart des Animaux supérieurs dont l'intelligence est plus développée, sont polyphages ou susceptibles de le devenir lorsque cela leur est utile.

(1) Voy. t. XI, p. 481.

que ceux dont les propriétés organoleptiques agissantes à distance sont agréables à ses sens.

Sensation
de la faim C'est essentiellement le sentiment de la faim ou de la soif (1) qui porte les Êtres animés à introduire dans leur appareil digestif des corps étrangers. Ainsi que chacun de nous peut le savoir par son expérience personnelle, en général le besoin d'aliments se manifeste d'abord par une sensation particulière qui semble avoir son siége dans l'estomac et qui est déterminée par un état de vacuité prolongé de cet organe, car elle peut être suspendue par l'introduction d'une certaine quantité de corps étrangers dans cette cavité digestive, lors même que les matières employées de la sorte ne sont ni nutritives ni même absorbables (2). Dans les premiers moments elle n'est pas désagréable : elle constitue alors l'*appétit* ou désir de manger; mais quand elle n'est pas satisfaite elle devient bientôt plus ou moins pénible, et elle peut se changer en une souffrance atroce. Il est aussi à

(1) Le besoin de boisson donne lieu, comme chacun le sait, à une sensation très-différente de celle de la faim et dont le siége est dans la portion vestibulaire de l'appareil digestif. Cette sensation fait naître le désir de boire, et lorsqu'elle n'est pas apaisée elle donne lieu à des souffrances encore plus grandes que celles qui sont causées par la faim; mais les phénomènes psychiques dont elle est susceptible d'être la source ne sont ni aussi variés, ni aussi intéressants à étudier; par conséquent je ne m'y arrêterai pas.

(2) Ainsi quelques peuplades à demi sauvages de l'Amérique méridionale ont l'habitude d'avaler, à défaut d'aliments, des boulettes de terre dont l'ingestion apaise la faim (*a*); on a constaté que parfois les matières minérales employées de la sorte dans les temps de famine, en Laponie et en Chine, ainsi que dans le nouveau monde, ne sont pas complétement dépourvues de propriétés nutritives dues à la présence d'animalcules inférieurs (*b*); mais je pense qu'elles agissent surtout mécaniquement.

(*a*) Humboldt, *Tableaux de la nature*, t. I.
(*b*) Retzius, *Extrait d'une lettre adressée à Ehrenberg* (*Comptes rendus de l'Acad. des sc.*, 1837, t. IV, p. 293). — *Lettres, etc.* (*op. cit.*, t. VI, p. 356).
— Biot, *Note sur des matières pierreuses employées à la Chine dans les temps de famine sous le nom de farine de pierres* (*Comptes rendus*, t. IV, p. 301).
— Vallot, *Substances minérales employées comme mets* (*loc. cit.*, p. 590).

noter que la faim peut être provoquée par l'excitation résultant de l'action de diverses substances stimulantes sur la tunique muqueuse de l'estomac, ou même de l'irritation mécanique des parois de l'intestin grêle causée par la présence de certains Vers parasites dans l'intérieur de ce tube, du Tænia par exemple. Néanmoins, la véritable cause de cette sensation particulière n'a pas son siége dans l'estomac, et la faim paraît être due essentiellement à l'insuffisance du travail nutritif dans certains centres nerveux en relation organique avec les parois de ce viscère, partie à laquelle le *moi* rapporte les impressions, parce que habituellement les excitations ressenties par ces centres leur sont transmises à l'aide de ces conducteurs (1). En effet, la faim est une conséquence de l'état du liquide nourricier qui circule partout dans l'organisme ; elle ne se manifeste pas lorsque le sang est suffisamment chargé de matières nutritives, et elle se fait sentir d'autant plus fréquemment que cet agent est appelé à satisfaire à un travail de nutrition ou d'excrétion plus actif. Ainsi, l'introduction directe de matières nutritives dans le torrent de la circulation peut prévenir la manifestation de la sensation déterminée d'ordinaire par l'inactivité prolongée de l'appareil digestif : elle ne se produit pas lorsque, par suite d'un état pathologique général, le travail nutritif est très-ralenti ; tandis qu'au contraire elle devient fréquente lorsque ce travail est fort actif, comme cela se voit dans le jeune âge et chez les convalescents qui ont longtemps jeûné ; enfin elle augmente aussi d'une manière anormale lorsque la

(1) Cette localisation idéale de l'impression à l'extrémité périphérique des nerfs qui relient le centre nerveux à l'estomac, serait comparable à la sensation que l'amputé éprouve parfois et qu'il rapporte au membre perdu, lorsque le tronçon supérieur du nerf resté dans le moignon vient à être excité (*a*).

. (*a*) Voy. t. XI, p. 417.

déperdition des matières nutritives contenues dans le sang devient plus considérable que d'ordinaire, ainsi que cela a lieu chez les diabétiques. En résumé, la même impression consciente, la même sensation, paraît pouvoir résulter de l'insuffisance, soit de l'excitation centripète déterminée par l'action de corps étrangers sur la tunique muqueuse des voies digestives et agissant par transmission sur les centres nerveux correspondants, soit de l'excitation directe de ces mêmes centres par le fluide nourricier.

Au premier abord on devait croire que les excitations dont naît la sensation de la faim étaient transmises de l'estomac à la moelle allongée par les nerfs pneumogastriques; mais plusieurs expérimentateurs ont vu des Chiens et des Chevaux manger avec toutes les apparences de l'appétit malgré la section de ces conducteurs (1), et par conséquent on peut présumer que les sensations en question se produisent par l'intermédiaire des filaments nerveux du système sympathique qui se rendent à l'estomac.

Les belles expériences de Flourens sur les effets produits par la destruction des lobes du cerveau chez les Oiseaux prouvent que la cessation de l'activité fonctionnelle de cette partie du système nerveux entraîne la perte de l'instinct

---

(1) Dans des expériences de ce genre faites sur des Chevaux par Leuret et Lassaigne, les Animaux dont les nerfs pneumogastriques avaient été réséqués dans une étendue considérable, continuèrent à manger avec toutes les apparences d'un excellent appétit; mais ils semblaient avoir perdu le sentiment causé par la réplétion de l'estomac, car ils persistaient à manger malgré la plénitude de cet organe (a). La persistance du sentiment de la faim, après la section des pneumogastriques, a été constatée aussi chez les Chiens (b). Mais, en général, l'état de souffrance générale déterminé par cette opération, comme la plupart des autres maladies graves, entraîne l'inappétence.

(a) Leuret et Lassaigne, *Recherches pour servir à l'histoire de la digestion*, p. 211 (1825).

(b) Sédillot, *Du nerf pneumogastrique et de ses fonctions*, thèse. Paris, 1829.

d'alimentation. Les Animaux sur lesquels cette opération a été pratiquée avalent très-bien les aliments qu'on introduit dans leur bouche et les digèrent comme d'ordinaire, mais ils restent indifférents aux privations qui d'ordinaire les porteraient à manifester le désir de manger, et ils se laisseraient mourir de faim à côté d'un repas copieux, sans faire aucun effort pour en profiter; mais cela ne prouve pas que le sentiment de la faim soit aboli chez eux, et peut s'expliquer par la perte des sens de la vue et de l'odorat, perte qui les prive de tout moyen de connaître qu'ils ont des aliments à leur portée.

Enfin quelques expériences analogues à celles dont j'ai parlé dans une précédente leçon (1) ont conduit M. Ferrier à penser que chez les Mammifères la sensation de la faim est perçue par l'intermédiaire des lobes occipitaux du cerveau, parties dont l'électrisation ne paraît déterminer aucun mouvement musculaire ; mais les faits qu'il cite à l'appui de cette supposition ne sont guère probants (2), et je dois ajouter que chez les Batraciens la perception consciente du besoin de nourriture et la faculté de provoquer les actes nécessaires pour effectuer la préhension des aliments paraissent même ne pas être localisées dans les lobes cérébraux, car M. Vulpian a constaté que des phénomènes de cet ordre peuvent être offerts par une Grenouille dont cette partie de l'encéphale a été détruite (3).

(1) Voy. ci-dessus, p. 381.

(2) M. Ferrier a constaté que les Singes sur lesquels il avait pratiqué l'opération du trépan et l'ablation de diverses parties de l'encéphale, continuèrent à manger comme d'ordinaire pendant quelque temps, lorsque la lésion n'affectait pas les lobes postérieurs du cerveau; mais il en fut autrement après l'ablation de ceux-ci (a).

(3) Ce physiologiste ayant enlevé les lobes cérébraux d'une Grenouille très-vigoureuse, obtint au bout d'un mois la guérison de la plaie et constata d'abord que l'Animal

(a) Ferrier, *On the Brain*, p. 192 et suiv.

La faim, quelle qu'en soit l'origine, est une sensation qui réagit sur l'activité fonctionnelle d'autres parties du système nerveux, à la façon d'un stimulant, et provoque ainsi des phénomènes excito-moteurs ou des phénomènes d'ordre mental plus ou moins variés. Il s'établit de la sorte des associations nerveuses dont les effets ordinaires sont l'accomplissement des actes susceptibles de procurer à l'Être animé les aliments dont il a besoin, mais dont les conséquences peuvent être un trouble intellectuel qui prend tous les caractères de l'aliénation mentale si le besoin dépasse certaines limites, comme on en a vu maints exemples chez des personnes affamées. Dans l'état normal elle cesse dès que l'estomac a reçu une certaine quantité d'aliments, mais parfois la faim devient presque insatiable et constitue un état morbide appelé *boulimie* (1).

Les instincts mis en jeu de la sorte par le fonctionnement normal de l'organisme sont très-simples chez les Êtres animés les plus inférieurs, mais ils se compliquent beaucoup dans les rangs élevés du Règne animal, et ils deviennent d'autant plus puissants que l'Animal éprouve plus de difficultés à se procurer les aliments dont il a besoin.

Chez les premiers, le besoin nutritif ne met en jeu que les

avait repris les attitudes d'une Grenouille ordinaire et changeait de place spontanément; puis ayant mis dans le vase contenant ce Batracien une grosse Mouche privée de l'une de ses ailes, il vit sa Grenouille guetter cette proie, s'élancer sur elle, s'en saisir et l'avaler. Les jours suivants, M. Vulpian mit de nouvelles Mouches à la portée de cet Animal sans lobes cérébraux, et il vit celui-ci s'en saisir du premier coup (a).

(1) Cette faim excessive et hors de proportion par rapport aux besoins du travail nutritif de l'organisme, constitue un état pathologique et elle prend parfois une intensité inexplicable. Ainsi on cite l'histoire d'un jeune Homme qui en vingt-quatre heures mangeait une quantité de viande plus qu'équivalente à son propre poids, ce qui supposerait un travail digestif extrêmement rapide (b).

(a) Vulpian, *Leçons sur la physiologie du système nerveux*, p. 709 (1866).
(b) Percy, voy. l'article BOULIMIE du *Dict. encyclop. des sc. méd.*, t. X, p. 320.

instruments mécaniques aptes à effectuer l'ingurgitation des matières alimentaires qui se trouvent dans la sphère d'activité de l'Animal, et ce sont principalement les rapports existant entre le volume de ces corps et les dimensions de l'ouverture buccale qui en règlent l'acceptation ou le rejet. Mais dans l'immense majorité des cas il y a de la part de l'Être animé qui éprouve le besoin de se sustenter un choix préalable : il est indifférent ou même il refuse certains aliments, tandis qu'il en recherche d'autres, et cette élection semble être déterminée par l'aptitude de cet Être à utiliser les substances nutritives de telle ou telle espèce ; son choix n'est pas libre, mais il est fixé d'une manière plus ou moins absolue par l'organisation de l'Animal dont l'appareil digestif est constitué tantôt de façon à pouvoir utiliser des substances très-diverses, tantôt à n'agir efficacement que sur des matières végétales, sur des matières animales, ou même sur une seule sorte de ces matières de l'une ou de l'autre classe (1). Il en résulte que les uns sont phytophages, les autres carnivores, et que parmi ceux-ci les uns, appelés plus spécialement des carnassiers, ne recherchent que la chair des Animaux à sang chaud, des Mammifères ou des Oiseaux, tandis que d'autres espèces sont piscivores ; d'autres aussi sont insectivores, et il en est qui mangent de préférence la chair corrompue pour laquelle la plupart des Animaux éprouvent une répugnance insurmontable. Chez l'espèce humaine, les appétences de ce genre peuvent même être profondément modifiées par des états pathologiques de

Instincts déterminateurs du régime.

---

(1) En étudiant l'appareil digestif, nous avons eu l'occasion de remarquer plusieurs de ces harmonies organiques entre le régime des Animaux supérieurs et leur structure, notamment en ce qui concerne la disposition de l'appareil dentaire, la longueur du tube intestinal, etc. (a).

(a) Voy. t. VI, p. 180 et suiv., p. 355, etc.

l'organisme, et parfois on voit naître ainsi des appétits anormaux temporaires des plus inexplicables (1).

Il est aussi à noter que, chez quelques Animaux, l'instinct régulateur du régime alimentaire, au lieu de rester le même pendant toute la durée de la vie, ainsi que cela a lieu d'ordinaire, change brusquement à une période déterminée de l'existence, et que ce changement coïncide en général avec des modifications profondes dans la structure de l'appareil digestif. Chez les Insectes de l'ordre des Lépidoptères, par exemple, les jeunes individus, tant qu'ils sont à l'état de larves, ne recherchent que des aliments solides, tels que des feuilles ou des tissus ligneux; tandis qu'après avoir subi leurs métamorphoses et être arrivés à l'état parfait, les mêmes individus ne se nourrissent que de liquides sucrés. Divers Hyménoptères qui sont carnassiers pendant la première période de leur existence, cessent de l'être quand ils sont adultes et ne se plaisent alors qu'à sucer des matières sucrées. Or, si l'on admet que chaque instinct est la conséquence d'un état particulier du système nerveux, il faudrait conclure de ces changements dans les mœurs que les modifications effectuées dans la constitution de l'appareil buccal coïncident avec des changements correspondants dans les instruments à l'aide desquels le travail mental s'accomplit, et dans l'état actuel de nos connaissances aucun phénomène de cet ordre n'est explicable, si ce n'est par l'hypothèse d'une harmonie préétablie.

Les propriétés organoleptiques des aliments qui guident les Êtres animés dans le choix de ces substances sont principalement, ainsi que je l'ai déjà dit, l'odeur et la sa-

(1) Dans le langage médical, on désigne sous le nom de *pica* ces perversions du goût qui portent certaines personnes, particulièrement des femmes hystériques ou en gestation, ainsi que certains aliénés, à désirer et à manger des substances non alimentaires.

veur. Enfin, les instincts mis en jeu de la sorte empêchent d'ordinaire l'Animal de manger des choses malsaines, car, de même qu'il aime les aliments qui sont aptes à répondre à ses besoins, il éprouve automatiquement pour les substances nuisibles un sentiment de répugnance et de dégoût (1) ; mais il y a des Animaux chez lesquels cet instinct est si peu développé, qu'ils avalent avec la même avidité tous les corps susceptibles de passer dans leur gosier, que ces corps soient alimentaires ou non ; les Autruches sont dans ce cas : on les voit ingurgiter dans leur estomac, soit les substances dont se compose leur nourriture ordinaire, soit des cailloux, ou des objets métalliques, indifféremment (2).

§ 3. — Chez les phytophages, l'accomplissement du travail électif qui s'effectue de la sorte ne nécessite le concours d'aucune faculté instinctive ou intellectuelle, si ce n'est la volonté

Instincts en rapport avec le besoin d'alimentation.

(1) Les sentiments de répugnance et de dégoût qu'inspirent la saveur, l'odeur, la vue, ou même le souvenir de certains objets, se rattachent en général aux impressions mentales laissées par l'action nuisible exercée précédemment par ces choses, soit sur l'organisme de l'individu chez lequel ces phénomènes psychiques se déclarent, soit sur ses ancêtres dont les dispositions mentales lui ont été transmises héréditairement et constituent dans son esprit des instincts innés. M. Ch. Richet a publié récemment des considérations intéressantes sur ce sujet (a). Je rappellerai aussi que très-souvent ces relations entre la nocuité même accidentelle d'un aliment et le dégoût qu'il inspire à la suite des mauvais effets produits par son emploi, s'éta-

blissent temporairement chez les personnes dont les facultés digestives sont faibles, et que des impressions synchroniques avec celles résultant d'une action nouvelle de ce genre peuvent, en revenant à l'esprit, provoquer, par association, le renouvellement du sentiment de répulsion, le dégoût et même les actions nerveuses réflexes dont les idées de cet ordre peuvent être une cause déterminante, notamment des nausées et même des vomissements.

(2) Ainsi les Autruches qui vivent dans nos ménageries avalent avidement des pièces de monnaie, des boutons métalliques, des clous, etc., et lorsqu'on fait l'autopsie d'un de ces Oiseaux, on trouve souvent dans leur gésier une multitude d'objets complétement indigestes et inutiles.

(a) Ch. Richet, *Essai sur les causes du dégoût* (*Revue des deux mondes*, 1877, t. XXII, p. 644).

de faire les mouvements nécessaires pour arriver auprès de l'aliment désiré, pour s'en emparer et pour l'introduire dans la cavité digestive, actes qui sont très-simples. Aussi, dans la plupart des cas n'observe-t-on chez ces Animaux aucune disposition mentale particulière en relation avec ces actes, si ce n'est l'instinct qui détermine ces Êtres à changer de lieu quand ils ne trouvent pas à proximité la nourriture dont ils ont besoin, et qui parfois les porte à faire de grands voyages, ainsi que nous le verrons bientôt ; quelquefois cependant les manœuvres exécutées par le frugivore pour satisfaire ses désirs se compliquent et se perfectionnent de façon à ne pouvoir être expliquées que par l'intervention d'un certain travail intellectuel (1), et dans un plus grand nombre de cas elles se lient à un instinct d'ordre supérieur dont les effets sont semblables à ceux que produirait la prévoyance de l'avenir, instinct qui porte l'Animal à travailler pour la satisfaction de besoins qui n'existent pas encore, et à emmagasiner des provisions pour les moments de disette, particularité sur laquelle je reviendrai prochainement.

Chez les piscivores, les choses se passent à peu près comme chez les herbivores, si ce n'est que la poursuite d'une proie qui peut fuir nécessite le déploiement de plus d'agilité et d'adresse. Mais chez les carnassiers proprement dits, qui se repaissent d'une proie vivante et qui s'attaquent à des Êtres doués de facultés mentales susceptibles de les aider à se soustraire aux dangers dont ils sont menacés, la satisfaction de la faim devient plus difficile à obtenir, et non-seulement l'instinct de la chasse se développe beaucoup, mais trouve souvent dans l'entendement un précieux auxiliaire.

(1) Par exemple, lorsqu'un Animal casse une noix pour en extraire l'amande avant de la porter à sa bouche, chose que souvent on voit faire par certains Singes.

Comme exemple de ce que l'on pourrait appeler l'instinct Instinct
de
la chasse.
simple du chasseur, je citerai la manière de vivre de la plupart des Oiseaux de proie et des Oiseaux pêcheurs. Les premiers errent sans cesse dans les airs, en explorateurs prêts à fondre sur leurs victimes dès qu'ils les aperçoivent à la surface de la terre ou dans les régions basses de l'atmosphère, et ils parcourent ainsi des espaces plus ou moins grands sans se diriger vers un point déterminé; les seconds nagent ou volent de la même façon au-dessus de la surface de la mer, et peuvent se transporter ainsi à des distances immenses; mais les uns et les autres sont rarement cosmopolites : presque toujours les individus de chaque espèce rencontrent à des distances plus ou moins grandes de leur pays natal des conditions biologiques qui s'opposent à leur progression ultérieure et les maintiennent dans les limites d'une certaine région. D'autres Animaux mis en mouvement par un instinct analogue ou par des besoins d'un autre ordre font aussi de longs voyages; mais au lieu d'errer à l'aventure ils se dirigent vers un but qui semble leur être connu d'avance; ils changent de résidence à des époques déterminées, puis dans une autre saison ils reviennent vers leur point de départ, et ils exécutent ainsi des voyages réguliers pour l'accomplissement desquels ils se réunissent ordinairement en troupes nombreuses, ainsi que nous le verrons dans une prochaine leçon, lorsque nous nous occuperons de l'instinct de la sociabilité.

Dans les divers cas dont je viens de parler, les actes du chasseur paraissent être déterminés principalement ou peut-être même uniquement par l'instinct; la raison, l'intelligence, ne semblent pas en être le mobile. Mais dans d'autres circonstances sa manière d'agir implique l'intervention de l'entendement.

Ainsi, lorsque le Lion, qui ne pourrait forcer à la course

les Antilopes et d'autres Quadrupèdes agiles dont il voudrait se repaître, va se mettre en embuscade près d'un abreuvoir où ces Animaux ont l'habitude d'aller se désaltérer vers le point du jour, il agit en conséquence de connaissances acquises, d'un raisonnement ou d'un instinct inné, dont les impulsions non calculées sont semblables à celles qui résulteraient de l'habitude de faire des actes rationnels du même genre. Ses actions sont contingentes et non pas nécessaires, automatiques seulement; il en est de même de la plupart des ruses employées par les Animaux chasseurs pour faciliter la capture de leurs victimes; elles supposent de l'intelligence; mais dans d'autres cas cette puissance mentale ne pourrait suffire pour guider l'Animal dans les actes que nous lui voyons faire, et qui sont combinés de façon à lui assurer l'obtention du résultat dont il a besoin. Son guide ne saurait être alors ni l'expérience ni le raisonnement, et doit être une de ces tendances mentales innées que l'on appelle des instincts. En voici des preuves.

Quelques Animaux, pour s'emparer de la proie dont ils ont besoin, ont recours à des procédés qui supposeraient beaucoup d'intelligence et d'expérience personnelle, si on les attribuait à des opérations de l'entendement, mais qui sont employés dans des conditions telles, que l'acquisition des connaissances nécessaires pour leur conception paraît être impossible, et que dès lors on ne peut les expliquer qu'au moyen de l'hypothèse d'un instinct inné. Par exemple, lorsque la larve du Fourmi-lion, sans avoir jamais vu faire quelque chose de semblable et sans avoir eu ni avec ses parents ni avec d'autres prédécesseurs de son espèce aucune relation, se met à creuser une fosse en forme d'entonnoir et va se cacher ensuite au fond de cette excavation pour y attendre les Insectes qui y tomberont, elle ne peut être guidée par l'intelligence; elle ne peut savoir pourquoi elle travaille, et elle ne peut être mise en action que par une propension mentale non raisonnée et résultant de quelque particularité de son organisme ; mais en analysant attentivement les actes de cet Animal, nous voyons qu'ils n'offrent pas tous le même caractère, et que, si les uns sont essentiellement automatiques et constants, d'autres sont contingents et rationnels : cet ensemble d'actes suppose donc l'intervention de l'intelligence aussi bien que de l'instinct (1).

(1) La manière dont cette larve dispose son piége est toujours la même. Après avoir fait choix d'un endroit où le sol est composé d'un sable fin et sec, le Fourmi-lion commence par tracer un cercle qui doit correspondre à l'embouchure de son entonnoir ; puis, se plaçant en dedans de cette ligne et se servant d'une de ses pattes comme d'une bêche, il se met à creuser, entasse ainsi une certaine quantité de sable sur sa tête, et, à l'aide d'une secousse, rejette sa charge à quelques centimètres en dehors de son cercle. Il continue de la sorte en tournant tout autour de son trou projeté, en marchant à reculons et en se servant de la même patte pour remuer le sable ; mais lorsqu'il est revenu à son point de départ, il change de côté, et ainsi de suite, jusqu'à ce que son travail soit achevé. Si dans le cours de son opération il rencontre quelque pierre dont la présence nuirait à la perfection de son piége, il la néglige d'abord, mais il y revient après avoir achevé son excavation, et fait tous ses efforts pour la charger sur son dos et la rejeter au dehors. S'il y parvient, il la pousse encore assez loin, comme pour l'empêcher de retomber, et, s'il ne peut s'en débarrasser, il abandonne son œuvre, et recommence ailleurs sur nouveaux frais. Lorsque la fosse est achevée, elle a ordinairement environ 8 centimètres de diamètre sur 5 de profondeur ; et, lorsque la pente de ses parois a été altérée par quelque éboulement, comme cela arrive presque toujours lorsqu'un insecte s'y laisse choir, le Fourmi-lion se hâte de réparer les dégâts. Tout en étant guidé principalement par un instinct aveugle, cet Insecte est capable de varier ses actions suivant es circonstances dans lesquelles il se trouve, et de se conduire d'une manière intelligente. Il a donc de l'entendement aussi bien que de l'instinct.

Lorsque son travail est achevé, l'Animal se tapit au fond de cette excavation conique, et s'y cache presque complétement en s'enfouissant dans le sable, et il attend ainsi que quelque Fourmi ou tout autre petit Insecte tombe dans l'espèce de précipice qu'il a établi de la sorte ; si sa victime s'arrête sur la pente et cherche à s'échapper, il lui lance des grains de sable qu'il projette au moyen de mouvements brusques de sa tête, et dès qu'elle est à sa portée il la saisit entre ses puissantes mandibules pour se repaître de son

§ 4.—Il faut attribuer également à une disposition mentale innée et essentiellement automatique, dont nous ne pouvons en aucune façon rendre compte, le parasitisme d'un grand nombre d'Animaux inférieurs, qui dans les premiers temps de leur existence, mènent une vie errante et pourvoient à leur alimentation d'une manière ordinaire, mais à un certain âge, s'attachent au corps d'un Animal d'espèce déterminée et se nourrissent désormais à ses dépens, soit en suçant son sang, soit en profitant des matières contenues dans son tube digestif. On peut attribuer à un instinct analogue à celui des animaux chasseurs, l'impulsion qui pousse certains Vers, tels que les Sangsues et quelques Insectes, les Puces par exemple, à s'attaquer à toutes les victimes dont elles sont capables d'entamer la peau et de pomper les humeurs; mais chez les parasites proprement dits, il y a une faculté particulière qui les guide dans le choix de leur hôte et règle invariablement les relations de ce genre entre les espèces zoologiques. Les naturalistes qui croient pouvoir expliquer par l'intelligence des Bêtes tous les actes exécutés par ces Êtres, ainsi que s'appliquent à le faire M. Darwin, M. Wallace et quelques autres savants, attribueront

sang (a). Or, pour exécuter ce travail préliminaire et pour accabler ainsi de projectiles l'Insecte qui ne tombe pas assez vite au fond du piége, cette larve n'a pu avoir aucun modèle à imiter, ni savoir ce qui résulterait de l'espèce de bombardement dont il est l'auteur.

Quelque chose de très-analogue à cette dernière manœuvre est fait dans un but semblable par certains Poissons du Gange et de quelques autres parties de l'Asie orientale, qui se nourrissent aussi d'Insectes, et ne pouvant les poursuivre sur les herbes aquatiques où ils les voient posés, leur lancent des gouttes d'eau de manière à les faire tomber à leur portée. Ces Poissons, appelés *Archers* (*Toxotes jaculator*), paraissent même avoir beaucoup d'habileté dans la manière de lancer leurs projectiles liquides (b).

(a) Réaumur, *Mémoires pour servir à l'histoire des Insectes*, t. VI, p. 341 et suiv. pl. xxxii, fig. 11, etc.

(b) Pallas, *Descriptio Sciœnæ jaculatricis* (*Phil. Trans.*, t. LVI, p. 187).
— Cuvier et Valenciennes, *Hist. nat. des Poissons*, t. VII, p. 310.

peut-être à des souvenirs d'enfance la conduite des jeunes
Crustacés du genre Nicothoé qui, mis au monde par une
mère fixée à la branchie d'un Homard, vont au loin chercher quelque autre Homard pour s'établir dans l'intérieur
de sa chambre respiratoire (1) ; et, tout improbable que cela
me paraîtrait, je ne saurais prouver que dans les cas de ce
genre les choses ne se passent pas de la sorte ; mais pour
d'autres parasites une pareille hypothèse serait évidemment
fausse. Ainsi, en étudiant le mode de multiplication des
Animaux à générations alternantes, nous avons vu que le
jeune Proscolex né d'un œuf pondu par un Monostme logé
dans la substance du foie d'un Canard produit un Scolex qui
va s'établir en parasite dans la chambre respiratoire d'une
Lymnée et produit à son tour des Cercaires qui, devenus
libres, pénètrent dans l'intérieur du corps de ce mollusque
pour être ensuite transportés à leur insu dans l'estomac
d'un Canard dont la Lymnée sera devenue la proie (2).

Il me paraît évident qu'en supposant à ce Scolex ou à cette
Cercaire la meilleure mémoire imaginable, on ne concevrait

(1) Les Nicothoés du Homard (a)
ne sont pas les seuls petits Crustacés
parasites qui, ayant mené une vie
errante pendant la première période
de leur existence, vont invariablement se fixer sur des Animaux d'une
espèce déterminée dont ils tirent ensuite leur nourriture par succion. Les
Caligiens et les Lernéens qui vivent
sur les branchies des Poissons sont
dans le même cas (b).

(2) Voy. t. VIII, p. 289.

(a) Audouin et Milne Edwards, *Mém. sur le Nicothoé du Homard* (*Ann. des sc. nat.*, 1826, t. IX, p. 345).
— Van Beneden, *Mém. sur le développement des Nicothoés* (*Ann. des sc. nat.*, 1850, série 3, t. XIII, p. 354).
(b) Blainville, *Mém. sur les Lernées* (*Journ. de physique*, 1822, t. XCV, p. 372).
— Burmeister, *Schmarotzerkrebse* (*Nova acta Acad. nat. curios.*, t. XVII, p. 269).
— Kröyer, *Bidrag til Kundskab om Snyltekrebsene* (*Natur. hist. Tidsskrift*, série 3, t. II).
— Milne Edwards, *Hist. nat. des Crustacés*, t. III, p. 435 et suiv.
— Van Beneden, *Rech. sur quelques Crustacés inférieurs* (*Ann. des sc. nat.*, 1851, série 3, t. XVI, p. 71). — *Un mot sur la vie sociale des Animaux inférieurs* (*Bull. de l'Acad. de Belgique*, 1873, série 2, t. XXVI).
— Hesse, *Observ. sur les Crustacés rares ou nouveaux* (*Ann. des sc. nat.*, 1864 à 1878).

pas comment les connaissances acquises par ces Parasites pourraient les guider dans la recherche des hôtes nécessaires à leur existence, et je ne vois comme cause possible de ces particularités de mœurs, que des instincts transmis héréditairement. C'est donc à une disposition mentale innée et non à la raison que j'attribue tous les phenomènes du même ordre que nous offrent les Parasites et les autres Vers migrateurs.

Prévoyance instinctive et rationnelle. § 4. — L'instinct qui rend les Animaux chasseurs n'est pas la seule disposition mentale innée qui puisse influer sur les actions dont l'objet est la satisfaction des besoins de la nutrition. Divers carnivores, de même que certains phytophages, sont portés à mettre en réserve les aliments dont ils n'ont pas actuellement besoin, et à cacher les provisions destinées à satisfaire ultérieurement des besoins qui n'existent pas au moment où ces phénomènes se réalisent. Souvent chez les Animaux supérieurs l'intelligence joue un grand rôle dans la détermination des actions de ce genre. Ainsi, lorsque les Papions vont piller une plantation, et au lieu de manger sur place les fruits ou les graines dont ils s'emparent, se hâtent de les emporter au loin, soit dans leurs abajoues, soit entre leurs bras, ils agissent évidemment en vertu d'un calcul mental qui les rend prévoyants (1).

En est-il de même pour d'autres Mammifères qui emmagasinent des provisions et les cachent, ou faut-il voir dans cet acte la conséquence, non d'un raisonnement et d'une pensée prévoyante, mais d'une impulsion aveugle et machinale, d'un instinct? Dans beaucoup de cas il serait difficile de répondre à cette question; mais dans d'autres il me paraît

(1) Ces Singes se réunissent en troupes pour dévaster les vergers, et l'on assure qu'alors ils font la chaîne et se jettent de main en main les fruits pour les emporter plus facilement (a).

(a) Buffon, *Hist. nat.*, t. XIV, p. 136 (1766).

très-probable que l'entendement ne joue qu'un rôle très-se-
condaire dans les déterminations de l'Animal et que celui-ci
agit automatiquement (1). Cela me paraît même évident chez
certains Animaux qui enterrent pour l'usage de leur progéniture des substances alimentaires dont ils ne font eux-
mêmes aucun usage à l'époque de leur existence où ils exécutent ces manœuvres, profitables seulement à la génération suivante : par exemple, lorsque l'Insecte appelé
Nécrophore a soin de ne déposer ses œufs en terre qu'après
avoir enfoui tout à côté le cadavre d'une Taupe ou de quelque autre petit Mammifère dont sa progéniture pourra ulté-

(1) La disposition qui détermine beaucoup d'Animaux à amasser des provisions pour leur usage futur et à les enfouir dans des cachettes, n'est en général développée que chez des espèces plus ou moins sédentaires qui, pendant une partie de l'année, ne trouvent pas dans le pays qu'elles habitent les substances dont elles se nourrissent ; et cet instinct les empêche de souffrir du défaut d'aliments lorsque le sol ne leur en fournit plus. Mais les actes accomplis de la sorte ne peuvent dépendre d'aucun calcul de l'intelligence ; car ce genre d'instinct se montre avant que l'expérience ait pu apprendre à l'Animal l'utilité de semblables magasins, et on le retrouve encore chez des individus qui habitent, ainsi que leurs parents, des pays où une saison de disette n'est plus à craindre.

Les Écureuils de nos bois nous donnent un exemple remarquable de cette disposition à pourvoir aux besoins de l'avenir. Pendant l'été, ces petits Animaux amassent des provisions de noisettes, de glands, d'amandes, etc., et se servent ordinairement d'un arbre creux pour y établir leurs magasins ; ils ont l'habitude de faire ainsi plusieurs dépôts dans des cachettes différentes, et en hiver, quand la disette se fait sentir, ils savent très-bien les retrouver, même lorsque la neige les recouvre. Mais cette impulsion, qui doit leur être si utile quand le froid vient interrompre leurs récoltes journalières, les porte à cacher les aliments qui leur restent, lors même qu'ils n'ont jamais connu un temps de disette et qu'ils n'en auront pas à redouter. Un autre Mammifère rongeur, qui ressemble beaucoup à nos Lapins et qui habite la Sibérie, le Pica ou *Lagomys alpin*, est doué d'un instinct encore plus remarquable ; car non-seulement il cueille en automne l'herbe dont il aura besoin pour se nourrir durant le long hiver de ce pays inhospitalier, mais il fait du foin, exactement comme le font nos fermiers. Ayant coupé les herbes les plus vigoureuses et les plus succulentes de la prairie, il les étale pour les faire sécher au soleil, et cette opération terminée, il les rassemble en meules et a le soin de placer celles-ci à l'abri de la pluie et de la neige ; puis

rieurement se nourrir (1). En ce moment je ne discuterai pas la question, mais nous y reviendrons lorsque nous nous occuperons des instincts maternels et des relations sociales qu'ont entre eux les Êtres animés. J'aurai aussi à prendre en considération les actions instinctives qui ont pour objet la satisfaction des besoins du travail nutritif, lorsque je parlerai de l'instinct des voyages. Mais avant d'aborder ce sujet il nous faut examiner des phénomènes d'un autre ordre, bien que les actes dont il est question aient également pour but la conservation de l'individu.

Les uns sont des mouvements défensifs simples ou complexes et coordonnés; les autres sont destinés à préserver l'Être animé, non d'un danger actuel, d'une cause de douleur ressentie, mais de l'influence nuisible que l'atmosphère et les autres agents extérieurs pourraient exercer plus tard sur son organisme : ils ont pour résultat l'obtention d'un abri protecteur, et parfois ils indiquent l'existence d'un talent architectural des plus remarquables.

Défensivité. §5. — L'instinct de la défensivité, réduit à sa plus simple expression, se confond avec la tendance inconsciente qui détermine l'Animal à exécuter certains mouvements réflexes

il creuse au-dessous de chacun de ses magasins une galerie souterraine aboutissant à sa demeure et disposée de façon à lui permettre de visiter en tout temps ses dépôts de provisions. Ses mœurs, observées d'abord par Pallas, ont été étudiées de nouveau par Radde, et offrent beaucoup d'autres particularités intéressantes au point de vue psychologique (a). L'Abeille ouvrière, sur l'histoire de laquelle nous aurons bientôt l'occasion de nous arrêter, est également poussée par sa nature à se préparer ainsi des ressources pour l'avenir, et elle exécute, à cet effet, des travaux encore plus compliqués.

(1) Les Nécrophores sont des Coléoptères qui doivent leur nom à cette singulière manière de pourvoir aux besoins des larves à naître des œufs qu'ils vont pondre.

Les manœuvres exécutées dans un but analogue par les Scarabées et les Bousiers sont des actes du même ordre.

(a) Pallas, *Glires*, p. 150. — *Voyage en Russie*, t. VIII, p. 8. — Radde, *Reisen im Süden von Ost-Sibirien*, t. I, p. 224.

dont j'ai déjà eu l'occasion de parler (1); mais en se perfectionnant il devient le mobile d'actions plus complexes dont la production suppose l'intervention prépondérante de la volition, et pour la coordination desquelles l'entendement peut même jouer le principal rôle.

Un acte de ce genre, qui est simplement automatique, tend à s'accomplir chaque fois que notre œil est menacé par l'approche brusque d'un corps visible.

Divers mouvements coordonnés dont j'ai eu l'occasion de parler précédemment présentent des caractères analogues (2), et la ligne de démarcation entre ces phénomènes

---

(1) Voy. ci-dessus pages 176 et suiv.

(2) Leroy, en parlant du Renard et du Loup, donne maintes preuves de l'aptitude de ces Animaux à se perfectionner par suite des leçons de l'expérience, et il ajoute : « Ignorants, grossiers et presque imbéciles dans les lieux où l'on ne leur fait pas une guerre ouverte, ils deviennent habiles, pénétrants et rusés, lorsque la crainte de la douleur ou de la mort, présentée sous mille formes, leur a fait éprouver des sensations multipliées; qu'elles se sont établies dans leur mémoire, qu'elles ont produit des jugements; qu'ensuite, rappelées par ces circonstances intéressantes, l'attention les a combinées avec d'autres et en a tiré des inductions nouvelles. Ces jugements, qui sont le produit de l'induction, ne sont pas toujours sûrs; mais l'expérience les rectifie, et il est aisé de reconnaître dans les différents âges de ces Animaux leur progrès dans l'art de juger. Dans la jeunesse, l'imprudence et l'étourderie leur font faire beaucoup de fausses démarches; ensuite les périls auxquels ils sont exposés leur causent une frayeur qui souvent égare leur jugement, leur fait regarder comme dangereuses toutes les formes inconnues, attacher l'idée abstraite du péril à tout ce qui est nouveau, et les jette par conséquent dans la chimère. Les vieux Loups et les vieux Renards, que la nécessité a mis souvent dans le cas de vérifier leurs jugements, sont moins sujets à se laisser frapper par de fausses apparences, mais plus précautionnés contre les dangers réels. Comme une crainte déplacée peut leur faire manquer leur nuit et les réduire à une diète incommode, ils ont grand intérêt à observer. L'intérêt produit l'attention, l'attention fait démêler les circonstances qui caractérisent un objet et le distinguent d'un autre; la répétition des actes rend ensuite les jugements aussi prompts et aussi faciles qu'ils sont sûrs. Ainsi les Animaux sont perfectibles (a).

(a) Leroy, *Lettres philosophiques sur l'instinct et la perfectibilité des Animaux*, p. 33.

involontaires et divers actes complétement volontaires dont le caractère intentionnel ne saurait être révoqué en doute n'est pas nettement tracée.

Lorsque l'entendement, la raison, vient en aide à l'instinct de la conservation personnelle, les circonstances dans lesquelles les Animaux se trouvent peuvent exercer une influence considérable sur le développement de leurs facultés mentales.

Instinct de la constructivité. § 6. — Le travail physiologique utilisable pour l'obtention d'un abri peut être entièrement passif et être indépendant de toute action mentale, soit consciente et intentionnelle, soit inconsciente, ou bien offrir un caractère actif et être dépendant en partie ou en totalité de l'exercice de facultés intellectuelles.

Gaînes et cocons. Comme exemples des moyens de protection obtenus par le premier de ces procédés, je citerai les tubes dans l'intérieur desquels beaucoup d'Annélides vivent sédentaires. Les anciens zoologistes, en parlant de ces gaînes, les ont souvent appelées des produits de l'industrie de l'Animal qui s'en revêt; mais cette expression est mauvaise et doit donner des idées fausses sur la manière dont les choses se passent. Le Ver est complétement passif dans cette opération; il laisse transsuder de la surface de sa peau un liquide comparable à notre sueur, et cette matière étant agglutinante fait adhérer entre eux les grains de sable, les fragments de coquilles ou les autres petits corps durs du voisinage, et forme ainsi un tube solide dans lequel l'Animal se trouve logé (1).

(1) Les trous dans lesquels vivent les Arénicoles sont tapissés de la sorte par un enduit plastique, et les tubes formés par les Térébelles résultent d'une excrétion analogue, agglutinant entre eux des fragments de coquilles ou d'autres petits corps étrangers (a).

(a) Exemple, la gaîne de la *Terebella conchilega* (voy. l'*Atlas du Règne animal* de Cuvier: *Annélides*, pl. v, fig. 1).

Parfois celui-ci sécrète aussi des matières calcaires qui, en se solidifiant, donnent un produit similaire en se moulant pour ainsi dire sur la surface du corps, et c'est de la sorte que les Serpules produisent les tubes élégants qui sont fixés aux rochers sous-marins et servent de demeure à ces Annélides; mais ce résultat est une conséquence des propriétés physiques de la matière expulsée, et ne suppose de la part du producteur aucune industrie, soit instinctive, soit rationnelle (1).

La construction du cocon du Ver à soie offre quelques points de ressemblance avec l'opération dont je viens de parler, car la production du fil est la conséquence nécessaire de la sécrétion des glandes en connexion avec la filière de la larve; mais ici l'Animal qui produit cette matière plastique l'emploie d'une manière active; il a l'instinct de la fixer alternativement aux corps étrangers adjacents et de l'enrouler autour de son corps, en tournant continuellement sur lui-même (2). Il déploie donc là une certaine industrie, et la part active qu'il prend dans cette fabrication se caractérise

---

(1) Ces tubes offrent des formes variables suivant les espèces (a), mais ces particularités ne sauraient être attribuées à une intervention active de la part des Vers qui les produisent et dépendent probablement de la conformation du corps de ces Animaux autour duquel la gaîne se moule.

(2) L'instinct qui dirige la plupart des Chenilles appartenant à la division des Lépidoptères nocturnes ne produit, en général, que des résultats très-simples, mais les actes déterminés de la sorte chez quelques-uns de ces Animaux se compliquent un peu. Ainsi certaines Chenilles, qui sortent d'un même paquet d'œufs ou de plusieurs pontes déposées très-près les unes des autres et qui ont à un faible degré l'instinct de la sociabilité, se construisent en commun un abri sous lequel chacune d'elles établit ensuite pour son usage particulier une loge constituée par un cocon ou cellule faite avec de la soie; mais ces associations sont des plus simples, ainsi que les travaux exécutés par la communauté.

L'enveloppe commune, en forme de sac, que d'autres colonies analogues se construisent est mieux fabriquée; par exemple, celle des nids

---

(a) Voy. l'*Atlas* déjà cité : *Annélides*, pl. III, fig. 1, 2, 3, 4 et 5.
(b) Réaumur, *op. cit.*, t. II, pl. XI.

encore mieux chez les Chenilles de divers Papillons diurnes qui se construisent non une coque, mais une sorte de suspensoir en forme de bandoulière (1).

D'autres Chenilles, appelées *Tordeuses* ou Rouleuses de feuilles, se construisent avec beaucoup de travail et d'art un vêtement analogue sous lequel ces Insectes restent abrités pendant qu'ils achèvent leurs métamorphoses. Ces Chenilles préparent industriellement les matériaux de construction dont elles doivent faire usage, et elles semblent posséder, à l'état rudimentaire, l'instinct architectural dont le développement devient merveilleux chez d'autres Animaux de la même classe. Chaque espèce donne à sa demeure une disposition particulière (2), mais qui est toujours identique

multiloculaires de certains Bombyx de Madagascar. Les poches qu'ils construisent ont parfois près d'un mètre de long et renferment jusqu'à 200 cocons (a).

(1) Par exemple, la Chenille du Papillon Machaon (b).

(2) Réaumur et de Geer ont recueilli beaucoup d'observations très-curieuses sur la conformation et le mode de confection du vêtement foliacé que diverses Chenilles se construisent de la sorte (c).

La feuille dont la Chenille s'enveloppe est parfois employée en entier et roulée sur elle-même, soit transversalement, soit en long, et retenue dans cette position par des fils tendus normalement à l'axe du cylindre ou du cornet ainsi obtenu. D'autres espèces réunissent irrégulière-

ment plusieurs feuilles pour s'en constituer un abri.

L'Hydrocarpe, dont la Chenille vit dans l'eau sur les Potomogétons, a une industrie encore plus remarquable : la larve découpe sur une des feuilles de cette plante une pièce ovalaire, s'en recouvre et en fixe les bords à la surface d'une autre portion de la feuille sur laquelle elle repose ; puis elle découpe cette dernière de la même manière que la précédente, de façon à se trouver entre deux disques attachés l'un à l'autre par leurs bords et offrant en avant une ouverture pour le passage de la partie antérieure de son corps. L'enveloppe ainsi constituée ressemble à un double bouclier ou à la boîte d'une Tortue, et la Chenille la transporte avec elle lorsqu'elle change de place (d).

(a) Coquerel, *Sur les Bombyces qui produisent de la soie à Madagascar* (*Bull. de la Soc. d'acclimatation*, 1855, t. X, p. 25).

(b) Voyez l'*Atlas du Règne animal : Insectes*, pl. CXXXI, fig. 1g et 1h.

(c) Réaumur, *Mém. pour servir à l'histoire des Insectes*, t. II, p. 209 et suiv., pl. XIII-XIX.

— De Geer, *Mém. pour servir à l'hist. des Insectes*, t. I, pl. XXV et suiv.

(d) Réaumur, *op. cit.*, t. II, pl. XXXII, fig. 2-5.

pour tous les individus d'une même espèce, et quelle que soit l'origine de l'instinct en vertu duquel ces Insectes travaillent de la sorte, le même talent inné existait déjà chez les Phryganes (1) avant l'époque géologique actuelle, car on trouve à l'état fossile des gaînes de ce genre, même dans des terrains de l'époque wealdienne (2).

Ces divers travaux paraissent être la conséquence d'une sorte d'automatisme préconçu, mais chez d'autres larves d'Insectes il y a quelque chose de plus : certaines actions contingentes viennent s'associer à ces actes instinctifs et en modifier les résultats. Ainsi les Chenilles de ces petits Lépidoptères nocturnes qui vivent dans les étoffes de laine, et qui sont désignées sous le nom de Teignes, se construisent avec les débris du tissu qu'elles rongent un fourreau assez semblable à un tube de Phrygane ; mais lorsqu'elles grandissent de manière à se trouver gênées dans leur gaîne, elles ont recours à un procédé remarquable pour s'y mettre plus à l'aise : la Chenille n'abandonne pas sa demeure pour aller en con-

(1) Ces Névroptères, qui à l'état de larve, vivent dans l'eau et s'y construisent une gaîne avec des matières étrangères de différentes sortes, étaient connus d'Aristote. Mais Réaumur fut le premier à en bien étudier l'industrie (a). Il fut suivi dans cette voie par de Geer, et, plus récemment, T. J. Pictet (de Genève) a fait aussi beaucoup d'observations intéressantes sur leur manière de construire (b). Ce naturaliste a constaté expérimentalement que les jeunes Phryganes commencent leur travail aussitôt après la naissance, et que pour construire leur fourreau, elles n'ont besoin d'aucune éducation : l'individu qui a été isolé avant l'éclosion de l'œuf dont il est sorti, opère sans hésitation de la manière ordinaire. Son instinct architectural est donc bien une faculté innée, et ne saurait être attribué à la mémoire.

(2) P. Brodie a signalé la présence de deux espèces de Phryganes dans ce terrain (c), et la plupart des paléontologistes considèrent les fossiles tubuliformes appelés *indusies* comme étant aussi des gaînes de Phryganes. On en trouve beaucoup dans certains terrains tertiaires du midi de la France.

(a) Aristote, *Hist. des Animaux*, t. V, chap. XXXII (trad. de Camus, t. I, p. 313.
— Réaumur, *op. cit.*, t. III, p. 155 et suiv., pl. XII et XIII.
(b) De Geer, *op. cit.*, t. II, p. 497 et suiv., pl. VI-XIII.
— Pictet, *Recherches sur les Phryganides*, p. 113 et suiv., pl. VI à XIX (1834).
(c) P. Brodie, *Hist. of fossil Insects*, p. 33.

struire une autre mieux appropriée à ses besoins; à l'aide de ses mandibules elle fend longitudinalement son vêtement et ensuite elle le raccommode en y mettant une pièce. Des expériences faites par Réaumur ne peuvent laisser aucune incertitude relativement à l'existence de cette singulière habitude qui ressemble tant à un acte dirigé par l'intelligence (1).

Vêtements partiels. § 7. — L'instinct de conservation personnelle, déterminant l'exécution de travaux de construction ou d'autres actes plus ou moins analogues, se manifeste d'une manière différente chez des Animaux qui s'emparent de certains corps étrangers pour s'en couvrir, ou qui se creusent une demeure dans quelque substance solide, telle que du bois ou de la pierre.

Parmi les premiers, je citerai les Crustacés décapodes du genre Dromie qui s'emparent d'une Éponge et la portent constamment sur le dos de leur carapace de façon à être complétement cachés par ce corps étranger (2). Les Pinnothères savent trouver un abri plus complet en se logeant entre les valves des Moules et d'autres coquilles de même forme (3). Enfin les Pagures dont l'abdomen, au lieu d'être protégé par une sorte d'armure tégumentaire comme chez les autres Crustacés, n'est couvert que par une peau molle, suppléent

(1) Réaumur a démontré ces faits en plaçant des Teignes successivement sur des morceaux d'étoffes de couleurs différentes (a), et l'exactitude des observations de ce naturaliste a été constatée récemment par plusieurs auteurs (b).

(2) Les Dromies accrochent l'Éponge sur leur dos à l'aide de leurs pattes postérieures, qui présentent à

cet effet une conformation particulière : ces appendices, plus petits que les pattes ambulatoires, sont reployés au-dessus de la carapace et terminés par une sorte de pince (c).

(3) Les Pinnothères sont de petits Crustacés décapodes, à corps arrondi, qui se trouvent entre les branchies de divers Mollusques bivalves, tels que les Moules (d).

(a) Réaumur, *op. cit.*, t. III, p. 97, pl. v et vi.
(b) Blanchard, *Métamorphoses, mœurs et instincts des Insectes*, p. 295.
(c) Voy. l'*Atlas du Règne animal : Crustacés*, pl. xl, fig. 1.
(d) *Op. cit.*, pl. xix, fig. 1.

à cette insuffisance en se logeant dans des coquilles turbi-
nées qu'elles transportent partout avec elles (1).

Beaucoup d'Animaux térébrants ne semblent creuser les
galeries dans lesquelles ils restent blottis que pour se nourrir
des matières détachées de la masse où ils pénètrent (2);
mais chez d'autres ce travail n'a pas de relation avec l'alimentation et n'a évidemment pour objet que l'obtention
d'une demeure. Les Tarets, les Pholades et quelques autres
Mollusques acéphales se logent ainsi, soit dans le sol, soit
dans la substance du bois, en exécutant des opérations mécaniques très-simples qui ne paraissent être la conséquence

Galeries
simples.

(1) Les Pagures, ou Bernard l'Her-
mite, sont également remarquables
par l'espèce d'harmonie préétablie
qui existe entre cet instinct exceptionnel et le mode de conformation d'une
partie de leur système appendicu-
laire. Les pattes postérieures, au lieu
d'être des instruments de locomotion,
sont disposées de façon à agir comme
organes de préhension, et servent uniquement à retenir la coquille turbi-
née dans laquelle l'animal se loge;
enfin les appendices caudaux qui terminent l'abdomen et qui constituent
chez les Crustacés voisins une nageoire en éventail, sont transformés
en crochets à l'aide desquels les Ber-
nards se cramponnent solidement
dans leur demeure d'emprunt (a). Il
est aussi à noter que ces singuliers
Crustacés font acte d'intelligence
dans le choix de cette habitation, car
dans le jeune âge ils se logent toujours dans une petite coquille, et à
mesure qu'ils grandissent ils en chan-

gent de façon à pouvoir toujours y
tenir à l'aise.

(2) Les Insectes xylophages sont
dans ce cas. En général, la pondeuse
se borne à déposer ses œufs dans les
interstices de l'écorce de l'arbre dans
l'intérieur duquel ses jeunes doivent
se loger, et chacune des larves, en
rongeant le bois devant elle, s'y
creuse ensuite un trou qui devient
bientôt une galerie plus ou moins
longue (b). Quelques-uns de ces Animaux rongeurs, avant de pondre,
creusent sous l'écorce une galerie
semblable sur les côtés de laquelle ils
déposent leurs œufs, et les larves
nées de ces œufs exécutant à leur
tour une opération analogue, il en
résulte une sorte de sculpture intérieure dont la disposition est fort remarquable. Les galeries, souvent fort
complexes, dans lesquelles vivent les
Scolytes et les Bostriches sont pratiquées de la sorte, et leur disposition varie suivant les espèces (c).

(a) Voyez l'*Atlas du Règne animal : Crustacés*, pl. XLIV.
(b) Exemple, la Chenille du *Cossus ligniperda*, voy. Lyonnet, *Traité anatomique
de la Chenille qui ronge le bois de saule*, 1762.
(c) Voyez, à ce sujet, Ratzeburg, *Die Forst-Insecten*, t. 1, pl. VIII et suiv.

d'aucun raisonnement ou tendance mentale, et divers Animaux fouisseurs terrent d'une manière toute automatique; mais d'autres, sans agir avec plus d'art, mettent dans leurs actes un certain discernement, car ils ne cherchent à se cacher que lorsqu'un danger les menace. Ainsi les Crabes que nous voyons, à marée basse, courir sur les plages sablonneuses de nos côtes, ne songent pas à s'y enfoncer tant qu'ils n'ont rien à craindre; mais dès qu'ils sont effrayés par une personne qui cherche à les saisir, ou par quelque autre cause, on les voit creuser aussitôt le sol avec rapidité, y plonger pour ainsi dire et s'y cacher, mais sans descendre plus bas que cela n'est nécessaire pour être à l'abri des dangers extérieurs (1).

Demeures souterraines complexes. § 8. — Les conséquences de ce genre d'instinct se compliquent et se perfectionnent chez d'autres Animaux fouisseurs qui savent se préparer une demeure permanente, dont ils sortent à volonté et dont ils connaissent la situation de façon à pouvoir y rentrer au besoin. La Taupe nous fournit un exemple de ce talent inné, et les travaux souterrains exécutés par ces Animaux sont d'autant plus remarquables que le sens de la vue ne vient pas en aide à ces fouisseurs habiles (2). Des travaux de construction d'un ordre plus élevé sont exécutés par d'autres Mammifères qui forment entre eux des sociétés coopératives, notamment par les Castors, dont j'aurai à parler dans une prochaine leçon. Enfin, divers Insectes

_____

(1) Les Crabes qui se comportent ainsi (le *Carcinus mœnas* et les Platyoïques, par exemple), ont les pattes postérieures élargies vers le bout et se servent de ces organes comme de bêches.

(2) La disposition de la demeure souterraine de la Taupe commune est moins simple qu'on ne serait porté à le supposer (a), et les galeries creusées par plusieurs autres Mammifères fouisseurs témoignent aussi d'un certain art : celles des Spalax, des Bathyergues et des Géomys, par exemple.

(a) Geoffroy Saint-Hilaire, *Cours de l'histoire naturelle des Mammifères*, 15e leçon (1829).

sont doués d'instincts semblables, et les demeures souterraines qu'ils se construisent présentent parfois une complication assez grande (1); mais comme exemple de travaux d'art
exécutés dans ce but par des Animaux invertébrés, je citerai
de préférence la demeure de la Mygale ou Araignée ma-
çonne, à cause des dispositions ingénieuses qu'elle présente.

Cet Animal, sans avoir de maître pour lui apprendre ce
qu'il doit faire, et sans s'être exercé à des opérations de ce
genre, possède l'art de construire pour son usage une demeure commode, et d'en garnir l'entrée d'une porte qui,
sans gêner ses mouvements, le protége efficacement contre
les attaques de ses ennemis. A cet effet, la Mygale creuse
dans un endroit où le sol est argileux une sorte de puits
cylindrique d'environ 8 à 10 centimètres de long, et en
tapisse les parois avec une espèce de mortier très-consistant,
puis fabrique, avec des couches alternatives de terre gâchée
et de fils réunis en tissu, un couvercle qui s'adapte exactement sur l'orifice de son trou et qui ne peut s'ouvrir qu'en
dehors. La charnière servant à retenir cette espèce de trappe
est formée par une continuation des couches filamenteuses
qui se portent d'un point de son contour sur les parois du
tube situé au-dessous, et y constituent un bourrelet rem-
plissant les fonctions de chambranle; la surface externe
de ce couvercle est rugueuse, et, par son aspect, diffère à
peine de la terre environnante, mais sa surface interne est

(1) Comme exemples, je citerai la
Courtillière, espèce du genre Taupe-
Grillon, qui dévaste souvent nos jardins potagers en se creusant des terriers et en coupant les racines des
plantes qu'elle trouve sur son passage (a). Le Grillon des champs a des
mœurs analogues, et le Grillon domestique vit aussi dans des trous souterrains, mais en général il profite des
excavations préexistantes qu'il rencontre dans le voisinage de nos foyers.

(a) Audouin et Brullé, *Hist. nat. des Insectes*, t. IX, p. 184 et suiv.
— Ratzeburg, *Die Forst-Insecten*, t. III, pl. xv, fig. M.
— Blanchard, *op. cit.*, pl. correspondante à la page 580.

lisse ; et l'on y aperçoit, du côté opposé à la charnière, une rangée de petit trous dans lesquels l'Animal introduit ses griffes pour tenir cette trappe baissée lorsque quelque ennemi cherche à l'ouvrir de force (1).

Circon-
stances qui
influent
sur
le dévelop-
ment
de cet
instinct
chez
les Mammi-
fères.

§ 9. — Chez les Bêtes, de même que chez les Hommes, le besoin est le principal mobile de toute industrie, et la tendance à l'économie dont nous avons vu des indices partout dans la nature (2), empêche d'ordinaire l'accomplissement d'actes inutiles. Nous pouvons donc prévoir que la plupart des grands Mammifères ne feront ni instinctivement, ni par suite d'un raisonnement, aucun travail tendant à leur procurer un logis ou même un simple abri, car le vêtement pileux dont leur corps est presque toujours couvert les préserve suffisamment du froid ainsi que des autres intempéries atmosphériques, et à raison des moyens de défense dont ils sont pourvus ou de la rapidité avec laquelle ils peuvent fuir le danger, ils n'ont que rarement besoin de retraites de ce genre, en effet, ils ne s'en construisent pas, et même ils ne se réfugient que rarement dans les cavernes ou autres cavités susceptibles d'être utilisées comme demeure. Mais les Mammifères de petite taille se trouvent dans des conditions moins favorables, et, pour assurer leur bien-être per-

(1) L'admirable industrie déployée par diverses Mygales a été très-bien étudiée par plusieurs entomologistes, notamment par Audouin, qui a donné de leur nid des figures d'une grande exactitude (a). Une de ces Araignées maçonnes (b) est commune dans quelques parties du Midi de la France, par exemple à Cannes, sur le versant sud du petit monticule de Saint-Cassien, où se trouvait jadis un temple de Vénus. Une autre espèce, propre à la Nouvelle-Zélande, bâtit de la même façon (c).

(2) Voy. t. I, p. 13.

(a) Audouin, *Observ. sur la structure du nid de l'Araignée pionnière* (*Ann. de la Soc. entomol. de France*, 1833, t. II, p. 69, pl. IV).

(b) La *Mygale cœmentaria* ; voy. l'*Atlas du Règne animal* de Cuvier : *Arachnides*, pl. I, fig. 1.

(c) Gilleis, *On the habits of the Trap-door spider* (*Trans. of the New-Zeeland Institute*, 1876, t. VIII, pl. VI-VIII).

sonnel, ou dans l'intérêt de leur progéniture, ils ont en général besoin d'un gîte chaud et inaccessible à leurs ennemis.
Aussi voyons-nous la plupart de ces Animaux s'en procurer,
soit en creusant dans le sol une chambre dont l'entrée est
étroite, ou même une longue galerie, soit en profitant d'excavations préexistantes ou d'autres réduits analogues dans lesquels ils peuvent se cacher. Presque tous savent s'abriter de
la sorte, et cette aptitude ne manque jamais chez les Animaux à sang chaud qui, ne produisant pas assez de chaleur
pour maintenir en hiver leur organisme à la température
nécessaire au développement de leur activité physiologique,
s'engourdissent pendant la saison froide et deviennent ainsi
incapables de se défendre contre leurs ennemis. Les Marmottes, par exemple, qui sont dans ce cas et qui restent en
léthargie pendant plusieurs mois consécutifs, sont douées
à un haut degré de cet instinct conservateur; non-seulement
elles savent pratiquer pour leur usage personnel de longues
galeries souterraines, mais elles y entassent du foin pour s'y
blottir chaudement, et elles bouchent l'entrée de leur demeure hivernale avant que la saison froide se soit décla-
rée (1). Les Loirs et beaucoup d'autres Rongeurs hibernants,
ainsi que la plupart des Insectivores, se comportent d'une
manière analogue, et divers petits Mammifères qui passent
également la plus grande partie de l'hiver profondément en-

---

(1) Les Marmottes des Alpes varient leur mode d'installation suivant
les saisons. En été, elles se logent
dans des trous creusés dans une
prairie, au bord d'un ruisseau; mais
en hiver elles s'enfouissent au fond
d'une longue galerie pratiquée dans
un terrain sec et divisée en deux
branches, dont la principale, dirigée
à peu près horizontalement, se termine par une chambre spacieuse, et
dont la seconde, dirigée obliquement
en bas et débouchant ordinairement
au dehors par une ouverture spéciale, sert d'égout pour l'écoulement
des immondices. Le même terrier
loge souvent douze ou quinze de ces
Animaux (a).

(a) Sarc, Sur la Marmotte des Alpes (Rev. et Mag. de Zoologie, 1858, 2e série,
t. X, p. 337).

dormis, mais qui ne sont pas conformés pour fouir, ont l'instinct de chercher refuge dans des troncs d'arbres, dans des cavernes ou dans l'intérieur des constructions dues à l'industrie humaine. Comme exemples de Mammifères sachant profiter d'abris de ce genre, je citerai les Écureuils (1) et les Chauves-Souris (2). Il est également à noter que les fouisseurs se rencontrent principalement dans les pays froids, et que les seuls Mammifères de très-grande taille qui établissent leur demeure dans des cavernes, savoir les Ours, sont des Animaux hibernants.

Les circonstances de cet ordre ne sont pas les seules causes qui déterminent chez les Mammifères le développement de la constructivité ou de facultés qui sont susceptibles d'en tenir lieu; ainsi, la plupart des Animaux nocturnes, dont les yeux sont éblouis par la lumière du soleil, savent se procurer des retraites pour y dormir en sécurité pendant le jour (3), et parfois l'habitude de fouir semble être la conséquence des dictées de la raison plutôt que d'un instinct automatique; chez le Renard, par exemple (4). Mais quoi qu'il en soit à cet égard, les aptitudes mentales nécessaires aux constructeurs existent très-rarement chez les Mammifères, et les Castors qui les possèdent à un haut degré lorsqu'ils vivent en sociétés collectives, les perdent quand ils se trouvent dans la solitude.

(1) Voy. ci-dessus, p. 505.

(2) Les Chauves-Souris, qui pendant le crépuscule voient assez bien pour pouvoir chasser au vol les Insectes dont elles font leur nourriture, mais qui sont éblouies par une lumière vive, recherchent des abris obscurs pour y dormir pendant le jour en été, et pour y demeurer plongées dans un sommeil léthargique pendant tout l'hiver. A cet effet, elles s'établissent dans des grottes, des greniers, des clochers ou autres lieux analogues, et y restent suspendues par une de leurs pattes postérieures, la tête en bas et pour ainsi dire emmaillottées dans leurs ailes membraneuses.

(3) La plupart des Édentés, ainsi que les Insectivores, sont fouisseurs; mais c'est principalement pour chercher leur proie dans la terre qu'ils y creusent leurs galeries.

(4) Leroy attribue à la faiblesse re-

Quelques Oiseaux savent aussi pourvoir à leur sûreté personnelle en établissant leur demeure habituelle dans des cavernes ou dans des cavités souterraines, et cette dernière habitude s'observe principalement chez les espèces incapables de se soustraire à leurs ennemis au moyen du vol (1). Plusieurs espèces de la famille des Manchots ont cet instinct, et l'existence en a été constatée aussi dans d'autres groupes naturels, dans des espèces qui ne sont bien organisées ni pour la course, ni pour le vol ; notamment chez les Aptéryx et les Strigops de la Nouvelle-Zélande (2).

lative du Renard comparé au Loup, la différence qui existe entre ces Mammifères quant à leur manière de vivre, et il fait remarquer qu'ordinairement le Renard, pour s'épargner la peine de creuser lui-même sa demeure, s'empare d'un terrier appartenant à des Lapins, et qu'il choisit attentivement, entre plusieurs retraites de ce genre, le gîte qui lui offre le plus de sécurité (a).

(1) Une des exceptions à la règle ordinaire nous est fourni par un Rapace nocturne d'Amérique, le *Strix cunicularia* ou *Pholeoptynx*, qui habite dans des terriers et profite de ceux qui sont creusés par les Rongeurs du genre connu aux États-Unis

sous les noms de *Chien des prairies* et d'*Écureuil jappant* (b) ; une autre race ou espèce du même genre, appelée le *Pholeoptynx hypogœa*, se tient aussi dans les terriers des Vinaches (c), des Fourmiliers et autres excavations de même genre.

Comme exemple d'Oiseaux dont le domicile ordinaire est une caverne, je citerai le *Guacharo* de Caripe (*Steatornis*) qui est propre à la Cordillère des Andes (d).

(2) Le Strigops, Perroquet nocturne de la Nouvelle-Zélande, se cache aussi dans des trous creusés en terre, sous les racines des arbres ou dans les fentes de rochers (e). Les Aptéryx ont des mœurs analogues (f).

(a) Leroy, *op. cit.*, p. 28.
(b) Say ; voy. Longs, *Exped. to the Rocky Mountains*, t. II, p. 36 et 200.
— Feuillée, *Journal des obs. physiques*, etc., t. II, p. 562.
— Ch. Bonaparte, *American Ornithology*, t. I, p. 68, pl. vii, fig. 2.
— Audubon, *Ornithological Biography*, t. V, p. 264.
— D'Orbigny, *Voyage dans l'Amér. mérid.*, t. VII, p. 128.
(c) Molina, *Storia naturale del Chile*, p. 343.
— Ch. Bonaparte, *op. cit.*, t. I, p. 72.
— Darwin, *Voyage of the Adventure and Beagle*, t. III, p. 145.
(d) Humboldt, *Obs. d'anat. et de zool.*, t. II, p. 139.
— Lhermenier, *Note sur le Guacharo* (Ann. des sc. nat., série 2, t. VI, p. 60).
— Roulin, *Sur l'existence du Guacharo dans la province de Bogota* (Ann. des sc. nat., 1836, série 2, t. VI, p. 115).
(e) Lyall, *On the Strigops habroptilus* (Proceed. Zol. Soc., 1852, p. 31).
— Buller, *Hist. of the Birds of New-Zealand*, p. 28, pl.
(f) Buller, *op. cit.*, p. 369.

§ 10. — Chez beaucoup d'Animaux l'instinct architectural ne se manifeste qu'à l'époque de la reproduction; jusque-là ce pouvoir reste inactif, et c'est seulement sous l'influence stimulante du fonctionnement des organes de la génération arrivé à un certain degré que le besoin de bâtir se fait sentir et provoque dans l'appareil musculaire les actes correspondants. Ce talent automatique, au lieu d'être un auxiliaire de la conservation personnelle, devient alors l'associé de sentiments d'un autre ordre, de la *philogéniture*, et avant de nous occuper des travaux accomplis sous l'empire de cette double impulsion mentale, il me paraît nécessaire d'étudier plus attentivement que nous n'avons pu le faire jusqu'ici les actes psychiques considérés dans leurs rapports avec la perpétuation des espèces animales.

Dans la prochaine leçon, je me placerai à ce nouveau point de vue, et avant de poursuivre plus loin la description des travaux de construction exécutés par les Bêtes, j'examinerai les dispositions mentales dont dépendent, chez la plupart des Animaux, la multiplication des individus et la conservation de l'existence des Êtres animés de nouvelle formation pendant la première période de la vie, lorsqu'ils sont encore incapables de pourvoir d'une manière suffisante à leurs propres besoins.

CENT TRENTE-TROISIÈME LEÇON

§ 1. — Beaucoup d'Animaux vivent toujours solitaires, et n'ont avec les autres individus de leur espèce aucune relation différente de celles qu'ils peuvent avoir avec des Êtres animés quelconques; mais chez le plus grand nombre il en est autrement, et des associations, soit temporaires, soit permanentes, s'établissent entre certains individus de même espèce. Ces rapprochements sont déterminés très-généralement par le besoin de satisfaire aux appétits vénériens, ou par l'instinct de l'affectuosité s'exerçant sur la progéniture des Êtres animés chez lesquels on les observe; mais dans d'autres cas, la coopération d'un nombre plus ou moins considérable d'individus d'origine commune devient plus complète : il y a assistance mutuelle entre les membres de la troupe et parfois même constitution d'une véritable société coopérative. *Instinct de la procréation*

§ 2. — En étudiant les fonctions de reproduction, nous avons vu que chez la plupart des Animaux les plus inférieurs chaque individu possède toutes les aptitudes nécessaires pour assurer la perpétuation de son espèce, soit par gemmiparité, soit par oviparité l'hermaphrodisme étant complet, et que chez d'autres Animaux à sexes distincts la fécondation des œufs ayant lieu après la ponte, et étant adven- *Associations sexuelles.*

tive, l'accomplissement du travail générateur ne nécessite
le concours d'aucun instinct ou autre faculté mentale (1);
mais lorsque l'utilisation des produits de ce travail doit être
mieux assurée, le rapprochement plus ou moins intime de
deux individus, l'un mâle, l'autre femelle, est indispensable,
et dès que ces produits sont arrivés à maturité, le besoin de
ce rapprochement devint un excitant physique qui met en
action un instinct correspondant. L'odeur répandue par la
femelle, ou par ses œufs, produit sur le mâle des sensations
qui, par une action nerveuse réflexe, excitent son appareil
génital et le guident vers elle. Tantôt il se contente de nager
autour de celle-ci, ou d'aller arroser de sa laitance les œufs
abandonnés par la pondeuse (2); mais en général l'instinct
vénérien le détermine à s'emparer d'elle de façon à pouvoir lancer son sperme sur ses œufs au moment de leur
évacuation au dehors (3), ou a introduire ce liquide dans
l'intérieur de l'appareil où ces corps ont pris naissance.
Dans ce dernier cas il y a copulation, et les manœuvres
variées à l'aide desquelles le rapprochement sexuel s'effectue
sont réglées par une impulsion non raisonnée, ou instinct,
sans que les conjoints puissent savoir d'ordinaire ce qui
résultera de leurs actes (4).

(1) Voy. tome VIII, pages 367 et
suivantes.

(2) Ainsi que cela a lieu chez les
Tritons et la plupart des Poissons;
voy. t. VIII, p. 371.

(3) Chez la Grenouille par exemple;
voy. t. VIII, p. 371.

(4) Le caractère instinctif des manœuvres préliminaires du coït, aussi
bien que des actes qui ont directement pour résultat la fécondation, est
particulièrement évident chez divers

Insectes qui naissent après la mort
de tous les individus de leur espèce
et ne peuvent avoir, quelle que soit
l'intelligence qu'on leur supposerait,
aucune notion relative à l'utilité de
ce qu'ils font. Comme exemple d'actes
de ce genre qui ne peuvent être déterminés par un raisonnement quelconque, je citerai le mode d'accouplement des Libellules dont j'ai parlé
dans une précédente leçon (a).

L'existence de désirs vénériens

(a) Voy. t. IX, p. 179.

Quelques physiologistes, à l'exemple de Gall, ont pensé que l'instinct de la procréation et le besoin des jouissances sexuelles étaient, chez les Animaux supérieurs, dépendants de l'activité fonctionnelle du cervelet et étaient même développés proportionnellement au volume relatif de cette partie de l'encéphale (1). Mais ni les faits fournis par la pathologie

chez la femelle, antérieurement à tout rapprochement sexuel, est également évidente chez beaucoup d'autres Insectes (a), et divers faits cités précédemment démontrent aussi l'existence de ces désirs chez les mâles (b).

(1) L'hypothèse de Gall, relative à la localisation de la cause de ces dispositions mentales et même de la sensibilité sexuelle ou amour physique dans le cervelet, repose, d'une part, sur les relations que cet auteur avait cru remarquer entre la grandeur de cette puissance et le volume de la région occipitale de la boîte crânienne où se trouve le cervelet, d'autre part, sur l'existence de certaines sensations locales et d'autres indices d'activité physiologique rapportées à cette région lors de la manifestation de désirs sexuels ou de jouissances vénériennes (c). Mais tout cela était très-vague et, de même que dans beaucoup d'autres circonstances analogues, Gall ne tenait guère compte que des faits particuliers en accord avec ses vues préconçues. Enfin, lorsque d'autres physiologistes s'appliquèrent à dé-

terminer, avec plus de précision, les coïncidences dont il arguait, ils touvèrent que tantôt elles n'existaient pas et que d'autres fois elles n'offraient rien de constant. Leuret, puis Lélut, se sont particulièrement occupés d'études de ce genre, et ils ont réfuté successivement chacun des arguments de Gall (d). Ainsi celui-ci supposait que l'instinct de la propagation ou l'amour physique (comme il le nomme aussi) est moins actif chez les femelles que chez les mâles, que chez ceux-ci le cervelet est plus gros que chez les premières, et que cet organe est fort réduit chez les mâles rendus impuissants par castration (e); mais Lélut a constaté que chez les femmes cet organe est en général plus développé que chez les hommes, et Leuret, en comparant sous ce rapport les Étalons, les Juments et les Chevaux hongres, a trouvé que le poids absolu du cervelet est le plus grand chez les Chevaux châtrés; ce poids, comparé à celui du cerveau, est aussi plus considérable chez les Chevaux hongres que chez les Étalons, et sous ce rapport les Juments se placent aussi au-dessus

(a) Voy. t. IX, p. 171.
(b) Voy. t. XI, p. 481.
(c) Gall, Anatomie et physiologie du système nerveux, t. III, p. 62 et suiv.
(d) Leuret, Anat. comp. du syst. nerveux, t. I, p. 425 et suiv.
— Lélut, Appréciation des idées de Gall sur les fonctions du cervelet (Annales médico-psychol., 1843, t. II, p. 175).
(e) Gall, op. cit., t. III, p. 78 et suiv.

ou par l'expérimentation physiologique, ni les considérations fondées sur l'anatomie comparée ne sont favorables à cette hypothèse, et il a été même constaté que la destruction du cervelet n'entraîne pas la perte de l'instinct sexuel (1); par conséquent l'hypothèse dont je viens de parler n'est pas admissible.

Chez la plupart des espèces, l'attrait sexuel cesse dès que l'émission du sperme a été effectuée, et alors le mâle se sépare de sa femelle; si l'activité génétique ne s'arrête pas en lui, il recherche une autre femelle apte à répondre à ses désirs, et il devient ainsi polygame, comme cela se voit pour le Coq et pour divers Mammifères; mais chez d'au-

des Étalons. Ces résultats fournis par la balance sont par conséquent en contradiction avec les affirmations de Gall basées sur des aperçus vagues.

D'autres auteurs ont argué aussi des faits pathologiques pour soutenir que le cervelet préside à l'activité fonctionnelle des organes de la procréation, Serres notamment (a); mais les coïncidences dont il avait été frappé paraissent avoir été fortuites, et la statistique médicale a montré qu'il n'y avait entre les symptômes dont il parle et les lésions du cervelet aucune relation probable (b). Les résultats fournis par certaines expériences de Ségalas et de quelques

autres physiologistes relatives à l'influence du cervelet sur l'activité fonctionnelle de l'appareil génital (c), ne sont pas plus probants, et j'ajouterai que chez la jeune fille dont Combette nous a laissé l'histoire, les appétits sexuels étaient très-développés, bien que le cervelet n'existât pas (d).

(1) Flourens a vu un Coq cocher comme d'ordinaire, quoique privé de son cervelet (e), et les expériences faites par Calmeil et par Magendie sur des Grenouilles, prouvent aussi que chez les Batraciens l'instinct dont résultent les actes relatifs à la propagation n'est pas dépendant du cervelet (f).

(a) Serres, *Anat. comp. du syst. nerveux*, t. II, p. 661. — *Recherches sur les maladies organiques du cervelet* (*Journ. de physiol.* de Magendie, 1822, t. II, p. 174).
(b) Andral, *Clinique médicale*, 1833, t. V, p. 706.
— Burdach, *Von dem Baue und Leben des Gehirns*, t. III, p. 297, etc.
(c) Ségalas, *Note sur quelques points de physiologie* (*Journ. de physiol.* de Magendie, 1824, t. IV, p. 293).
— Longet, *Traité de physiologie*, t. III, p. 463.
(d) Voy. ci-dessus, p. 291.
(e) Flourens, *Recherches expérimentales sur le système nerveux*, p. 163 (2e édit.).
(f) Calmeil, art. SYSTÈME NERVEUX (*Dict. de méd.*, t. XX, 1839, p. 567).
— Magendie, *Leçons sur les fonctions du système nerveux*, t. I, p. 333 et suiv. 1839).

tres espèces les deux individus qui se sont réunis de la sorte ne deviennent pas indifférents l'un pour l'autre, et restent en compagnie pendant un temps plus ou moins long; cette association peut même devenir permanente, et cela même chez divers Animaux dont les facultés mentales paraissent être presque nulles, tels que les Crustacés parasites dont j'ai parlé dans une précédente leçon (1); mais en général elle est la conséquence de propriétés psychiques d'un ordre élevé, et elle est accompagnée d'un développement de sentiments de tendresse réciproque fort remarquables entre les deux conjoints. La monogamie est la règle ordinaire pour les unions sexuelles chez plusieurs Animaux supérieurs, particulièrement pour certains Oiseaux tels que les Colombes (2); ce n'est plus l'érotisme seulement qui les guide; le mâle et la femelle éprouvent l'un pour l'autre une affection personnelle, une sorte d'attraction mentale qui, dans l'espèce humaine, caractérise l'amour (3).

(1) Voy. ci-dessus, p. 502.

Chez beaucoup de Crustacés suceurs, l'instinct du parasitisme proprement dit ne se développe que chez la femelle, qui demeure toujours fixée sur l'Animal dont elle tire sa nourriture, et elle perd toute locomobilité en même temps que son corps grandit beaucoup et se déforme d'une façon singulière. Le mâle reste très-petit et conserve la forme typique de la famille dont il fait partie, mais il reste accroché au corps de sa compagne dans le voisinage des ouvertures génitales de celle-ci, dont il devient le commensal permanent. Cette sorte d'association conjugale a été constatée pour la première fois par Nordmann chez les Anchorelles,

les Condracanthes et quelques autres Lernéides (a); chez les Vers, dont ce naturaliste a formé le genre *Deplozoon*, l'union sexuelle est également permanente, mais les deux conjoints sont conformés de la même manière (b).

(2) Les caresses que ces Oiseaux se prodiguent sont probablement des excitants du travail mental dont résultent les désirs vénériens qui sont susceptibles d'être réveillés, soit par des sensations, soit par des idées.

(3) L'érotisme ou amour physique, appelé *amativité* par quelques auteurs, est l'impulsion mentale qui porte l'Animal à satisfaire aux besoins produits par l'activité de son appareil génital, résultat qui est dû

(a) Voy. t. IX, p. 263.
(b) Voy. t. IX, p. 310.

Parfois aussi le même instinct porte les Animaux associés de la sorte à faire en commun des travaux qui seront profitables à leur progéniture, travaux qui d'ordinaire sont exécutés par la femelle seulement et qui ont pour but, soit la formation d'un dépôt de nourriture appropriée aux besoins futurs des jeunes individus encore à naître, soit la construction d'un nid propre à servir de demeure pour ceux-ci.

Enfin, des sentiments d'un ordre analogue peuvent se développer chez la mère, et même chez les deux parents, pour les jeunes individus qui résultent de leur union, et la *philogéniture* peut à son tour éveiller en eux d'autres instincts qui les portent, non-seulement à choyer ceux-ci, à leur procurer des aliments, mais aussi à les protéger de diverses manières, et à mettre pour ainsi dire à leur service les autres facultés ou penchants dont ils peuvent être doués, la combativité et la constructivité notamment. Les sentiments d'affection qui se développent ainsi entre les membres de ces groupes d'individus deviennent des liens de famille, mais ils durent rarement après que les jeunes ont atteint l'âge adulte. Quelquefois, au contraire, le besoin de vivre ensemble devient permanent, tous les individus nés des mêmes parents ou de parents qui habitent près les uns des autres, ne forment pas seulement des groupes nombreux, ils constituent de véritables associations, des sociétés proprement dites ; enfin, chez ces compagnies coopératives, non-seulement les instincts acquièrent un degré de perfection supérieur à ce que l'on voit chez les Animaux solitaires, mais il y a souvent aussi des indices de l'existence de facultés intellectuelles d'un

à l'action nerveuse réflexe née de l'excitation mécanique des organes de copulation dont le coït est la cause. L'amour est un mobile d'ordre essentiellement psychique qui porte l'Être animé à se plaire auprès d'un individu déterminé de sexe différent du sien, à en désirer la possession de préférence à celle de tout autre individu analogue, et à conserver pour cet individu en particulier des sentiments de tendresse.

ordre plus élevé. Néanmoins ces dispositions mentales que, dans le langage ordinaire, on appelle les qualités du cœur lorsqu'on les considère dans l'espèce humaine, ne sont pas la conséquence d'actes de l'entendement ; elles peuvent être modifiées, guidées en quelque sorte par la raison, par l'intelligence ; mais elles dépendent essentiellement d'aptitudes psychiques innées que l'on peut désigner d'une manière générale sous le nom commun d'instincts affectifs.

§ 3. — Pour acquérir des idées nettes relatives à ces divers modes de manifestation de la puissance mentale que beaucoup d'auteurs ont appelée l'âme des bêtes, parce qu'ils ne pouvaient la distinguer par aucun caractère essentiel de la puissance plus grande mais similaire nommée l'âme humaine, il est nécessaire de sortir des généralités que je viens de présenter, et d'examiner un certain nombre de cas particuliers, d'en faire, pour ainsi dire, l'analyse, et de chercher les conséquences qu'il est légitime d'en tirer. Exemples

Examinons d'abord divers actes qui ont pour objet essentiel, non pas la satisfaction des besoins personnels de ceux qui les font, mais la conservation de la vie des Êtres de nouvelle formation dont ceux-ci sont les producteurs ; actes dont les uns semblent indiquer une prévoyance inconsciente, et les autres paraissent être une conséquence rationnelle des sentiments d'affection de la mère ou même des deux parents pour leur progéniture.

§ 4. — Chez les Animaux les plus inférieurs, la femelle évacue au dehors ses œufs ou les jeunes qui en sont nés dans l'intérieur de son organisme, sans intervenir en rien dans leur destinée ultérieure ; cette indifférence complète de la mère pour sa progéniture est évidente chez beaucoup de Poissons ; mais la plupart des Êtres animés n'abandonnent pas si complétement au hasard leurs œufs ou leurs petits, et savent tout au moins les placer dans des condi- Élection d'un lieu pour le dépôt des œufs.

tions favorables à leur existence ultérieure; ils choisissent le lieu où leurs œufs vont être déposés, et souvent ce lieu est tel que les nouveau-nés trouveront à leur portée tout ce qui est nécessaire au maintien de leur existence.

Ainsi chaque Papillon, tout en ne recherchant comme aliment que des liquides sucrés fournis par les fleurs, va pondre sur les feuilles des plantes dont il se nourrissait lorsqu'il était à l'état de larve, ou à proximité de ces feuilles, et quelques naturalistes ont cru pouvoir expliquer cette manière d'agir en supposant que le souvenir des lieux où l'Animal avait passé les premiers temps de son existence était resté dans sa mémoire, malgré tous les changements survenus dans son organisme pendant ses métamorphoses successives de Chenille en chrysalide et de chrysalide en Insecte ailé (1). On conçoit en effet la possibilité d'une pareille persistance des impressions reçues pendant la jeunesse et de leur influence sur les actes accomplis par l'Animal parvenu à la dernière période de son existence, car la plus grande partie de sa vie s'est passée là où, dans ses vieux jours, il retourne pour pondre; mais chez d'autres Insectes la larve, dépourvue de tout organe spécial affecté au service des sens, reste à peine quelques minutes dans le lieu où l'œuf dont elle sort a été pondu et se trouve transportée immédiatement dans des conditions très-différentes, de sorte qu'une interprétation semblable ne me paraît pas admissible, et que je ne puis voir dans le phénomène en question que la conséquence d'un instinct particulier, d'une tendance mentale innée. Voici, par exemple, un cas dans lequel la mémoire ne me semble pas pouvoir être le mobile des manœuvres exécutées par la mère.

(1) C'est de la sorte que Dupont (de Nemours) a cru pouvoir expliquer tous les actes de ce genre réputés instinctifs (*Quelques mémoires sur différents sujets*, p. 223 et suivantes).

L'Œstre du Cheval est un gros Insecte de l'ordre des Diptères, désigné souvent sous le nom de *Taon*, qui, à l'état de larve, vit dans l'intérieur du tube digestif de ce Quadrupède; il arrive dans l'estomac presque aussitôt sa sortie de l'œuf, et il demeure fort longtemps attaché aux parois de ce viscère, puis il descend dans l'intestin, et finit par être expulsé au dehors par l'anus. Tombé à terre, il se change en pupe, et après avoir achevé ses métamorphoses dans l'espèce de coque formée par sa dépouille épidermique il se met à voltiger dans l'air. La femelle fécondée va ensuite se poser sur certaines parties déterminées du corps d'un Cheval, celles que cet Animal a l'habitude de lécher, par exemple ses jambes ou ses épaules; elle y pond ses œufs qui s'accolent aux poils, puis elle ne s'en occupe plus et ne tarde pas à mourir. Mais le Cheval, en promenant sa langue sur les parties de la peau qui sont irritées par la présence de ces œufs et des petites larves apodes et aveugles qui ne tardent pas à en naître, enlève celles-ci, les porte dans sa bouche et les avale avec sa salive; c'est de la sorte qu'elles arrivent dans le lieu où elles doivent séjourner pendant la presque totalité de leur vie, et il me paraît bien peu probable que le souvenir de leur naissance sur la surface de la peau du Cheval puisse être la cause déterminante du choix fait par la pondeuse quand celle-ci va déposer ses œufs précisément là où les larves, dont l'éclosion future ne saurait lui être connue, pourront être ramassées par la langue du Quadrupède et transportées ainsi dans son estomac (1).

(1) Pour plus de détails sur l'histoire naturelle de l'Œstre du Cheval, je renverrai aux écrits publiés par divers entomologistes sur ce sujet (a).

Un autre Insecte de la même famille, l'*Hypoderma bovis*, s'attaque aux Ruminants, et ses larves se développent dans des abcès que la présence de ces parasites fait naître sous la peau de leur hôte. Les larves res-

(a) Vallisneri, *Opera*, t. 1, p. 5.
— Bracy Clarke, *An essay on the Bots of Horses*, p. 17, pl. 1 (1815).

Chez d'autres Insectes qui appartiennent à la famille des Ichneumonides, l'impossibilité de pareils souvenirs est d'ailleurs manifeste, car la femelle qui va pondre n'a jamais vécu dans le lieu dont elle fait choix pour commencer les opérations relatives au dépôt de ses œufs dans une situation telle, que ses descendants trouveront réunies les conditions biologiques nécessaires à leur existence. En effet, ces Hyménoptères, qui en général s'attaquent à des Chenilles, ne se contentent pas d'aller pondre comme je viens de le dire, mais après avoir fait choix d'un endroit convenable la femelle perce la peau de sa victime, puis elle introduit au fond de chacune des petites plaies ainsi produites un œuf qui y éclôt, et c'est dans l'intérieur du corps de son hôte que la larve naît et se développe; enfin l'Insecte, arrivé à maturité, se fraye un chemin au dehors, et bientôt la femelle nouveau-née se met à l'ouvrage comme l'avait fait sa mère, mais sans avoir jamais pu être témoin des manœuvres accomplies par celle-ci, et sans s'être jamais trouvée dans le lieu qu'elle va chercher pour y creuser l'espèce de caverne destinée à recevoir son œuf (1).

Beaucoup d'autres Insectes, qui à l'état de larves vermiformes vivent dans l'intérieur des fruits charnus, se comportent d'une manière analogue, et quelque merveilleuse que l'on veuille supposer la mémoire ainsi que l'intelligence

tent emprisonnées dans ces tumeurs pendant presque toute la durée de leur existence (a). Les Rennes sont fort tourmentés par ces Diptères (b).

(1) Comme exemple de ces Insectes perforants, je citerai les Pimples, qui savent découvrir la présence de larves cachées profondément sous l'écorce des arbres, et introduire par un trou étroit leurs œufs dans le corps de celles-ci, sans avoir aucun moyen de les voir (c).

(a) Vallisneri, *Razionamento attorno all' Estro del Buor* (*Opera*, t. I, p. 325, pl. XXVIII).

— Réaumur, *op. cit.*, t. IV, p. 503 et suiv., pl. XXXVI et XXXVII.

— Bracy Clarke, *op. cit.*, pl. II.

(b) Linné, *Œstrus Rangiferinus descriptus* (*Acta Soc. sc. Upsalensis*, 174, p. 102).

(c) Blanchard, *Métamorphoses des Insectes*, fig. à la page 380.

de ces petits Êtres, des facultés mentales de cet ordre ne sauraient les conduire à inventer ce que nous leur voyons faire, car ils n'ont pu avoir ni tradition ni exemples de ce qui doit être fait, ni expérience personnelle (1). Or, le travail auquel la femelle se livre afin de procurer à ses œufs un gîte convenable est parfois très-laborieux, ainsi que cela se voit chez les Tenthrèdes, qui, à l'aide d'une sorte de scie dont leur abdomen est armé, pratiquent dans les nervures des feuilles de longues fentes au fond desquelles ces Hyménoptères pondent (2).

Un instinct de même genre semble guider beaucoup de Poissons dans la recherche d'un lieu convenable pour le dépôt de leurs œufs et pour la fécondation de ces corps reproducteurs. Les voyages périodiques des Saumons qui

(1) Ainsi, dans beaucoup de cas la partie de la plante dont la mère fait choix pour y enfoncer son œuf ne ressemble en rien à ce que cette même partie sera au moment où la larve en sortira pour se métamorphoser, et pourrait apprendre à la reconnaître. Les Cynips et les autres Hyménoptères gallicales naissent dans des tumeurs qui sont causées par leur présence dans le tissu des végétaux, et il n'existe aucun vestige de tubérosités de ce genre sur les feuilles que la pondeuse attaque pour y déposer ses œufs (a). Pour juger du changement effectué de la sorte dans l'aspect des plantes, il suffit de jeter les yeux sur quelques-unes des plantes dans lesquelles des excroissances de ce genre ont été bien figurées (b). Il est aussi à noter que souvent c'est dans une fleur que certains Diptères déposent l'œuf dans l'intérieur duquel se développera ultérieurement une larve dont la sortie au dehors ne s'effectuera qu'après la maturité du fruit à naître de l'ovaire où cet œuf aura été enfoui (c).

(2) Les mœurs de ces Insectes, que l'on appelle communément des Mouches à scie, ont été très-bien étudiées par Réaumur et par plusieurs autres naturalistes (d). J'ai déjà eu l'occasion de parler des travaux qu'ils exécutent pour préparer le logement destiné à recevoir leurs œufs (e).

(a) Voy. t. IX, p. 213 et suiv.
(b) Exemples : Le Bedeguar du Rosier ; voy. Réaumur, op. cit., p. 466, pl. XLVII. — Les galles du Cynips terminal ; voy. Blanchard, Les métamorphoses des Insectes, p. 326.
(c) Exemple les Sciares et autres Tipulaires dont les larves vivent dans l'intérieur des Poires ; voy. Kollar, Naturgesch. der schädlichen Insecten, p. 295.
(d) Réaumur, Mém. pour servir à l'hist. des Insectes, t. V, p. 87 et suiv.
(e) Voy. t. IX, p. 213 et suiv.

remontent les fleuves pour arriver aux frayères situées vers la source des affluents de ces cours d'eau, sont déterminés par un mobile semblable, et lorsque ces Poissons rencontrent des obstacles qui s'opposent à leur passage, on les voit faire de grands efforts pour continuer leur route.

Instinct de l'incubation

§ 5. — Les services rendus par la femelle aux individus dont elle est la mère ne consistent pas seulement à pourvoir d'avance, et une fois pour toutes, aux besoins futurs des jeunes auxquels elle n'a pas encore donné naissance. Chez certaines espèces les œufs sont de sa part l'objet de soins assidus et persévérants; parfois le père remplit envers ceux-ci le même rôle; enfin chez quelques Insectes, de même que chez divers Oiseaux et chez tous les Mammifères, la mère continue à pourvoir aux besoins de ses enfants pendant toute la première période de leur existence, et parfois elle leur apprend à exécuter divers actes qui leur sont utiles.

Les relations qui s'établissent entre la mère et les œufs sortis de son organisme ont pour objet, chez les Animaux à sang chaud, d'en élever la température à un certain degré au-dessus de celle de l'air ambiant, et dans la plupart des cas elle obtient ce résultat en les recouvrant de son corps, en les couvant (1); mais quelques Oiseaux, au lieu de leur fournir ainsi la chaleur dont ils ont besoin, obtiennent la température voulue d'une manière fort singulière : ils enfouissent leurs œufs sous un monceau de matières organiques aptes à entrer en fermentation et à devenir de la sorte une source de chaleur. Les Oiseaux australiens appelés *Talégales*, guidés par un instinct des plus remarquables, déploient une grande activité pour rassembler en quantité énorme ces matières fermentescibles, et sous ce rapport le

(1) Voy. t. VIII, p. 539.

père agit de la même manière que la mère. Or, ils se conduisent aussi de la sorte lorsque, captifs dans nos ménageries depuis leur plus jeune âge, ils n'ont jamais pu voir
faire rien de semblable par d'autres individus, et par conséquent il me paraît impossible qu'ils sachent à quoi leur
travail servira; ils auraient beau être intelligents, leur entendement ne leur révélerait rien qui serait susceptible de les
exciter au travail et de les guider dans leurs opérations (1).

On connaît aussi des Oiseaux qui, au lieu de couver leurs
œufs, savent se dispenser de ce soin en les faisant couver
par une voisine dans le nid de laquelle ils vont les placer à
son insu. Le Coucou est dans ce cas, mais jusqu'ici les naturalistes n'ont pu expliquer d'une manière satisfaisante la
cause de son instinct anormal, et, chose non moins extraor-
dinaire, la pondeuse sait choisir le nid d'un Oiseau qui
donne à ses petits des aliments appropriés aux besoins du
nourrisson étranger confié à ses soins (2).

(1) Les Talégales sont de gros
oiseaux de l'ordre des Gallinacés qui
habitent le nord de l'Australie. Plusieurs semaines avant l'époque de la
ponte, ils s'occupent activement à
amonceler les débris d'herbe, les
feuilles sèches et autres matières analogues, en marchant à reculons et en
lançant derrière eux tout ce qu'ils
rencontrent sur leur chemin. Le mâle
travaille de la sorte avec non moins
d'ardeur que la femelle, et il paraît
que souvent plusieurs de ces Oiseaux
se réunissent pour faire en commun
un amas de matières fermentescibles
dans lequel les œufs en nombre considérable sont déposés et subissent
une sorte d'incubation artificielle, car
les Talégales ne couvent pas (a).

L'instinct qui les guide dans ces opérations se manifeste même dans des
circonstances où les travailleurs n'ont
pu recevoir de leurs semblables aucune indication, et leurs actes ne peuvent être qu'automatiques, car de
jeunes individus transportés en Europe et élevés captifs à Paris dans la
ménagerie du Muséum d'histoire naturelle, où aucun individu de leur
espèce n'avait jamais vécu, se sont
comportés de la manière indiquée
ci-dessus dès qu'ils étaient arrivés à
l'âge adulte, et ont logé leurs œufs
sous un monceau de débris végétaux
dont le volume était de plusieurs mètres cubes.

(2) Le Coucou dépose un à un ses
œufs dans des nids appartenant à

(d) Gould, *Birds of Australia*, t. V, pl. LXXVII.

Le désir de couver se manifeste souvent chez des Oiseaux qui n'ont pas d'œufs, et il paraît être provoqué par un état d'excitation de la peau dans la région pectorale qui rend agréable à l'Animal la sensation de fraîcheur ou d'apaisement produite dans cette partie par le contact des œufs, car on peut faire naître artificiellement ce besoin au moyen de l'urtication. Il est aussi à noter que si l'attention de la couveuse est distraite des sensations déterminées en elle par l'incubation, elle abandonne souvent ses œufs et ne s'en occupe plus.

Les Oiseaux ne sont pas les seuls Animaux qui couvent.

divers Passereaux insectivores, tels que des Grives, des Merles, des Fauvettes, des Lavandières ou des Rossignols, et déjà occupés par les œufs de ces Oiseaux qui ne s'aperçoivent pas de la fraude et continuent non-seulement à couver mais aussi à donner au jeune Coucou né de cet œuf tous les soins maternels qu'ils prodiguent d'ordinaire à leur progéniture. C'est pendant une absence temporaire de la couveuse que le Coucou va pondre dans son nid, et suivant quelques naturalistes, il a soin de détruire les œufs en voie d'incubation qui s'y trouvent (a); mais d'autres observateurs assurent que c'est le jeune Coucou lui-même qui se charge de les rejeter de sa demeure ou d'en expulser, aussitôt après leur naissance, les petits dont il usurpe la place. L'illustre Jenner nous dit avoir vu bien des fois le manége au moyen duquel ce petit intrus se débarrasse de ses faibles compagnons : le jeune Coucou se glisse sous l'un

des petits oiseaux dont il partage le berceau, et parvient bientôt à le placer sur son dos où il le retient à l'aide de ses ailes ; ensuite, se traînant à reculons jusqu'au bord du nid, il le jette par-dessus ; puis il recommence les mêmes mouvements pour un second, et ainsi de suite jusqu'à ce qu'il reste maître de sa demeure (b). On ne connaît pas bien la cause qui détermine les Coucous à abandonner ainsi à d'autres Oiseaux le soin de l'incubation. Ils restent souvent par paires dans le voisinage de l'endroit où les œufs ont été déposés; et leurs petits, quand ils sont assez forts pour voler, quittent leurs premiers pourvoyeurs, et rejoignent leurs parents naturels, qui se chargent de compléter leur éducation.

Un Oiseau d'Amérique, le Mototheure des troupeaux (ou *Cow-Bunting*), qui est voisin de nos Pinsons, a aussi l'habitude de placer ses œufs dans un nid étranger appartenant à quelque Passereau insectivore (c).

(a) Cette opinion a été enregistrée par Aristote (*Hist. des Animaux*, liv. VI, ch. VII).
(b) Jenner, *Observ. on the natural history of the Cuckoo* (*Phil. Trans.*, 1788, t LXXVIII, p. 219).
(c) Wilson, *American ornithology*, t. II, p. 178 (1828).

Le Python, parmi les Reptiles, a le même instinct, et ainsi que nous l'avons vu précédemment, lorsque cet Animal à sang froid s'occupe de l'incubation de ses œufs, la production de chaleur dans l'intérieur de son organisme augmente notablement (1).

Plusieurs Animaux invertébrés, sans couver leurs œufs, c'est-à-dire sans leur fournir de la chaleur, les protégent contre les dangers du dehors en les logeant dans une sorte de chambre incubatrice, mais cette manière de procéder n'est pas due à un travail mental quelconque, et résulte seulement du mode de conformation de l'appareil reproducteur, et par conséquent nous n'avons pas à nous en occuper ici (2). Quelques Insectes manifestent des sentiments de tendresse pour leurs œufs, même avant que l'embryon se soit constitué dans leur intérieur. Ainsi les Bourdons femelles veillent soigneusement à leur conservation et les défendent contre les attaques des ennemis qui cherchent à les dévorer (3). {Instincts analogues chez les Invertébrés.}

§ 6. — Chez beaucoup d'Animaux, les instincts précurseurs de la philogéniture, ou qui en tiennent lieu, se manifestent sous d'autres formes, et déterminent ces Êtres à pourvoir automatiquement aux nécessités de l'incubation ainsi {Nidification}

(1) Voy. t. VIII, p. 10.
(2) La plupart des Crustacés de l'ordre des Isopodes sont dans ce cas, ainsi que les Crabes (a).
(3) Dès que la femelle a déposé un œuf dans la cupule préparée pour le recevoir, les ouvrières qui font partie de la même colonie se précipitent sur ce nid et cherchent à s'approprier la substance alimentaire contenue dans cet œuf, et elles profitent de toute absence temporaire de la pondeuse pour satisfaire ainsi leur appétit; mais celle-ci, dès qu'elle s'aperçoit de leurs attaques, les repousse à coups de mandibules et les pourchasse, sans employer toutefois son aiguillon pour les combattre, et pendant un ou deux jours elle fait la garde autour de ses œufs qui, plus tard, ne sont plus recherchés par les ouvrières (b).

(a) Voy. t. IX, p. 251 et suiv.
(b) P. Huber, *Observations on several species of the genus Apis known by the name of Humble-bees* (*Trans. of the Linnean Society*, 1802, t. VI, p. 259).

qu'aux besoins futurs de la jeune famille en perspective, au moyen de travaux souvent longs et compliqués, par exemple en construisant à cet effet un nid artistement fabriqué. Dans une leçon précédente, j'ai eu l'occasion de dire quelques mots de ces applications du talent architectural inné de divers Insectes au service des descendants de ces Animaux (1); mais je n'en ai parlé que pour mettre en évidence les caractères essentiels de l'instinct comparé à l'intelligence, et il nous faut maintenant en reprendre l'examen en nous plaçant à d'autres points de vue.

L'instinct de la constructivité, associé au sentiment de la philogéniture, existe chez quelques Poissons, tels que les Épinoches et les Épinochettes (2), mais chez les Animaux

(1) Voy. t. VIII, p. 539, et ci-dessus p. 466 et suiv.

(2) Dans l'un et l'autre de ces genres, c'est le mâle qui construit le nid, et il emploie à cet usage des filaments de racines et des brindilles de plantes aquatiques. Le nid de l'Épinochette est suspendu aux tiges et aux feuilles de ces plantes, à quelque distance au-dessus du fond de l'eau; celui des Épinoches repose directement sur ce fond. M. Blanchard décrit de la manière suivante le travail accompli par ces derniers Poissons : Le mâle, après s'être arrêté dans un endroit déterminé, fouille avec son museau la vase qui se trouve au fond de l'eau, et il finit par s'y enfoncer tout entier; puis s'agitant avec violence et tournant sur lui-même il y creuse une cavité. Ce premier résultat obtenu, il s'éloigne en suivant presque toujours une direction en apparence bien arrêtée; il regarde de divers côtés et, ajoute M. Blanchard, « il est évidemment en quête de quelque chose ». Bientôt, en effet, on le voit saisir avec ses dents un brin d'herbe ou un filament de racine, l'emporter dans sa bouche et retourner directement à son excavation pour y déposer son fardeau qu'il fixe en appuyant dessus, ou, au besoin, en l'assujettissant avec des grains de sable. Cela fait, il s'éloigne de nouveau, va chercher un autre brin d'herbe qu'il place avec le même soin, et ainsi de suite en ayant soin d'enchevêtrer solidement tous les filaments dont il garnit de la sorte son excavation et en les collant entre eux à l'aide du mucus qui suinte des glandules sous-cutanées de ses flancs. Cet entassement étant terminé, l'Épinoche continue son travail en y mettant plus de soin, en plaçant ses matériaux de construction sur le bord de l'espèce de coussin ainsi obtenu, et en y donnant une direction telle, que de leur enchevêtrement résulte une enceinte circulaire interrompue sur deux points opposés où doivent être ménagés des ouvertures servant d'entrée et de sortie. Puis il voûte son

de cette classe il est exceptionnel, ainsi que chez les Reptiles où la mère ne prend en général aucune précaution pour

édifice en dessus et finit par obtenir
un nid globuleux fermé de toutes parts
excepté aux deux pôles situés latéralement. Le Poisson paraît apporter
une grande attention et beaucoup de
soin à son travail, et lorsqu'il n'est pas
satisfait du résultat obtenu, il arrache les parties défectueuses de son
nid et recommence ses manœuvres
jusqu'à ce qu'il ait réussi au gré de
ses désirs. La cavité est plus particulièrement l'objet de ses soins; il s'y
retourne de façon à en lisser l'intérieur et à bien engluer les filaments
dont sa construction est composée.
Quelquefois il n'y a qu'une seule ou-
ouverture et dans tous les cas le trou
servant d'entrée dans le nid est disposé avec un art remarquable; aucun
brin ne dépassant l'autre, et les
bords du passage étant rendus parfaitement lisses par le dépôt du mucus
gluant qui suinte des flancs de l'Animal. L'Épinochette travaille de la
même manière, mais en faisant choix
de matériaux plus délicats, notamment de conferves, et jusqu'à ce que
le nid soit achevé, le mâle, dont cette
construction est l'œuvre, ne s'occupe
nullement des femelles qui nagent
dans le voisinage; mais son travail
terminé, il s'élance au milieu de
celles-ci, paraît faire choix de l'une
d'elles, l'attire en tournant autour,
et dès qu'elle paraît disposée à le

suivre, il s'élance sans hésitation vers
son nid. La femelle qui l'a suivi y
pénètre, y dépose ses œufs et en
sort par l'ouverture opposée à celle
qui lui a servi de porte d'entrée;
alors le mâle pénètre à son tour dans
le nid, frotte de son ventre les œufs
qu'elle y a laissés et les féconde en
les arrosant de la laitance; puis retournant vers les femelles il en cour-
tise une autre et en amène ainsi successivement plusieurs dans l'intérieur
de son nid, jusqu'à ce que le tas
formé par les œufs soit assez considérable; alors il bouche l'entrée de
sa construction, mais il ne s'en éloigne
pas, et pendant toute la durée de l'incubation il veille avec soin à la sûreté
de sa progéniture.

L'industrie remarquable de ces
petits Poissons d'eau douce a été observée par beaucoup de naturalistes :
le premier qui en ait parlé paraît
être Bradley, mais c'est surtout de
nos jours qu'elle a été l'objet d'études
attentives, et parmi les auteurs qui
s'en sont occupés le plus utilement,
je citerai principalement Lecoq,
Coste et M. Blanchard; on trouve
dans le livre de ce dernier zoologiste
une historique très-complète des
publications faites sur ce sujet (a).

Quelques Poissons de mer déploient
une industrie analogue. Aristote attribue cette particularité à l'espèce

---

(a) Bradley, A Philosophical account of the works of nature, p. 61 (1721).
— Lecoq, Notes sur les mœurs de quelques Animaux (Ann. de la Soc. des sc.
phys. et nat. de Lyon, 1844, t. VII, p. 202). — Lettre à M. de Lablanchère, 1872.
— Coste, Nidification des Epinoches (Mém. de l'Acad. des sc., Sav. étr., t. X,
1848, p. 575, pl.).
— Blanchard, Les Poissons d'eau douce de France, p. 192 et suiv., fig. 24 et 25
(1866).

assurer la conservation de ses œufs (1). Chez les Oiseaux au contraire il ne manque que rarement. Presque toujours les femelles et parfois même les deux parents dont les descendants n'existent pas encore et dont presque toujours la naissance doit être pour eux impossible à prévoir, préparent pour leurs enfants futurs un berceau approprié aux besoins de ces petits Êtres, et lorsque les relations entre les générateurs et leurs petits doivent cesser avant que ceux-ci soient en état de pourvoir par eux-mêmes à leur subsistance, les parents font aussi sans calcul possible, sans prévoyance, mais instinctivement, tout ce qui est nécessaire pour satisfaire aux appétits futurs de ces derniers; et ils savent choisir pour eux des aliments convenables, non pas en prenant toujours pour guide leurs goûts personnels du moment, mais en se procurant des substances dont ils se sont nourris pendant les premiers temps de leur existence. Quelques Animaux de cette classe ont cependant d'autres habitudes: ils s'établissent d'une manière permanente dans un lieu de retraite qui en temps ordinaire leur sert d'habitation pendant la nuit, et qui à l'époque de la reproduction devient un nid pour l'incubation de leurs œufs. Certains Oiseaux font même davantage : pour veiller avec une assiduité suffisante à la sûreté de la famille, le mâle reste à proximité du nid de sa femelle pendant tout le temps où

qu'il désigne sous le nom de *Phyces* (a), et que l'on présume être une Gobie. Nordmann a constaté qu'une espèce fluviatile du même genre qu'il a appelée le *Gobius constructor*, dépose ses œufs dans un nid établi au fond d'une sorte de terrier creusé dans le rivage d'un torrent en Abasie (b). Des nids de Poissons dont on ne connaît pas l'origine, ont été trouvés aussi au fond de l'océan Atlantique, sur le banc de Terre-Neuve (c).

(1) Les Tortues marines enterrent leurs œufs dans un trou qu'elles

(a) Aristote, *Hist. des Animaux*, trad. de Camus, liv. VIII, t. I, p. 529.
(b) Nordmann, *Faune pontique* (*Voyage de Demidoff en Crimée*, etc., t. II, p. 428).
(c) Valenciennes, *Nids sous-marins rapportés du banquereau de Terre-Neuve* (*Comptes rendus de l'Acad. des sc.*, 1859, t. XLIX, p. 878).

celle-ci couve et élève ses petits, et afin de bien monter la
garde il se construit parfois près de l'entrée de ce berceau
une sorte de perchoir (1).

Les résultats auxquels conduit l'instinct architectural
des Oiseaux varient beaucoup suivant les espèces (2), mais
ils sont à peu de choses près les mêmes chez tous les individus de chaque espèce, et ils indiquent parfois une habileté de travail et une appropriation si complète de la
construction aux circonstances particulières dans lesquelles
vont se trouver les occupants du bâtiment, que si ces Animaux étaient guidés dans leurs opérations par le raisonnement, il faudrait leur supposer non-seulement une grande
intelligence, mais aussi une prévoyance incompréhensible
pour nous. Le nid de l'Oiseau doit être propre à contenir
ses œufs, à les préserver du froid, à lui servir de demeure
pendant qu'il les couve et souvent aussi pendant qu'il donne
à sa jeune famille les soins dont elle peut avoir besoin, enfin
à mettre celle-ci, autant que possible, hors de la portée de

creusent à cet effet dans le sable, près des bords de la mer.

On cite aussi une espèce d'Aligator comme construisant, pour y placer ses œufs, des monticules de forme allongée (a).

(1) Exemple : le nid du *Parus capensis* (b).

(2) L'histoire de la nidification des Oiseaux a été l'objet de plusieurs ouvrages spéciaux, parmi lesquels je citerai en première ligne un traité sur l'*Architecture des Oiseaux* qui a paru sous le voile de l'anonyme, dans une publication anglaise intitulée : *The library of entertaining knowledge*, et qui paraît avoir été écrit par J. Rennie. Il a été traduit en français par Gouraud (c). On trouve aussi beaucoup de détails relatifs au mode de construction de ces demeures dans divers ouvrages iconographiques, notamment dans ceux de Günther et de M. Bettoni (d).

(a) Sonnerat, *Voyages aux Indes orientales*, t. II, p. 206.
— Levaillant, *Oiseaux d'Afrique*, t. III, p. 91.
(b) Bartram, *Travels in north America*, p. 124.
— Descourtilz, *Voyage d'un naturaliste*, t. III, 1809, p. 52.
(c) *The Architecture of Birds*, 1831.
— *L'architecture des Oiseaux*, traduit de l'anglais par Gouraud. Lyon, 1836.
(d) Günther, *Sammlung von Nestern und Eyern verschidener Vögel*, 1772.
— Bettoni, *Storia naturali degli Ucelli che nidificano in Lombardia*, 1 vol. in-fol., 1865-1868.

ses ennemis. Sous ce dernier rapport plusieurs Oiseaux font preuve d'un instinct des plus judicieux, car ils choisissent pour y construire leur nid des places inaccessibles à tout Animal qui ne sait que ramper ou marcher ; par exemple le sommet d'une colonne isolée ou d'un clocher, et parfois pour les attirer dans un endroit où l'on désire les voir nicher, il suffit de leur fournir une station de repos qui offre ce caractère (1). Peu d'Aimaux de cette classe emploient pour leur usage personnel un abri quelconque, presque tous dorment au grand air, et lorsqu'ils font choix d'un arbre en particulier pour y passer la nuit, ainsi que cela a souvent lieu pour les Paons, ils ne font rien pour approprier cet endroit à leur servir de demeure. Quelques Oiseaux établissent cependant leur domicile d'une manière permanente dans des cavités où ils retournent chaque nuit (2).

Disposition des nids des Oiseaux. § 7. — Sous le rapport du mode de conformation et de l'emplacement de leurs nids, les Oiseaux peuvent être répartis en plusieurs groupes dont les plus importants à prendre en considération ici sont ceux des Terricoles, des Mineurs, des Maçons, des Charpentiers, des Échaffaudeurs, des Vanniers et des Tisseurs ; mais tous ne rentrent pas dans ces catégories ; il en existe qui participent aux caractères de deux ou de plusieurs types, et d'autres qui offrent des particularités qui les éloignent de tous les autres, par exemple certains

---

(1) Chez les Cigognes, ce genre d'instinct électif est très-développé, et dans les pays où l'on aime à les voir nicher dans le voisinage des maisons d'habitation, on dispose souvent, à l'extrémité supérieure d'un mat planté en terre, une roue placée horizontalement. Les Cigognes vont se poser sur cette espèce de débarcadère isolé, à une hauteur considéra-ble dans l'air, et y bâtissent leur nid. Les voyageurs qui ont visité les ruines de Persépolis où une multitude de colonnes sont encore debout, bien que le reste des édifices dont elles faisaient partie soit tombé, racontent que sur chacun de ces supports il y a un nid de Cigogne (a).

(2) Par exemple le Steatornis dont j'ai parlé dans la dernière leçon, p.519.

(a) Rennie (?), *Architecture of Birds*, p. 194.

nids d'Oiseaux couturiers et des nids agrégés sous une toiture commune.

Les nids les moins artistement disposés sont ceux des
Oiseaux qui nichent sur le sol et que j'appellerai les *Terricoles*, quoique cette désignation puisse être également applicable à ceux qui couvent dans des terriers. Les Oiseaux qui
ne perchent pas nichent généralement à terre, mais parmi
ceux qui perchent il y a aussi beaucoup d'espèces qui couvent à terre (1). Quelques Oiseaux, tels que les Autruches,
se contentent parfois de déposer leurs œufs dans une simple
excavation creusée à la surface du sol, et parfois même, s'en
fiant à la chaleur des rayons solaires pour les maintenir à une
température convenable pendant le jour, ils ne les couvent
que pendant la nuit (2). Un Gallinacé de l'île Célèbes, le
Mégacéphalon, se comporte à peu près de même (3).

Oiseaux
terricoles.

(1) Cette relation entre l'habitude
de percher ou de dormir à terre et
l'emplacement choisi par l'Oiseau
pour y établir son nid, n'avait pas
échappé à l'esprit observateur d'A-
ristote, et elle est surtout remarquable
lorsque la plupart des espèces d'une
même famille naturelle ne perchent
pas, tandis que l'une d'elles a cette
habitude, ainsi que cela se voit chez
les Dendrocynes parmi les Palmi-
pèdes.

(2) Levaillant a observé cette particularité chez des Autruches; mais
en général ces Oiseaux couvent irré-
gulièrement, le mâle aussi bien que
la femelle (*a*).

(3) Les Maleo, ou *Megacephalon
rubripes*, abandonnent complétement
leurs œufs aussitôt après la ponte,
mais ils ont le soin de les enfouir

dans un banc de sable noir qui est
situé fort près du bord de la mer et
exposé aux rayons du soleil de façon
à être toujours très-chaud sans être
trop sec, et l'on assure que quelques-
uns des Oiseaux de cette espèce font,
par paires, un voyage de plus de
15 kilomètres pour arriver dans cette
localité, si bien choisie pour l'incubation (*b*). C'est à une profondeur d'environ 30 centimètres que l'œuf est en-
terré par la pondeuse, et probablement la couche du sol où elle le place a
une température presque constante,
car on sait par les observations
thermométriques de M. Boussingault,
que dans les régions équatoriales les
variations diurnes ou annuelles cessent d'affecter la température de la
terre à une très-faible distance de la
surface.

(*a*) Hardy, *Sur l'incubation des Autruches* (*Comptes rendus de l'Acad.*, 1858,
t. XLVI, p. 1272).
(*b*) A. R. Wallace, *The Malay archipelago*, t. I, p. 416.

En général cependant la couveuse quitte à peine ses œufs et elle a soin, non-seulement de faire choix d'un emplacement bien sec (1), mais aussi de les poser sur un lit formé de matériaux mauvais conducteurs de la chaleur, tels que des feuilles ou des brins d'herbe. Parfois même la mère se dépouille d'une partie de son duvet pour en garnir son nid, manière d'agir qui est très-remarquable chez le Canard Eider des régions boréales (2) ; et ces Oiseaux, de même que d'autres espèces qui ne perchent pas, font preuve de beaucoup de perspicacité instinctive ou rationnelle dans le choix de l'emplacement adopté pour l'établissement de leurs berceaux. Ainsi c'est dans quelque anfractuosité de la surface presque verticale d'une falaise accore et à mi-chemin entre la base et le sommet du rocher que divers Oiseaux pélagiens placent leur nid, et dans les régions australes où ils n'ont pas à redouter le voisinage de Quadrupèdes carnassiers terrestres, ils nichent sur le littoral des continents aussi bien que sur les îles ; mais dans les régions boréales où ils ont à craindre les Renards et beaucoup d'autres Bêtes de proie terrestres, les espèces analogues ne s'établissent guère que sur des îlots isolés ou des écueils inaccessibles du côté de la terre. Dans le voisinage du pôle sud où les Mammifères terrestres manquent, ce sentiment de prévoyance ne s'est pas développé, tandis que dans le Nord il est très-commun.

Il est aussi à noter que certains Oiseaux, sans constituer

(1) Quelques Oiseaux recherchent au contraire les lieux humides pour y établir leur nid. Il en est même qui couvent à la surface de l'eau, sur une espèce de plancher flottant ou de radeau formé de fragments de roseaux enchevêtrés, très-épais à sa partie centrale, mais se terminant par un plan incliné servant d'embarcadère. On peut voir dans la galerie ornithologique du Muséum des nids de ce genre construits par les Foulques.

(2) Lorsque l'édredon déposé de la sorte a été enlevé, l'Oiseau se dépouille de nouveau pour en recouvrir ses œufs, et l'on peut sans inconvénient lui faire renouveler cette opération jusqu'à trois fois chaque année (a).

(a) Bowden, *The naturalist in Norway*, p. 197 (1869).

de véritables sociétés, se réunissent en grand nombre pour veiller à côté les uns des autres, et que parfois les espèces terricoles donnent aux assemblages de gîtes individuels affectés à cet usage, un mode d'arrangement tel, que des voies de communication sont ménagées dans l'intérieur de ces groupes comme le sont les rues d'une ville entre les habitations dont celles-ci se composent (1). Dans une prochaine leçon je reviendrai sur ces réunions.

Parmi les Oiseaux qui nichent à découvert sur la terre et qui déploient cependant dans la préparation de leur nid un certain art, je citerai les Flamans qui, à raison de la longueur excessive de leurs pattes, ne peuvent s'accroupir facilement et qui pour couver leurs œufs se mettent à califourchon sur une sorte de monticule conique au sommet duquel leurs œufs sont placés. Pour construire ce nid en forme de pain de sucre dout la base repose sur un sol marécageux, ils emploient de la terre glaise ou quelque autre substance analogue (2).

Plusieurs Oiseaux qui ne volent que peu ou point savent protéger leurs œufs et leurs petits contre le froid et les attaques de leurs ennemis en creusant plus profondément le sol et en pratiquant ainsi pour les y loger des réduits souterrains ou même des terriers d'une longueur considérable; et chose digne de remarque, les Oiseaux nicheurs qui habitent

(1) Les ornithologistes anglais donnent à ces assemblages de nids disposés, soit à terre, soit dans un arbre ou ailleurs, le nom de *Rookery*, mais cette désignation est plus particulièrement appliquée aux lieux de réunion des Freux.

(2) Ces nids coniques sont souvent entourés d'eau à la base, et s'élèvent à 30 ou 40 centimètres au-dessus de la surface du liquide ambiant, et au sommet du monticule un creux est ménagé pour le logement des œufs (a).

(a) Dampier, *Voyage round the World*, t. I, p. 70 (1697).
— Catesby, *The natural history of Carolina, Florida and the Bahama islands*, t. I, p. 74 (1743).
— Descourtilz, *Voyage d'un naturaliste*, t. II, p. 279 (1809).

les continents où se trouvent des Quadrupèdes carnassiers, tels que l'Afrique et l'Amérique, sont parfois représentés sur les terres australes où ils n'ont pas de pareils ennemis à craindre, par d'autres espèces ou races du même genre qui ne terrent pas et nichent à découvert à la surface du sol. Faut-il voir dans ces particularités les conséquences d'une diversité dans les instincts primordiaux ou des habitudes fruits de l'expérience et du raisonnement, acquises d'abord par les individus, puis devenues héréditaires et constituant en quelque sorte des instincts adventifs? J'incline à croire que cette dernière interprétation est l'expression de la vérité.

Oiseaux maçons.   § 8. — D'autres Oiseaux nichent aussi dans des trous, mais au lieu de faire leur nid dans des souterrains ils profitent des cavités existantes dans les troncs des vieux arbres et les accommodent à leur usage, tantôt en maçonnant l'entrée de ces abris de façon à en rendre l'accès difficile à leurs ennemis, tantôt en les agrandissant à coups de bec.

Comme premier exemple d'Oiseaux ayant ce genre d'industrie, je citerai la Sitelle d'Europe appelée vulgairement le *Torchepot* ou le *Pic-maçon*, petit Grimpeur insectivore qui niche dans une crevasse ou tout autre trou préexistant dans le tronc de quelque arbre, et qui rétrécit l'entrée de sa demeure en murant incomplétement cette cavité avec de la terre gâchée et rendue agglutinative par son mélange avec de la salive (1).

---

(1) L'espèce de mur construit de la sorte par le placement successif de petites boulettes de terre mélangée avec la salive gluante du Torchepot, a ordinairement 2 ou 3 centimètres d'épaisseur et ne laisse libre qu'un trou circulaire pour le passage de l'Oiseau. L'intérieur du nid est garni de feuilles sèches et de débris d'écorce. La femelle couve seule, mais les deux parents pourvoient à l'alimentation des jeunes (a). Une autre espèce du même genre, le *Sitta syriaca* qui habite la Syrie, la Grèce et les contrées voisines, niche dans les anfractuosités des rochers, où il construit

(a) Brehm, *La vie des Animaux*, t. IV, p. 34.

Les Pics nichent aussi dans des trous d'arbres, mais pour approprier ces cavités à leur usage ils travaillent le bois circonvoisin à la manière d'un charpentier; ils en enlèvent des copeaux, soit pour élargir l'entrée de ce réduit, soit pour en égaliser les parois ou pour l'agrandir, et ils emploient les débris obtenus de la sorte pour y établir le lit sur lequel ils placent leurs œufs.

Plusieurs Calaos sont à la fois charpentiers et maçons, car avec leur bec ils détachent des copeaux enlevés aux parois des cavités ligneuses dans lesquelles ils s'établissent pour couver, et, avec de la terre gâchée, ils en murent l'entrée. C'est le mâle qui ferme ainsi le nid où la femelle reste prisonnière pendant toute la durée de l'incubation et ne peut communiquer avec le dehors qu'au moyen d'une ouverture étroite semblable à une lucarne par laquelle son conjoint lui donne les aliments dont elle a besoin (1).

Le travail de maçonnage joue le rôle principal dans la construction du nid de divers Oiseaux, notamment des Hirondelles de fenêtre et des Hirondelles de cheminée dont j'ai parlé dans une précédente leçon (2). Ces Animaux en becquetant le sol y ramassent successivement une multitude de petites bouchées de terre et les transportent une à une dans le lieu dont ils ont fait choix pour y établir

son nid; il bâtit le mur extérieur comme la Sitte d'Europe, et il en tapisse l'intérieur avec des poils provenant de divers Animaux, tels que des Chèvres ou des Bœufs; très-souvent il construit aussi pour y arriver une galerie couverte (a).

(1) Cette particularité a été constatée chez le *Buceros bicornis*, le *B. plicatus* et plusieurs autres Calaos qui habitent l'Inde ou la Malaisie, mais elle paraît ne pas exister chez toutes les espèces de ce genre (b).

(2) Voy. ci-dessus, p. 479.

(a) Ehrenberg. Voy. Temminck, *Manuel d'ornithologie*, t. III, p. 287.
— Michahles, *Ueber einige Dalmatische Vertebraten* (Isis, 1830, t. XXIII, p. 814).
(b) Brehm, *op. cit.*, t. IV, p. 208 et suiv.
— Bernstein, *Javasche Vögel* (Cabanis, *Journ. f. Ornithol.*, 1861, p. 113).
— Tickel, *On the Hornbills of India* (Ibis, 1864, t. VI, p. 173).
— Wallace, *The Malay archipelago*, t. I, p. 213.

leur demeure (1) ; ces petites boulettes sont rendues adhé-
rentes par la salive gluante dont l'Hirondelle les imbibe,
et celle-ci les colle, d'abord contre l'édifice où elle veut
bâtir, puis sur le bord libre de l'espèce de mur constitué
par leur amoncellement; pour mieux consolider son nid,
elle incorpore souvent dans le mortier ainsi obtenu des
brins de paille ou des poils, et elle donne à sa construction
la forme d'un globe creux ou d'une coupe profonde dont
la partie supérieure est abritée sous une corniche ou le
haut d'une embrasure de fenêtre, et dont la paroi externe est
munie d'une échancrure ou d'une ouverture comparable
à une lucarne qui donne accès dans l'intérieur. Ces demeures
servent au même couple pendant plusieurs années (2), et
lorsque les propriétaires du local, après l'avoir abandonné
pendant quelques mois pour aller passer l'hiver dans un
pays chaud, y reviennent au printemps, ils le réparent avec
soin (3).

Oiseaux
Vanniers,
etc.

§ 9. — Les nids de la plupart des Oiseaux sont construits
d'une manière différente; ils sont formés par un assem-

(1) Spallanzani, à qui l'on doit beaucoup d'observations intéressantes sur
les mœurs de ces Oiseaux, a vu la
même paire d'Hirondelles de fenêtre
revenir à leur nid, au printemps,
pendant dix-huit années consécu-
tives (a). L'identité des individus qui
reviennent ainsi au gîte a été constatée par cet auteur, et par plusieurs autres naturalistes, en attachant à l'une des pattes de la voya-
geuse, avant son départ automnal,
un fil de couleur qui s'y retrouvait
encore au retour, le printemps suivant (b).

(2) C'est dans l'intérieur du nid
que l'accouplement a lieu, et parfois
plusieurs mâles s'occupent simultanément à construire ce réduit, de
concert avec la femelle dont ils con-
voitent la possession, mais le même
nid n'est jamais occupé par plus d'un
couple, et les jeunes qui y ont été
élevés n'y reviennent pas lorsque,
arrivés à l'état adulte, ils doivent, à
leur tour, devenir des reproducteurs.

(3) L'intérieur de ces nids est garni
d'un lit moelleux composé de brins
de paille, de plumes, etc.

(a) Spallanzani, *Viaggi alla due Sicilie.* Appendice, t. VI, p. 8 (1797).
(b) Frisch, *Vorstellung der Vögel Deutschlands,* t. I. (1739).
— Guénau de Montbéliard, *Oiseaux* (Buffon, *Oiseaux,* t. VIII, p. 161).
= Spallanzani, *op. cit.,* t. VI, p. 7.

blage de filaments végétaux, de brins d'herbes, de fragments de mousse ou de pièces de bois dont la grosseur varie suivant la grandeur de l'édifice, qui d'ailleurs est subordonnée à la taille des occupants. La disposition générale de ces berceaux varie aussi suivant les espèces auxquelles ils appartiennent. D'ordinaire ce sont ceux des petits Oiseaux qui sont construits avec le plus d'art et qui sont les plus propres à préserver les jeunes contre le froid et les divers accidents auxquels ceux-ci sont exposés, particularité dont l'utilité est facile à comprendre puisque la production de chaleur intérieure est à peu près proportionnelle à la masse de l'organisme, et que le refroidissement est, toutes choses égales d'ailleurs, en raison directe de l'étendue de la surface du corps, étendue qui est comparativement à la masse d'autant plus grande que celle-ci est moins considérable.

Ainsi la plupart des Oiseaux de proie et des Oiseaux nageurs de grande taille se contentent d'une espèce de lit posé à plat sur le sol ou sur quelque entablement de rocher et formé d'un amas de bâtons, de fragments de branches, de roseaux ou d'autres matériaux analogues disposés sans art et formant seulement autour de la place occupée par les œufs un rebord circulaire plus ou moins élevé qui fait office de paravent et de garde-fou (1).

Je désignerai d'une manière générale sous le nom de *nids enchevêtrés* ceux qui sont constitués par un assemblage irrégulier de fragments de branches ou d'autres matériaux semblables disposés sans ordre apparent, s'entre-croisant dans tous les sens et formant un tas qui repose, soit sur le sol,

(1) On désigne sous le nom d'aire le nid grossier que les Oiseaux de proie construisent de la sorte, et qui est souvent un édifice très-solide. Celui de l'Aigle, par exemple, est formé de bâtons entre-croisés, et à mesure qu'il a servi plus longtemps il s'élève progressivement, par suite de l'accumulation des ossements et des autres débris provenant des repas que ses habitants y font.

soit sur toute autre surface large et à peu près horizontale, ou qui est logé à l'enfourchure des branches d'un arbre et qui est hérissé extérieurement par les extrémités saillantes de ces baguettes. Le nid des Pies est bâti de la sorte et représente une sorte de vase dont les parois sont à claire-voie (1).

Les Oiseaux que l'on peut appeler des Vanniers construisent des nids qui ressemblent à des paniers ou à des nasses. Le revêtement extérieur de ces réceptacles est formé en majeure partie de brins d'herbes disposés circulairement et entremêlés de façon à se maintenir mutuellement en place (2), et les parois ainsi constituées sont garnies intérieurement d'une couche de débris végétaux plus fins et plus flexibles, des fragments de mousse par exemple. Le plus ordinairement ces nids ont la forme d'une coupe arrondie et largement ouverte en dessus, mais d'autres fois ils sont voûtés en manière de dôme ou allongés en forme de bourse avec l'entrée sur le côté ou vers le bas.

Une industrie analogue mais dont les produits sont plus parfaits est exercée par d'autres petits Oiseaux qui tissent en quelque sorte les filaments de substance végétale dont ils font usage pour bâtir leur nid, et qui donnent ainsi à leurs constructions plus de solidité, sans en augmenter le poids. L'un des petits Passereaux du Sénégal que l'on apporte annuellement en France pour garnir nos volières et que l'on connaît sous le nom vulgaire de Travailleur, est remarquable par la manière dont il fait passer alter-

---

(1) Ce mode de construction est réalisé d'une manière particulièrement parfaite par les Rousserolles ou Calamoherpides dont le nid est suspendu au milieu des roseaux, à quelque distance au-dessus de la surface de l'eau, et fixé sur une espèce de support formé par trois ou quatre de ces plantes que l'Oiseau fait passer dans l'épaisseur des parois de cette élégante logette en forme de godet (a).

(2) Cet Oiseau est le *Ploceus* (ou *Quelea*) *sanguinozostris*.

(a) Voy. Bettoni, *op. cit.*, t. I, pl. II.

nativement en sens contraire entre les barreaux de sa cage ou entre les pièces constitutives de la charpente de son nid les filaments flexibles qu'il peut se procurer (1).

Un procédé analogue appliqué à l'emploi de matériaux de constructions plus délicats et plus flexibles permet à quelques Passereaux de produire une espèce de feutre, et de fabriquer avec ce tissu des nids d'une grande élégance (2).

D'autres Oiseaux savent utiliser les feuilles des arbres pour former le revêtement extérieur de leurs nids, et un des exemples les plus remarquables de ce genre d'industrie nous est fourni par un Passereau voisin de nos Fauvettes qui habite l'Afrique australe et qui est connu sous le nom d'Orthotome couturier (*Sylvia sutoria*). A l'aide de liens de matières végétales qu'il cueille sur les cotonniers, et qu'il file avec ses pattes et son bec, cet Oiseau parvient à coudre ensemble par les bords deux feuilles dont l'une adhère encore à la tige dont elle dépend et dont l'autre en est détachée. Il confectionne ainsi une sorte de cornet qui est sus-

---

(1) Peu de nos Oiseaux indigènes construisent de la sorte leur nid ; les Reniez pendulines, ou Mésanges de Lithuanie (*Ægithalus pendulinus*), nous offrent cependant un exemple de ce genre d'industrie : leur nid en forme de sac est suspendu à des rameaux de Saule et composé principalement de fibres corticales de diverses plantes aquatiques, de duvet et de chatons de saule et de peuplier (*a*).

(2) On peut rapporter aussi à cette catégorie de nids celui de Chardon-

neret (*b*). Un Oiseau d'Afrique, le Capocier (*Sylvia macrocera*), emploie à cet usage du coton et de la mousse (*c*).

La partie principale du nid de beaucoup d'Oiseaux-mouches est constituée d'une manière analogue, tandis que son revêtement extérieur est formé par des fils enroulés, par des lichens ou d'autres débris végétaux agglutinés par la salive. M. Gould en a représenté plusieurs dans son magnifique ouvrage iconographique sur les Trochilidés (*d*).

(*a*) Bettoni, *op. cit.*, t. I, pl. LXXVII.
— Brehm, *op. cit.*, t. III, pl. XIX.
(*b*) Bettoni, *op. cit.*, t. I, pl. XLI.
(*c*) Levaillant, *Hist. des Oiseaux d'Afrique*, t. III, p. 111, pl. CXXIX.
(*d*) Gould, *A Monography of the Trochilidæ*, 5 vol. in-fol.

pendu verticalement à l'arbuste, la pointe en bas, et c'est dans l'intérieur de cette logette qu'il place d'abord une couche de duvet, de coton ou de mousse, puis ses œufs, et qu'il s'établit ensuite pour couver et pour élever sa jeune famille (1).

La salive gluante, ou d'autres liquides semblables sécrétés dans leur jabot, joue un grand rôle dans la consolidation des matériaux constitutifs du nid de plusieurs de ces Animaux, des Salanganes par exemple (2).

Les nids les plus parfaits comme constructions protec-

(1) Voy. Brehm, *op. cit.*, t. III, fig. 201.

(2) Ces nids, que l'on appelle communément des nids d'Hirondelles et que les Chinois estiment beaucoup comme aliment, appartiennent à des Oiseaux de la famille des Martinets, qui nichent sur les falaises rocheuses ou dans certaines cavernes des principales îles de la Sonde et de quelques parties de l'Inde. Ils ont la forme d'une pochette assez semblable aux valvules sigmoïdes des orifices efférents des ventricules du cœur de l'Homme, et ils présentent dans leur mode de constitution des différences notables suivant qu'ils sont construits par la Salangane proprement dite (*Collocalia esculenta*) ou par le *Kurappi* (*Collocalia fuciphaga*). Ils paraissent avoir été connus des anciens, notamment de Hiérax le Capadocien, d'Andromaque, médecin de Néron, et même des Asclépiades du temps des Ptolomés qui en faisaient usage comme médicament (a). Mais Bontius, médecin hollandais du XVIIe siècle, qui résida longtemps à Java, fut le premier à en donner une description et à parler de l'emploi que les Chinois en font comme substance alimentaire(b). Plusieurs autres naturalistes en firent également mention (c), mais c'est de nos jours seulement que leur histoire a été bien élucidée par Bernstein (d).

Le nid de la Salangane proprement dite a des parois minces, semi-transparentes et constituées par une substance qui ressemble beaucoup à de la

(a) Rennie, *The Insect architecture*, p. 289.
(b) Bontius, *India orientalis*, p. 66.
(c) Olaus Wormius, *Museum Wormiium*, t. III, p. 21.
— Redi, *Experiment. circa res nat.*, t. II, p. 132.
— Poivre, cité par Guénau de Montbéliard (Buffon, *Oiseaux*, t. VII, p. 257).
— Hooyman, *Beschrijving der vogelnestjes (Mém. de l'Acad. de Batavia*, 1824, t. III, p. 91 ; — *Phil. Mag.*, 1798, t. I, p. 118).
— Staunton, *Embassy to China* by Macartney.
— Marsden, *Sumatra*, t. I, p. 260.
— Crawfurd, *Hist. of the Indian archipelago*, t. III, p. 432.
(d) Bernstein, *Beiträge zur nähern Kenntniss der Gattung Collocalia (Nova Acta Acad. nat. curios.*, 1857, t. XXVI, p. 13). — *Ueber die Nester der Salanganeen* (Cabanis's *Jurn. für Ornithol.*, 1859, p. 112).

trices sont ceux en forme de bourse que divers Oiseaux tropicaux de la famille des Tisserands (ou Plocéides) suspendent à des branches d'arbres et qui sont accessibles seulement par une ouverture ménagée à leur partie inférieure. Ces nids sont artistement tissés avec des brins d'herbe dont un premier faisceau entortillé autour de la branche suspenseure forme le pédoncule et s'éparpille inférieurement parmi les filaments constitutifs des parois de la loge incubatrice, d'ordinaire piriforme ou ovoïde. Cette disposition met les habitants de ces logettes hors de la portée des Serpents, des Singes et des autres ennemis dont ils sont entourés, et témoigne de l'espèce de prévoyance innée et probablement inconsciente dont ces Oiseaux sont doués (1).

colle de poisson (a), et qui paraît être sécrétée par les glandules de l'estomac, ou produite par la digestion de certaines plantes de la famille des Thallaprophyles. Le nid du *Collocalia fulciphaga* est plus épais et résulte de l'assemblage de filaments végétaux agglutinés entre eux par une matière plastique sécrétée, soit par les glandules du ventricule suscenturié, soit par l'appareil salivaire, qui se développe énormément à l'époque de la ponte (b).

On évalue à environ 7 500 000 fr. le prix des nids de Salanganes importés annuellement en Chine (c).

(1) Le nid du *Loxia* (*Nelicurvius pensilis*), petit Oiseau de l'Afrique australe, est un excellent exemple de ce genre de construction. Il est de forme ovoïde et se trouve suspendu à une branche d'arbre au-dessus de l'eau. L'entrée est à la partie inférieure et l'intérieur est divisé en deux portions dont l'une vestibulaire, et l'autre constituant la chambre incubatrice (d).

Le nid du Baya (*Nelicurvius Baya*)

(a) Evrard Home, *Some account of the nest of the Java Swallow and the glands that secrets the mucus of which they are composed* (Phil. Trans., 1817, p. 332, pl. 16).
— Ch. Bonaparte, *Note sur les Salanganes et leurs nids* (Comptes rendus de l'Acad. des sc., 1855, t. XLI, p. 976).
(b) Lamouroux, *Essai sur les Thalassiophytes*, p. 41, note (1813). — Art. HIRONDELLES du *Nouv. Dict. d'hist. nat.*
— Reinwart, *Reise nach Ind. Archip.*
— Montagne, art. PHYCOLOGIE du *Dict. univ. d'hist. nat.*, 1847, t. X, p. 700.
— Trécul, *Sur les nids de l'Hirondelle dite Salangane* (Comptes rendus de l'Acad. des sc., 1855, t. XLI, p. 878 et 997).
— Alph. Milne Edwards et A. Grandidier, *Oiseaux de Madagascar*, t. II, pl. LXXIV, fig. 2.
(c) Brehm, *La vie des Animaux*, t. III, p. 548.
(d) *Insect architecture*, p. 225.

Une construction non moins remarquable, mais d'un tout autre genre, est le produit de l'industrie d'un Oiseau de la Nouvelle-Guinée découvert récemment et désigné sous le nom d'*Amblyornis*. Elle a la forme d'une hutte conique entourant le pied d'un petit arbre (1).

Enfin, les Oiseaux qui vivent réunis en troupes nombreuses bâtissent en général leurs nids très-près les uns des autres (2), et il en est même qui construisent, pour les

est en forme de bouteille et suspendu par un pédoncule à un rameau trop grêle pour que les Écureuils ou les autres ennemis de l'Oiseau puissent s'y aventurer. L'intérieur est divisé en plusieurs compartiments dont l'un est la résidence du mâle et un autre la loge incubatrice (*a*).

(1) L'Amblyornis appartient à la famille des Oiseaux de Paradis. Sa hutte est construite à terre, avec des branchages garnis de leurs feuilles, et inclinés contre le tronc de l'arbre qui fait office de colonne centrale. Une ouverture servant de porte est ménagée sur le devant de ce réduit, dont le diamètre est d'environ 1 mètre à la base ; à l'intérieur se trouve un promenoir circulaire entourant un tas conique de mousse qui est probablement un nid (*b*). J'aurai bientôt à revenir sur les instincts singuliers de ces Oiseaux.

(2) Les Freux se rassemblent de la sorte. Souvent ces Oiseaux établissent plus de 40 nids sur un même arbre, un peuplier par exemple ; on

pense qu'ils y travaillent en commun et ils les reconstruisent sans cesse lorsqu'on les détruit.

Les Choucas se réunissent également en bandes très-nombreuses dans les anciennes tours et les crevasses des vieux bâtiments pour y nicher. Parfois, mais rarement, ils établissent leurs nids sur des arbres.

Les Hérons forment des campements analogues : il n'y a en France que peu de héronnières ; mais M. Lecuyer vient d'en décrire une qui est fort remarquable, et qui se trouve près du château d'Eury-le-Grand, dans le département de la Marne. Dans un espace d'environ un hectare, on y voit sur 50 et quelques arbres environ 200 nids de Héron ayant chacun de 2 à 3 mètres de circonférence, tissés de grosses baguettes et diversement étagés à partir de 10 jusqu'à 18 mètres de hauteur (*c*).

Les Hirondelles de rivage (*Cotyle riparia*) nichent dans des trous profonds qu'elles creusent dans les

(*a*) Forbes, *Oriental Memoirs*, t. I, p. 119.
— Newton, *Hist. of the Baya* (London, *Mag. of nat. Hist.*, 1833, t. VI, p. 220, fig. 22).
(*b*) Beccari, *Le Capanne ed i giardini dell' Amblyornis inornata* (*Annali del museo civico di storia naturali di Genova*, 1877, t. IX, p. 382, pl. VIII, fig. 1.
— Gould, *The Birds of New Guinea*, part. 9, pl.
(*c*) Lécuyer, *La Héronnière d'Eury et le Héron gris*, 1876.

abriter, une sorte de toiture commune pour tout le groupe ainsi formé. Un Passereau de l'Afrique australe appelé le Républicain ou le *Loxia socia* nous offre un exemple de cette particularité de mœurs (1).

§ 10. — Lorsque, laissant de côté les moyens de construction employés par les Oiseaux pour l'établissement de leurs nids, ainsi que les faits de détail relatifs à la conformation de ces berceaux, on les considère seulement comme des ouvrages défensifs destinés à protéger la couvée contre ses ennemis, on peut les ranger en deux groupes principaux, suivant qu'ils sont clos et couverts, ou disposés à ciel ouvert, de façon à constituer un simple lit plus ou moins bien encadré et d'un accès facile. M. Alfred Russel Wallace les a classés de la sorte, et il a cherché si quelque relation n'existerait pas entre ces particularités et le degré de visibilité des couveuses. Nous avons vu précédemment qu'en général les femelles diffèrent notablement du mâle par la teinte terne de leur plumage, et peuvent par conséquent échapper plus aisément à la vue de leurs ennemis (2); mais chez diverses espèces, elles sont ornées de couleurs brillantes qui se distinguent de loin. Or, M. Wallace a remarqué qu'en général

Rapports entre la conformation des nids et diverses particularités organiques.

berges à pic où autres lieux escarpés. On trouve en général de 20 à 40 de ces nids groupés à côté les uns des autres, et le nombre des excavations agglomérées de la sorte s'élève parfois à 100. L'entrée de chaque nid a la forme d'un couloir étroit dont la longueur atteint 1 mètre et même davantage, tandis que le fond est élargi en manière de chambre. Le mâle et la femelle travaillent alternativement au perçage de

ce trou; ils y déploient une grande adresse et ils achèvent l'opération en deux ou trois jours.

(1) Les Tisserains, désignés aujourd'hui sous le nom générique de *Philatærus*, se réunissent ainsi sous un même arbre, au nombre de plusieurs centaines, et ils construisent chaque année de nouveaux nids sur les anciens de façon à en former des édifices très-volumineux (a).

(2) Voy. t. X, p. 60.

(a) Paterson, *Quatre voyages chez les Hottentots.* Trad. de l'anglais, 1790, p. 271.
— Levaillant, *Voyages*, 2ᵉ série, t. III, p. 322.
-- Brehm, *op. cit.*, t. III, p. 180, fig. 56.

les premières nichent à découvert, tandis que celles dont le plumage attire les regards couvent dans des réduits abrités en dessus, tels que des terriers, des trous d'arbres ou des nids fermés par une sorte de dôme ou de toiture, de sorte qu'elles sont cachées aux yeux des Oiseaux de proie planant au-dessus d'elles, et parfois même protégées d'une manière encore plus complète par suite de la petitesse de l'ouverture donnant accès à leur demeure. Cette harmonie utilitaire entre des choses qui, au premier abord, semblent n'avoir entre elles aucune relation, est un fait très-digne d'attention (1), et elle s'accorde avec des rapports analogues que j'ai déjà eu l'occasion de signaler entre le mode exceptionnel de nidification des Oiseaux fouisseurs, tels que les Apteryx, et le genre particulier de dangers auxquels sont exposés ces Oiseaux à ailes rudimentaires.

Caractère des facultés architecturales.

§ 11. — L'impulsion mentale qui porte les Oiseaux à bâtir un nid semble être en général des plus impérieuses, tant

(1) M. Wallace formule ces conclusions comme une loi qui souffrirait peu d'exceptions. Lorsque les deux sexes, dit-il, ont des couleurs vives et voyantes, le nid est disposé de manière à cacher la couveuse, tandis que si le plumage du mâle étant peint de la sorte, la femelle est de couleur terne et obscur, le nid est ouvert et la couveuse est exposée à la vue. L'auteur cherche aussi à expliquer l'absence de couleurs vives chez les femelles qui couvent à découvert, en supposant que celles-ci avaient primitivement le plumage semblable à celui du mâle, mais que les individus les moins vivement colorés, et par cela même moins exposés à être vus par leurs ennemis, ont dû exercer à la longue plus d'influence sur les caractères héréditaires de la race, et qu'ainsi, par l'effet de la sélection naturelle, le plumage terne serait devenu général chez les individus de ce sexe, tandis que les mâles ne trouvant pas les mêmes avantages à rester inaperçus auraient conservé leur coloration originelle (a).

D'après cette hypothèse, la coloration obscure des femelles serait une conséquence du mode de nidification, mais il resterait à trouver pourquoi certaines espèces nichent à découvert, et pourquoi, chez les espèces où les femelles auraient conservé leur plumage originel, ce serait le talent architectural qui se serait perfectionné.

(a) A.-R. Wallace, *Contributions to the Theory of natural selection*, p. 240 et suiv. (1871).

ils mettent d'ardeur et de persévérance à ce travail. Cependant on aperçoit parfois dans les actions de cet ordre l'influence exercée par une disposition mentale analogue à la tendance générale de la puissance créatrice du Règne animal tout entier dont j'ai parlé au commencement de ces Leçons, savoir, le principe d'économie en vertu duquel toute dépense superflue de force physiologique est évitée. L'Oiseau, aiguillonné par un stimulant dont nous ignorons la source et la nature, mais dont nous voyons les effets, travaille d'une certaine façon tant que le besoin auquel il est nécessaire de répondre n'a pas reçu satisfaction, mais il cesse d'agir de la sorte dès que le résultat voulu a été obtenu, et lorsque cette satisfaction a pu être donnée sans la dépense de force nécessaire pour l'accomplissement de la totalité des opérations dont ce résultat dépend d'ordinaire, l'Animal est disposé à profiter de la circonstance pour ne plus travailler dans ce sens et pour se reposer ou pour employer d'une autre façon son activité. Lorsque cette tendance au repos dépasse certaines limites et devient nuisible à l'Être animé qui en subit l'influence elle devient de la *paresse;* mais jusque-là elle est utile, et la disposition mentale à l'économie est une qualité non moins précieuse pour les Bêtes que pour l'Homme.

C'est probablement un défaut d'équilibre entre cette tendance à économiser le travail et l'instinct de constructivité qui porte certains Oiseaux à s'emparer du nid d'autrui au lieu d'en bâtir un à leur usage, genre de parasitisme dont on voit souvent des exemples chez certains Passereaux, et c'est au contraire sous l'influence de la raison que d'autres Animaux de la même classe ne bâtissent pas lorsqu'ils trouvent à leur convenance un gîte prêt à les recevoir. Dans beaucoup de cas ils paraissent même rechercher un secours étranger de même ordre et s'établir dans un nid artificiel préparé à leur usage par l'Homme, plutôt que d'obéir à leur instinct architectural et de dépenser leurs forces à se construire une demeure ainsi qu'ils le font dans les circonstances ordinaires. Des faits de ce genre sont depuis longtemps connus du vulgaire aussi bien que des naturalistes : dans quelques pays les agronomes en ont même fait d'utiles applications en vue de favoriser la multiplication des Oiseaux destructeurs des Insectes nuisibles à l'agriculture; mais les auteurs, en petit nombre, qui ont traité des facultés mentales des Animaux n'en ont pas tenu suffisamment compte lorsqu'ils ont cherché à caractériser les actes accomplis par ces Êtres.

Je dois également rappeler ici que le travail effectué par les Oiseaux pour la construction de leurs nids n'a pas l'invariabilité que la plupart des auteurs attribuent à toutes les opérations dirigées par l'instinct. Nous en avons vu des preuves dans une précédente leçon, et bien que les siècles ne paraissent avoir rien changé dans la manière de bâtir de ces Animaux lorsque les conditions dans lesquelles ils se sont trouvés sont restées les mêmes, des modifications y ont été introduites lorsque les circonstances ont changé (1). M. Wallace, qui fut un des premiers à insister sur les faits de cet

(1) Un des meilleurs ornithologistes américains, Wilson, qui a beaucoup étudié les mœurs des Oiseaux de son pays, a insisté sur les différences considérables offertes par les nids de divers individus de même espèce. Le Loriot de Baltimore (*Oriolus mutatus*), par exemple, donne beaucoup plus de profondeur et de solidité à son nid lorsqu'il le suspend aux branches flexibles d'un saule pleureur, que lorsqu'il le place entre les branches rigides d'un autre arbre, et la raison d'être de cette différence est facile à deviner, car dans le premier cas, l'agitation produite par le vent pourrait facilement déterminer la chute des petits si les parois de leur berceau n'étaient pas très-élevées, tandis que dans le second cas, des accidents de ce genre sont moins à redouter (*a*).

Le même auteur ajoute que les nids construits par les jeunes Oiseaux sont moins bien faits que ceux des vieux.

(*a*) Wilson, *American Ornithology*, t. I, p. 215.

ordre, a montré que les individus appartenant à une même espèce ne bâtissent pas tout à fait de la même manière sous des climats différents (1). La perfectibilité de leur travail sous l'influence de l'expérience personnelle a été constatée aussi par plusieurs ornithologistes observateurs, et l'influence du monde extérieur est encore plus évidente, quant au choix des matériaux employés par ces constructeurs, car beaucoup d'entre eux savent mettre à profit toutes les substances que le hasard leur procure, pourvu que celles-ci aient les qualités nécessaires pour répondre aux besoins de ces Êtres intelligents (2).

§ 12. — En examinant au point de vue psychologique cet ensemble de faits relatifs à la nidification chez les Oiseaux, et en cherchant à analyser le travail mental qui intervient dans

Rôle de l'instinct et de la raison dans la nidification

(1) L'influence que les constructions faites par les peuples civilisés ont exercée sur la manière dont les Hirondelles établissent leurs nids n'a pas échappé à l'attention de ce naturaliste sagace, et parmi les divers faits du même ordre qu'il rapporte, je citerai un cas de changement dans les habitudes d'un Oiseau de la Jamaïque, le *Tachornis phœnicobœa*, qui, jusqu'en 1854, nichait exclusivement dans les palmiers de quelques localités fort restreintes. A cette époque, une colonie de ces Oiseaux s'établit sur deux cocotiers dans l'intérieur de Spanishtown et y resta jusqu'en 1857, lorsque, par l'effet d'un ouragan, l'un de ces arbres fut abattu et l'autre complètement dépouillé de ses feuilles. Les Tachornis, au lieu de chercher quelque autre

palmier pour y bâtir leurs nids, chassèrent les Hirondelles d'un édifice voisin où celles-ci s'étaient établies, et se mirent à bâtir sur les poutres et les murs d'autres nids qu'ils continuèrent à occuper ; mais ces nouveaux nids, mieux protégés que ceux placés sur les palmiers, furent moins solidement construits (a).

(2) M. Wallace cite beaucoup de faits propres à montrer que divers Oiseaux substituent fréquemment aux matériaux employés d'ordinaire pour la construction de leurs nids, des objets variés que la nature ne leur offre pas, mais que le hasard place à leur portée (b). Je rappellerai à ce sujet que dans les expériences de Huber sur la nidification des Bourdons, des faits semblables ont été constatés (c).

(a) Wallace, *Contributions to the Theory of natural selection*, p. 228.
(b) Wallace, *op. cit.*, p. 227.
(c) P. Huber, *On Humble-bees (Trans. of the Linnean Society*, 1802, t. VI, p. 254).

les actes de ce genre, on voit que l'instinct et l'entendement y prennent part l'un et l'autre. L'Animal se comporte comme si l'obtention d'un certain résultat, qui peut lui être inconnu, était un besoin de son organisme et le poussait à faire ce qui est nécessaire pour donner satisfaction à ce besoin, mais aussi que son intelligence venait en aide à ce mobile quant aux détails secondaires de l'opération. Il y a là, ce me semble, association d'actes essentiellement automatiques pour la conception et l'exécution desquels le raisonnement et la volition seraient insuffisants, et d'actions contingentes qui peuvent varier suivant les circonstances dans lesquelles l'Être animé se trouve placé, qui impliquent un choix et qui supposent, par conséquent, l'exercice de l'entendement. La routine, dans ces opérations du travail mental, est d'autant plus puissante que le résultat à obtenir est plus essentiel, et le mode d'obtention de ce résultat semble être susceptible de varier d'autant plus que l'intelligence est plus développée (1).

M. Wallace pense que l'instinct n'est pour rien dans les actes de cet ordre ; que chez les Oiseaux, de même que chez l'Homme, l'art de bâtir est le résultat de connaissances acquises par l'expérience personnelle de quelques constructeurs, et transmises d'individu à individu, de génération en génération ; il demande sur quels faits on se fonde pour dire que de pareilles communications n'ont pas lieu, et il voudrait que l'on fît à ce sujet des expériences rigoureuses en séparant, avant la naissance, les jeunes de leurs parents ainsi

(1) Dans un travail important publié récemment sur les facultés mentales de l'Homme et des Animaux, M. H. Joly s'applique à démontrer que la coexistence de l'instinct et de l'intelligence comme causes déterminantes des actions des Animaux n'est pas admissible, mais les arguments qu'il emploie ne me paraissent pas solides (a).

(a) H. Joly, *Psychologie comparée. L'Homme et l'Animal*, p. 159.

que de tout autre individu de leur espèce apte à servir d'intermédiaire entre les nouveau-nés et leurs prédécesseurs, puis en observant les mœurs des jeunes séquestrés de la sorte (1). Cela serait intéressant, mais les lumières que le physiologiste chercherait à obtenir de cette façon lui sont fournies par la nature dans une autre division du Règne animal, puisque chez certains Insectes, ainsi que nous l'avons vu précédemment (2), aucune relation mentale ne peut s'établir entre les individus de génération à génération, et que néanmoins leur manière de bâtir reste la même.

Quoi qu'il en soit à cet égard, lorsqu'on cherche à remonter aux origines de l'instinct, ainsi que l'a fait M. Darwin, on voit que les faits fournis par l'étude de la nidification des Oiseaux sont susceptibles d'être expliqués d'une manière plausible par l'hypothèse de cet éminent observateur ; car le travail effectué par ces Animaux n'est pas invariable, et la transmission héréditaire d'innovations dans les procédés de construction mis en usage n'étant pas impossible, on conçoit que, par l'action inconsciente de la sélection naturelle, toute particularité a pu se perpétuer et se généraliser chez les Êtres issus d'une même souche. Ce que nous avons vu précédemment concernant la genèse d'instincts acquis est également favorable à cette interprétation des phénomènes psychiques de cet ordre, et les conditions biologiques obtenues par ces perfectionnements progressifs n'étant pas nécessaires à l'existence des nouveau-nés, on conçoit aussi qu'elles

---

(1) M. Wallace a présenté d'une manière très-séduisante ses doutes relatifs à l'existence de l'instinct chez les Oiseaux, ou plutôt sa conviction de la non-existence d'une prédisposition mentale de ce genre (a), et dans une autre occasion je reviendrai sur cette question ; mais d'après l'ensemble des faits exposés, il me paraît inutile de m'y arrêter ici.

(2) Voy. ci-dessus, p. 466 et suivantes.

(a) Wallace, *Philosophy of Birds'nests* (*The intellectual Observer*, 1867). — *Contribution to the Theory of natural selection*, p. 211 et suiv. (1871).

puissent ne pas avoir été obtenues primitivement. Mais les conclusions admissibles en ce qui concerne la nidification des Oiseaux ne le sont plus lorsqu'on veut les généraliser et les appliquer à l'explication des instincts du même ordre chez des Insectes, tels que les Xylocopes et les Sitaris (1); car je ne vois pas comment, jadis de même qu'aujourd'hui, ces Animaux auraient pu perpétuer leur race si leurs larves, incapables de pourvoir à leurs besoins personnels, ne naissaient dans un nid convenablement approvisionné, et par conséquent, dès qu'il y a eu des Xylocopes ou des Sitaris, il faut que ces Êtres aient su faire à peu près ce que nous les voyons faire maintenant, sans avoir reçu de prédécesseurs quelconques aucune instruction et sans avoir sous les yeux aucun exemple à suivre. L'existence de Xylocopes aptes à perpétuer leur race, quoique dépourvus des facultés mentales dont dépendent leurs travaux de nidification, me semble aussi improbable que le serait la multiplication des Animaux de la classe des Mammifères au moyen de parents sans mamelles. Lorsqu'on cherche à remonter aux origines des instincts en général, nous nous trouvons toujours en présence de difficultés que l'hypothèse de M. Darwin ne lève pas, et avant de clore cette longue série de leçons, je me propose de faire voir que cette hypothèse ne résout pas mieux beaucoup d'autres questions de zoologie physiologique. Pour le moment je n'insisterai donc pas davantage sur ce qu'a pu être primitivement le talent architectural des Oiseaux, et je passerai à l'examen des travaux effectués par les Mammifères dant l'intérêt de leur progéniture.

Nidification chez les Mammifères. § 13. — Quelques Mammifères, notamment les Souris naines ou Souris des moissons, se construisent des nids semblables à ceux des Oiseaux, et le talent qu'ils déploient

(1) Voy. ci-dessus, p. 476.

dans ce travail n'est pas seulement une conséquence de l'instinct architectural qui est inné chez ces Animaux, car en avançant en âge ils travaillent mieux que dans les premiers temps de la vie, et ils profitent de l'exemple de leurs voisins aussi bien que de leur expérience personnelle pour perfectionner les produits de leur industrie (1).

Beaucoup d'Animaux de la même classe, ainsi que nous l'avons déjà vu, creusent dans le sol des galeries ou des chambres qui leur servent de demeure et qui sont encore plus utiles à leur progéniture. C'est une sorte de prévision inconsciente des besoins de leurs nouveau-nés qui semble déterminer certains Mammifères à travailler ainsi, tandis que d'autres dont les besoins personnels sont à peu près semblables, mais dont les petits ne réclament pas les mêmes soins, ne terrent pas.

Ainsi les Lapins et les Lièvres sont des Animaux qui, sous le rapport de leur mode d'organisation se ressemblent extrêmement, mais qui ont des instincts très-différents. Les Lapins creusent dans le sol de longues galeries et nichent au fond de ces espèces de cavernes, tandis que les Lièvres ne

(1) Le *Mus minutus*, appelé aussi *Mus pendulinus*, *Mus pratensis* et *Micromys agilis*, habite presque toutes les parties de l'Europe et des steppes de l'Asie, ainsi que le Nord de l'Afrique, et il construit un nid non pour son usage personnel, mais pour y élever ses jeunes. Ce petit édifice, de forme arrondi, est suspendu à une certaine hauteur au-dessus du sol, sur un faisceau de chaume de graminées ou d'autres plantes, et fabriqué avec des lanières de ces mêmes végétaux artistement entrelacées. Les nids construits par les vieilles femelles sont mieux faits que ceux des très-jeunes individus qui cependant dans le cours de leur première année font, sous ce rapport, des progrès notables (a).

L'Aye-Aye de Madagascar met bas et élève ses petits dans un énorme nid à peu près sphérique qu'il construit avec des brindilles et des feuilles (b).

Les Lémuriens du genre Microcèbe ont une industrie analogue.

(a) Brehm, *op. cit.*, t. II, p. 118.
(b) Alphonse Milne Edwards et A. Grandidier, *Note sur la nidification de l'Aye-Aye* (*Comptes rendus de l'Acad. des sc.*, 1877, t. LXXXIV, p. 176).

fouissent pas, et, pour mettre bas, se contentent d'un gîte à ciel ouvert. Au premier abord, cette différence dans les mœurs semble difficile à expliquer, mais lorsqu'on tient compte de l'état dans lequel ces Animaux se trouvent au moment de leur naissance, on aperçoit facilement la solution du problème. En effet, les Lièvres viennent au monde les yeux ouverts et déjà capables de courir; les Lapins, au contraire, naissent les yeux fermés. Or, les expériences de William Edwards, mon frère, prouvent que les différences de cet ordre correspondent à une grande inégalité dans la puissance productrice de la chaleur (1). Les petits Mammifères dont les yeux sont déjà ouverts au moment de la naissance développent dans l'intérieur de leur organisme assez de chaleur pour pouvoir, dans les circonstances ordinaires, maintenir leur température au degré nécessaire pour l'accomplissement de leurs diverses fonctions physiologiques, tandis que les petits Mammifères dont les yeux sont alors fermés, sont incapables de résister aux causes de refroidissement auxquelles ils se trouvent exposés, même au milieu de l'été, lorsqu'ils sont placés au grand air. Pour les petits Lièvres, un abri serait donc superflu, tandis que pour les Lapins nouveau-nés, un logis bien clos et chauffé par la présence de leurs parents est une chose des plus utiles (2).

(1) Voy. t. VIII, p. 52 et suiv.

(2) Les terriers creusés par les Lapins sont des demeures de ce genre. Or, une quinzaine de jours avant de mettre bas, la femelle creuse dans le sol un trou d'environ 1 mètre de profondeur, incliné et terminé par un évasement circulaire qu'elle garnit d'une couche d'herbes sèches et d'un lit de duvet arraché à son ventre. Elle y élève ses petits avec beaucoup de soin, et lorsqu'elle est obligée de quitter son terrier pour aller paître, elle prend, dans les premiers jours, la précaution d'en boucher l'entrée avec de la terre tassée. Quand ses petits commencent à voir, elle ménage dans cette clôture temporaire un petit trou servant à laisser entrer la lumière, et lorsque les jeunes sont assez forts pour sortir du nid, elle continue pendant quelque temps à leur donner des soins. Le mâle leur témoigne aussi de la tendresse, et quelques naturalistes assurent qu'il règne toujours dans les familles, de-

Des considérations analogues nous permettent de comprendre la cause des différences que présentent sous le rapport des instincts les Ours polaires des deux sexes. Le mâle mène une vie errante pendant toute l'année, tandis que la femelle pratique sous la neige un réduit pour y passer l'hiver dans un état d'engourdissement qui lui permet de vivre sans aller au loin chercher de la nourriture, circonstance très-favorable au bien-être des petits qu'elle met bas dans cette saison; en effet ceux-ci naissent dans un état d'imperfection si grande, que leur pouvoir producteur de la chaleur animale doit être plus faible que chez tout autre Mammifère ordinaire. Ainsi, chez ces Animaux, les instincts maternels sont en harmonie avec les besoins futurs de leur progéniture aussi bien qu'avec leurs besoins personnels.

Souvent les travaux exécutés par les Mammifères fouisseurs sont remarquablement bien appropriés à l'obtention d'une retraite commode et sûre (1); mais c'est seulement lorsque ces Animaux vivent en société que l'instinct de la constructivité se développe beaucoup en eux. Les Castors nous donnent une preuve de l'influence considérable que ce mode d'existence est susceptible d'exercer sur leurs facultés. Ainsi que nous le verrons bientôt, les Rongeurs de ce genre qui vivent isolés se contentent de creuser des terriers pour y établir leur demeure, tandis que, réunis en

venues de plus en plus nombreuses par la succession des générations, une sorte d'hiérarchie paternelle. Chaque femelle a son domicile particulier et n'y souffre pas la présence d'étrangers; mais, en général, les terriers sont établis très-près les uns des autres et communiquent entre eux de façon à former un dédale s'ouvrant au dehors sur une multitude de points. Ces galeries souterraines dont la complication est souvent très-grande, servent aussi de retraite pour tous ces Animaux, et au moindre danger ils vont s'y cacher (a).

(1) Voy. ci-dessus, p. 514.

(a) Buffon, *Histoire naturelle*, t. III. — Brehm, *op. cit.*, t. II, p. 234.

sociétés nombreuses ils font en commun des constructions d'une grande importance, pourvu toutefois que le voisinage de l'Homme ne vienne pas les troubler.

Philogéni-
ture. § 14. — Les jeunes Oiseaux en sortant de l'œuf, de même que les jeunes Mammifères nouveau-nés, sont rarement susceptibles de pourvoir à leurs besoins; la plupart d'entre eux périraient promptement s'ils n'étaient protégés contre le froid par le contact d'un corps chaud, et s'ils avaient à se procurer eux-mêmes leur nourriture; mais leur mère, guidée encore par un instinct inné, leur fournit leur ration journalière.

Nous avons vu dans une précédente leçon que les Pigeons ont l'instinct de dégorger dans la bouche de leurs petits une substance nutritive produite dans leur estomac (1), et que chez les Mammifères un résultat semblable est obtenu d'une manière plus parfaite au moyen du lait sécrété par l'appareil mammaire (2). Je ne reviendrai pas sur ces faits ni sur les actes automatiques à l'aide desquels le jeune Animal puise dans le sein de sa nourrice ce liquide alimentaire (3). Mais je dois ajouter que la plupart des Oiseaux n'ayant pas à leur disposition des ressources de ce genre, ont l'instinct de chercher au loin pour leurs petits une pâture dont ils ne font pour eux-mêmes aucun usage. Ainsi, beaucoup d'Oiseaux qui se nourrissent de graines ou de fruits lorsqu'ils sont à l'âge adulte, ne peuvent vivre que de Chenilles ou d'autres larves quand ils sont très-jeunes, et leurs parents leur en apportent à chaque moment, car leur voracité est extrême, et ils témoignent par leurs cris de la faim qu'ils éprouvent.

Chez beaucoup d'Oiseaux, de même que chez la plupart

(1) Voy. t. VIII, p, 540.
(2) Voy. t. IX, p. 124 et suiv.
(3) Voy. ci-dessus, p. 145.

des Mammifères, les jeunes sont pour leur mère des objets
de sollicitude constante, et souvent la tendresse que celle-ci
éprouve pour ses petits devient une passion dominante ;
pour les préserver d'un danger elle n'écoute plus les in-
stigations de la peur, et parfois elle a recours à des
manœuvres, à des ruses, qui impliquent l'intervention
de l'intelligence. Les récits des chasseurs abondent en
observations qui le prouvent.

Les soins que certaines Bêtes donnent à leurs petits n'ont
pas seulement pour objet la satisfaction de leurs besoins
immédiats ou leur préservation en cas de danger ; parfois
leur manière d'agir semble inspirée par des notions d'hygiène ou par la connaissance de l'utilité de l'éducation ; et
à ce sujet, je citerai, d'une part, les habitudes de propreté
qu'ont quelques Singes dont parlent les voyageurs (1), et,
d'autre part, les moyens dont divers Oiseaux font usage
pour exercer leurs jeunes à accomplir les actes que par la
suite ceux-ci auront besoin d'exécuter (2).

Divers Insectes, ainsi que je l'ai déjà fait voir, donnent
des preuves de sentiments analogues, et dans les associa-

(1) Les Siamangs, quoique étant
en apparence moins intelligents que
la plupart des autres Singes, sont très-
remarquables par les témoignages de
tendresse et par les soins de propreté
qu'ils prodiguent à leurs petits. Un
des naturalistes de la famille de G. Cuvier, le voyageur Duvaucel, assure
avoir vu ces Gibbons « porter leurs
» enfants à la rivière, les débarbouil-
» ler malgré leurs cris, les essuyer,
» les sécher, et donner à leur pro-
» preté un temps et des soins que

» dans bien des cas nos propres en-
» fants pourraient envier (a). »
(2) Dureau de la Malle a fait des
observations intéressantes sur l'éducation que les Faucons donnent à leurs
petits pour leur apprendre à bien
juger des distances, à bien régler
leurs mouvements et à devenir
d'adroits chasseurs (b). Je citerai également à ce sujet des observations
de Schlegel sur les leçons que les
Spermestes donnent à leurs petits (c).

(a) F. Cuvier et Geoffroy Saint-Hilaire, *Hist. nat. des Mammifères*, art. SIAMANG
(1821).
(b) Dureau de la Malle, *op. cit.* (Ann. des sc. nat., 1831, t. XXII, p. 407).
(c) Voy. Brehm, *La vie des Animaux*, t. III, p. 164.

XIII.   37

tions coopératives formées par plusieurs de ces Animaux ces dispositions affectives se manifestent parfois d'une manière très-remarquable, non-seulement chez la mère qui a soin de sa progéniture, mais aussi chez des individus qui remplissent le rôle de nourrices pour des jeunes auxquels ils n'ont pas donné naissance et qui sont incapables de se reproduire. Les Abeilles et les Fourmis sont dans ce cas, et nous aurons bientôt l'occasion de revenir sur l'examen des facultés de cet ordre.

La vie en commun semble exercer aussi beaucoup d'influence sur le développement de l'instinct architectural chez ces petits Êtres, car c'est seulement dans cette condition biologique que la constructivité atteint chez eux son plus haut degré de perfection.

Pour acquérir des notions plus complètes relativement aux instincts et à l'intelligence des Animaux, il est donc nécessaire d'étudier leurs facultés mentales chez les espèces sociales, et dans la prochaine leçon nous nous occuperons de cette partie de l'histoire des fonctions de relation.

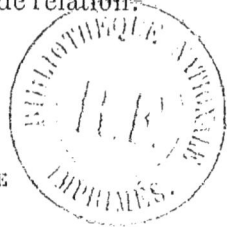

FIN DU TREIZIÈME VOLUME

TABLE SOMMAIRE DES MATIÈRES

DU TOME TREIZIÈME

FIN DE LA TABLE DES MATIÈRES

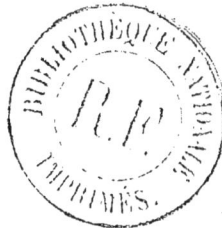

ADDITIONS ET CORRECTIONS

CENT VINGT-TROISIÈME LEÇON

Page 145, note 2. *Au lieu de* : voyez pages 132 et suivantes, *lisez* : voyez tome XII, pages 149 et suivantes.

CENT VINGT-HUITIÈME LEÇON

Page 340, note, *ajoutez* : M. Rouget ne partage pas l'opinion de M. Ranvier sur le mode de terminaison des nerfs électriques dans les disques de la Torpille. Déjà en 1876 et en 1877 il avait inséré dans les *Comptes rendus des séances de l'Académie* plusieurs notes sur les réseaux formés par ces nerfs, et il avait insisté, avec raison, sur l'analogie qui existe entre les plaques nerveuses ainsi constituées et les plaques excito-motrices des fibres musculaires. Dans un nouveau mémoire présenté au Congrès des Sociétés savantes tenu à la Sorbonne en avril dernier, M. Rouget a exposé l'ensemble de ses vues sur la structure de l'appareil électrique de la Torpille et sur la transformation de la névricité en électricité dans les plaques susmentionnées. Ce savant vient de publier ce mémoire dans une notice sur l'ensemble de ses travaux scientifiques (pages 11 et suivantes), éditée par M. G. Masson, et je regrette de ne pas avoir invoqué son autorité lorsque j'ai parlé de la ressemblance existant entre l'action nerveuse excito-motrice et les décharges électriques de la Torpille.

Page 354, note 1, *ajoutez* : M. Marey, en poursuivant ses recherches expérimentales sur les Poissons électriques, a constaté que chez les Gymnotes, de même que chez les Torpilles, chaque décharge se compose d'une série de flux électriques dont les effets s'ajoutent comme dans les actions nerveuses excito-motrices dont résulte l'état tétanique d'un muscle. D'autres expériences, faites sous sa direction par M. Pouchet, montrent que les flux électriques de la Torpille peuvent déterminer la production de vibrations sonores (*Comptes rendus des séances de l'Acad.*, 1879, t. LXXXVIII, p. 318).

BULLETIN DES PUBLICATIONS NOUVELLES

DE

G. MASSON, ÉDITEUR

LIBRAIRE DE L'ACADÉMIE DE MÉDECINE

120, BOULEVARD SAINT-GERMAIN ET RUE DE L'ÉPERON

en face de l'École de médecine.

Juillet 1879

NOUVEAUTÉS MÉDICALES

Traité élémentaire de pathologie externe, par MM. E. Follin et Simon Duplay, professeurs agrégés à la faculté de médecine. Tome VI, premier fascicule; suite des **Maladies de l'abdomen.** Gr. in-8° avec 36 figures dans le texte. . . . . 4 fr.

Prix des volumes I à V avec environ 800 figures dans le texte . 68 fr.

Dictionnaire Encyclopédique des sciences médicales, publié sous la direction du Dr A. Dechambre, par demi-volumes en quatre séries simultanées, la première commençant par la lettre **A**, la seconde par la lettre **L**, la troisième par la lettre **O**, et la quatrième par la lettre **F**.

Trois fascicules viennent de paraître, dont voici le détail :

IVe Série, 2 fascicules, qui comprennent les articles : **Fractures,** par MM. Marchand et Spillmann, — France (géographie, orographie, géologie, hydrographie), par M. Raulin, — France (climatologie), par M. Arnould, — France (anthropologie), par M. Lagneau.

IIIe Série, 1 fascicule contenant : Sarcome, par M. Henocque, — Saxe, par M. Bertillon, — Scalpel, par M. Chrétien, — Scaphandres, par M. Layet, — Scapulalgie, par MM. Pingaud et Charvot, — Scarlatine, par M. Sanné, etc.

Il a paru à ce jour : 43 volumes et demi, savoir :

    1re *Série*, 22 volumes : A. — Crèches.
    2e *Série*, 12 volumes et demi : L. — Neyrac.
    3e *Série*, 6 volumes et un demi-volume : Q. — Scarlatine.
    4e *Série*, 4 volumes : F. — France.

Chaque volume paraît en deux fascicules de 400 pages chacun, gr. in-8° avec fig. dans le texte. Prix de chaque fascicule . . . . 6 fr.

Traité élémentaire d'Ophthalmologie, par le Dr A. Sichel. 2 vol. très fort in-8° avec figures dans le texte . . . . 34 fr.

En vente : tome Ier, 1000 pages grand in-8°, accompagné de 104 figures dans le texte et 3 planches.

Prix du premier volume. . . . . 18 fr.

Ce premier volume est consacré aux maladies du globe oculaire; il est précédé d'un rapide exposé des lois fondamentales de l'optique dont les applications sont d'un usage journalier en ophthalmologie, et d'une description des différents modes d'exploration de l'œil et de ses annexes. — L'auteur dans cet ouvrage, fruit de 20 années d'études dans les cliniques les plus célèbres de l'Europe, a eu surtout en vue les élèves et les praticiens auxquels ce nouvel ouvrage rendra de signalés services.

N° 29.

Éléments de physique appliquée à la médecine et à la physiologie, par A. MOITESSIER, professeur de physique à la faculté de médecine de Montpellier. **Optique**. 1 vol. in 18° Diamant, avec 177 figures dans le texte, cartonnage souple. . . . . 7 fr. 50.

L'auteur se propose d'étudier successivement le vaste ensemble de la *physique biologique*. — L'OPTIQUE, L'ÉLECTRICITÉ, la CHALEUR, l'ACOUSTIQUE seront successivement étudiées et constitueront une série de publications distinctes, complètement indépendantes dans lesquelles il réunira les notions de physique les plus indispensables à l'intelligence des phénomènes de la vie.
L'OPTIQUE est le premier volume de cette série, il s'adresse non seulement aux élèves, mais à tous ceux qu'intéresse cette branche si importante de la physique.

Nouvelles leçons cliniques sur les maladies de la peau, par le Dr GUIBOUT, médecin de l'hôpital Saint-Louis. 1 vol. in-8° de 840 pages . . . . 10 fr.

Ce livre est la suite des leçons publiées par le même auteur en 1876, et qui ont reçu du public l'accueil le plus flatteur. — Il est divisé en 41 leçons dont voici les principaux titres. — PREMIÈRE PARTIE : IMPORTANCE DES MALADIES DE LA PEAU. — leur valeur séméiologique ; gravité des lésions qui les constituent : difformités qu'elles produisent et laissent après elle. — MALADIES DE LA PEAU CHEZ L'ENFANT, caractères généraux ; nature et traitement ; fièvres éruptives ; exanthèmes et pseudo-exanthèmes ; syphilis enfantile héréditaire et non héréditaire ; traitement ; — herpétides ou éruptions de nature douteuse : — scrofulides ; — affections parasitaires ; — MALADIES DE LA PEAU CHEZ LE VIEILLARD, caractères généraux ; affections cutanées diathèsiques, syphilides, herpétides, scrofulides ; affections cutanées parasitaires ; coup d'œil général sur les caractères, la marche et l'évolution des affections cutanées aux différents âges de la vie.
DEUXIÈME PARTIE. — Arthritis ; — Herpètis ; — Urticaire ; — Erythème ; — Purpura : — Scorbut ; — Hémophilie ; — Pityriasis. — Varicelle. — Eléphanthiasis des arabes ; — Papillome ; — Callosités, cornes, cors ; — Altération hypertrophique de l'épiderme, ichthyose ; — hypersecretions pigmentaires ; — Albinisme, calvitie ; — Tumeurs malignes de la peau ; mycosis fongoïde, mélanose ; cancer epithelial, cancroïde ; — carcinome, cancer de la peau ; — Sclérodermie ; — Kéloïde ; — Traitement des écoulements vaginaux.

Atlas des maladies profondes de l'œil, comprenant : l'Ophthalmoscopie, par M. Maurice PERRIN, médecin principal de l'armée, médecin en chef et professeur au Val-de-Grâce ; et l'Anatomie pathologique, par M. F. PONCET (de Cluny), agrégé au Val-de-Grâce, médecin-major de 1re classe.

L'Atlas des maladies profondes de l'œil forme 92 planches du format grand in-8° jésus. — Les 26 premières sont consacrées à *l'Ophthalmoscopie;* elles contiennent ensemble 156 figures. Les 66 autres sont consacrées à *l'Anatomie pathologique;* toutes dessinées d'après nature et reproduites avec le plus grand soin par la chromolithographie.
En regard de chaque planche se trouve une explication détaillée.
Prix de l'ouvrage : en carton . . . . 100 fr.
Relié demi-maroquin, tranche supérieure dorée, planches montées sur onglet 110 fr.

De l'emploi de l'hydrate de chloral dans le traitement de l'éclampsie puerpérale, par le Dr L. TESTUT, professeur agrégé et chef des travaux anatomiques de la faculté de médecine de Bordeaux. (Mémoire couronné par l'Académie de médecine), in-4° avec une planche en chromolithographie . . . . 4 fr.

De la greffe chirurgicale dans ses applications à la thérapeutique des lésions de l'appareil dentaire, par le Dr E. MAGITOT. Premier Mémoire : **Des greffes par restitution**, gr. in-8°. . . . . 2 fr.

Mémoires de l'Académie de Médecine, tome XXXII, 1 vol. in-4° de 600 pages, avec 11 planches dont 1 en couleur. — Prix : 20 fr.

Règlement et Personnel de l'Académie de médecine. — Eloge de M. Nélaton, par M. BÉCLARD, secrétaire perpétuel. — Rapport général sur les épidémies pendant l'année 1874 par M. BRIQUET. — Rapport général sur le service médical des eaux minérales pendant l'année 1874, par M. Jules LEFORT. — Rapport général sur les épidémies pendant l'année 1875, par M. BRIQUET. — Rapport général sur le service médical des eaux minérales pendant l'année 1875, par M. EMPIS. — Rapport général sur les épidémies pendant l'année 1876, par M. BRIQUET. — Recherches sur l'anatomie pathologique des atrophies musculaires, par M. G. HAYEM (avec 10 planches). — De l'emploi de l'hydrate de chloral dans le traitement de l'éclampsie puerpérale, par M. TESTUT (avec 1 planche en couleur).

La syphilis du cerveau, par M. Alfred FOURNIER, professeur agrégé à la faculté de médecine de Paris, médecin de l'Hôpital Saint-Louis. Leçons cliniques recueillies par M. E. BRISSAUD, interne des hôpitaux. 1 vol. in-8° de 650 pages. . . . . 10 fr.

(Extrait du *Bulletin de l'Académie*, séance du 24 janvier 1879) :

M. RICORD . . . . Cet ouvrage peut être considéré comme la monographie la plus complète de la syphilis cérébrale. C'est en effet un résumé de tout ce qui a été fait jusqu'à ce jour dans cette partie si intéressante de la pathologie du cerveau, que M. FOURNIER a enrichie de recherches nouvelles et de nouvelles et précieuses observations.

Tout, dans ce livre, est traité avec un soin particulier : étiologie, anatomie pathologique, symptomatologie (avec l'étude si difficile du diagnostic différentiel), pronostic et traitement. L'auteur n'a rien laissé d'inachevé, afin que son œuvre soit utile aux praticiens en général, et aux spécialistes en particulier, qui y trouveront des points nouveaux élucidés ou à élucider.

Jean Fernel, d'Amiens. — Le meilleur traitement du mal vénérien, 1579. Traduction, préface et notes, par M. le Dr L. LE PILEUR, lauréat de la Faculté de médecine de Paris. 1 vol. de XXXIII-394 pages, avec portrait et autographe . . . . 12 fr.
Sur papier de Hollande . . . . 15 fr.

(Extrait du *Bulletin de l'Académie de médecine*, séance du 28 janvier 1879) :

M. Alph. GUÉRIN . . . . Ce livre a été écrit il y a plus de trois cents ans, et a été consulté par la plupart des médecins qui ont étudié la syphilis ; mais, comme il est en langue latine, sa lecture était difficile ou au moins fatigante pour les personnes qui comprennent moins facilement le latin que le français. Aussi devons-nous des remerciments à M. LE PILEUR pour le soin qu'il a mis à nous faire mieux apprécier un ouvrage qui devra être, à l'avenir, dans toutes les bibliothèques.

Je tiens, en déposant ce livre sur le bureau, à complimenter le traducteur pour sa notice sur Fernel et ses notes.

J'ajouterai enfin que l'œuvre de M. LE PILEUR forme un charmant volume qui figurera avec honneur dans le cabinet des amateurs de beaux livres.

Revue d'hygiène et de police sanitaire. Rédacteur en chef, M. E. VALLIN, professeur d'hygiène à l'Ecole du Val-de-Grâce. Membres du Comité de rédaction : MM. J. BERGERON, H. BOULEY, A. FAUVEL, PROUST, WURTZ; membres du Comité consultatif d'hygiène, A. DURAND-CLAYE, ingénieur des ponts et chaussées, H. NAPIAS, secrétaire général de la Société de médecine publique.

Cette nouvelle publication périodique s'adresse à la fois aux **Médecins** aux **Architectes**, aux **Membres du Congrès d'hygiène**, aux **Municipalités**, et en général à tous ceux qu'intéressent les questions si graves de l'hygiène publique et privée ; elle paraît le 15 de chaque mois depuis le 15 janvier 1879.

Chaque numéro comprend 96 pages in-8° et donne, outre les matières habituelles du journal, les travaux de la Société de médecine publique.

Prix de l'abonnement annuel : Paris 20 fr.; Départements 22 fr.

Revue d'anthropologie, publiée sous la direction de M. Paul BROCA, professeur à la Faculté de médecine de Paris; seconde série, tome II (1879) 2e fascicule (avril 1879).

SOMMAIRE de ce fascicule : Les traditions irlandaises, par M. Henri MARTIN. — Le crâne des Burgundes du moyen âge, par M. Abel HOVELACQUE. — L'homme préhistorique dans La Plata, par M. Florentino AMEGHINO. — Habitations et sculptures des anciens habitants des îles Canaries; architecture chez les populations primitives, par M. VERNEAU. — Étude anthropologique sur une série de crânes d'assassins, par M. H. BORDIER. — Revue critique. — Revue des livres. — Revue des journaux. — Extraits et analyses. — Miscellanea.
La Revue d'anthropologie paraît tous les trois mois, par fascicules de 12 feuilles grand in-8º (environ 200 pages), avec figures dans le texte, cartes, planches et tableaux. Prix de l'abonnement annuel : Paris, 25 fr.; Départements, 27 fr.; Union postale, 28 fr.

Revues scientifiques publiées par le journal « La République française, » sous la direction de M. Paul BERT, professeur à la Faculté des sciences, membre de la Chambre des députés. Première année. 1 vol. in-8º, avec figures dans le texte. Prix . . . . 6 fr.

Fragments de philosophie médicale. Leçons d'introduction aux études cliniques. Discours et notes, par M. le Dr SCHÜTZENBERGER, professeur de clinique de l'ancienne Faculté de médecine de Strasbourg. 1 vol. gr. in-8º de 656 pages . . . . 10 fr.

Fragments d'études pathologiques et cliniques, par le Dr Ch. SCHÜTZENBERGER, professeur de clinique à l'ancienne Faculté de médecine de Strasbourg. 1 vol. gr. in-8º de 751 pages, avec 15 pl. en coul. 15 fr.

HARVEY. — **Des mouvements du cœur et du sang chez les animaux ;** — deux réponses à Riolan, traduit en français, avec une introduction historique et des notes par M. Ch. RICHET, professeur agrégé à la Faculté de médecine. 1 vol. in-8º avec 2 pl. et 1 fig. dans le texte.   6 fr.

Des eaux thermales sulfureuses de Cauterets. (Hautes-Pyrénées), par le Dr J.-C MOINET, médecin-consultant aux Eaux de Cauterets. Cinquième édition, entièrement revue et considérablement augmentée. 1 vol. in-18 de 576 pages . . . . 3 fr. 50

Contribution à l'étude des troubles respiratoires dans les laryngopathies syphilitiques, par le Dr Krishaber, in-8º. . . . . 2 fr.

Réunion primitive et pansement des grandes plaies, par le Dr AZAM. gr. in-8º avec une planche. . . . . 3 fr.

Leçons sur la Physiologie et l'Anatomie comparée de l'homme et des animaux, faites à la Faculté des sciences de Paris, par M. MILNE-EWARDS, membre de l'Institut, doyen de la Faculté des sciences de Paris. Tome XIII, première partie : **Actions nerveuses excitomotrices.** 1 vol. gr. in-8º . . . . 7 fr.

Les 3 premiers volumes des Leçons sur la Physiologie sont entièrement épuisés. Chacun des volumes IV à XII est vendu séparément . . . . 15 fr. L'ouvrage sera complet en quatorze volumes.

PARIS. — IMPRIMERIE ÉMILE MARTINET, RUE MIGNON, 2

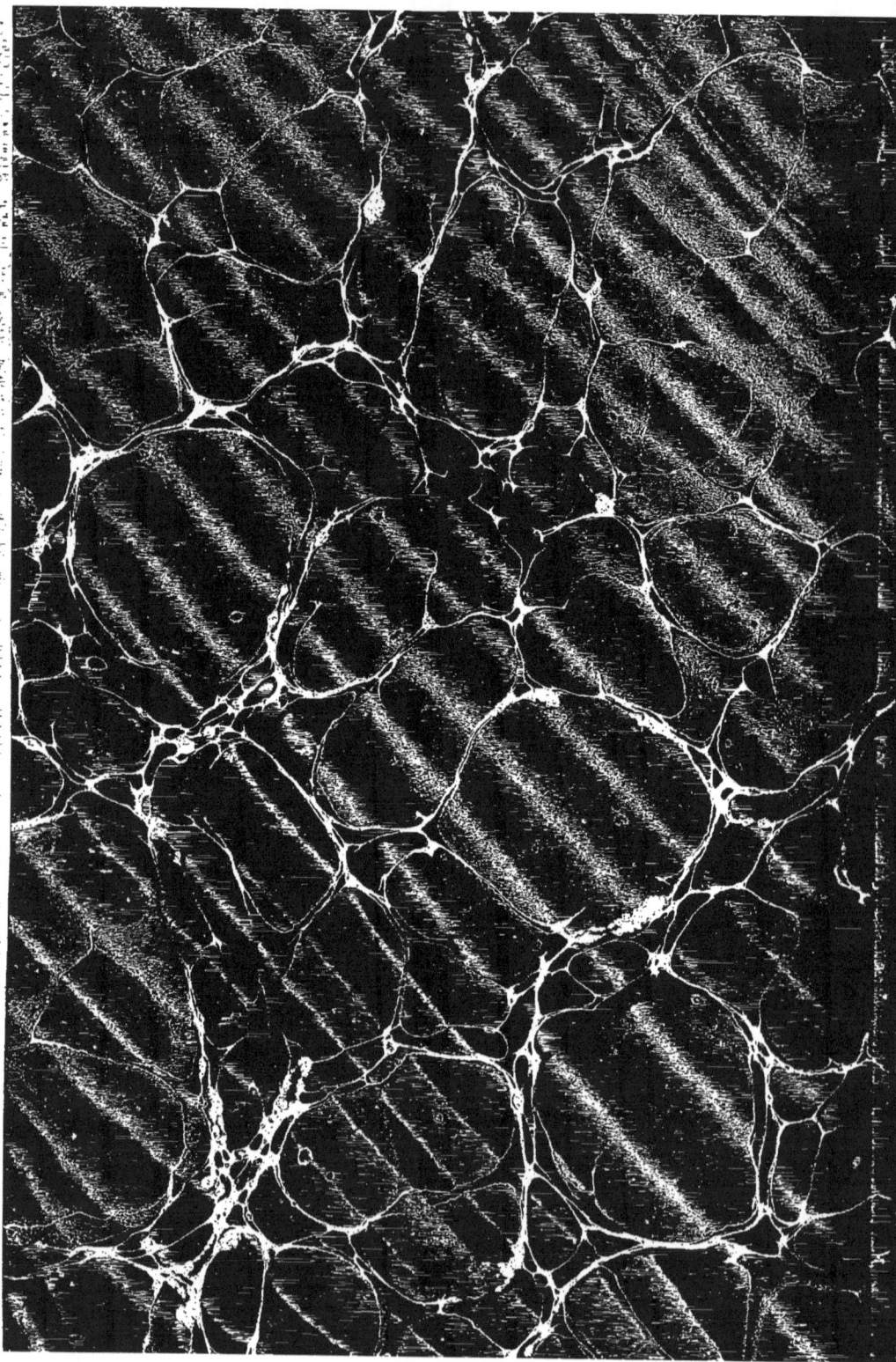

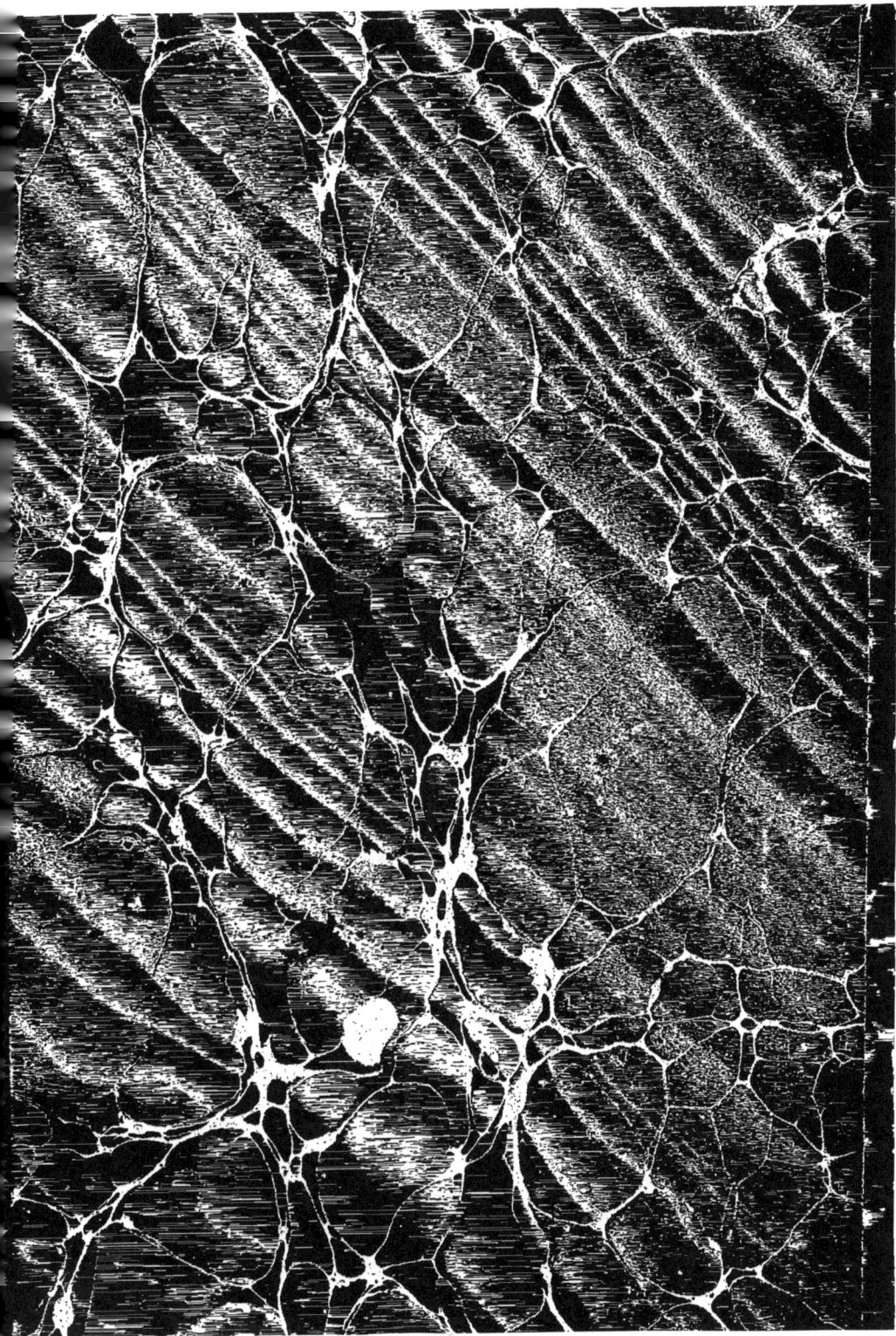